临床常用药品思维导图

主　编　瞿丽波　蔡德芳　李长琼

副主编　段红静　李海燕　罗云梅　张文悫　余　丽　王文晶

编　委　（按姓氏笔画排序）

丁宗品　飞晓丽　马　未　马丽萍　马丽梅　马秀芝　马明静
马儒萍　王安秀　王　丽　王丽英　王劲松　王海超　王　维
王瑞丽　邓惠琼　可　秦　叶　丽　付旭佳　刘春艳　江　莎
许丽芬　苏　敏　李　莹　李　梅　李惠琼　杨　玲　杨　玲
吴汝琴　何　琴　谷　雨　宋成荣　张有琼　张丽珍　张树萍
张　睿　陈　红　周廷艳　周翠萍　赵丽娟　荆　丽　胡娅萍
柯　静　柏　芸　钟玉圆　段玉梅　姚　丹　晋文洁　速凤媛
高秀芳　高　艳　郭文娇　郭芬仙　郭林翠　黄　瑜　黄　瑶
巢　娜　董云春　董　嘉　蒋　艳　普　艳　曾荣昆　谢碧梅
窦方燕　蔡　警　谭艳琼　潘绍芝

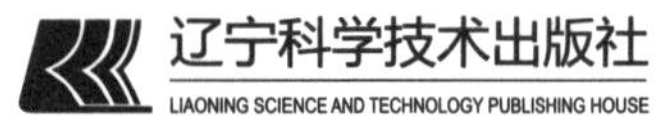

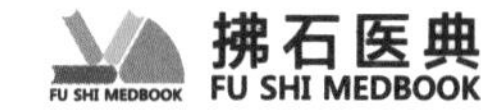

图书在版编目(CIP)数据

临床常用药品思维导图 / 瞿丽波，蔡德芳，李长琼主编.
-- 沈阳：辽宁科学技术出版社，2019.10
ISBN 978-7-5591-1295-8

Ⅰ. ①临… Ⅱ. ①瞿… ②蔡… ③李… Ⅲ. ①药品－基本知识 Ⅳ. ①R97

中国版本图书馆CIP数据核字(2019)第202807号

出版发行：辽宁科学技术出版社
北京拂石医典图书有限公司
地　　址：北京海淀区车公庄西路华通大厦 B 座 15 层
联系电话：010-57262361/024-23284376
E - mail：fushimedbook@163.com
印 刷 者：中煤（北京）印务有限公司
经 销 者：各地新华书店

幅面尺寸：285mm×210mm
字　　数：415 千字　　印　　张：17
出版时间：2020 年 1 月第 1 版　　印刷时间：2020 年 6 月第 2 次印刷

策划编辑：李俊卿　　责任校对：梁晓洁
责任编辑：李俊卿　　封面制作：咏　潇
封面设计：咏　潇　　责任印制：丁　艾
版式设计：咏　潇

如有质量问题，请速与印务部联系　联系电话：010-57262361

定　　价：68.00 元

前言

药物治疗是住院患者的常规治疗方法之一。护士作为药物治疗的主要执行者，在实施治疗的过程中，既要准确给药，做好药物疗效及副作用的观察，同时也要向患者讲解所用药物的作用和注意事项，以提高患者治疗的依从性，及时发现药物不良反应，以保障临床用药的安全，提升优质护理服务的专业内涵。因此，在药物治疗前，护士须了解患者所用药物的知识，才能对患者做到准确告知、正确给药和预见性观察。

由于临床药物品种繁多，冗长的药品说明书阅读起来费时又费力，常常让人抓不到重点。为了提高护理人员对药品认知的效率，我们从临床一线护士的视角，以最新的药品说明书为依据，采用思维导图工具，对临床常用药品的规格、用法用量、药理作用、适应证、不良反应和注意事项六方面进行提炼、归纳和整理，同时辅以不同的色彩、图片和图标，以刺激大脑的识记功能，从而达到快速记忆药品知识的目的。

本书主要包括临床常用药品和急救车药品共258个，为避免重复，部分常用药品一并在急救车药品中呈现。由于药品的复杂性和特殊性，以及纸张格式的限制，撰写时以表达药品说明书内容为首要，思维导图的分支线上，有关键词和短语，甚至为句子，以保证表达意思的完整性和阅读理解的顺畅性。

本书适宜临床护士、临床医生和药师阅读，可作为工作场所必备的快速查阅药品的简明工具书。

由于编者水平有限，书中难免存在错误和不足，敬请批评指正！

编者

2019年6月

目　录

第一部分 临床常用药品

第二部分 急救车药品

第1部分 临床常用药品

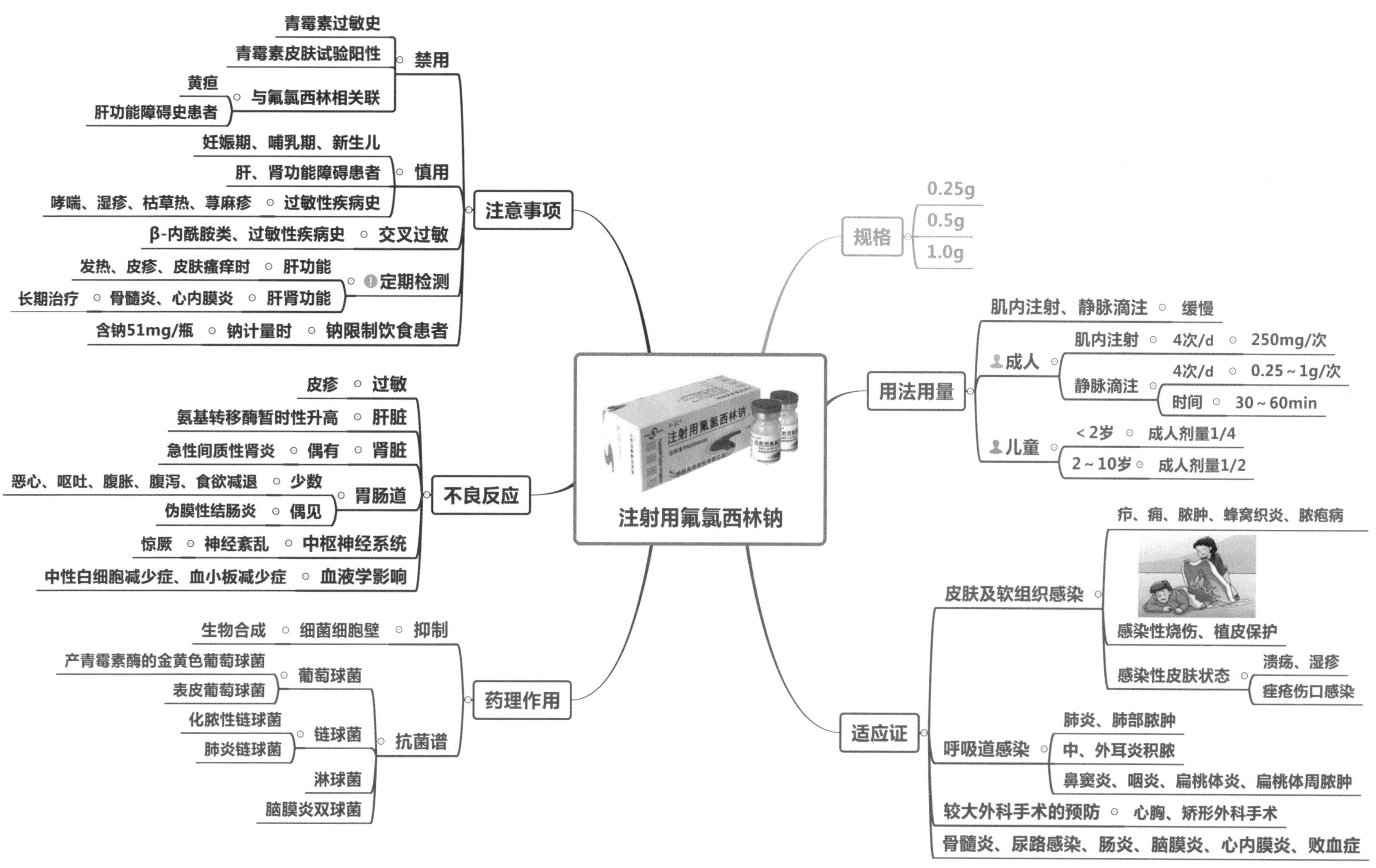
注射用氟氯西林钠
注意事项
禁用
青霉素过敏史
青霉素皮肤试验阳性
与氟氯西林相关联
黄疸
肝功能障碍史患者
慎用
妊娠期、哺乳期、新生儿
肝、肾功能障碍患者
过敏性疾病史
哮喘、湿疹、枯草热、荨麻疹
交叉过敏
β-内酰胺类、过敏性疾病史
定期检测
肝功能
发热、皮疹、皮肤瘙痒时
肝肾功能
骨髓炎、心内膜炎
长期治疗
钠限制饮食患者
钠计量时
含钠51mg/瓶
不良反应
过敏
皮疹
肝脏
氨基转移酶暂时性升高
肾脏
偶有
急性间质性肾炎
胃肠道
少数
恶心、呕吐、腹胀、腹泻、食欲减退
偶见
伪膜性结肠炎
中枢神经系统
神经紊乱
惊厥
血液学影响
中性白细胞减少症、血小板减少症
药理作用
抑制
细菌细胞壁
生物合成
抗菌谱
葡萄球菌
产青霉素酶的金黄色葡萄球菌
表皮葡萄球菌
链球菌
化脓性链球菌
肺炎链球菌
淋球菌
脑膜炎双球菌
规格
0.25g
0.5g
1.0g
用法用量
缓慢
肌内注射、静脉滴注
成人
肌内注射
4次/d
250mg/次
静脉滴注
4次/d
0.25～1g/次
时间
30～60min
儿童
＜2岁
成人剂量1/4
2～10岁
成人剂量1/2
适应证
皮肤及软组织感染
疖、痈、脓肿、蜂窝织炎、脓疱病
感染性烧伤、植皮保护
感染性皮肤状态
溃疡、湿疹
痤疮伤口感染
呼吸道感染
肺炎、肺部脓肿
中、外耳炎积脓
鼻窦炎、咽炎、扁桃体炎、扁桃体周脓肿
较大外科手术的预防
心胸、矫形外科手术
骨髓炎、尿路感染、肠炎、脑膜炎、心内膜炎、败血症

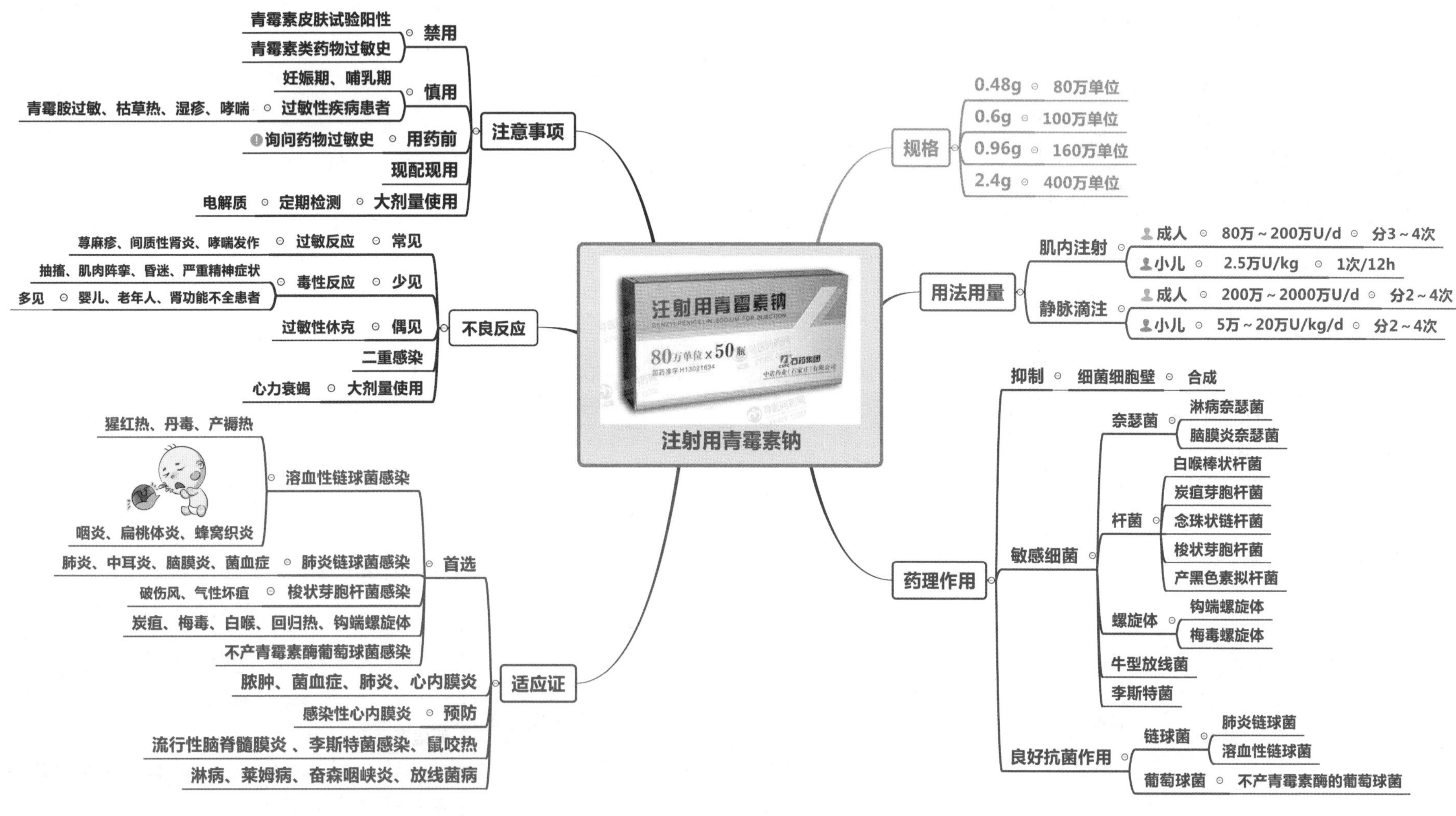

注射用青霉素钠
注射用青霉素钠
BENZYLPENICILLIN SODIUM FOR INJECTION
80万单位×50瓶
国药准字H13021634
石药集团
注意事项
禁用
青霉素皮肤试验阳性
青霉素类药物过敏史
慎用
妊娠期、哺乳期
过敏性疾病患者
青霉胺过敏、枯草热、湿疹、哮喘
用药前
询问药物过敏史
现配现用
大剂量使用
定期检测
电解质
不良反应
常见
过敏反应
荨麻疹、间质性肾炎、哮喘发作
少见
毒性反应
抽搐、肌肉阵挛、昏迷、严重精神症状
婴儿、老年人、肾功能不全患者
多见
偶见
过敏性休克
二重感染
大剂量使用
心力衰竭
适应证
首选
溶血性链球菌感染
猩红热、丹毒、产褥热
咽炎、扁桃体炎、蜂窝织炎
肺炎链球菌感染
肺炎、中耳炎、脑膜炎、菌血症
梭状芽胞杆菌感染
破伤风、气性坏疽
炭疽、梅毒、白喉、回归热、钩端螺旋体
不产青霉素酶葡萄球菌感染
脓肿、菌血症、肺炎、心内膜炎
预防
感染性心内膜炎
流行性脑脊髓膜炎 、李斯特菌感染、鼠咬热
淋病、莱姆病、奋森咽峡炎、放线菌病
规格
0.48g
80万单位
0.6g
100万单位
0.96g
160万单位
2.4g
400万单位
用法用量
肌内注射
成人
80万～200万U/d
分3～4次
小儿
2.5万U/kg
1次/12h
静脉滴注
成人
200万～2000万U/d
分2～4次
小儿
5万～20万U/kg/d
分2～4次
药理作用
抑制
细菌细胞壁
合成
敏感细菌
奈瑟菌
淋病奈瑟菌
脑膜炎奈瑟菌
杆菌
白喉棒状杆菌
炭疽芽胞杆菌
念珠状链杆菌
梭状芽胞杆菌
产黑色素拟杆菌
螺旋体
钩端螺旋体
梅毒螺旋体
牛型放线菌
李斯特菌
良好抗菌作用
链球菌
肺炎链球菌
溶血性链球菌
葡萄球菌
不产青霉素酶的葡萄球菌

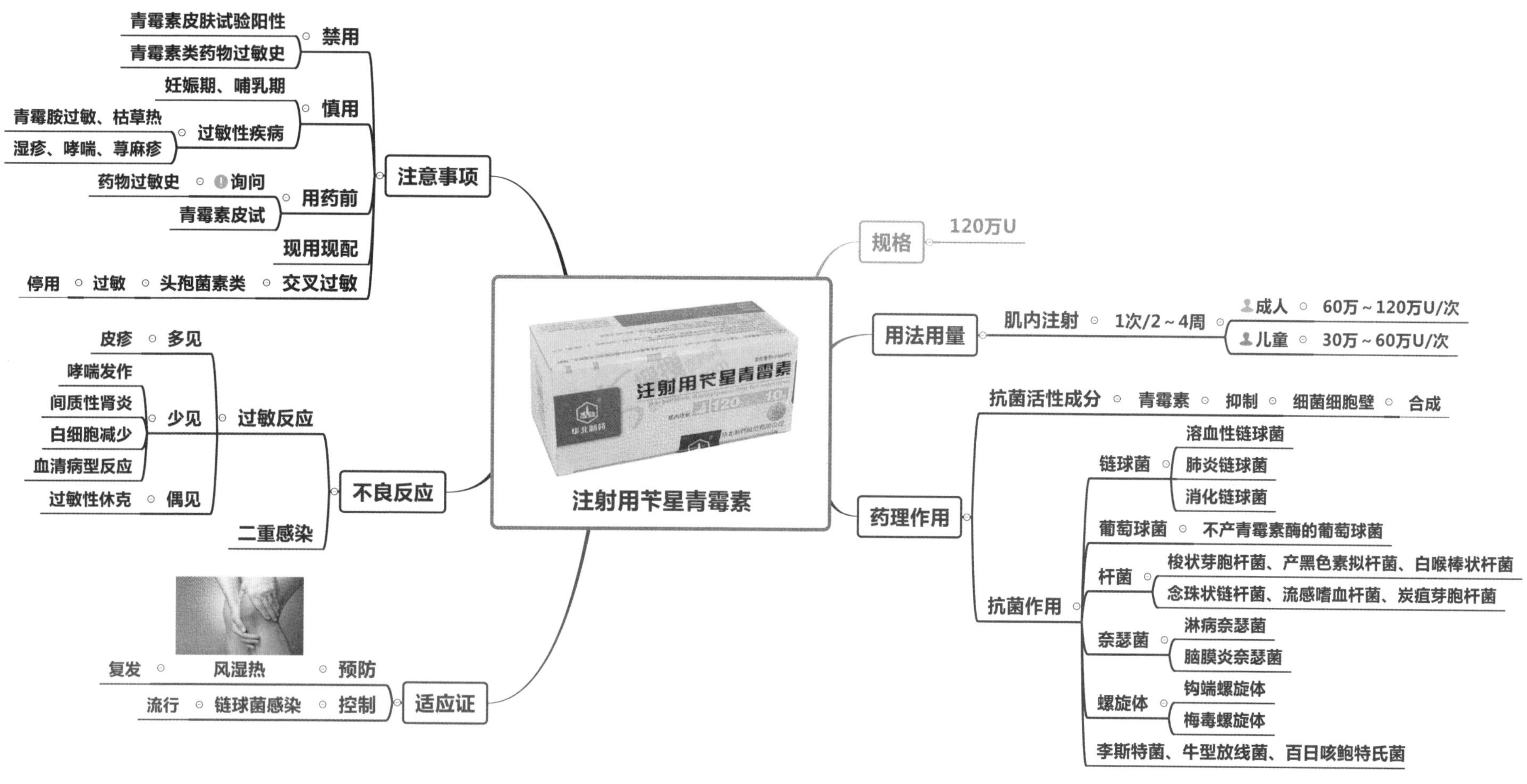
注射用苄星青霉素
注意事项
禁用
青霉素皮肤试验阳性
青霉素类药物过敏史
慎用
妊娠期、哺乳期
过敏性疾病
青霉胺过敏、枯草热
湿疹、哮喘、荨麻疹
用药前
询问
药物过敏史
青霉素皮试
现用现配
交叉过敏
头孢菌素类
过敏
停用
不良反应
过敏反应
多见
皮疹
少见
哮喘发作
间质性肾炎
白细胞减少
血清病型反应
偶见
过敏性休克
二重感染
适应证
预防
风湿热
复发
控制
链球菌感染
流行
规格
120万U
用法用量
肌内注射
1次/2～4周
成人
60万～120万U/次
儿童
30万～60万U/次
药理作用
抗菌活性成分
青霉素
抑制
细菌细胞壁
合成
抗菌作用
链球菌
溶血性链球菌
肺炎链球菌
消化链球菌
葡萄球菌
不产青霉素酶的葡萄球菌
杆菌
梭状芽胞杆菌、产黑色素拟杆菌、白喉棒状杆菌
念珠状链杆菌、流感嗜血杆菌、炭疽芽胞杆菌
奈瑟菌
淋病奈瑟菌
脑膜炎奈瑟菌
螺旋体
钩端螺旋体
梅毒螺旋体
李斯特菌、牛型放线菌、百日咳鲍特氏菌

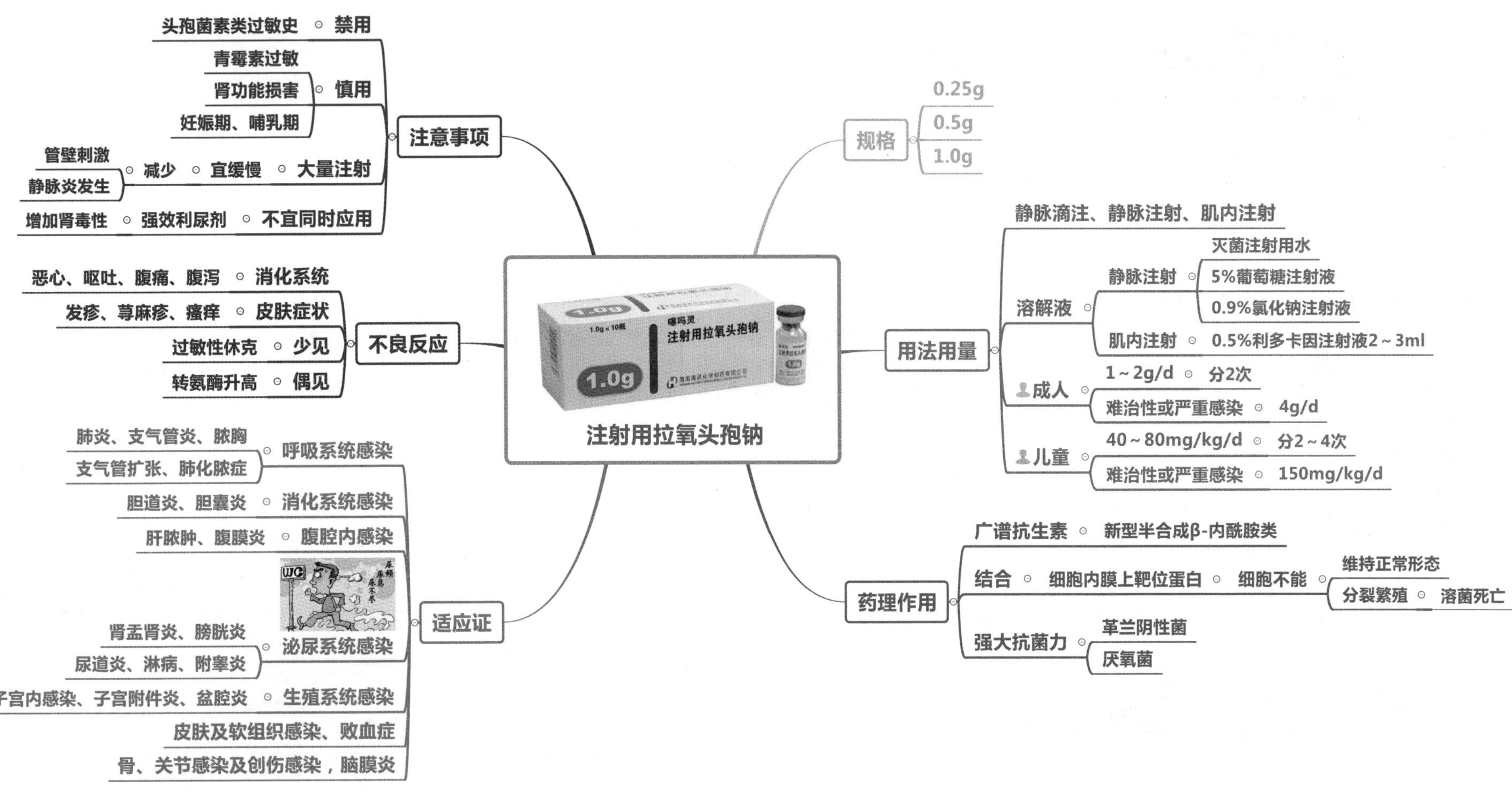
注射用拉氧头孢钠
1.0g
1.0g×10瓶
噻吗灵
注射用拉氧头孢钠
注意事项
禁用 头孢菌素类过敏史
慎用 青霉素过敏
肾功能损害
妊娠期、哺乳期
大量注射 宜缓慢 减少 管壁刺激
静脉炎发生
不宜同时应用 强效利尿剂 增加肾毒性
不良反应
消化系统 恶心、呕吐、腹痛、腹泻
皮肤症状 发疹、荨麻疹、瘙痒
少见 过敏性休克
偶见 转氨酶升高
适应证
呼吸系统感染 肺炎、支气管炎、脓胸
支气管扩张、肺化脓症
消化系统感染 胆道炎、胆囊炎
腹腔内感染 肝脓肿、腹膜炎
WC
泌尿系统感染 肾盂肾炎、膀胱炎
尿道炎、淋病、附睾炎
生殖系统感染 子宫内感染、子宫附件炎、盆腔炎
皮肤及软组织感染、败血症
骨、关节感染及创伤感染，脑膜炎
规格
0.25g
0.5g
1.0g
用法用量
静脉滴注、静脉注射、肌内注射
溶解液
静脉注射 灭菌注射用水
5%葡萄糖注射液
0.9%氯化钠注射液
肌内注射 0.5%利多卡因注射液2～3ml
成人 1～2g/d 分2次
难治性或严重感染 4g/d
儿童 40～80mg/kg/d 分2～4次
难治性或严重感染 150mg/kg/d
药理作用
广谱抗生素 新型半合成β-内酰胺类
结合 细胞内膜上靶位蛋白 细胞不能 维持正常形态
分裂繁殖 溶菌死亡
强大抗菌力 革兰阴性菌
厌氧菌

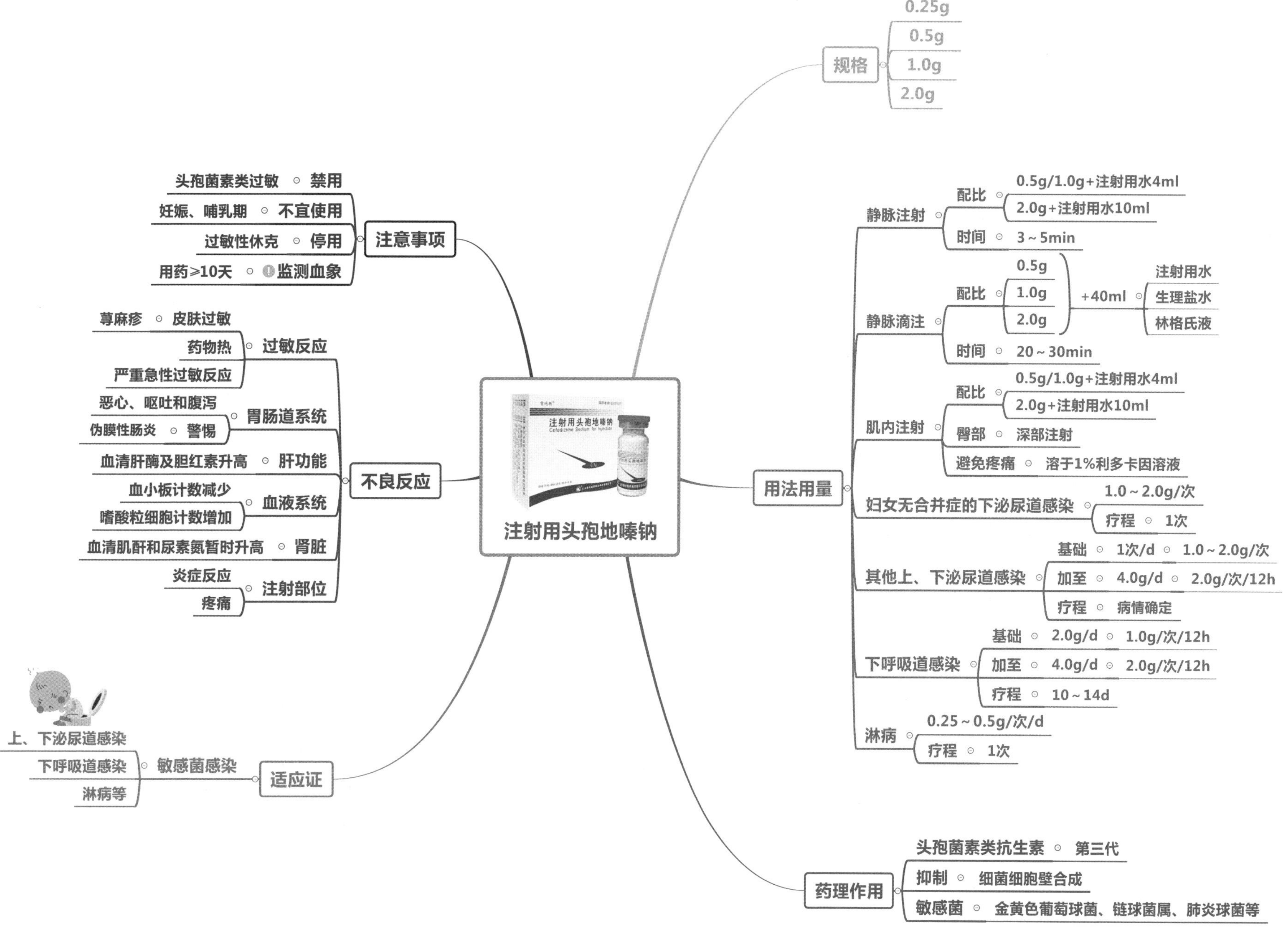
注射用头孢地嗪钠
规格
0.25g
0.5g
1.0g
2.0g
用法用量
静脉注射
配比
0.5g/1.0g+注射用水4ml
2.0g+注射用水10ml
时间
3～5min
静脉滴注
配比
0.5g
1.0g
2.0g
+40ml
注射用水
生理盐水
林格氏液
时间
20～30min
肌内注射
配比
0.5g/1.0g+注射用水4ml
2.0g+注射用水10ml
臀部
深部注射
避免疼痛
溶于1%利多卡因溶液
妇女无合并症的下泌尿道感染
1.0～2.0g/次
疗程
1次
其他上、下泌尿道感染
基础
1次/d
1.0～2.0g/次
加至
4.0g/d
2.0g/次/12h
疗程
病情确定
下呼吸道感染
基础
2.0g/d
1.0g/次/12h
加至
4.0g/d
2.0g/次/12h
疗程
10～14d
淋病
0.25～0.5g/次/d
疗程
1次
药理作用
头孢菌素类抗生素
第三代
抑制
细菌细胞壁合成
敏感菌
金黄色葡萄球菌、链球菌属、肺炎球菌等
注意事项
头孢菌素类过敏
禁用
妊娠、哺乳期
不宜使用
过敏性休克
停用
用药≥10天
监测血象
不良反应
过敏反应
荨麻疹
皮肤过敏
药物热
严重急性过敏反应
胃肠道系统
恶心、呕吐和腹泻
伪膜性肠炎
警惕
肝功能
血清肝酶及胆红素升高
血液系统
血小板计数减少
嗜酸粒细胞计数增加
肾脏
血清肌酐和尿素氮暂时升高
注射部位
炎症反应
疼痛
适应证
敏感菌感染
上、下泌尿道感染
下呼吸道感染
淋病等
注射用头孢地嗪钠
Cefodizime Sodium for Injection

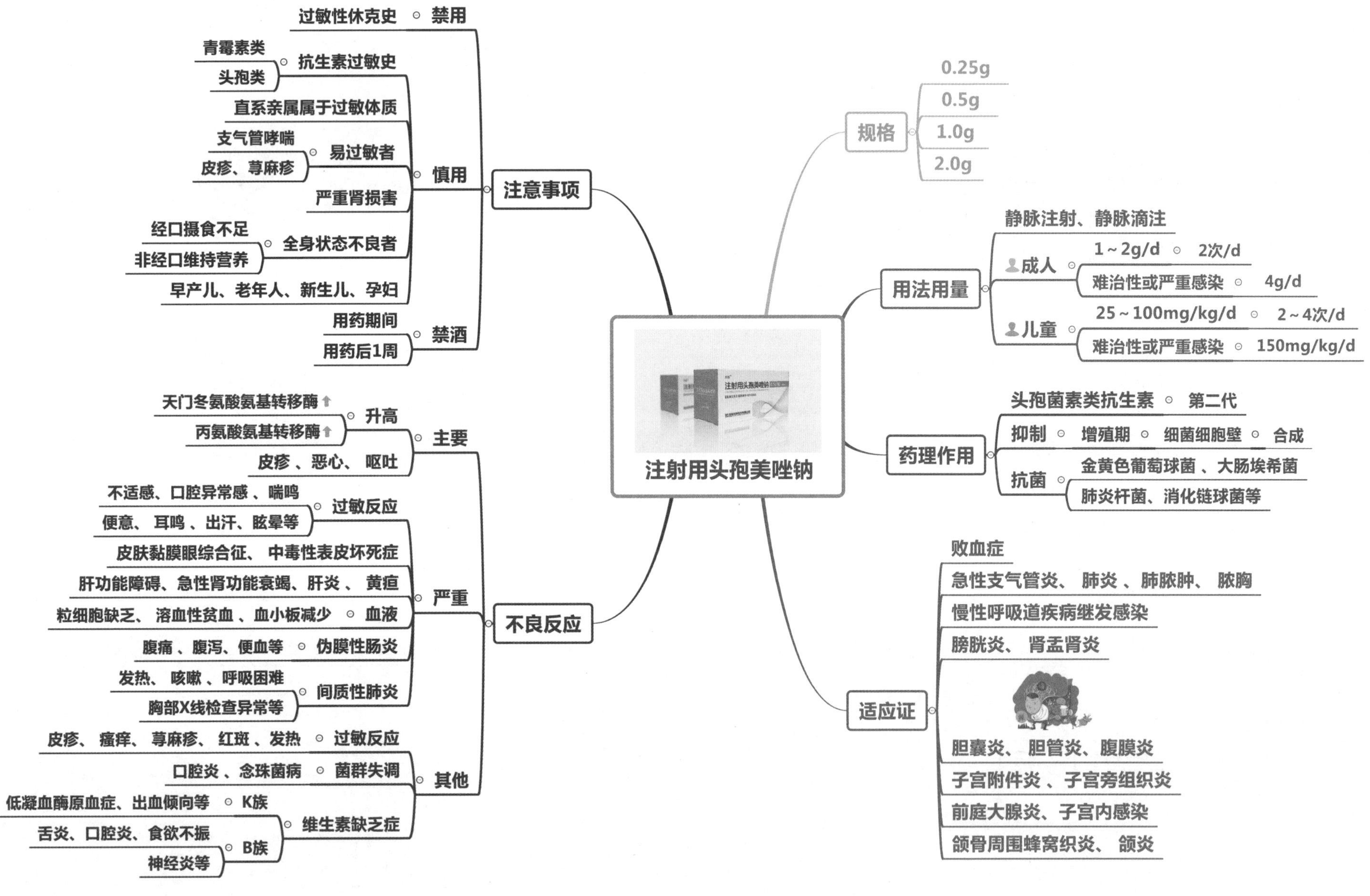

注射用头孢美唑钠
注意事项
禁用
过敏性休克史
慎用
抗生素过敏史
青霉素类
头孢类
直系亲属属于过敏体质
易过敏者
支气管哮喘
皮疹、荨麻疹
严重肾损害
全身状态不良者
经口摄食不足
非经口维持营养
早产儿、老年人、新生儿、孕妇
禁酒
用药期间
用药后1周
不良反应
主要
升高
天门冬氨酸氨基转移酶↑
丙氨酸氨基转移酶↑
皮疹 、恶心、 呕吐
严重
过敏反应
不适感、口腔异常感 、喘鸣
便意、 耳鸣 、出汗、 眩晕等
皮肤黏膜眼综合征、 中毒性表皮坏死症
肝功能障碍、急性肾功能衰竭、肝炎 、 黄疸
血液
粒细胞缺乏、 溶血性贫血 、血小板减少
伪膜性肠炎
腹痛 、腹泻、便血等
间质性肺炎
发热、 咳嗽 、呼吸困难
胸部X线检查异常等
其他
过敏反应
皮疹、 瘙痒、 荨麻疹、 红斑 、发热
菌群失调
口腔炎 、念珠菌病
维生素缺乏症
K族
低凝血酶原血症、出血倾向等
B族
舌炎、口腔炎、食欲不振
神经炎等
规格
0.25g
0.5g
1.0g
2.0g
用法用量
静脉注射、静脉滴注
成人
1～2g/d
2次/d
难治性或严重感染
4g/d
儿童
25～100mg/kg/d
2～4次/d
难治性或严重感染
150mg/kg/d
药理作用
头孢菌素类抗生素
第二代
抑制
增殖期
细菌细胞壁
合成
抗菌
金黄色葡萄球菌 、大肠埃希菌
肺炎杆菌、消化链球菌等
适应证
败血症
急性支气管炎、 肺炎 、肺脓肿、 脓胸
慢性呼吸道疾病继发感染
膀胱炎、 肾盂肾炎
胆囊炎、 胆管炎、腹膜炎
子宫附件炎 、子宫旁组织炎
前庭大腺炎、子宫内感染
颌骨周围蜂窝织炎、 颌炎

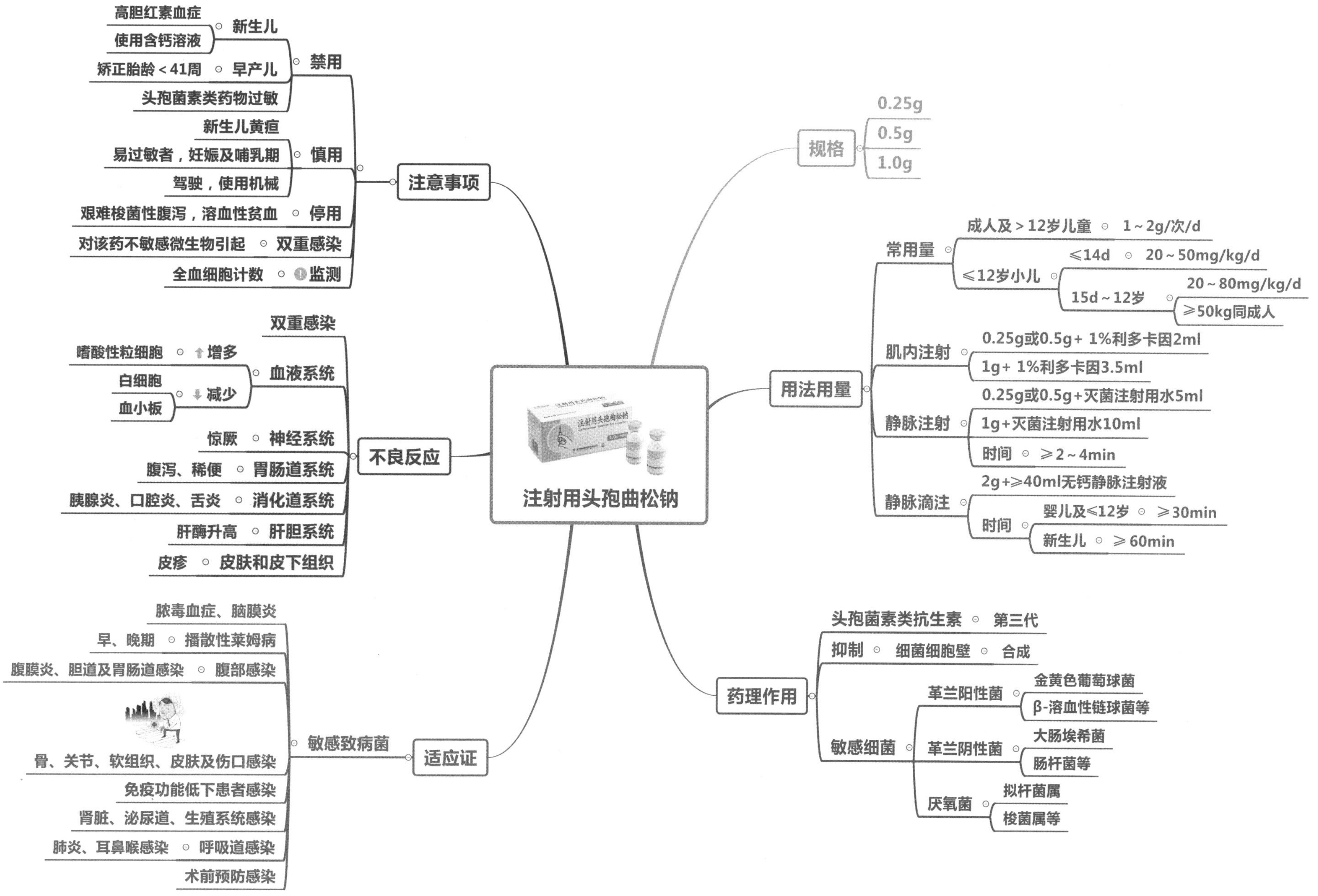
注射用头孢曲松钠
注意事项
禁用
新生儿
高胆红素血症
使用含钙溶液
早产儿
矫正胎龄＜41周
头孢菌素类药物过敏
慎用
新生儿黄疸
易过敏者，妊娠及哺乳期
驾驶，使用机械
停用
艰难梭菌性腹泻，溶血性贫血
双重感染
对该药不敏感微生物引起
监测
全血细胞计数
不良反应
双重感染
血液系统
增多
嗜酸性粒细胞
减少
白细胞
血小板
神经系统
惊厥
胃肠道系统
腹泻、稀便
消化道系统
胰腺炎、口腔炎、舌炎
肝胆系统
肝酶升高
皮肤和皮下组织
皮疹
适应证
敏感致病菌
脓毒血症、脑膜炎
播散性莱姆病
早、晚期
腹部感染
腹膜炎、胆道及胃肠道感染
骨、关节、软组织、皮肤及伤口感染
免疫功能低下患者感染
肾脏、泌尿道、生殖系统感染
呼吸道感染
肺炎、耳鼻喉感染
术前预防感染
规格
0.25g
0.5g
1.0g
用法用量
常用量
成人及＞12岁儿童
1～2g/次/d
≤12岁小儿
≤14d
20～50mg/kg/d
15d～12岁
20～80mg/kg/d
≥50kg同成人
肌内注射
0.25g或0.5g+ 1%利多卡因2ml
1g+ 1%利多卡因3.5ml
静脉注射
0.25g或0.5g+灭菌注射用水5ml
1g+灭菌注射用水10ml
时间
≥2～4min
静脉滴注
2g+≥40ml无钙静脉注射液
时间
婴儿及≤12岁
≥30min
新生儿
≥60min
药理作用
头孢菌素类抗生素
第三代
抑制
细菌细胞壁
合成
敏感细菌
革兰阳性菌
金黄色葡萄球菌
β-溶血性链球菌等
革兰阴性菌
大肠埃希菌
肠杆菌等
厌氧菌
拟杆菌属
梭菌属等

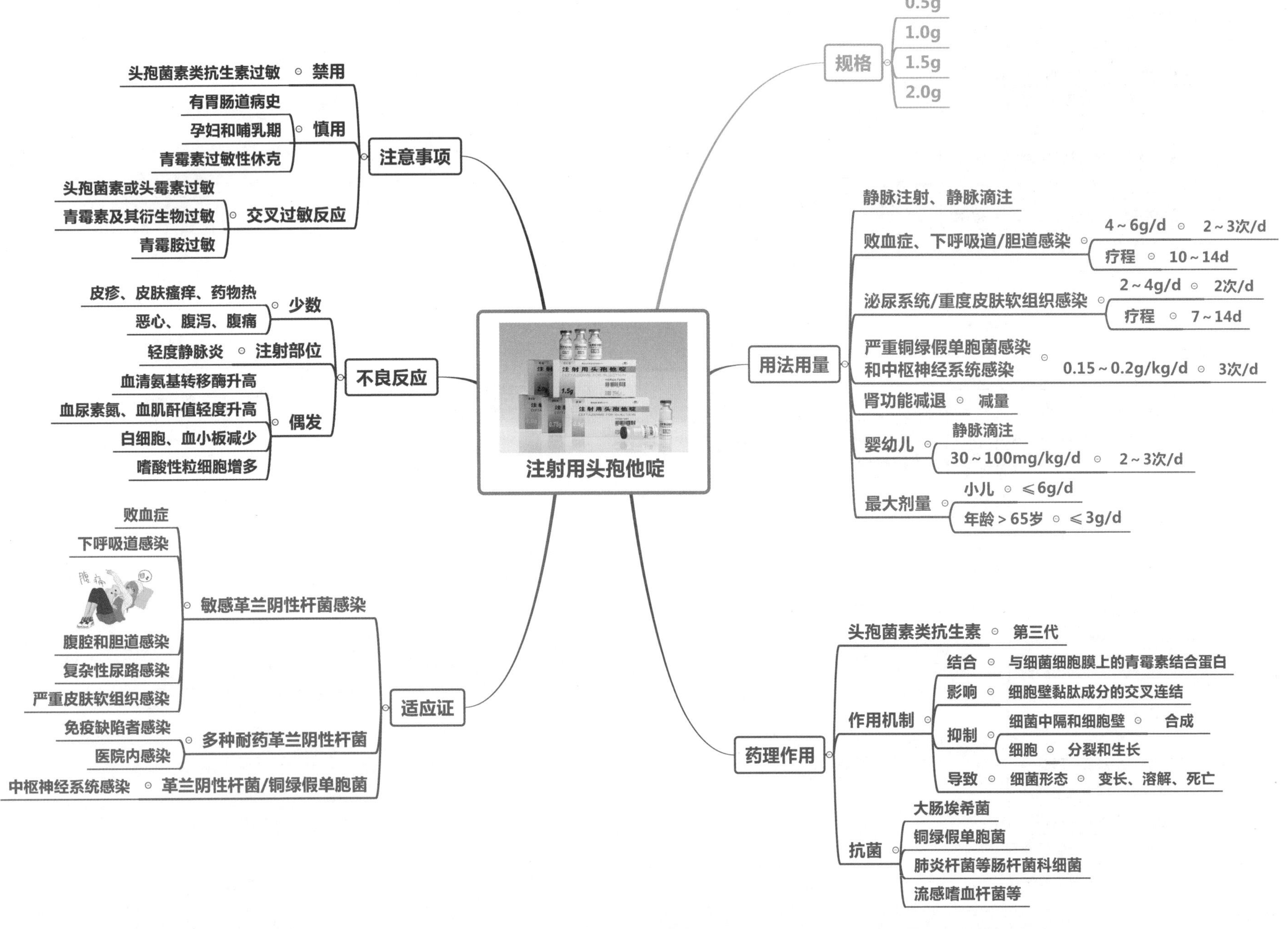
注射用头孢他啶
规格
0.5g
1.0g
1.5g
2.0g
用法用量
静脉注射、静脉滴注
败血症、下呼吸道/胆道感染
4～6g/d
2～3次/d
疗程
10～14d
泌尿系统/重度皮肤软组织感染
2～4g/d
2次/d
疗程
7～14d
严重铜绿假单胞菌感染和中枢神经系统感染
0.15～0.2g/kg/d
3次/d
肾功能减退
减量
婴幼儿
静脉滴注
30～100mg/kg/d
2～3次/d
最大剂量
小儿
≤6g/d
年龄＞65岁
≤3g/d
药理作用
头孢菌素类抗生素
第三代
作用机制
结合
与细菌细胞膜上的青霉素结合蛋白
影响
细胞壁黏肽成分的交叉连结
抑制
细菌中隔和细胞壁
合成
细胞
分裂和生长
导致
细菌形态
变长、溶解、死亡
抗菌
大肠埃希菌
铜绿假单胞菌
肺炎杆菌等肠杆菌科细菌
流感嗜血杆菌等
适应证
敏感革兰阴性杆菌感染
败血症
下呼吸道感染
腹腔和胆道感染
复杂性尿路感染
严重皮肤软组织感染
多种耐药革兰阴性杆菌
免疫缺陷者感染
医院内感染
革兰阴性杆菌/铜绿假单胞菌
中枢神经系统感染
不良反应
少数
皮疹、皮肤瘙痒、药物热
恶心、腹泻、腹痛
注射部位
轻度静脉炎
偶发
血清氨基转移酶升高
血尿素氮、血肌酐值轻度升高
白细胞、血小板减少
嗜酸性粒细胞增多
注意事项
禁用
头孢菌素类抗生素过敏
慎用
有胃肠道病史
孕妇和哺乳期
青霉素过敏性休克
交叉过敏反应
头孢菌素或头霉素过敏
青霉素及其衍生物过敏
青霉胺过敏
腹痛

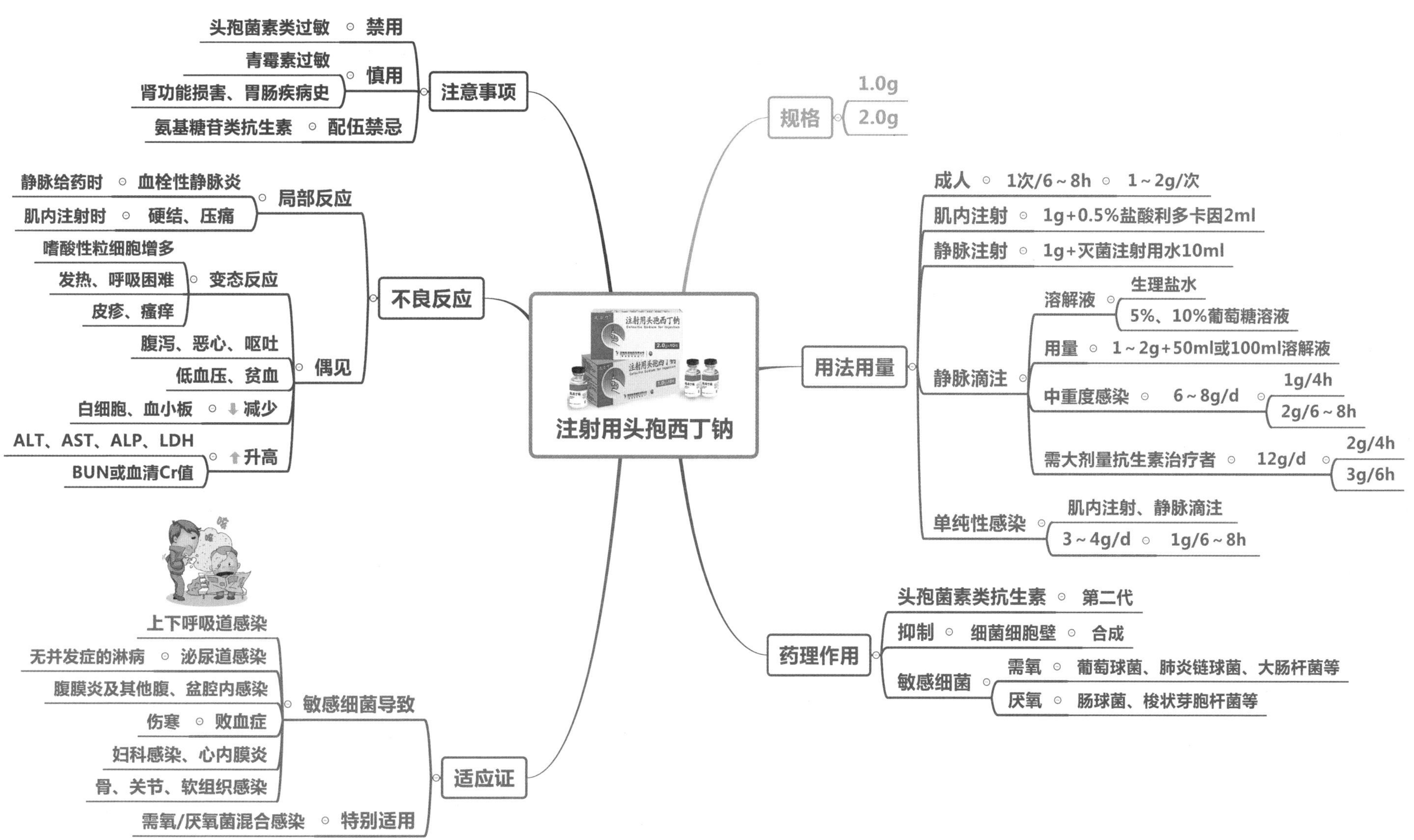
注射用头孢西丁钠
规格
1.0g
2.0g
用法用量
成人
1次/6～8h
1～2g/次
肌内注射
1g+0.5%盐酸利多卡因2ml
静脉注射
1g+灭菌注射用水10ml
静脉滴注
溶解液
生理盐水
5%、10%葡萄糖溶液
用量
1～2g+50ml或100ml溶解液
中重度感染
6～8g/d
1g/4h
2g/6～8h
需大剂量抗生素治疗者
12g/d
2g/4h
3g/6h
单纯性感染
肌内注射、静脉滴注
3～4g/d
1g/6～8h
药理作用
头孢菌素类抗生素
第二代
抑制
细菌细胞壁
合成
敏感细菌
需氧
葡萄球菌、肺炎链球菌、大肠杆菌等
厌氧
肠球菌、梭状芽胞杆菌等
注意事项
禁用
头孢菌素类过敏
慎用
青霉素过敏
肾功能损害、胃肠疾病史
配伍禁忌
氨基糖苷类抗生素
不良反应
局部反应
静脉给药时
血栓性静脉炎
肌内注射时
硬结、压痛
变态反应
嗜酸性粒细胞增多
发热、呼吸困难
皮疹、瘙痒
偶见
腹泻、恶心、呕吐
低血压、贫血
减少
白细胞、血小板
升高
ALT、AST、ALP、LDH
BUN或血清Cr值
适应证
敏感细菌导致
上下呼吸道感染
泌尿道感染
无并发症的淋病
腹膜炎及其他腹、盆腔内感染
败血症
伤寒
妇科感染、心内膜炎
骨、关节、软组织感染
特别适用
需氧/厌氧菌混合感染

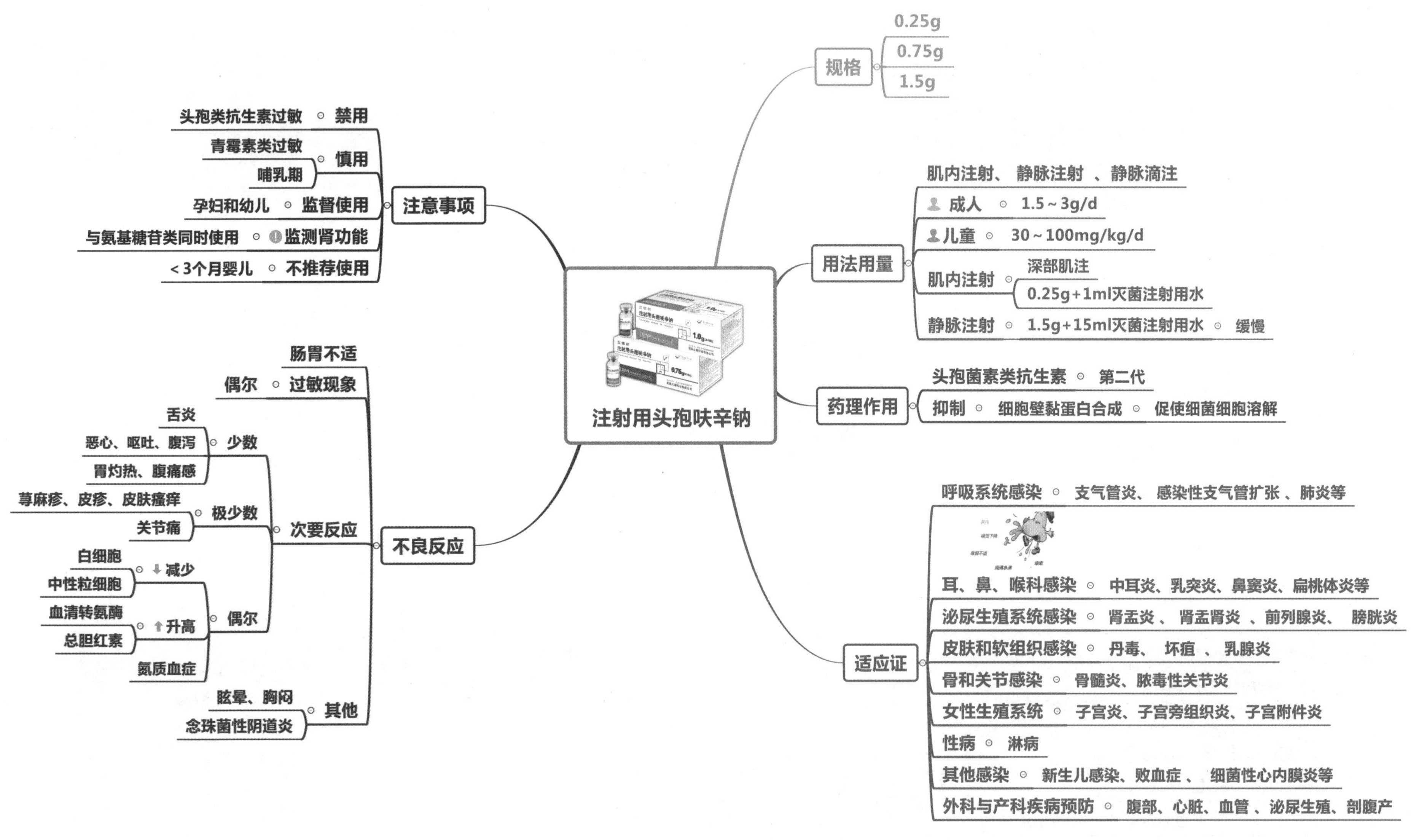

注射用头孢呋辛钠
规格
0.25g
0.75g
1.5g
用法用量
肌内注射、 静脉注射 、静脉滴注
成人 1.5～3g/d
儿童 30～100mg/kg/d
肌内注射
深部肌注
0.25g+1ml灭菌注射用水
静脉注射 1.5g+15ml灭菌注射用水 缓慢
药理作用
头孢菌素类抗生素 第二代
抑制 细胞壁黏蛋白合成 促使细菌细胞溶解
适应证
呼吸系统感染 支气管炎、 感染性支气管扩张 、肺炎等
耳、鼻、喉科感染 中耳炎、乳突炎、鼻窦炎、扁桃体炎等
泌尿生殖系统感染 肾盂炎 、 肾盂肾炎 、前列腺炎、 膀胱炎
皮肤和软组织感染 丹毒、 坏疽 、 乳腺炎
骨和关节感染 骨髓炎、脓毒性关节炎
女性生殖系统 子宫炎、子宫旁组织炎、子宫附件炎
性病 淋病
其他感染 新生儿感染、败血症 、 细菌性心内膜炎等
外科与产科疾病预防 腹部、心脏、血管 、泌尿生殖、剖腹产
注意事项
头孢类抗生素过敏 禁用
青霉素类过敏
哺乳期
慎用
孕妇和幼儿 监督使用
与氨基糖苷类同时使用 监测肾功能
< 3个月婴儿 不推荐使用
不良反应
肠胃不适
偶尔 过敏现象
次要反应
少数
舌炎
恶心、呕吐、腹泻
胃灼热、腹痛感
极少数
荨麻疹、皮疹、皮肤瘙痒
关节痛
偶尔
减少
白细胞
中性粒细胞
升高
血清转氨酶
总胆红素
氮质血症
其他
眩晕、胸闷
念珠菌性阴道炎

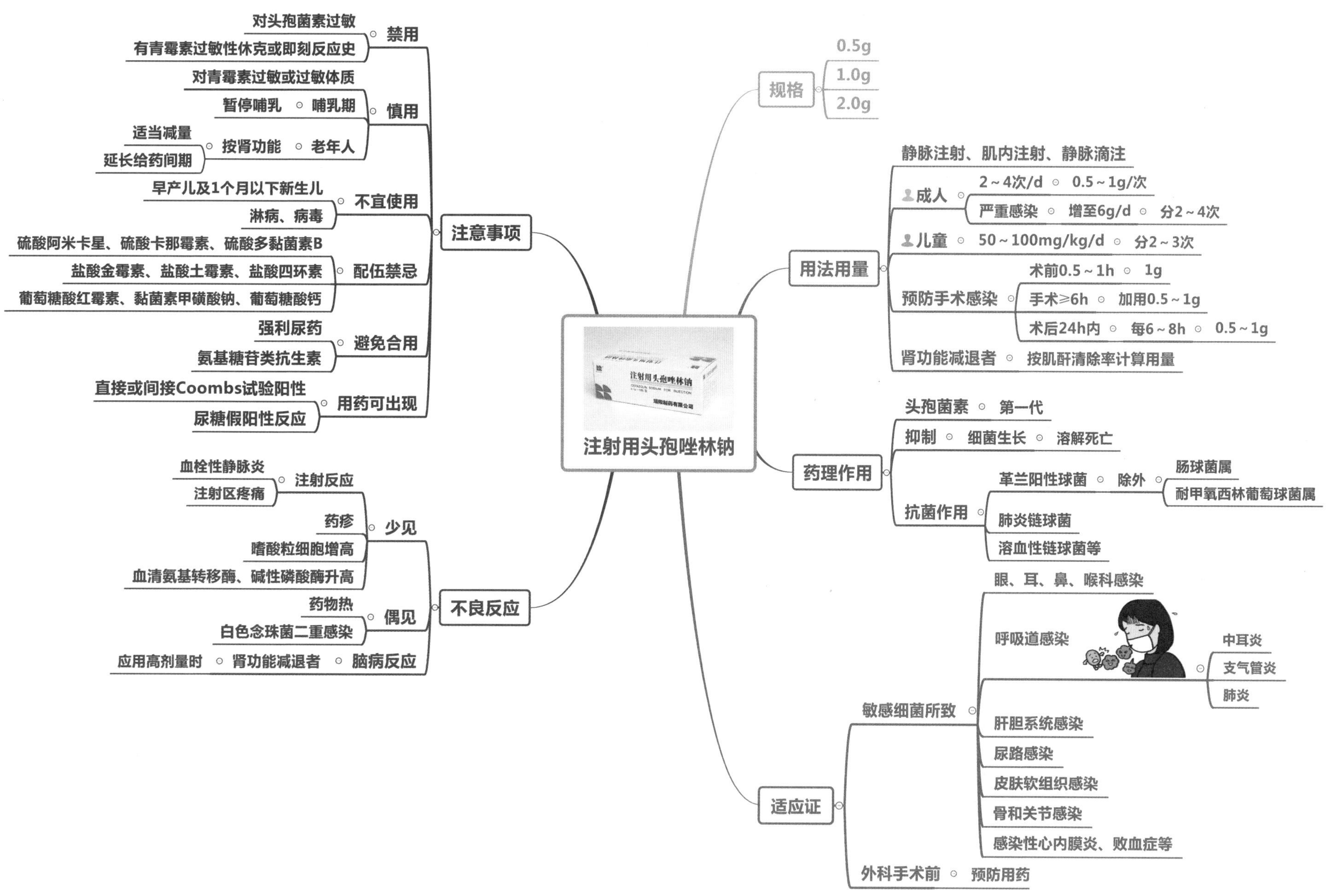
注射用头孢唑林钠
注意事项
禁用
对头孢菌素过敏
有青霉素过敏性休克或即刻反应史
慎用
对青霉素过敏或过敏体质
哺乳期
暂停哺乳
老年人
按肾功能
适当减量
延长给药间期
不宜使用
早产儿及1个月以下新生儿
淋病、病毒
配伍禁忌
硫酸阿米卡星、硫酸卡那霉素、硫酸多黏菌素B
盐酸金霉素、盐酸土霉素、盐酸四环素
葡萄糖酸红霉素、黏菌素甲磺酸钠、葡萄糖酸钙
避免合用
强利尿药
氨基糖苷类抗生素
用药可出现
直接或间接Coombs试验阳性
尿糖假阳性反应
不良反应
少见
注射反应
血栓性静脉炎
注射区疼痛
药疹
嗜酸粒细胞增高
血清氨基转移酶、碱性磷酸酶升高
偶见
药物热
白色念珠菌二重感染
脑病反应
肾功能减退者
应用高剂量时
规格
0.5g
1.0g
2.0g
用法用量
静脉注射、肌内注射、静脉滴注
成人
2～4次/d
0.5～1g/次
严重感染
增至6g/d
分2～4次
儿童
50～100mg/kg/d
分2～3次
预防手术感染
术前0.5～1h
1g
手术≥6h
加用0.5～1g
术后24h内
每6～8h
0.5～1g
肾功能减退者
按肌酐清除率计算用量
药理作用
头孢菌素
第一代
抑制
细菌生长
溶解死亡
抗菌作用
革兰阳性球菌
除外
肠球菌属
耐甲氧西林葡萄球菌属
肺炎链球菌
溶血性链球菌等
适应证
敏感细菌所致
眼、耳、鼻、喉科感染
呼吸道感染
中耳炎
支气管炎
肺炎
肝胆系统感染
尿路感染
皮肤软组织感染
骨和关节感染
感染性心内膜炎、败血症等
外科手术前
预防用药

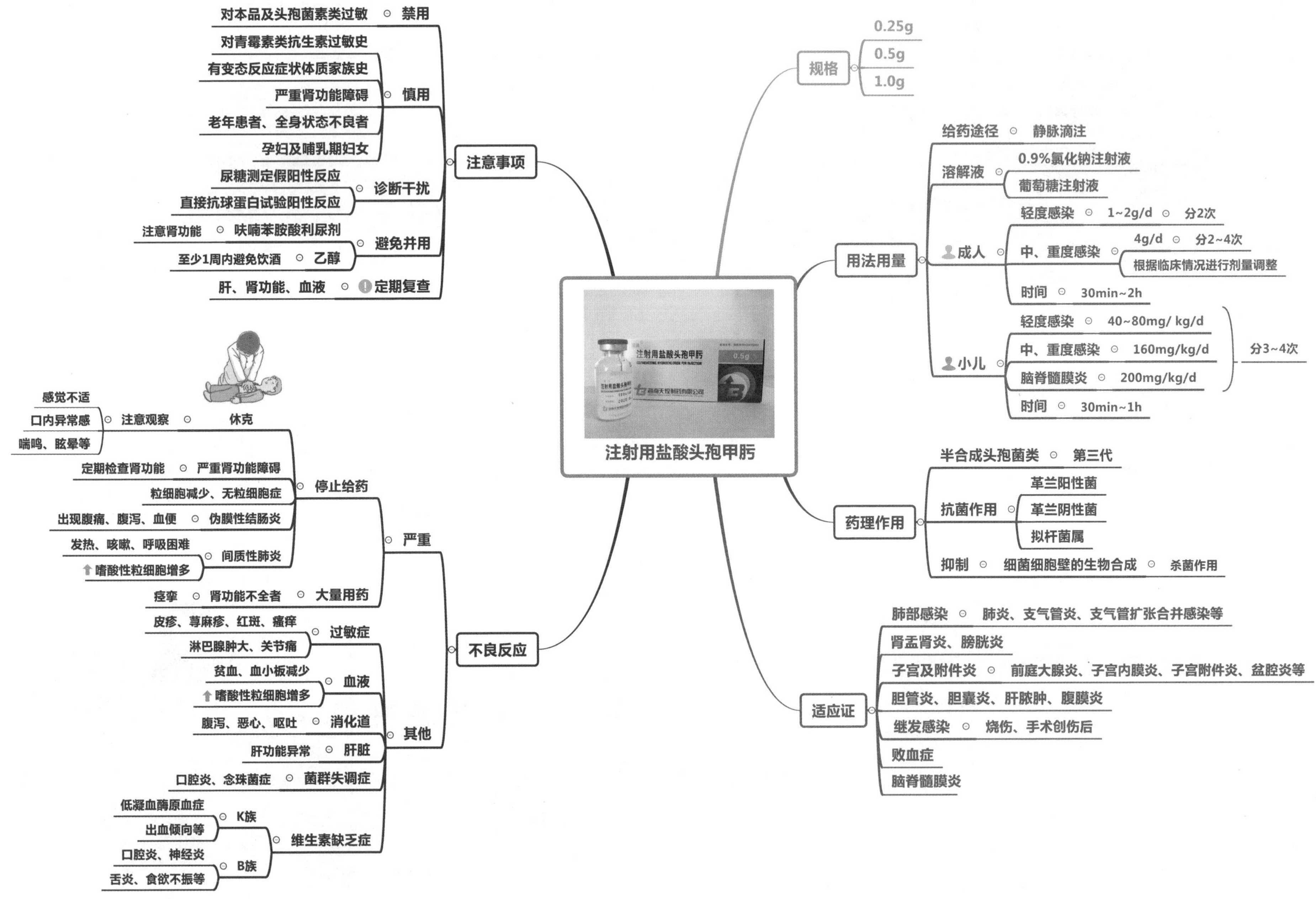
注射用盐酸头孢甲肟
注意事项
禁用
对本品及头孢菌素类过敏
慎用
对青霉素类抗生素过敏史
有变态反应症状体质家族史
严重肾功能障碍
老年患者、全身状态不良者
孕妇及哺乳期妇女
诊断干扰
尿糖测定假阳性反应
直接抗球蛋白试验阳性反应
避免并用
呋喃苯胺酸利尿剂
注意肾功能
乙醇
至少1周内避免饮酒
定期复查
肝、肾功能、血液
不良反应
严重
停止给药
休克
注意观察
感觉不适
口内异常感
喘鸣、眩晕等
严重肾功能障碍
定期检查肾功能
粒细胞减少、无粒细胞症
伪膜性结肠炎
出现腹痛、腹泻、血便
间质性肺炎
发热、咳嗽、呼吸困难
嗜酸性粒细胞增多
大量用药
肾功能不全者
痉挛
其他
过敏症
皮疹、荨麻疹、红斑、瘙痒
淋巴腺肿大、关节痛
血液
贫血、血小板减少
嗜酸性粒细胞增多
消化道
腹泻、恶心、呕吐
肝脏
肝功能异常
菌群失调症
口腔炎、念珠菌症
维生素缺乏症
K族
低凝血酶原血症
出血倾向等
B族
口腔炎、神经炎
舌炎、食欲不振等
规格
0.25g
0.5g
1.0g
用法用量
给药途径
静脉滴注
溶解液
0.9%氯化钠注射液
葡萄糖注射液
成人
轻度感染
1~2g/d
分2次
中、重度感染
4g/d
分2~4次
根据临床情况进行剂量调整
时间
30min~2h
小儿
轻度感染
40~80mg/ kg/d
中、重度感染
160mg/kg/d
脑脊髓膜炎
200mg/kg/d
分3~4次
时间
30min~1h
药理作用
半合成头孢菌类
第三代
抗菌作用
革兰阳性菌
革兰阴性菌
拟杆菌属
抑制
细菌细胞壁的生物合成
杀菌作用
适应证
肺部感染
肺炎、支气管炎、支气管扩张合并感染等
肾盂肾炎、膀胱炎
子宫及附件炎
前庭大腺炎、子宫内膜炎、子宫附件炎、盆腔炎等
胆管炎、胆囊炎、肝脓肿、腹膜炎
继发感染
烧伤、手术创伤后
败血症
脑脊髓膜炎

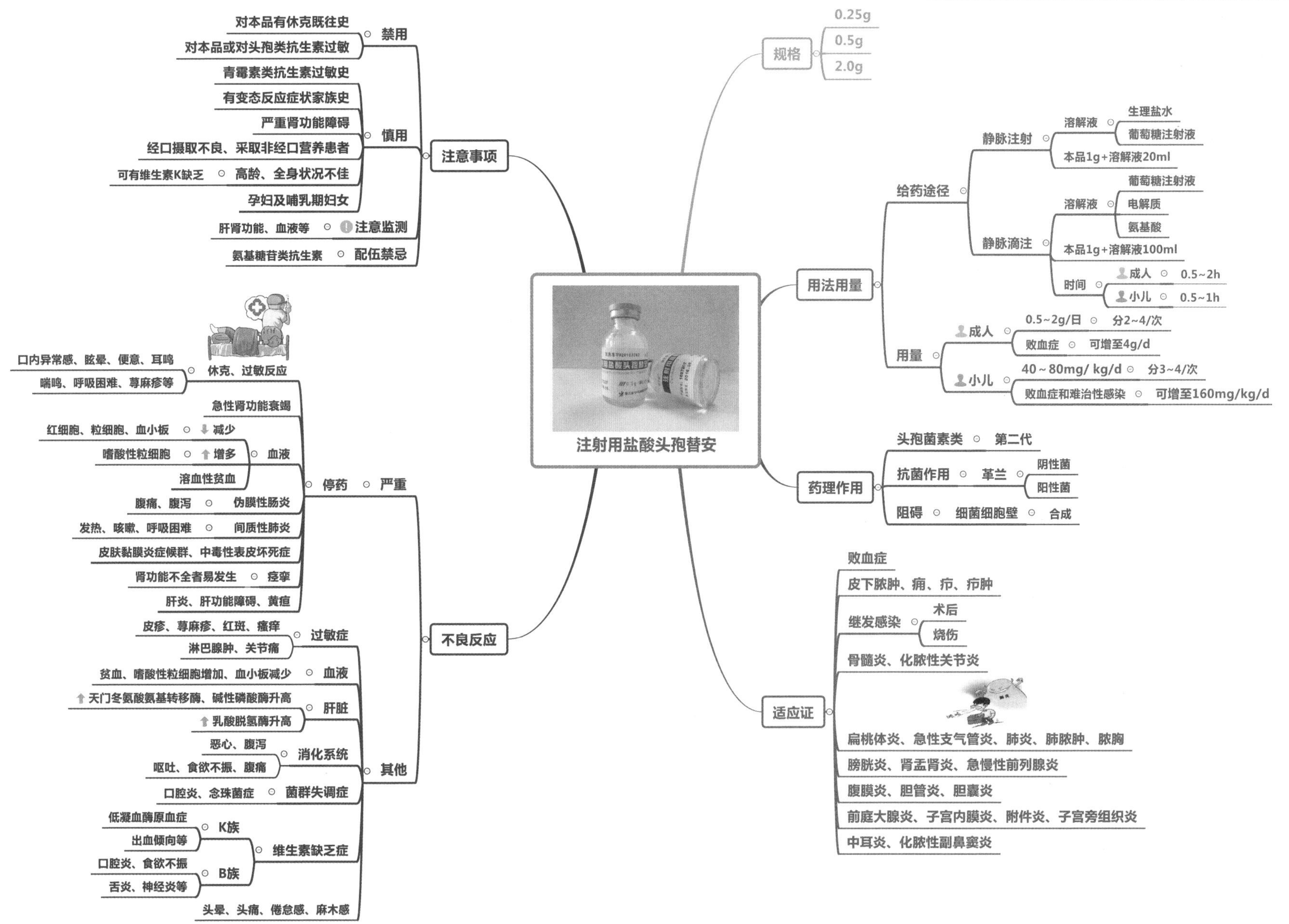
注射用盐酸头孢替安
规格
0.25g
0.5g
2.0g
用法用量
给药途径
静脉注射
溶解液
生理盐水
葡萄糖注射液
本品1g+溶解液20ml
静脉滴注
溶解液
葡萄糖注射液
电解质
氨基酸
本品1g+溶解液100ml
时间
成人
0.5~2h
小儿
0.5~1h
用量
成人
0.5~2g/日
分2~4/次
败血症
可增至4g/d
小儿
40~80mg/ kg/d
分3~4/次
败血症和难治性感染
可增至160mg/kg/d
药理作用
头孢菌素类
第二代
抗菌作用
革兰
阴性菌
阳性菌
阻碍
细菌细胞壁
合成
适应证
败血症
皮下脓肿、痈、疖、疖肿
继发感染
术后
烧伤
骨髓炎、化脓性关节炎
扁桃体炎、急性支气管炎、肺炎、肺脓肿、脓胸
膀胱炎、肾盂肾炎、急慢性前列腺炎
腹膜炎、胆管炎、胆囊炎
前庭大腺炎、子宫内膜炎、附件炎、子宫旁组织炎
中耳炎、化脓性副鼻窦炎
注意事项
禁用
对本品有休克既往史
对本品或对头孢类抗生素过敏
慎用
青霉素类抗生素过敏史
有变态反应症状家族史
严重肾功能障碍
经口摄取不良、采取非经口营养患者
高龄、全身状况不佳
可有维生素K缺乏
孕妇及哺乳期妇女
注意监测
肝肾功能、血液等
配伍禁忌
氨基糖苷类抗生素
不良反应
严重
停药
休克、过敏反应
口内异常感、眩晕、便意、耳鸣
喘鸣、呼吸困难、荨麻疹等
急性肾功能衰竭
血液
减少
红细胞、粒细胞、血小板
增多
嗜酸性粒细胞
溶血性贫血
伪膜性肠炎
腹痛、腹泻
间质性肺炎
发热、咳嗽、呼吸困难
皮肤黏膜炎症候群、中毒性表皮坏死症
痉挛
肾功能不全者易发生
肝炎、肝功能障碍、黄疸
其他
过敏症
皮疹、荨麻疹、红斑、瘙痒
淋巴腺肿、关节痛
血液
贫血、嗜酸性粒细胞增加、血小板减少
肝脏
天门冬氨酸氨基转移酶、碱性磷酸酶升高
乳酸脱氢酶升高
消化系统
恶心、腹泻
呕吐、食欲不振、腹痛
菌群失调症
口腔炎、念珠菌症
维生素缺乏症
K族
低凝血酶原血症
出血倾向等
B族
口腔炎、食欲不振
舌炎、神经炎等
头晕、头痛、倦怠感、麻木感

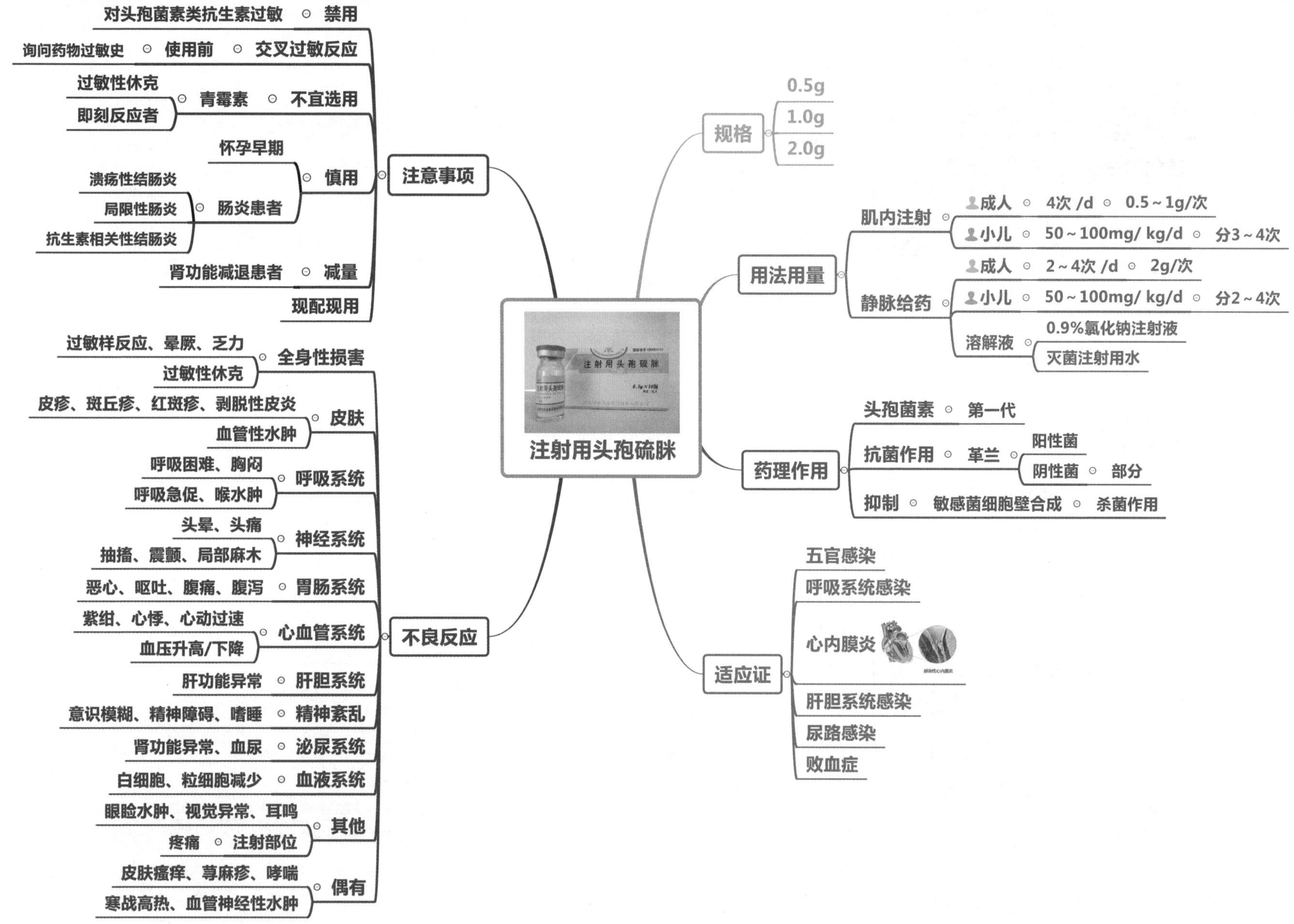

注射用头孢硫脒
规格
0.5g
1.0g
2.0g
用法用量
肌内注射
成人 4次 /d 0.5～1g/次
小儿 50～100mg/ kg/d 分3～4次
静脉给药
成人 2～4次 /d 2g/次
小儿 50～100mg/ kg/d 分2～4次
溶解液
0.9%氯化钠注射液
灭菌注射用水
药理作用
头孢菌素 第一代
抗菌作用 革兰 阳性菌
阴性菌 部分
抑制 敏感菌细胞壁合成 杀菌作用
适应证
五官感染
呼吸系统感染
心内膜炎
肝胆系统感染
尿路感染
败血症
注意事项
禁用 对头孢菌素类抗生素过敏
交叉过敏反应 使用前 询问药物过敏史
不宜选用 青霉素 过敏性休克
即刻反应者
慎用 怀孕早期
肠炎患者 溃疡性结肠炎
局限性肠炎
抗生素相关性结肠炎
减量 肾功能减退患者
现配现用
不良反应
全身性损害 过敏样反应、晕厥、乏力
过敏性休克
皮肤 皮疹、斑丘疹、红斑疹、剥脱性皮炎
血管性水肿
呼吸系统 呼吸困难、胸闷
呼吸急促、喉水肿
神经系统 头晕、头痛
抽搐、震颤、局部麻木
胃肠系统 恶心、呕吐、腹痛、腹泻
心血管系统 紫绀、心悸、心动过速
血压升高/下降
肝胆系统 肝功能异常
精神紊乱 意识模糊、精神障碍、嗜睡
泌尿系统 肾功能异常、血尿
血液系统 白细胞、粒细胞减少
其他 眼睑水肿、视觉异常、耳鸣
注射部位 疼痛
偶有 皮肤瘙痒、荨麻疹、哮喘
寒战高热、血管神经性水肿

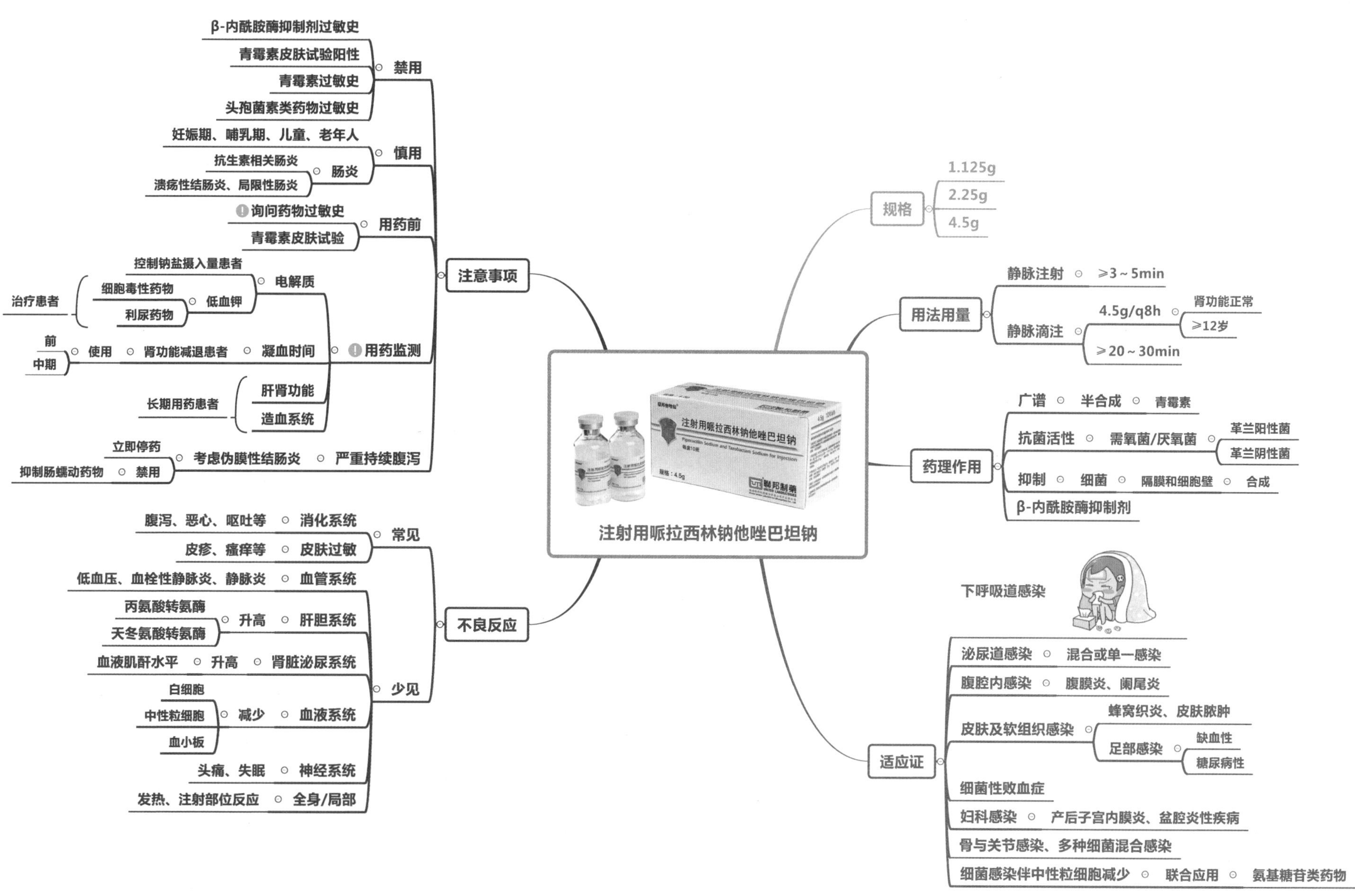

注射用哌拉西林钠他唑巴坦钠
注射用哌拉西林钠他唑巴坦钠
规格：4.5g
联邦制药
规格
1.125g
2.25g
4.5g
用法用量
静脉注射 ≥3～5min
静脉滴注 4.5g/q8h 肾功能正常 ≥12岁
≥20～30min
药理作用
广谱 半合成 青霉素
抗菌活性 需氧菌/厌氧菌 革兰阳性菌 革兰阴性菌
抑制 细菌 隔膜和细胞壁 合成
β-内酰胺酶抑制剂
适应证
下呼吸道感染
泌尿道感染 混合或单一感染
腹腔内感染 腹膜炎、阑尾炎
皮肤及软组织感染 蜂窝织炎、皮肤脓肿
足部感染 缺血性 糖尿病性
细菌性败血症
妇科感染 产后子宫内膜炎、盆腔炎性疾病
骨与关节感染、多种细菌混合感染
细菌感染伴中性粒细胞减少 联合应用 氨基糖苷类药物
注意事项
禁用
β-内酰胺酶抑制剂过敏史
青霉素皮肤试验阳性
青霉素过敏史
头孢菌素类药物过敏史
慎用
妊娠期、哺乳期、儿童、老年人
肠炎 抗生素相关肠炎 溃疡性结肠炎、局限性肠炎
用药前
询问药物过敏史
青霉素皮肤试验
用药监测
电解质 控制钠盐摄入量患者
低血钾 细胞毒性药物 利尿药物 治疗患者
凝血时间 肾功能减退患者 使用 前 中期
肝肾功能 造血系统 长期用药患者
严重持续腹泻 考虑伪膜性结肠炎 立即停药
禁用 抑制肠蠕动药物
不良反应
常见
消化系统 腹泻、恶心、呕吐等
皮肤过敏 皮疹、瘙痒等
少见
血管系统 低血压、血栓性静脉炎、静脉炎
肝胆系统 升高 丙氨酸转氨酶 天冬氨酸转氨酶
肾脏泌尿系统 升高 血液肌酐水平
血液系统 减少 白细胞 中性粒细胞 血小板
神经系统 头痛、失眠
全身/局部 发热、注射部位反应

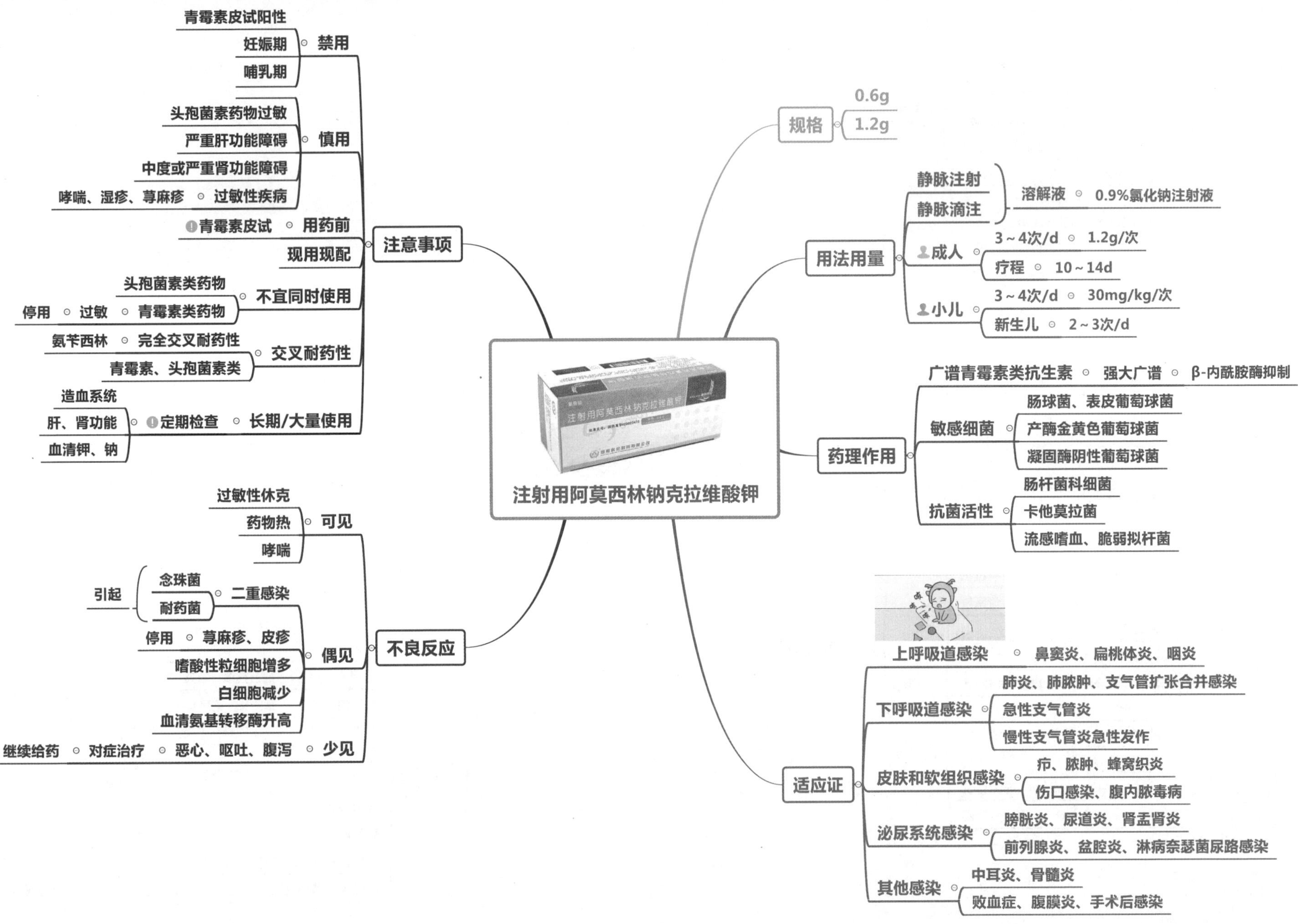
注射用阿莫西林钠克拉维酸钾
注意事项
禁用
青霉素皮试阳性
妊娠期
哺乳期
慎用
头孢菌素药物过敏
严重肝功能障碍
中度或严重肾功能障碍
过敏性疾病
哮喘、湿疹、荨麻疹
用药前
青霉素皮试
现用现配
不宜同时使用
头孢菌素类药物
青霉素类药物
过敏
停用
交叉耐药性
完全交叉耐药性
氨苄西林
青霉素、头孢菌素类
长期/大量使用
定期检查
造血系统
肝、肾功能
血清钾、钠
不良反应
可见
过敏性休克
药物热
哮喘
偶见
二重感染
念珠菌
耐药菌
引起
荨麻疹、皮疹
停用
嗜酸性粒细胞增多
白细胞减少
血清氨基转移酶升高
少见
恶心、呕吐、腹泻
对症治疗
继续给药
规格
0.6g
1.2g
用法用量
静脉注射
静脉滴注
溶解液
0.9%氯化钠注射液
成人
3～4次/d
1.2g/次
疗程
10～14d
小儿
3～4次/d
30mg/kg/次
新生儿
2～3次/d
药理作用
广谱青霉素类抗生素
强大广谱
β-内酰胺酶抑制
敏感细菌
肠球菌、表皮葡萄球菌
产酶金黄色葡萄球菌
凝固酶阴性葡萄球菌
抗菌活性
肠杆菌科细菌
卡他莫拉菌
流感嗜血、脆弱拟杆菌
适应证
上呼吸道感染
鼻窦炎、扁桃体炎、咽炎
下呼吸道感染
肺炎、肺脓肿、支气管扩张合并感染
急性支气管炎
慢性支气管炎急性发作
皮肤和软组织感染
疖、脓肿、蜂窝织炎
伤口感染、腹内脓毒病
泌尿系统感染
膀胱炎、尿道炎、肾盂肾炎
前列腺炎、盆腔炎、淋病奈瑟菌尿路感染
其他感染
中耳炎、骨髓炎
败血症、腹膜炎、手术后感染

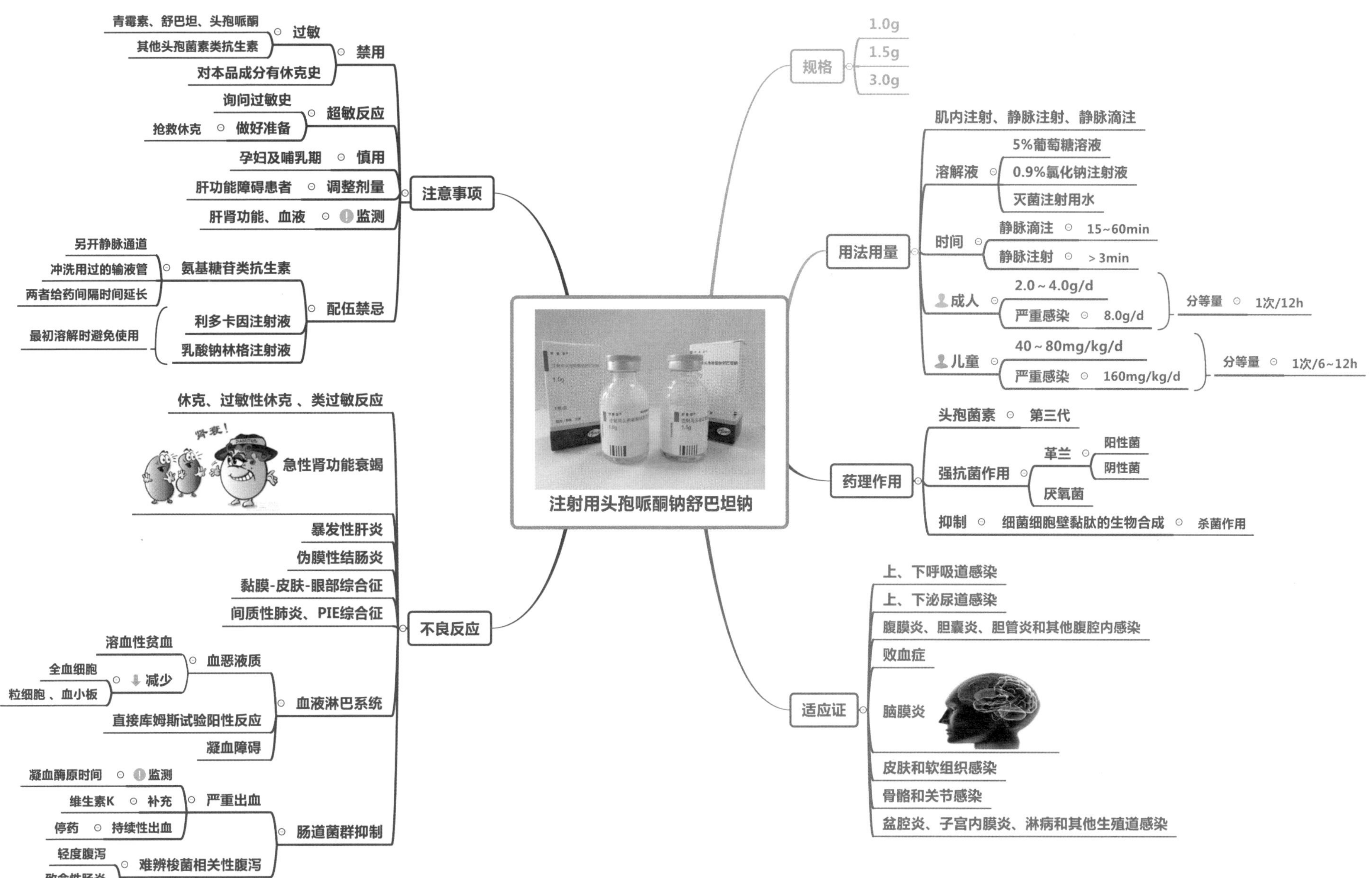
注射用头孢哌酮钠舒巴坦钠
规格
1.0g
1.5g
3.0g
用法用量
肌内注射、静脉注射、静脉滴注
溶解液
5%葡萄糖溶液
0.9%氯化钠注射液
灭菌注射用水
时间
静脉滴注
15~60min
静脉注射
＞3min
成人
2.0～4.0g/d
严重感染
8.0g/d
分等量
1次/12h
儿童
40～80mg/kg/d
严重感染
160mg/kg/d
分等量
1次/6~12h
药理作用
头孢菌素
第三代
强抗菌作用
革兰
阳性菌
阴性菌
厌氧菌
抑制
细菌细胞壁黏肽的生物合成
杀菌作用
适应证
上、下呼吸道感染
上、下泌尿道感染
腹膜炎、胆囊炎、胆管炎和其他腹腔内感染
败血症
脑膜炎
皮肤和软组织感染
骨骼和关节感染
盆腔炎、子宫内膜炎、淋病和其他生殖道感染
注意事项
禁用
过敏
青霉素、舒巴坦、头孢哌酮
其他头孢菌素类抗生素
对本品成分有休克史
超敏反应
询问过敏史
做好准备
抢救休克
慎用
孕妇及哺乳期
调整剂量
肝功能障碍患者
监测
肝肾功能、血液
配伍禁忌
氨基糖苷类抗生素
另开静脉通道
冲洗用过的输液管
两者给药间隔时间延长
利多卡因注射液
乳酸钠林格注射液
最初溶解时避免使用
不良反应
休克、过敏性休克 、类过敏反应
急性肾功能衰竭
肾衰！
暴发性肝炎
伪膜性结肠炎
黏膜-皮肤-眼部综合征
间质性肺炎、PIE综合征
血液淋巴系统
血恶液质
溶血性贫血
减少
全血细胞
粒细胞 、血小板
直接库姆斯试验阳性反应
凝血障碍
肠道菌群抑制
严重出血
监测
凝血酶原时间
补充
维生素K
持续性出血
停药
难辨梭菌相关性腹泻
轻度腹泻
致命性肠炎

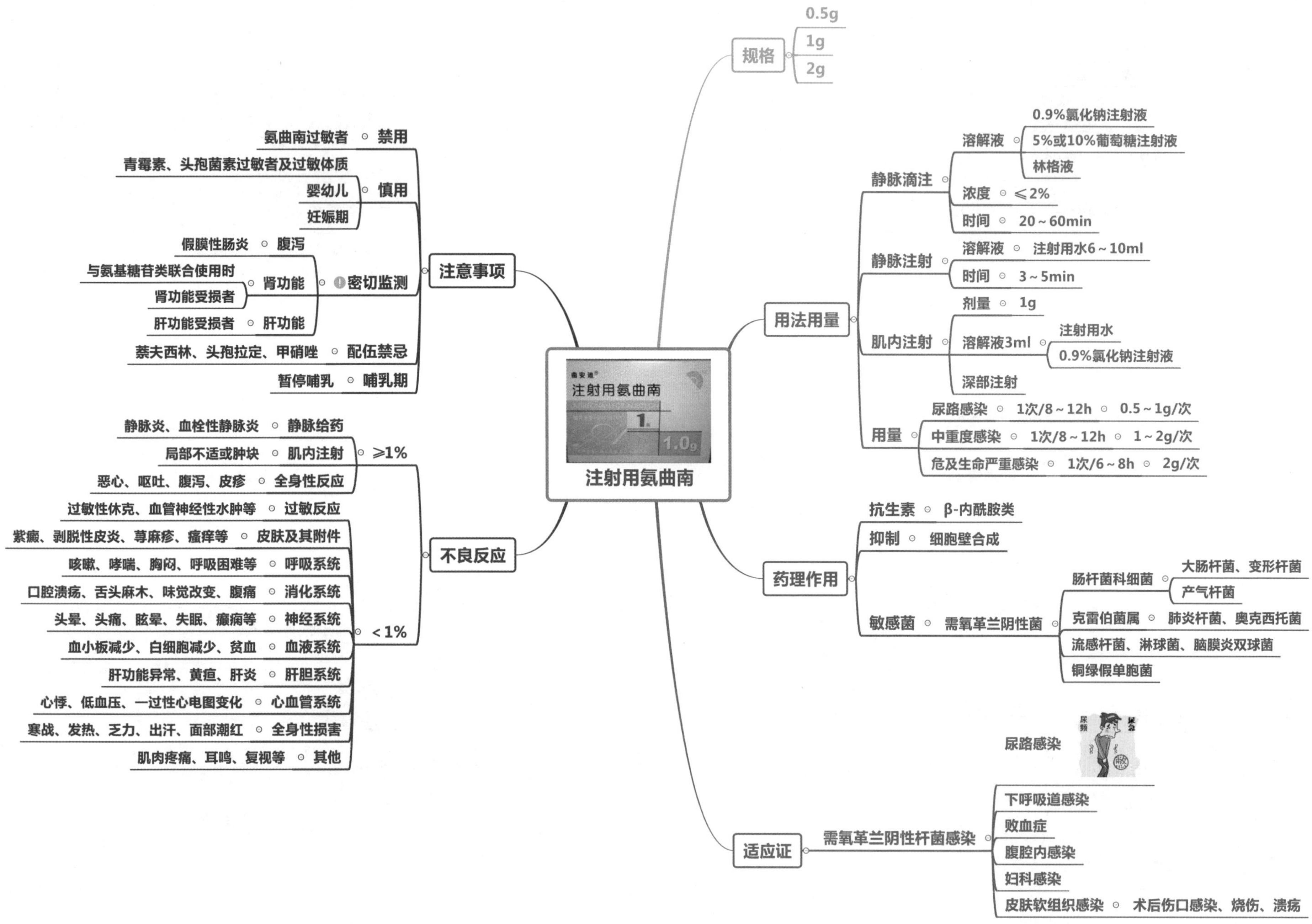
注射用氨曲南
注射用氨曲南
规格
0.5g
1g
2g
用法用量
静脉滴注
溶解液
0.9%氯化钠注射液
5%或10%葡萄糖注射液
林格液
浓度 ≤2%
时间 20～60min
静脉注射
溶解液 注射用水6～10ml
时间 3～5min
肌内注射
剂量 1g
溶解液3ml
注射用水
0.9%氯化钠注射液
深部注射
用量
尿路感染 1次/8～12h 0.5～1g/次
中重度感染 1次/8～12h 1～2g/次
危及生命严重感染 1次/6～8h 2g/次
药理作用
抗生素 β-内酰胺类
抑制 细胞壁合成
敏感菌 需氧革兰阴性菌
肠杆菌科细菌
大肠杆菌、变形杆菌
产气杆菌
克雷伯菌属 肺炎杆菌、奥克西托菌
流感杆菌、淋球菌、脑膜炎双球菌
铜绿假单胞菌
适应证
尿路感染
需氧革兰阴性杆菌感染
下呼吸道感染
败血症
腹腔内感染
妇科感染
皮肤软组织感染 术后伤口感染、烧伤、溃疡
注意事项
禁用 氨曲南过敏者
慎用
青霉素、头孢菌素过敏者及过敏体质
婴幼儿
妊娠期
密切监测
腹泻 假膜性肠炎
肾功能
与氨基糖苷类联合使用时
肾功能受损者
肝功能 肝功能受损者
配伍禁忌 萘夫西林、头孢拉定、甲硝唑
哺乳期 暂停哺乳
不良反应
≥1%
静脉给药 静脉炎、血栓性静脉炎
肌内注射 局部不适或肿块
全身性反应 恶心、呕吐、腹泻、皮疹
＜1%
过敏反应 过敏性休克、血管神经性水肿等
皮肤及其附件 紫癜、剥脱性皮炎、荨麻疹、瘙痒等
呼吸系统 咳嗽、哮喘、胸闷、呼吸困难等
消化系统 口腔溃疡、舌头麻木、味觉改变、腹痛
神经系统 头晕、头痛、眩晕、失眠、癫痫等
血液系统 血小板减少、白细胞减少、贫血
肝胆系统 肝功能异常、黄疸、肝炎
心血管系统 心悸、低血压、一过性心电图变化
全身性损害 寒战、发热、乏力、出汗、面部潮红
其他 肌肉疼痛、耳鸣、复视等

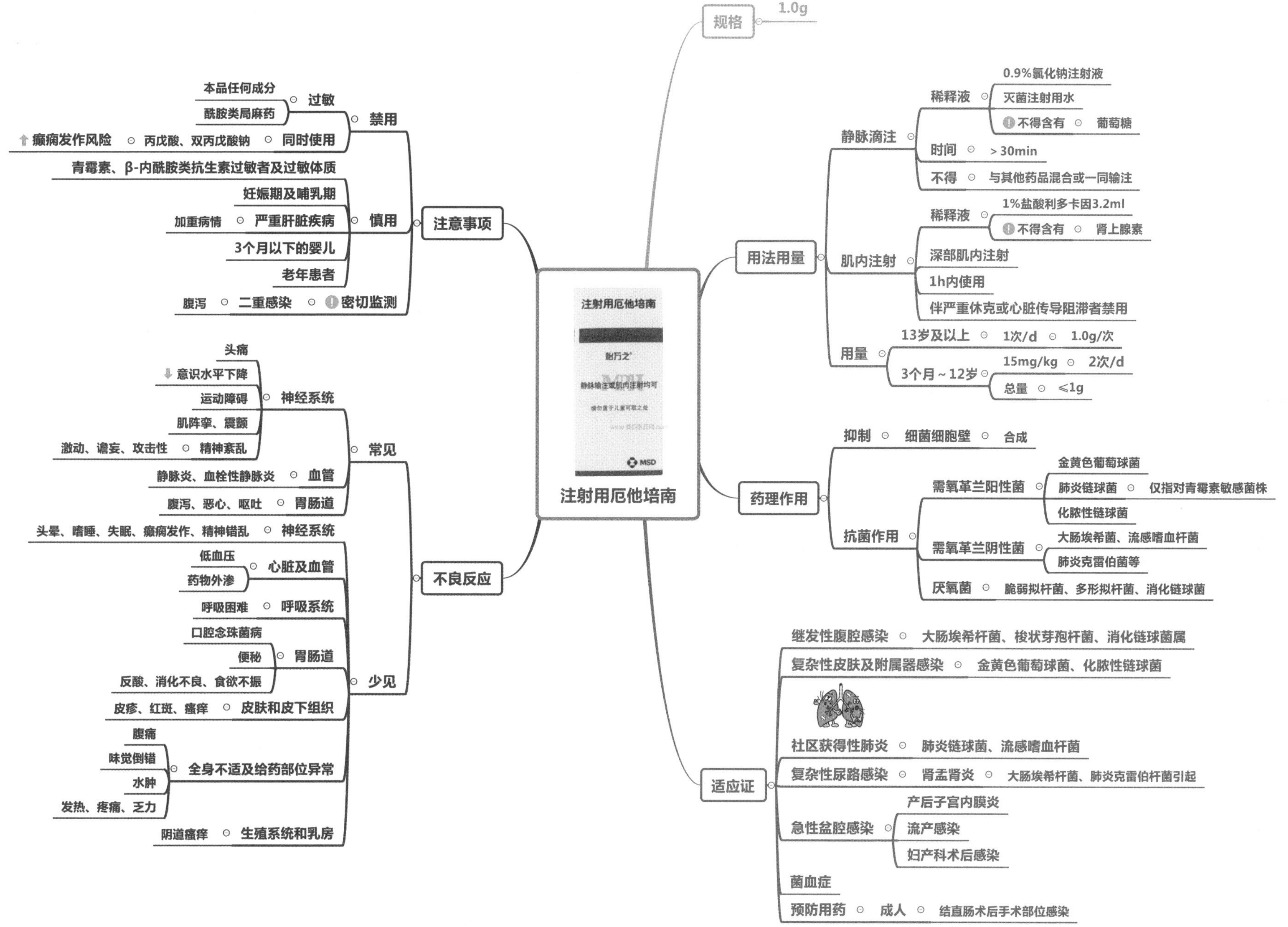
注射用厄他培南
规格
1.0g
用法用量
静脉滴注
稀释液
0.9%氯化钠注射液
灭菌注射用水
不得含有
葡萄糖
时间
＞30min
不得
与其他药品混合或一同输注
肌内注射
稀释液
1%盐酸利多卡因3.2ml
不得含有
肾上腺素
深部肌内注射
1h内使用
伴严重休克或心脏传导阻滞者禁用
用量
13岁及以上
1次/d
1.0g/次
3个月～12岁
15mg/kg
2次/d
总量
≤1g
药理作用
抑制
细菌细胞壁
合成
抗菌作用
需氧革兰阳性菌
金黄色葡萄球菌
肺炎链球菌
仅指对青霉素敏感菌株
化脓性链球菌
需氧革兰阴性菌
大肠埃希菌、流感嗜血杆菌
肺炎克雷伯菌等
厌氧菌
脆弱拟杆菌、多形拟杆菌、消化链球菌
适应证
继发性腹腔感染
大肠埃希杆菌、梭状芽孢杆菌、消化链球菌属
复杂性皮肤及附属器感染
金黄色葡萄球菌、化脓性链球菌
社区获得性肺炎
肺炎链球菌、流感嗜血杆菌
复杂性尿路感染
肾盂肾炎
大肠埃希杆菌、肺炎克雷伯杆菌引起
急性盆腔感染
产后子宫内膜炎
流产感染
妇产科术后感染
菌血症
预防用药
成人
结直肠术后手术部位感染
注意事项
禁用
过敏
本品任何成分
酰胺类局麻药
同时使用
丙戊酸、双丙戊酸钠
癫痫发作风险
青霉素、β-内酰胺类抗生素过敏者及过敏体质
慎用
妊娠期及哺乳期
严重肝脏疾病
加重病情
3个月以下的婴儿
老年患者
密切监测
二重感染
腹泻
不良反应
常见
神经系统
头痛
意识水平下降
运动障碍
肌阵挛、震颤
精神紊乱
激动、谵妄、攻击性
血管
静脉炎、血栓性静脉炎
胃肠道
腹泻、恶心、呕吐
少见
神经系统
头晕、嗜睡、失眠、癫痫发作、精神错乱
心脏及血管
低血压
药物外渗
呼吸系统
呼吸困难
胃肠道
口腔念珠菌病
便秘
反酸、消化不良、食欲不振
皮肤和皮下组织
皮疹、红斑、瘙痒
全身不适及给药部位异常
腹痛
味觉倒错
水肿
发热、疼痛、乏力
生殖系统和乳房
阴道瘙痒
MSD

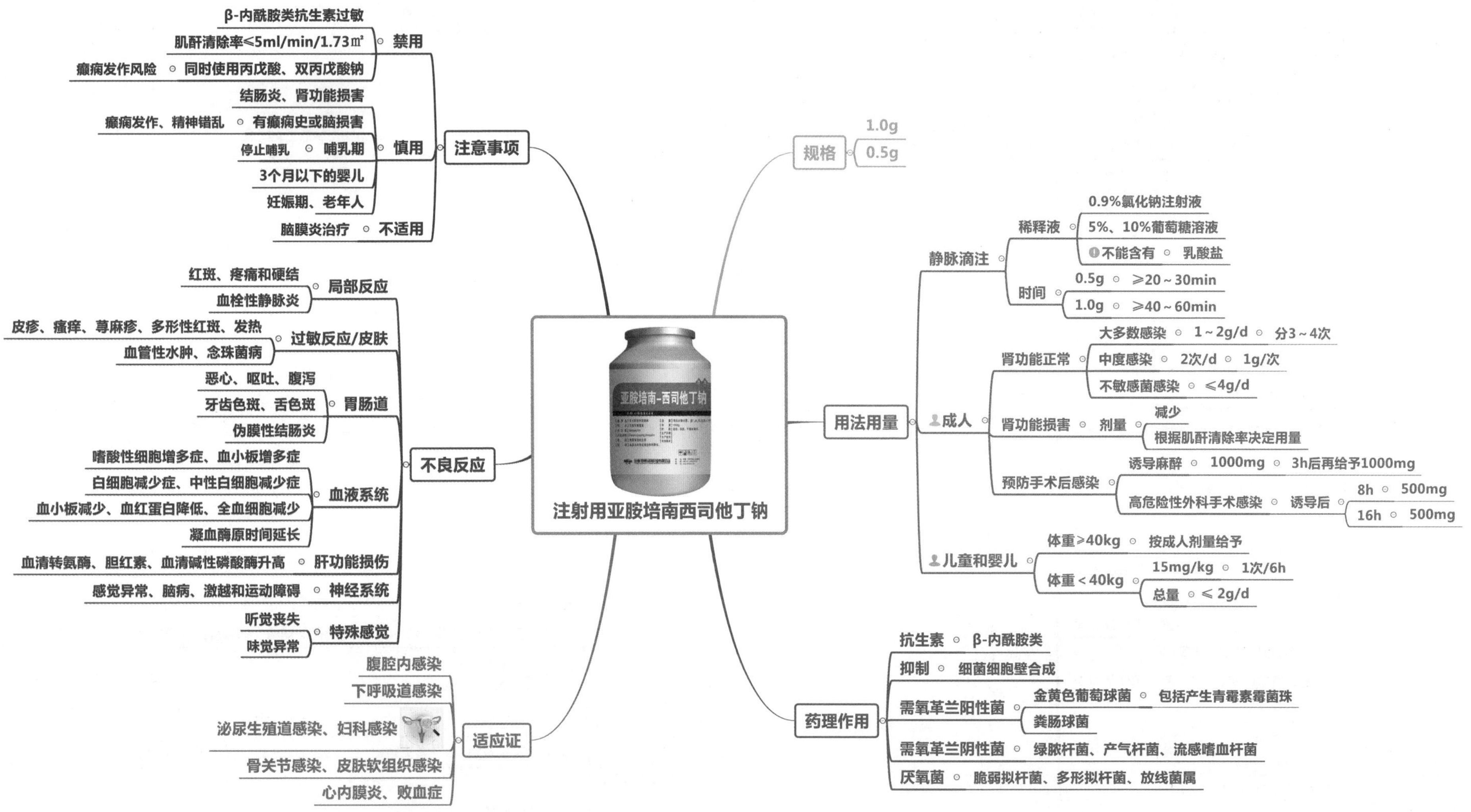
注射用亚胺培南西司他丁钠
亚胺培南-西司他丁钠
注意事项
禁用
β-内酰胺类抗生素过敏
肌酐清除率≤5ml/min/1.73㎡
同时使用丙戊酸、双丙戊酸钠
癫痫发作风险
慎用
结肠炎、肾功能损害
有癫痫史或脑损害
癫痫发作、精神错乱
哺乳期
停止哺乳
3个月以下的婴儿
妊娠期、老年人
不适用
脑膜炎治疗
不良反应
局部反应
红斑、疼痛和硬结
血栓性静脉炎
过敏反应/皮肤
皮疹、瘙痒、荨麻疹、多形性红斑、发热
血管性水肿、念珠菌病
胃肠道
恶心、呕吐、腹泻
牙齿色斑、舌色斑
伪膜性结肠炎
血液系统
嗜酸性细胞增多症、血小板增多症
白细胞减少症、中性白细胞减少症
血小板减少、血红蛋白降低、全血细胞减少
凝血酶原时间延长
肝功能损伤
血清转氨酶、胆红素、血清碱性磷酸酶升高
神经系统
感觉异常、脑病、激越和运动障碍
特殊感觉
听觉丧失
味觉异常
适应证
腹腔内感染
下呼吸道感染
泌尿生殖道感染、妇科感染
骨关节感染、皮肤软组织感染
心内膜炎、败血症
规格
1.0g
0.5g
用法用量
静脉滴注
稀释液
0.9%氯化钠注射液
5%、10%葡萄糖溶液
不能含有
乳酸盐
时间
0.5g
≥20～30min
1.0g
≥40～60min
成人
肾功能正常
大多数感染
1～2g/d
分3～4次
中度感染
2次/d
1g/次
不敏感菌感染
≤4g/d
肾功能损害
剂量
减少
根据肌酐清除率决定用量
预防手术后感染
诱导麻醉
1000mg
3h后再给予1000mg
高危险性外科手术感染
诱导后
8h
500mg
16h
500mg
儿童和婴儿
体重≥40kg
按成人剂量给予
体重＜40kg
15mg/kg
1次/6h
总量
≤2g/d
药理作用
抗生素
β-内酰胺类
抑制
细菌细胞壁合成
需氧革兰阳性菌
金黄色葡萄球菌
包括产生青霉素霉菌珠
粪肠球菌
需氧革兰阴性菌
绿脓杆菌、产气杆菌、流感嗜血杆菌
厌氧菌
脆弱拟杆菌、多形拟杆菌、放线菌属

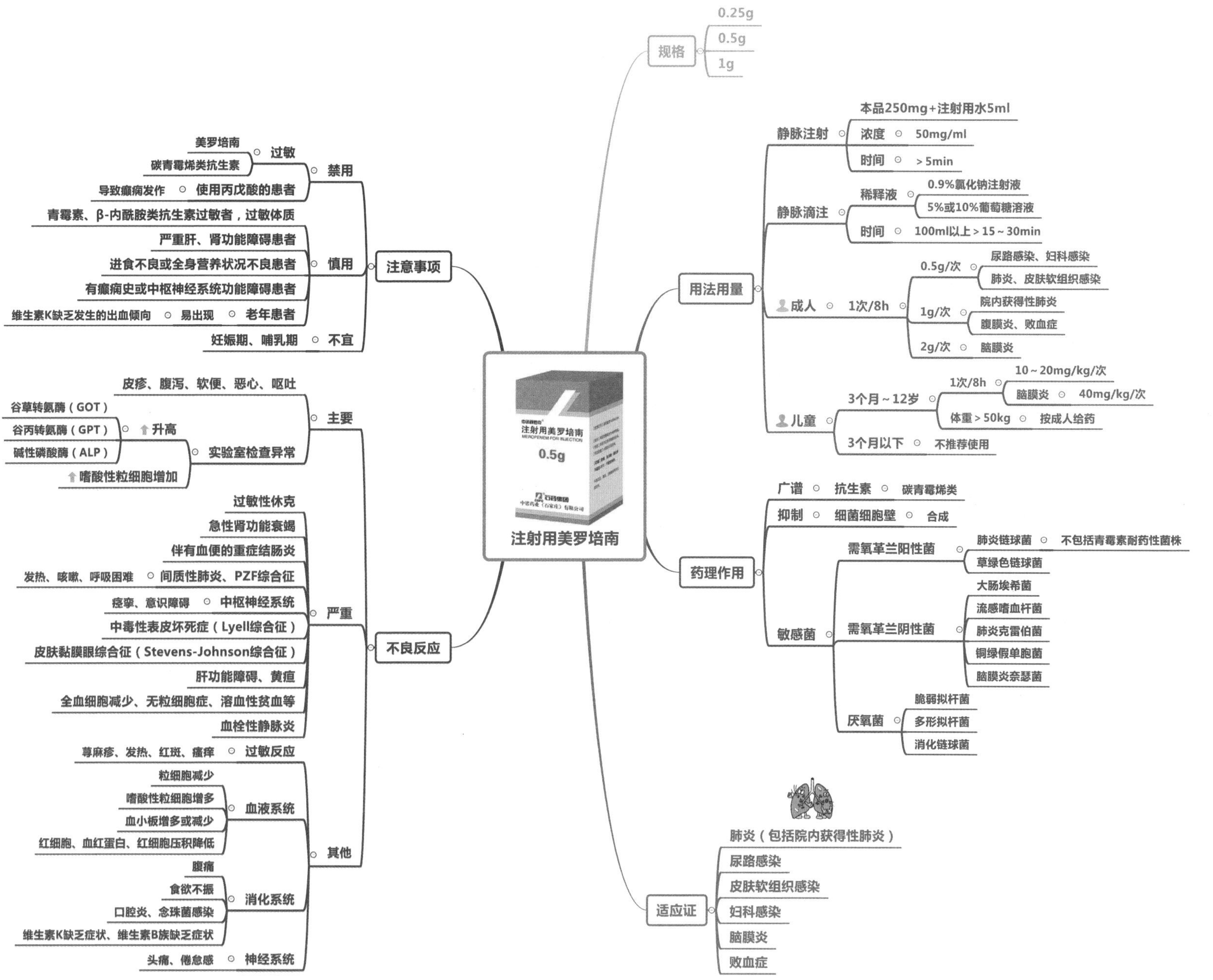

注射用美罗培南
0.5g
规格
0.25g
0.5g
1g
用法用量
静脉注射
本品250mg+注射用水5ml
浓度
50mg/ml
时间
＞5min
静脉滴注
稀释液
0.9%氯化钠注射液
5%或10%葡萄糖溶液
时间
100ml以上＞15～30min
成人
1次/8h
0.5g/次
尿路感染、妇科感染
肺炎、皮肤软组织感染
1g/次
院内获得性肺炎
腹膜炎、败血症
2g/次
脑膜炎
儿童
3个月～12岁
1次/8h
10～20mg/kg/次
脑膜炎
40mg/kg/次
体重＞50kg
按成人给药
3个月以下
不推荐使用
药理作用
广谱
抗生素
碳青霉烯类
抑制
细菌细胞壁
合成
敏感菌
需氧革兰阳性菌
肺炎链球菌
不包括青霉素耐药性菌株
草绿色链球菌
需氧革兰阴性菌
大肠埃希菌
流感嗜血杆菌
肺炎克雷伯菌
铜绿假单胞菌
脑膜炎奈瑟菌
厌氧菌
脆弱拟杆菌
多形拟杆菌
消化链球菌
适应证
肺炎（包括院内获得性肺炎）
尿路感染
皮肤软组织感染
妇科感染
脑膜炎
败血症
注意事项
禁用
过敏
美罗培南
碳青霉烯类抗生素
使用丙戊酸的患者
导致癫痫发作
慎用
青霉素、β-内酰胺类抗生素过敏者，过敏体质
严重肝、肾功能障碍患者
进食不良或全身营养状况不良患者
有癫痫史或中枢神经系统功能障碍患者
老年患者
易出现
维生素K缺乏发生的出血倾向
不宜
妊娠期、哺乳期
不良反应
主要
皮疹、腹泻、软便、恶心、呕吐
实验室检查异常
升高
谷草转氨酶（GOT）
谷丙转氨酶（GPT）
碱性磷酸酶（ALP）
嗜酸性粒细胞增加
严重
过敏性休克
急性肾功能衰竭
伴有血便的重症结肠炎
间质性肺炎、PZF综合征
发热、咳嗽、呼吸困难
中枢神经系统
痉挛、意识障碍
中毒性表皮坏死症（Lyell综合征）
皮肤黏膜眼综合征（Stevens-Johnson综合征）
肝功能障碍、黄疸
全血细胞减少、无粒细胞症、溶血性贫血等
血栓性静脉炎
其他
过敏反应
荨麻疹、发热、红斑、瘙痒
血液系统
粒细胞减少
嗜酸性粒细胞增多
血小板增多或减少
红细胞、血红蛋白、红细胞压积降低
消化系统
腹痛
食欲不振
口腔炎、念珠菌感染
维生素K缺乏症状、维生素B族缺乏症状
神经系统
头痛、倦怠感

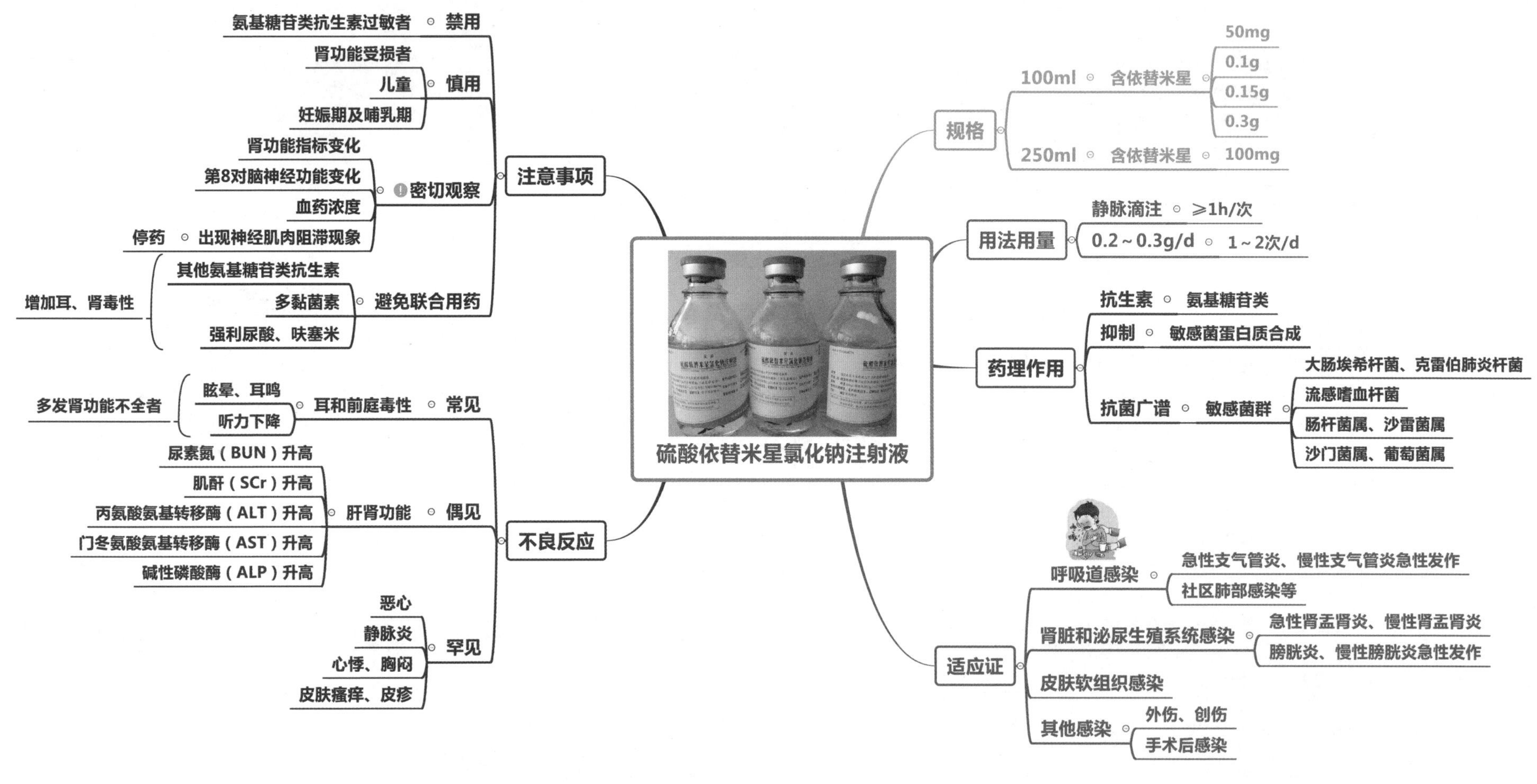
硫酸依替米星氯化钠注射液
注意事项
禁用
氨基糖苷类抗生素过敏者
慎用
肾功能受损者
儿童
妊娠期及哺乳期
密切观察
肾功能指标变化
第8对脑神经功能变化
血药浓度
出现神经肌肉阻滞现象
停药
避免联合用药
其他氨基糖苷类抗生素
多黏菌素
强利尿酸、呋塞米
增加耳、肾毒性
不良反应
常见
耳和前庭毒性
眩晕、耳鸣
听力下降
多发肾功能不全者
偶见
肝肾功能
尿素氮（BUN）升高
肌酐（SCr）升高
丙氨酸氨基转移酶（ALT）升高
门冬氨酸氨基转移酶（AST）升高
碱性磷酸酶（ALP）升高
罕见
恶心
静脉炎
心悸、胸闷
皮肤瘙痒、皮疹
规格
100ml
含依替米星
50mg
0.1g
0.15g
0.3g
250ml
含依替米星
100mg
用法用量
静脉滴注
≥1h/次
0.2～0.3g/d
1～2次/d
药理作用
抗生素
氨基糖苷类
抑制
敏感菌蛋白质合成
抗菌广谱
敏感菌群
大肠埃希杆菌、克雷伯肺炎杆菌
流感嗜血杆菌
肠杆菌属、沙雷菌属
沙门菌属、葡萄菌属
适应证
呼吸道感染
急性支气管炎、慢性支气管炎急性发作
社区肺部感染等
肾脏和泌尿生殖系统感染
急性肾盂肾炎、慢性肾盂肾炎
膀胱炎、慢性膀胱炎急性发作
皮肤软组织感染
其他感染
外伤、创伤
手术后感染

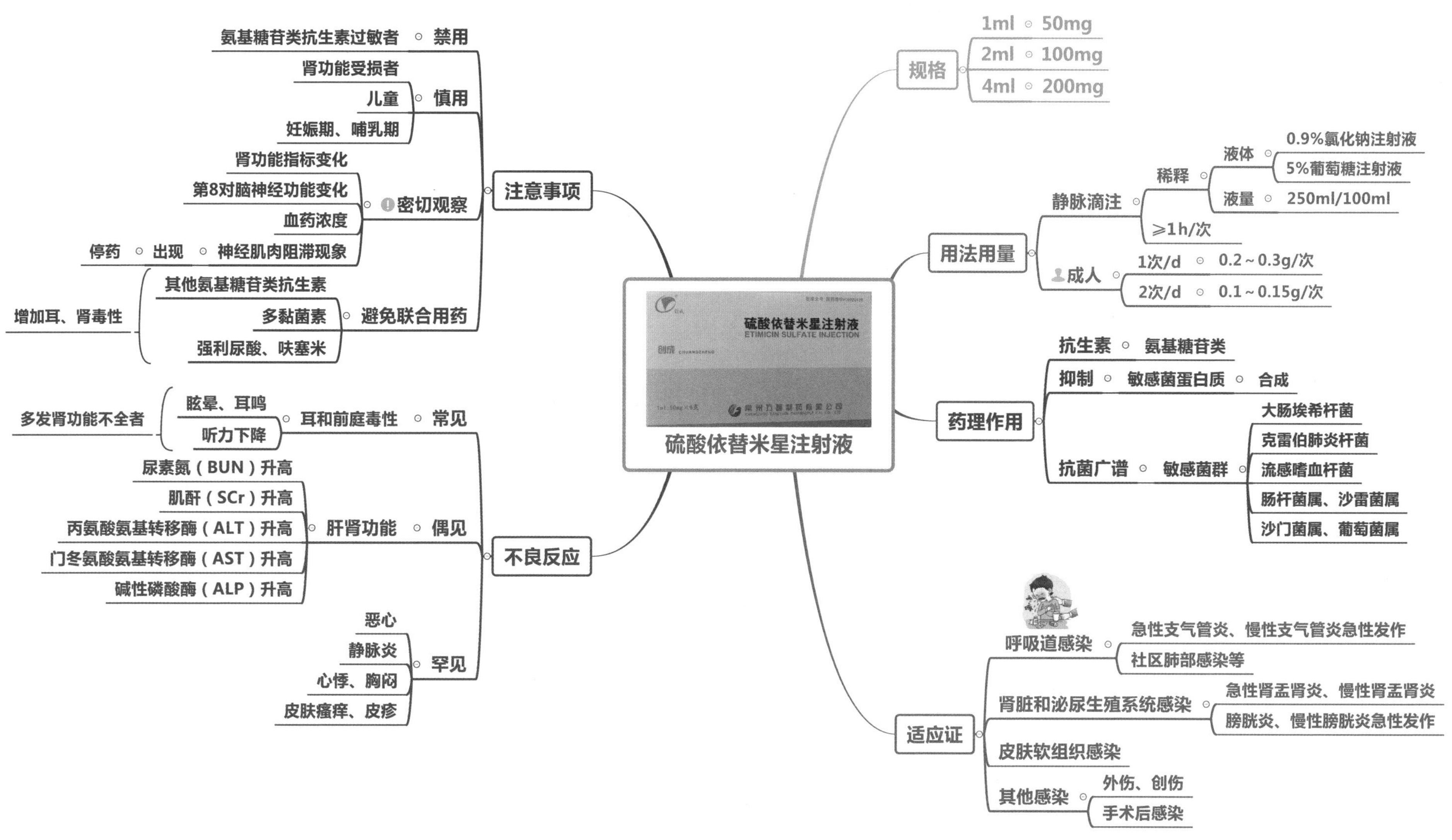

硫酸依替米星注射液
硫酸依替米星注射液
ETIMICIN SULFATE INJECTION
注意事项
禁用
氨基糖苷类抗生素过敏者
慎用
肾功能受损者
儿童
妊娠期、哺乳期
密切观察
肾功能指标变化
第8对脑神经功能变化
血药浓度
神经肌肉阻滞现象
出现
停药
避免联合用药
其他氨基糖苷类抗生素
多黏菌素
强利尿酸、呋塞米
增加耳、肾毒性
不良反应
常见
耳和前庭毒性
眩晕、耳鸣
听力下降
多发肾功能不全者
偶见
肝肾功能
尿素氮（BUN）升高
肌酐（SCr）升高
丙氨酸氨基转移酶（ALT）升高
门冬氨酸氨基转移酶（AST）升高
碱性磷酸酶（ALP）升高
罕见
恶心
静脉炎
心悸、胸闷
皮肤瘙痒、皮疹
规格
1ml 50mg
2ml 100mg
4ml 200mg
用法用量
静脉滴注
稀释
液体
0.9%氯化钠注射液
5%葡萄糖注射液
液量
250ml/100ml
≥1h/次
成人
1次/d
0.2～0.3g/次
2次/d
0.1～0.15g/次
药理作用
抗生素
氨基糖苷类
抑制
敏感菌蛋白质
合成
抗菌广谱
敏感菌群
大肠埃希杆菌
克雷伯肺炎杆菌
流感嗜血杆菌
肠杆菌属、沙雷菌属
沙门菌属、葡萄菌属
适应证
呼吸道感染
急性支气管炎、慢性支气管炎急性发作
社区肺部感染等
肾脏和泌尿生殖系统感染
急性肾盂肾炎、慢性肾盂肾炎
膀胱炎、慢性膀胱炎急性发作
皮肤软组织感染
其他感染
外伤、创伤
手术后感染

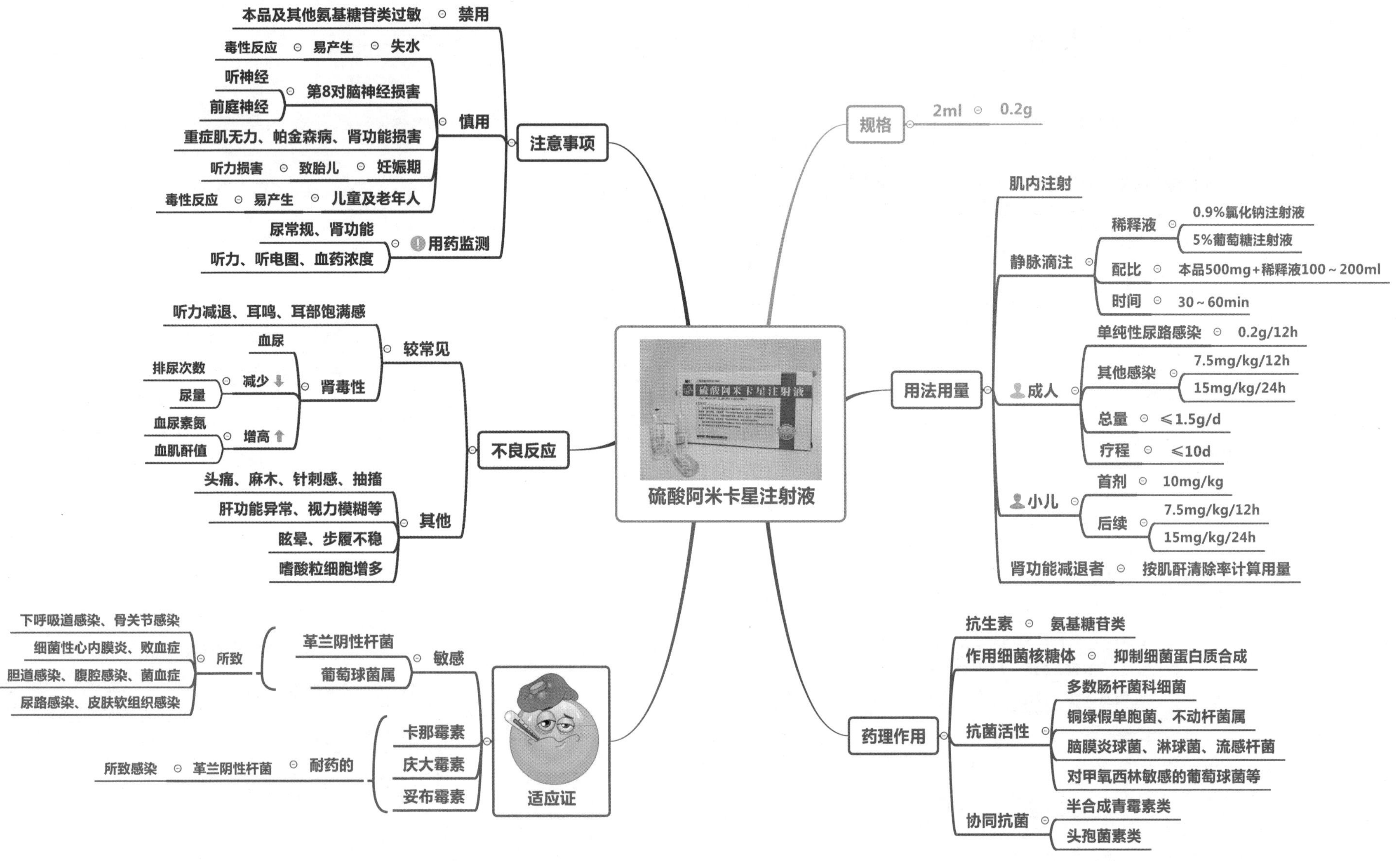
硫酸阿米卡星注射液
注意事项
禁用
本品及其他氨基糖苷类过敏
慎用
失水
易产生
毒性反应
第8对脑神经损害
听神经
前庭神经
重症肌无力、帕金森病、肾功能损害
妊娠期
致胎儿
听力损害
儿童及老年人
易产生
毒性反应
用药监测
尿常规、肾功能
听力、听电图、血药浓度
不良反应
较常见
听力减退、耳鸣、耳部饱满感
肾毒性
血尿
减少
排尿次数
尿量
增高
血尿素氮
血肌酐值
其他
头痛、麻木、针刺感、抽搐
肝功能异常、视力模糊等
眩晕、步履不稳
嗜酸粒细胞增多
适应证
敏感
革兰阴性杆菌
葡萄球菌属
所致
下呼吸道感染、骨关节感染
细菌性心内膜炎、败血症
胆道感染、腹腔感染、菌血症
尿路感染、皮肤软组织感染
耐药的
卡那霉素
庆大霉素
妥布霉素
革兰阴性杆菌
所致感染
规格
2ml
0.2g
用法用量
肌内注射
静脉滴注
稀释液
0.9%氯化钠注射液
5%葡萄糖注射液
配比
本品500mg+稀释液100～200ml
时间
30～60min
成人
单纯性尿路感染
0.2g/12h
其他感染
7.5mg/kg/12h
15mg/kg/24h
总量
≤1.5g/d
疗程
≤10d
小儿
首剂
10mg/kg
后续
7.5mg/kg/12h
15mg/kg/24h
肾功能减退者
按肌酐清除率计算用量
药理作用
抗生素
氨基糖苷类
作用细菌核糖体
抑制细菌蛋白质合成
抗菌活性
多数肠杆菌科细菌
铜绿假单胞菌、不动杆菌属
脑膜炎球菌、淋球菌、流感杆菌
对甲氧西林敏感的葡萄球菌等
协同抗菌
半合成青霉素类
头孢菌素类

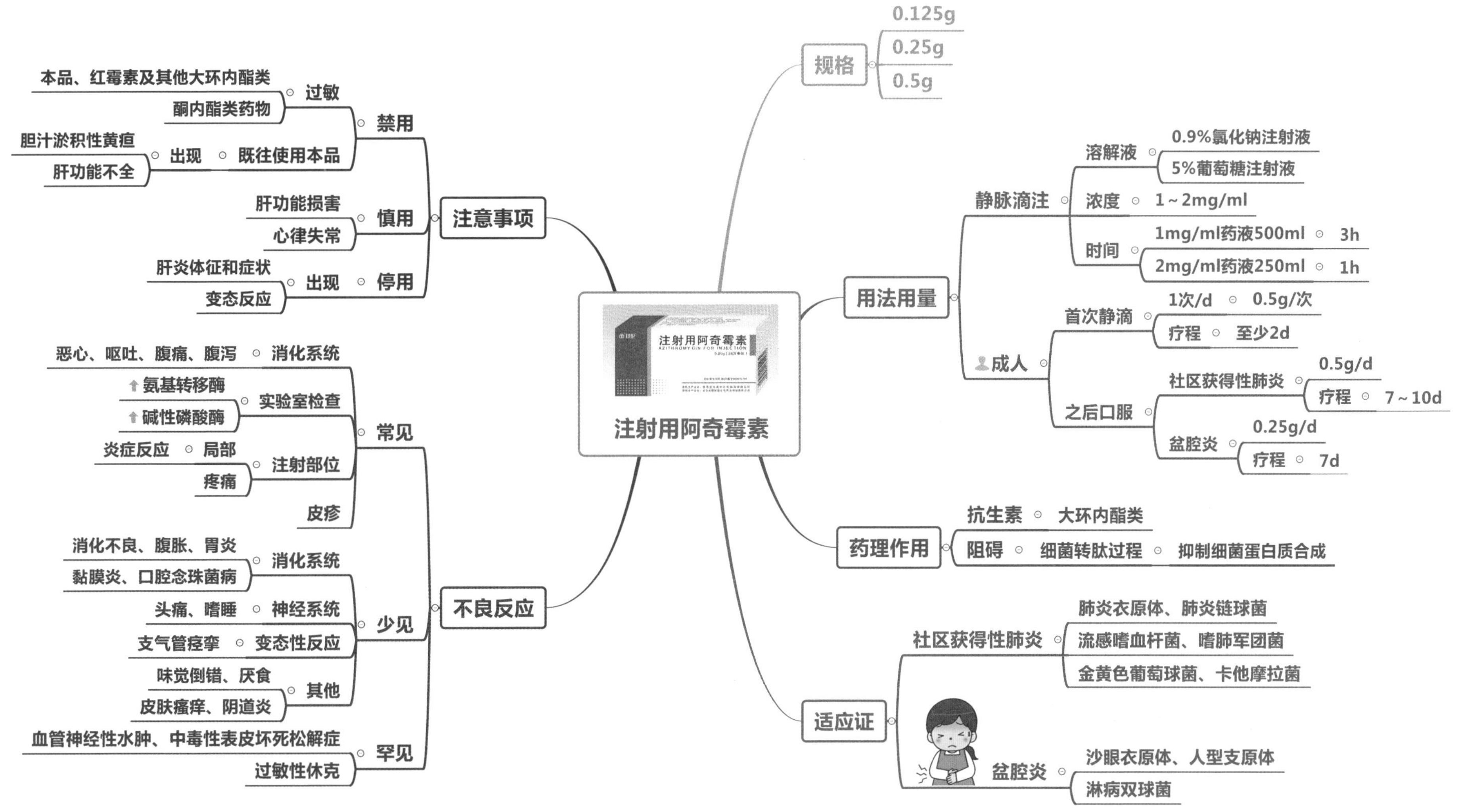
注射用阿奇霉素
规格
0.125g
0.25g
0.5g
用法用量
成人
静脉滴注
溶解液
0.9%氯化钠注射液
5%葡萄糖注射液
浓度
1～2mg/ml
时间
1mg/ml药液500ml
3h
2mg/ml药液250ml
1h
首次静滴
1次/d
0.5g/次
疗程
至少2d
之后口服
社区获得性肺炎
0.5g/d
疗程
7～10d
盆腔炎
0.25g/d
疗程
7d
药理作用
抗生素
大环内酯类
阻碍
细菌转肽过程
抑制细菌蛋白质合成
适应证
社区获得性肺炎
肺炎衣原体、肺炎链球菌
流感嗜血杆菌、嗜肺军团菌
金黄色葡萄球菌、卡他摩拉菌
盆腔炎
沙眼衣原体、人型支原体
淋病双球菌
注意事项
禁用
过敏
本品、红霉素及其他大环内酯类
酮内酯类药物
既往使用本品
出现
胆汁淤积性黄疸
肝功能不全
慎用
肝功能损害
心律失常
停用
出现
肝炎体征和症状
变态反应
不良反应
常见
消化系统
恶心、呕吐、腹痛、腹泻
实验室检查
↑氨基转移酶
↑碱性磷酸酶
注射部位
局部
炎症反应
疼痛
皮疹
少见
消化系统
消化不良、腹胀、胃炎
黏膜炎、口腔念珠菌病
神经系统
头痛、嗜睡
变态性反应
支气管痉挛
其他
味觉倒错、厌食
皮肤瘙痒、阴道炎
罕见
血管神经性水肿、中毒性表皮坏死松解症
过敏性休克

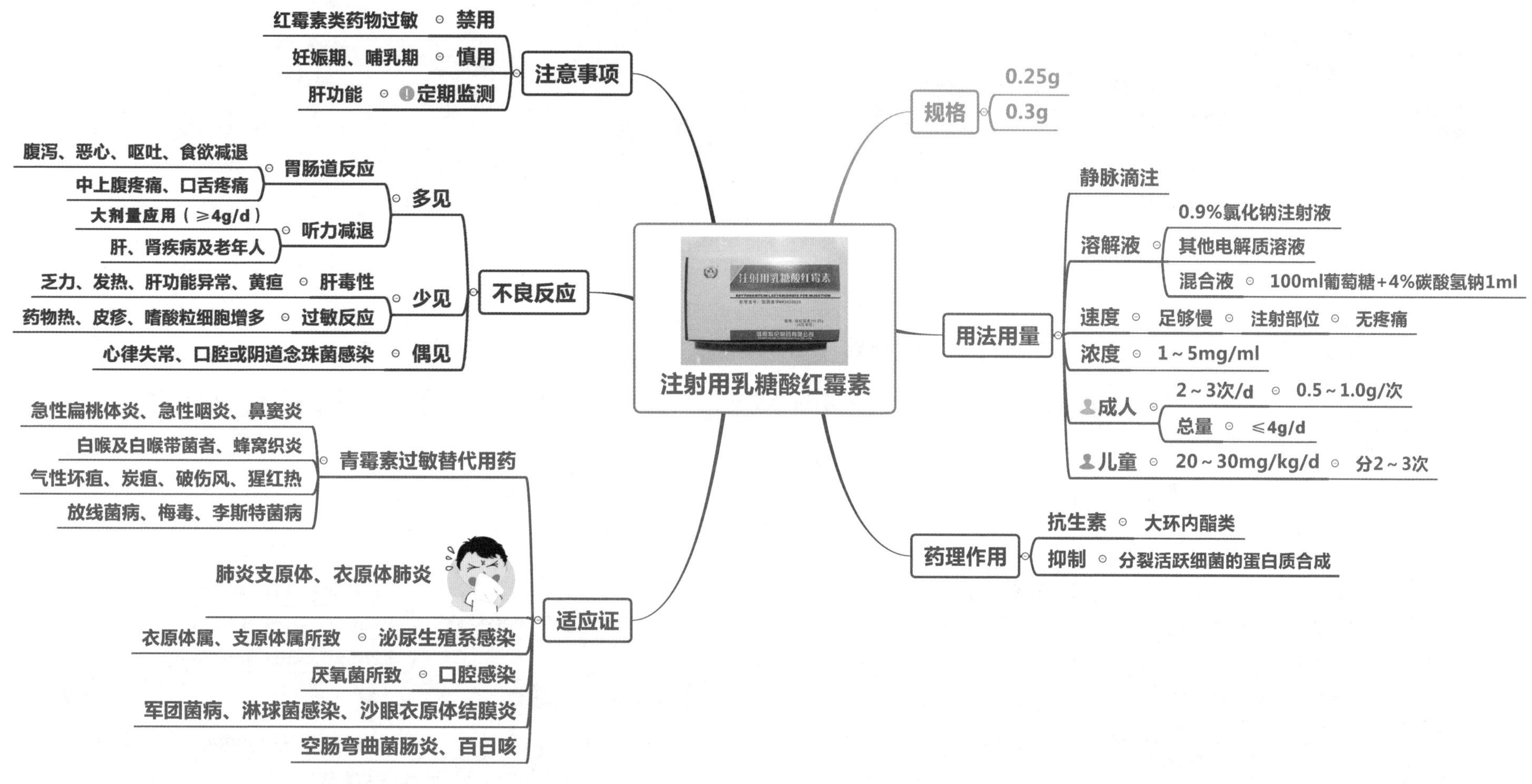
注射用乳糖酸红霉素
注意事项
红霉素类药物过敏 禁用
妊娠期、哺乳期 慎用
肝功能 定期监测
不良反应
多见
胃肠道反应
腹泻、恶心、呕吐、食欲减退
中上腹疼痛、口舌疼痛
听力减退
大剂量应用（≥4g/d）
肝、肾疾病及老年人
少见
乏力、发热、肝功能异常、黄疸 肝毒性
药物热、皮疹、嗜酸粒细胞增多 过敏反应
偶见
心律失常、口腔或阴道念珠菌感染
适应证
青霉素过敏替代用药
急性扁桃体炎、急性咽炎、鼻窦炎
白喉及白喉带菌者、蜂窝织炎
气性坏疽、炭疽、破伤风、猩红热
放线菌病、梅毒、李斯特菌病
肺炎支原体、衣原体肺炎
衣原体属、支原体属所致 泌尿生殖系感染
厌氧菌所致 口腔感染
军团菌病、淋球菌感染、沙眼衣原体结膜炎
空肠弯曲菌肠炎、百日咳
规格
0.25g
0.3g
用法用量
静脉滴注
溶解液
0.9%氯化钠注射液
其他电解质溶液
混合液 100ml葡萄糖+4%碳酸氢钠1ml
速度 足够慢 注射部位 无疼痛
浓度 1～5mg/ml
成人
2～3次/d 0.5～1.0g/次
总量 ≤4g/d
儿童 20～30mg/kg/d 分2～3次
药理作用
抗生素 大环内酯类
抑制 分裂活跃细菌的蛋白质合成

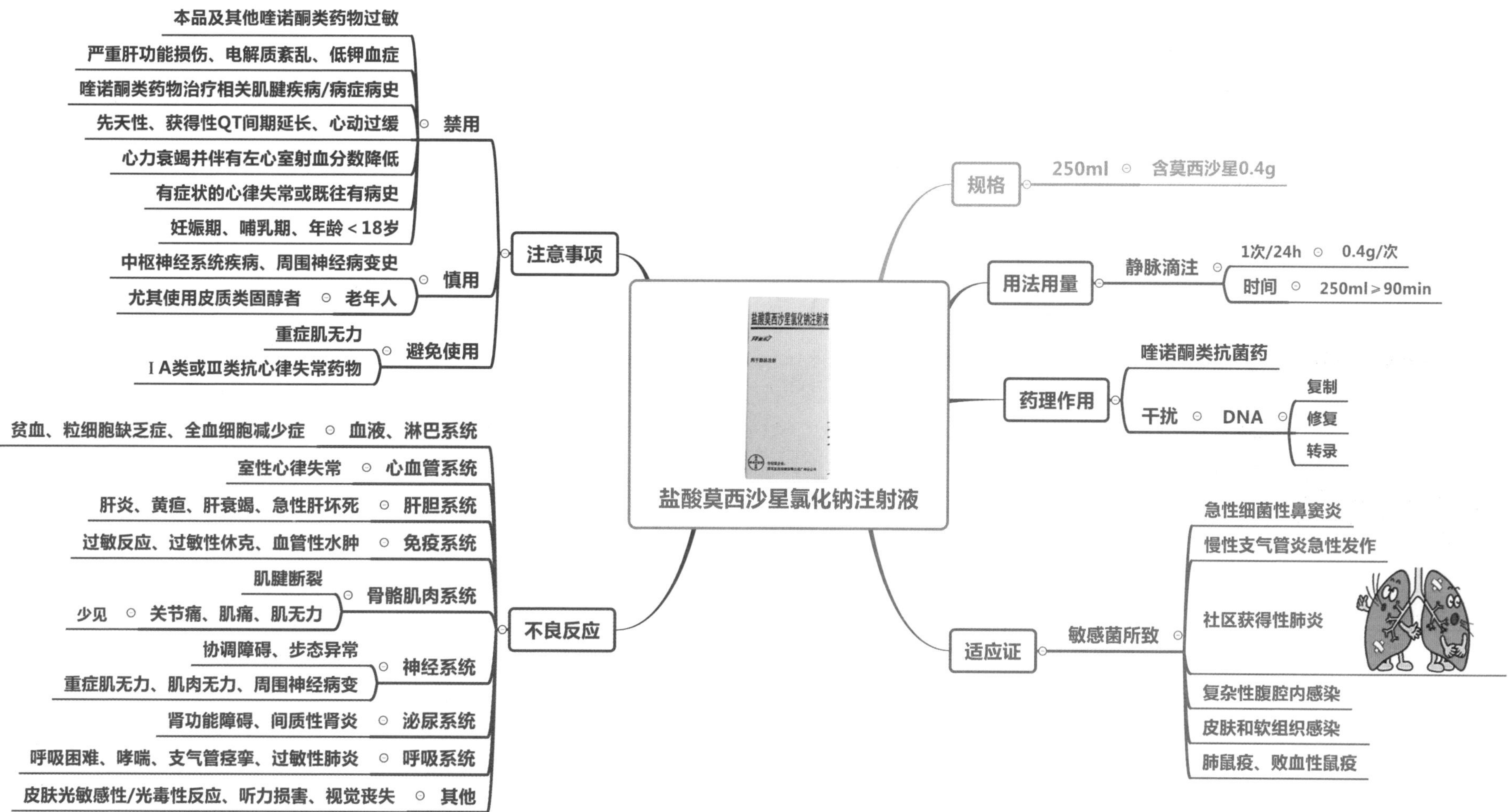
盐酸莫西沙星氯化钠注射液
注意事项
禁用
本品及其他喹诺酮类药物过敏
严重肝功能损伤、电解质紊乱、低钾血症
喹诺酮类药物治疗相关肌腱疾病/病症病史
先天性、获得性QT间期延长、心动过缓
心力衰竭并伴有左心室射血分数降低
有症状的心律失常或既往有病史
妊娠期、哺乳期、年龄＜18岁
慎用
中枢神经系统疾病、周围神经病变史
老年人
尤其使用皮质类固醇者
避免使用
重症肌无力
ⅠA类或Ⅲ类抗心律失常药物
不良反应
血液、淋巴系统
贫血、粒细胞缺乏症、全血细胞减少症
心血管系统
室性心律失常
肝胆系统
肝炎、黄疸、肝衰竭、急性肝坏死
免疫系统
过敏反应、过敏性休克、血管性水肿
骨骼肌肉系统
肌腱断裂
关节痛、肌痛、肌无力
少见
神经系统
协调障碍、步态异常
重症肌无力、肌肉无力、周围神经病变
泌尿系统
肾功能障碍、间质性肾炎
呼吸系统
呼吸困难、哮喘、支气管痉挛、过敏性肺炎
其他
皮肤光敏感性/光毒性反应、听力损害、视觉丧失
规格
250ml
含莫西沙星0.4g
用法用量
静脉滴注
1次/24h
0.4g/次
时间
250ml＞90min
药理作用
喹诺酮类抗菌药
干扰
DNA
复制
修复
转录
适应证
敏感菌所致
急性细菌性鼻窦炎
慢性支气管炎急性发作
社区获得性肺炎
复杂性腹腔内感染
皮肤和软组织感染
肺鼠疫、败血性鼠疫

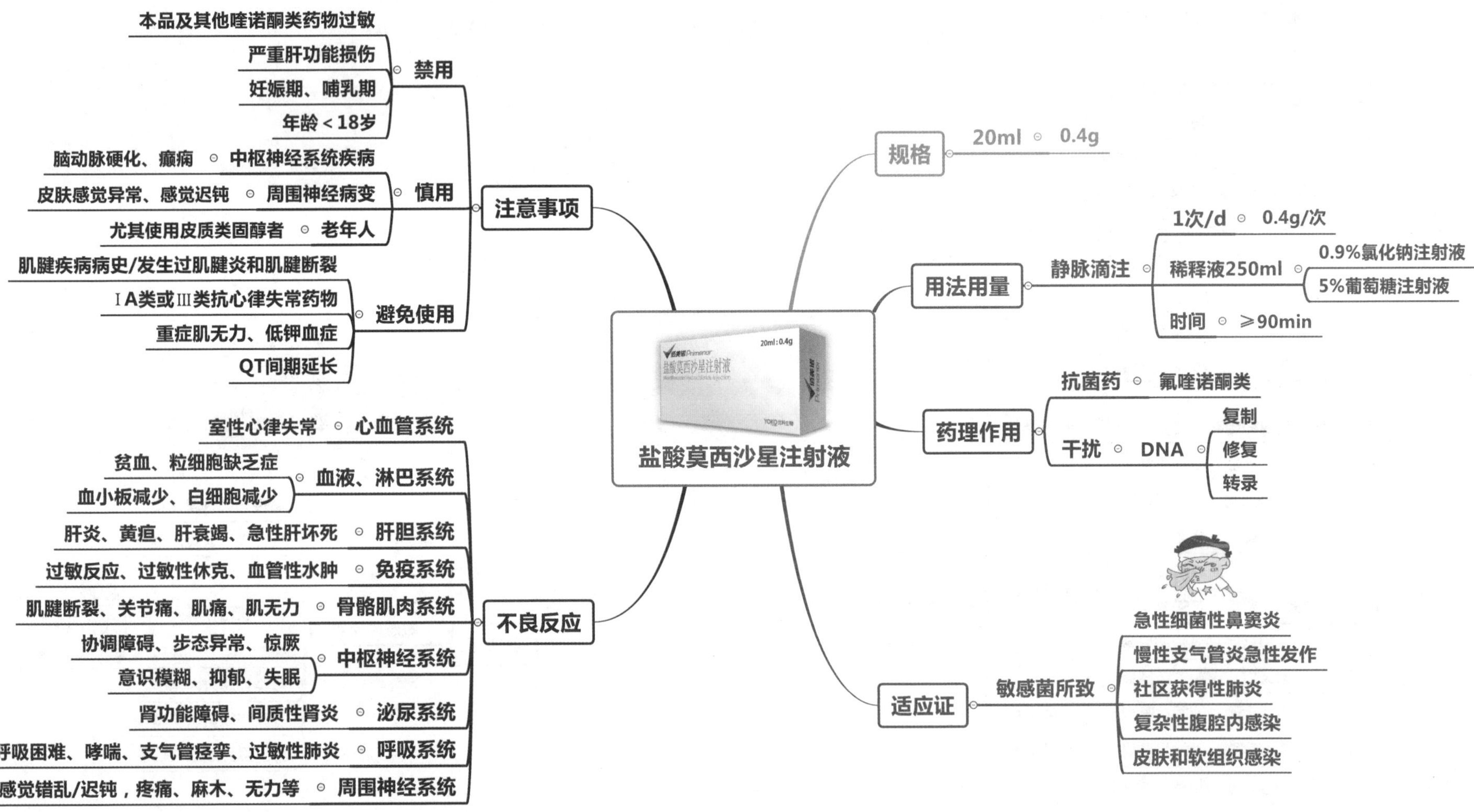

20ml:0.4g
盐酸莫西沙星注射液
盐酸莫西沙星注射液
规格
20ml
0.4g
用法用量
静脉滴注
1次/d
0.4g/次
稀释液250ml
0.9%氯化钠注射液
5%葡萄糖注射液
时间
≥90min
药理作用
抗菌药
氟喹诺酮类
干扰
DNA
复制
修复
转录
适应证
敏感菌所致
急性细菌性鼻窦炎
慢性支气管炎急性发作
社区获得性肺炎
复杂性腹腔内感染
皮肤和软组织感染
注意事项
禁用
本品及其他喹诺酮类药物过敏
严重肝功能损伤
妊娠期、哺乳期
年龄＜18岁
慎用
中枢神经系统疾病
脑动脉硬化、癫痫
周围神经病变
皮肤感觉异常、感觉迟钝
老年人
尤其使用皮质类固醇者
避免使用
肌腱疾病病史/发生过肌腱炎和肌腱断裂
ⅠA类或Ⅲ类抗心律失常药物
重症肌无力、低钾血症
QT间期延长
不良反应
心血管系统
室性心律失常
血液、淋巴系统
贫血、粒细胞缺乏症
血小板减少、白细胞减少
肝胆系统
肝炎、黄疸、肝衰竭、急性肝坏死
免疫系统
过敏反应、过敏性休克、血管性水肿
骨骼肌肉系统
肌腱断裂、关节痛、肌痛、肌无力
中枢神经系统
协调障碍、步态异常、惊厥
意识模糊、抑郁、失眠
泌尿系统
肾功能障碍、间质性肾炎
呼吸系统
呼吸困难、哮喘、支气管痉挛、过敏性肺炎
周围神经系统
感觉错乱/迟钝，疼痛、麻木、无力等

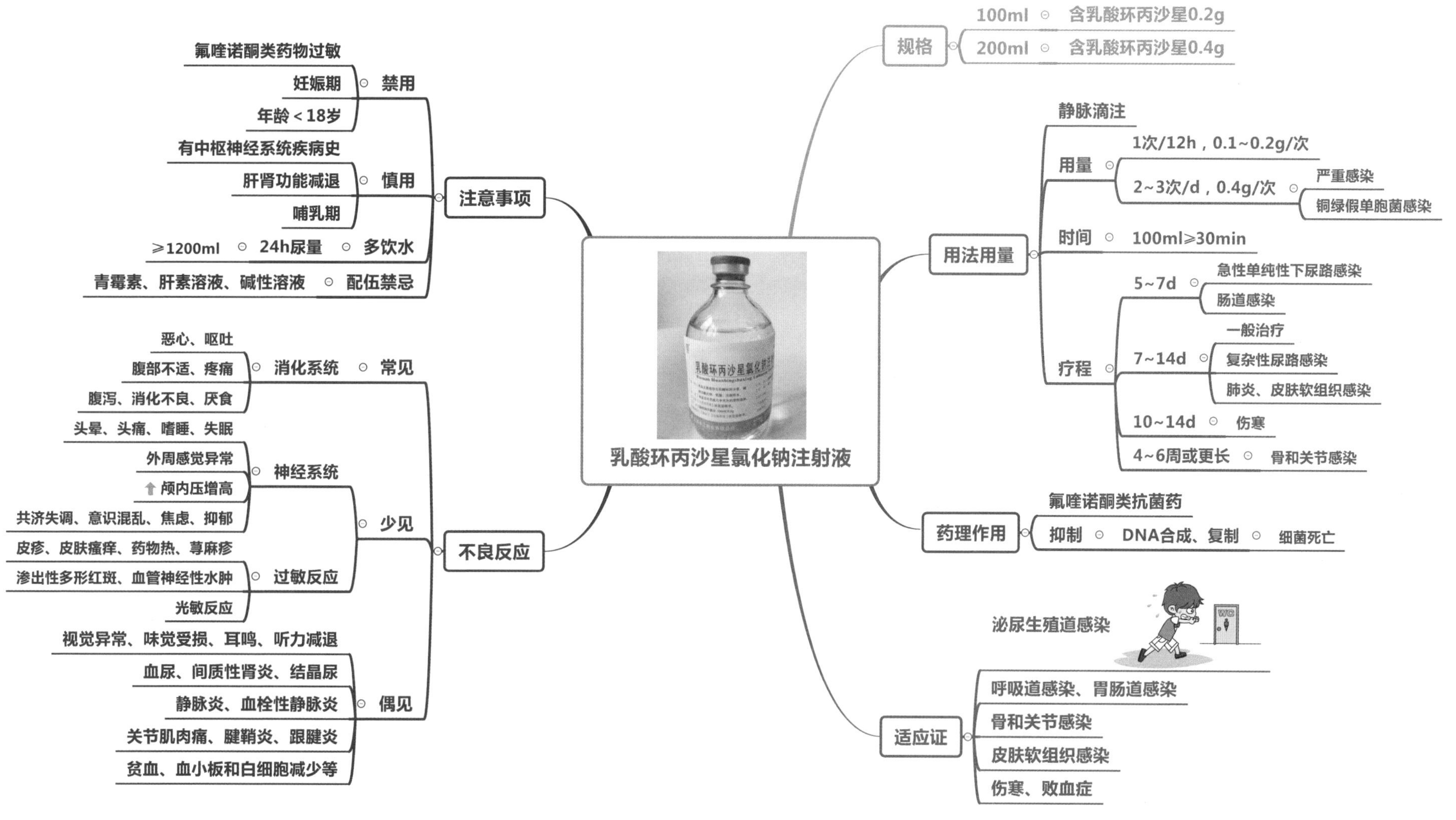
乳酸环丙沙星氯化钠注射液
规格
100ml 含乳酸环丙沙星0.2g
200ml 含乳酸环丙沙星0.4g
用法用量
静脉滴注
用量
1次/12h，0.1~0.2g/次
2~3次/d，0.4g/次
严重感染
铜绿假单胞菌感染
时间
100ml≥30min
疗程
5~7d
急性单纯性下尿路感染
肠道感染
7~14d
一般治疗
复杂性尿路感染
肺炎、皮肤软组织感染
10~14d
伤寒
4~6周或更长
骨和关节感染
药理作用
氟喹诺酮类抗菌药
抑制
DNA合成、复制
细菌死亡
适应证
泌尿生殖道感染
呼吸道感染、胃肠道感染
骨和关节感染
皮肤软组织感染
伤寒、败血症
注意事项
禁用
氟喹诺酮类药物过敏
妊娠期
年龄＜18岁
慎用
有中枢神经系统疾病史
肝肾功能减退
哺乳期
多饮水
24h尿量
≥1200ml
配伍禁忌
青霉素、肝素溶液、碱性溶液
不良反应
常见
消化系统
恶心、呕吐
腹部不适、疼痛
腹泻、消化不良、厌食
少见
神经系统
头晕、头痛、嗜睡、失眠
外周感觉异常
颅内压增高
共济失调、意识混乱、焦虑、抑郁
过敏反应
皮疹、皮肤瘙痒、药物热、荨麻疹
渗出性多形红斑、血管神经性水肿
光敏反应
偶见
视觉异常、味觉受损、耳鸣、听力减退
血尿、间质性肾炎、结晶尿
静脉炎、血栓性静脉炎
关节肌肉痛、腱鞘炎、跟腱炎
贫血、血小板和白细胞减少等

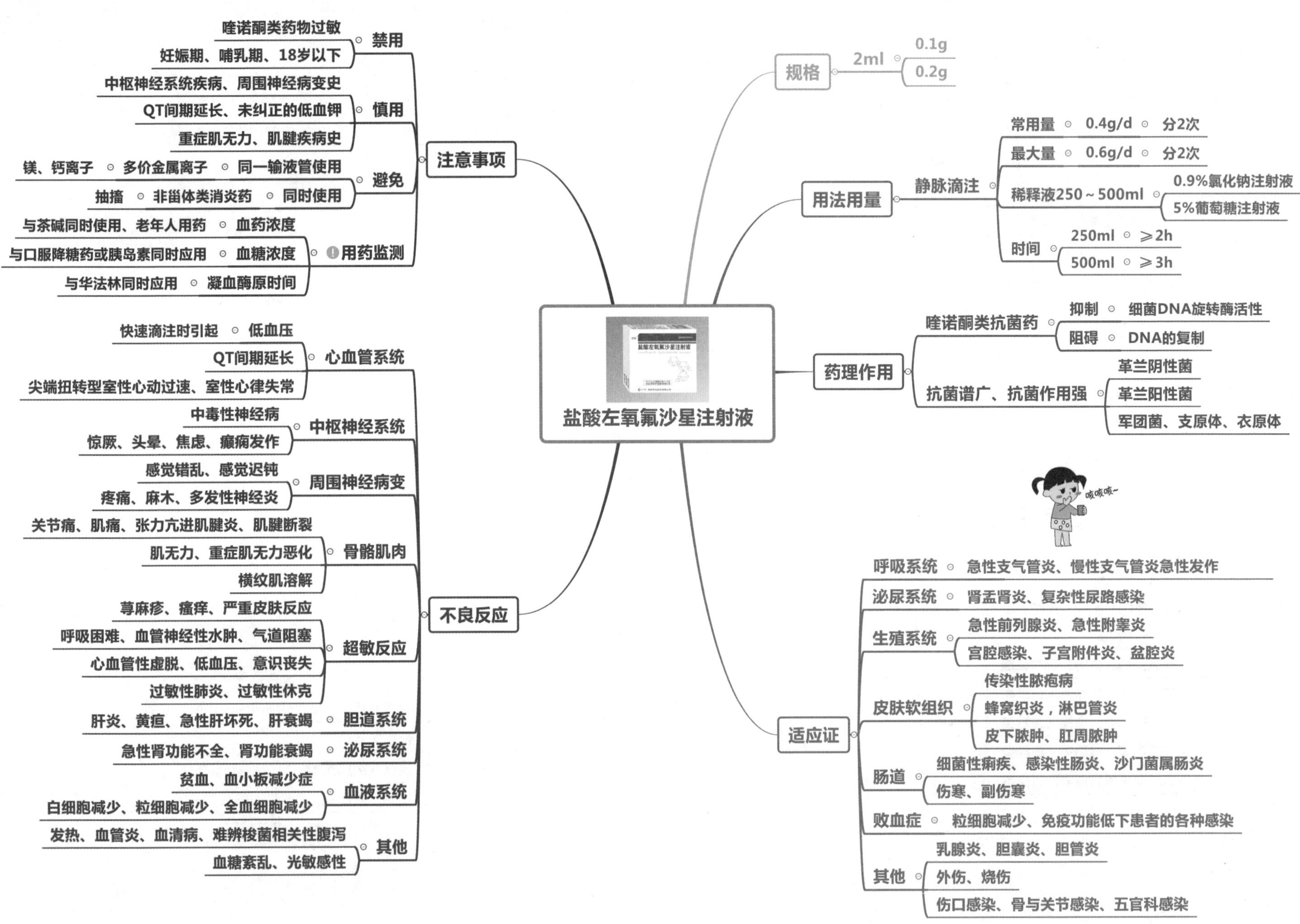

盐酸左氧氟沙星注射液
规格
2ml
0.1g
0.2g
用法用量
静脉滴注
常用量
0.4g/d
分2次
最大量
0.6g/d
分2次
稀释液250～500ml
0.9%氯化钠注射液
5%葡萄糖注射液
时间
250ml
≥2h
500ml
≥3h
药理作用
喹诺酮类抗菌药
抑制
细菌DNA旋转酶活性
阻碍
DNA的复制
抗菌谱广、抗菌作用强
革兰阴性菌
革兰阳性菌
军团菌、支原体、衣原体
咳咳咳~
适应证
呼吸系统
急性支气管炎、慢性支气管炎急性发作
泌尿系统
肾盂肾炎、复杂性尿路感染
生殖系统
急性前列腺炎、急性附睾炎
宫腔感染、子宫附件炎、盆腔炎
皮肤软组织
传染性脓疱病
蜂窝织炎，淋巴管炎
皮下脓肿、肛周脓肿
肠道
细菌性痢疾、感染性肠炎、沙门菌属肠炎
伤寒、副伤寒
败血症
粒细胞减少、免疫功能低下患者的各种感染
其他
乳腺炎、胆囊炎、胆管炎
外伤、烧伤
伤口感染、骨与关节感染、五官科感染
注意事项
禁用
喹诺酮类药物过敏
妊娠期、哺乳期、18岁以下
慎用
中枢神经系统疾病、周围神经病变史
QT间期延长、未纠正的低血钾
重症肌无力、肌腱疾病病史
避免
镁、钙离子
多价金属离子
同一输液管使用
抽搐
非甾体类消炎药
同时使用
用药监测
与茶碱同时使用、老年人用药
血药浓度
与口服降糖药或胰岛素同时应用
血糖浓度
与华法林同时应用
凝血酶原时间
不良反应
心血管系统
快速滴注时引起
低血压
QT间期延长
尖端扭转型室性心动过速、室性心律失常
中枢神经系统
中毒性神经病
惊厥、头晕、焦虑、癫痫发作
周围神经病变
感觉错乱、感觉迟钝
疼痛、麻木、多发性神经炎
骨骼肌肉
关节痛、肌痛、张力亢进肌腱炎、肌腱断裂
肌无力、重症肌无力恶化
横纹肌溶解
超敏反应
荨麻疹、瘙痒、严重皮肤反应
呼吸困难、血管神经性水肿、气道阻塞
心血管性虚脱、低血压、意识丧失
过敏性肺炎、过敏性休克
胆道系统
肝炎、黄疸、急性肝坏死、肝衰竭
泌尿系统
急性肾功能不全、肾功能衰竭
血液系统
贫血、血小板减少症
白细胞减少、粒细胞减少、全血细胞减少
其他
发热、血管炎、血清病、难辨梭菌相关性腹泻
血糖紊乱、光敏感性

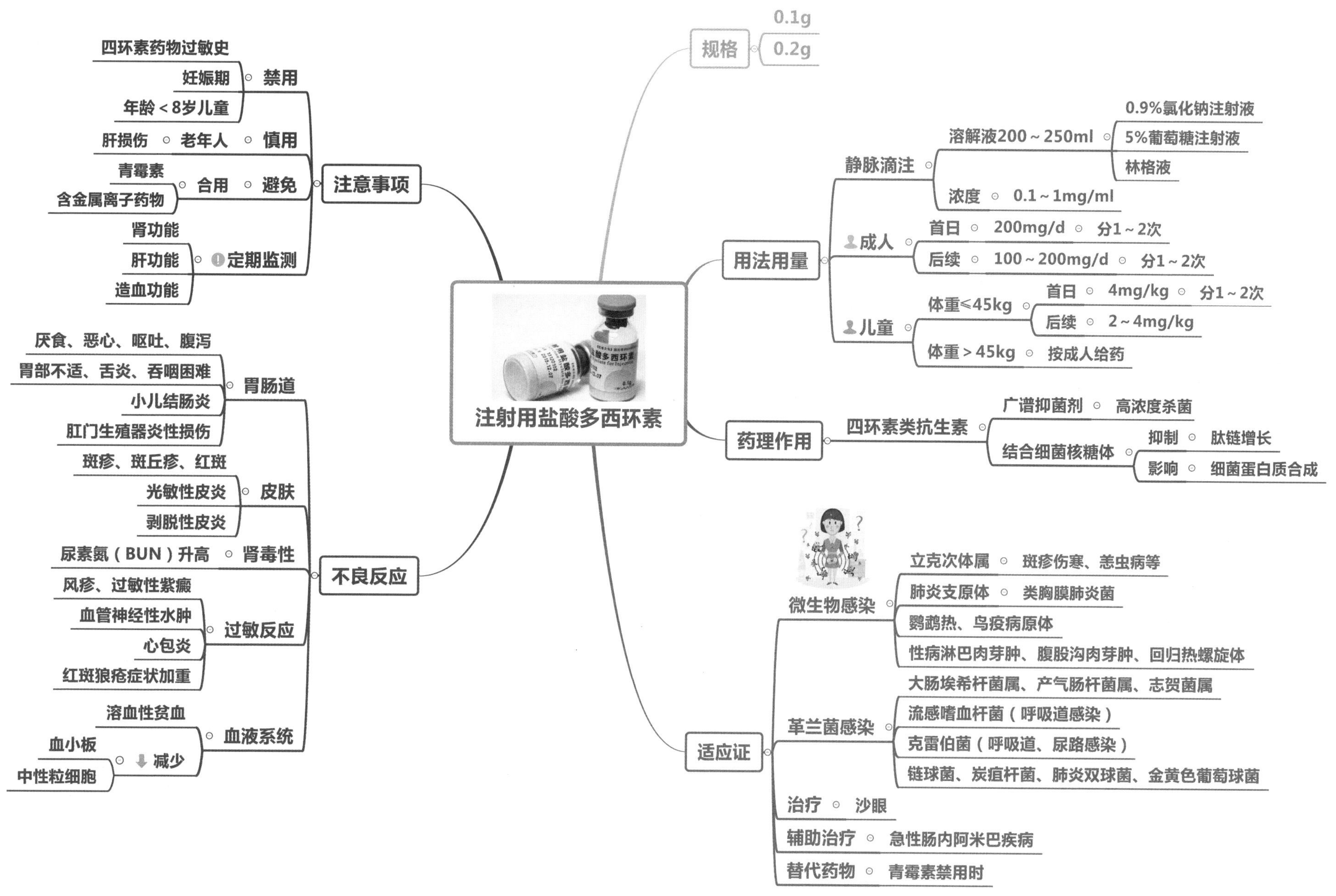
注射用盐酸多西环素
规格
0.1g
0.2g
用法用量
静脉滴注
溶解液200～250ml
0.9%氯化钠注射液
5%葡萄糖注射液
林格液
浓度
0.1～1mg/ml
成人
首日
200mg/d
分1～2次
后续
100～200mg/d
分1～2次
儿童
体重≤45kg
首日
4mg/kg
分1～2次
后续
2～4mg/kg
体重＞45kg
按成人给药
药理作用
四环素类抗生素
广谱抑菌剂
高浓度杀菌
结合细菌核糖体
抑制
肽链增长
影响
细菌蛋白质合成
适应证
微生物感染
立克次体属
斑疹伤寒、恙虫病等
肺炎支原体
类胸膜肺炎菌
鹦鹉热、鸟疫病原体
性病淋巴肉芽肿、腹股沟肉芽肿、回归热螺旋体
革兰菌感染
大肠埃希杆菌属、产气肠杆菌属、志贺菌属
流感嗜血杆菌（呼吸道感染）
克雷伯菌（呼吸道、尿路感染）
链球菌、炭疽杆菌、肺炎双球菌、金黄色葡萄球菌
治疗
沙眼
辅助治疗
急性肠内阿米巴疾病
替代药物
青霉素禁用时
注意事项
禁用
四环素药物过敏史
妊娠期
年龄＜8岁儿童
慎用
老年人
肝损伤
避免
合用
青霉素
含金属离子药物
定期监测
肾功能
肝功能
造血功能
不良反应
胃肠道
厌食、恶心、呕吐、腹泻
胃部不适、舌炎、吞咽困难
小儿结肠炎
肛门生殖器炎性损伤
皮肤
斑疹、斑丘疹、红斑
光敏性皮炎
剥脱性皮炎
肾毒性
尿素氮（BUN）升高
过敏反应
风疹、过敏性紫癜
血管神经性水肿
心包炎
红斑狼疮症状加重
血液系统
溶血性贫血
减少
血小板
中性粒细胞

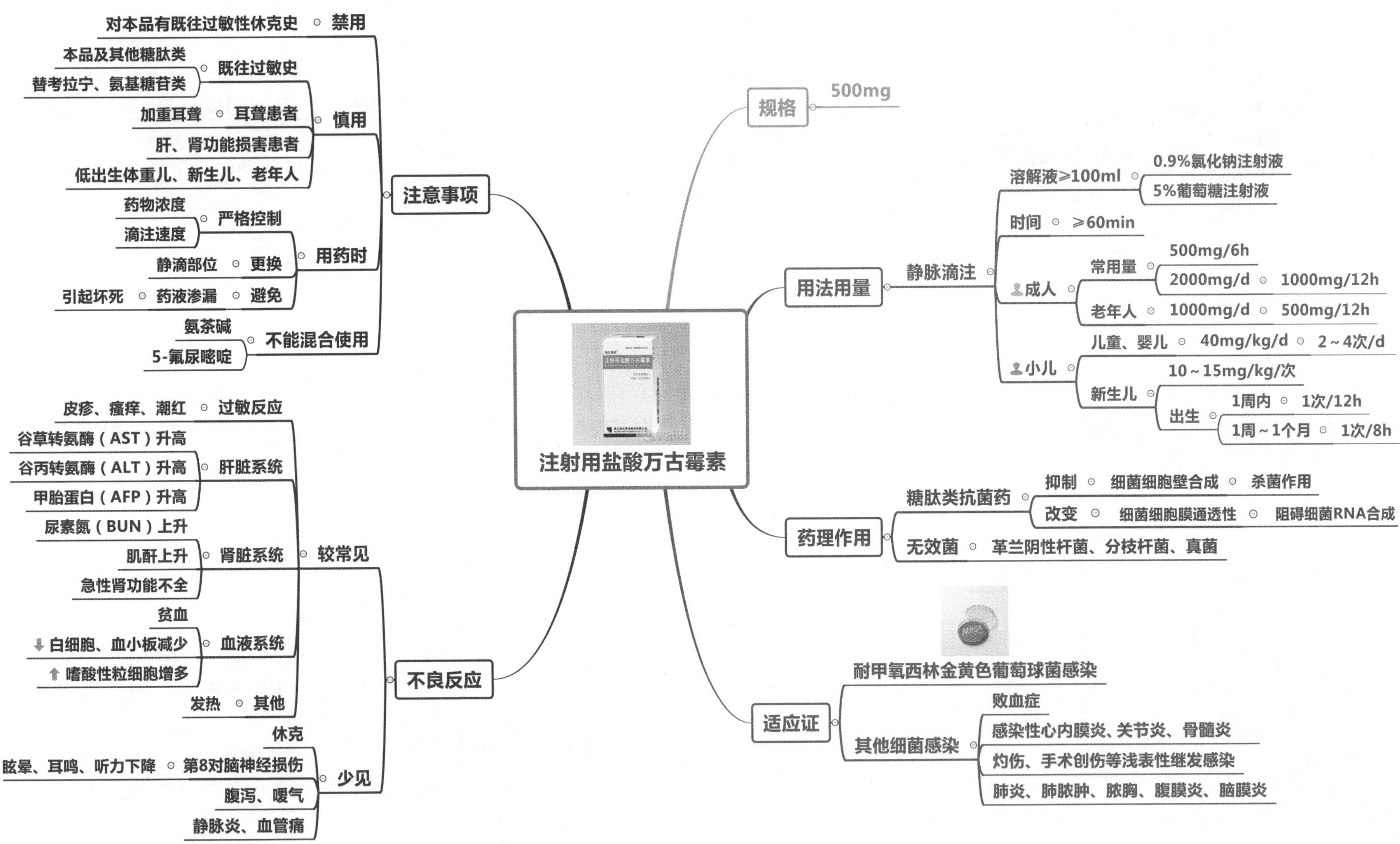
注射用盐酸万古霉素
注意事项
禁用
对本品有既往过敏性休克史
慎用
既往过敏史
本品及其他糖肽类
替考拉宁、氨基糖苷类
耳聋患者
加重耳聋
肝、肾功能损害患者
低出生体重儿、新生儿、老年人
用药时
严格控制
药物浓度
滴注速度
更换
静滴部位
避免
药液渗漏
引起坏死
不能混合使用
氨茶碱
5-氟尿嘧啶
不良反应
较常见
过敏反应
皮疹、瘙痒、潮红
肝脏系统
谷草转氨酶（AST）升高
谷丙转氨酶（ALT）升高
甲胎蛋白（AFP）升高
肾脏系统
尿素氮（BUN）上升
肌酐上升
急性肾功能不全
血液系统
贫血
白细胞、血小板减少
嗜酸性粒细胞增多
其他
发热
少见
休克
第8对脑神经损伤
眩晕、耳鸣、听力下降
腹泻、嗳气
静脉炎、血管痛
规格
500mg
用法用量
静脉滴注
溶解液≥100ml
0.9%氯化钠注射液
5%葡萄糖注射液
时间
≥60min
成人
常用量
500mg/6h
2000mg/d
1000mg/12h
老年人
1000mg/d
500mg/12h
小儿
儿童、婴儿
40mg/kg/d
2～4次/d
新生儿
10～15mg/kg/次
出生
1周内
1次/12h
1周～1个月
1次/8h
药理作用
糖肽类抗菌药
抑制
细菌细胞壁合成
杀菌作用
改变
细菌细胞膜通透性
阻碍细菌RNA合成
无效菌
革兰阴性杆菌、分枝杆菌、真菌
适应证
MRSA
耐甲氧西林金黄色葡萄球菌感染
其他细菌感染
败血症
感染性心内膜炎、关节炎、骨髓炎
灼伤、手术创伤等浅表性继发感染
肺炎、肺脓肿、脓胸、腹膜炎、脑膜炎

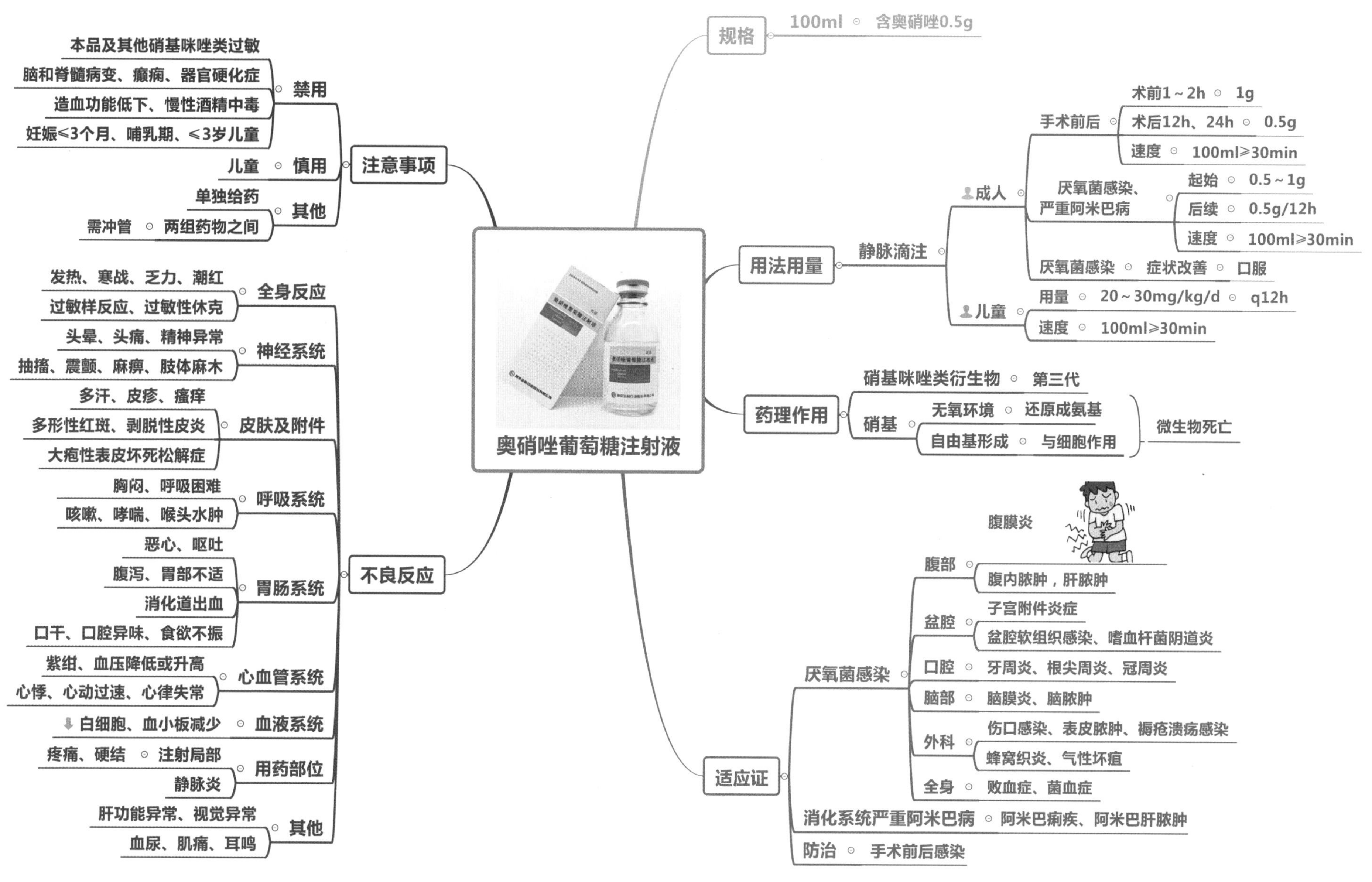
奥硝唑葡萄糖注射液
规格
100ml
含奥硝唑0.5g
用法用量
静脉滴注
成人
手术前后
术前1～2h
1g
术后12h、24h
0.5g
速度
100ml≥30min
厌氧菌感染、
严重阿米巴病
起始
0.5～1g
后续
0.5g/12h
速度
100ml≥30min
厌氧菌感染
症状改善
口服
儿童
用量
20～30mg/kg/d
q12h
速度
100ml≥30min
药理作用
硝基咪唑类衍生物
第三代
硝基
无氧环境
还原成氨基
自由基形成
与细胞作用
微生物死亡
适应证
厌氧菌感染
腹部
腹膜炎
腹内脓肿，肝脓肿
盆腔
子宫附件炎症
盆腔软组织感染、嗜血杆菌阴道炎
口腔
牙周炎、根尖周炎、冠周炎
脑部
脑膜炎、脑脓肿
外科
伤口感染、表皮脓肿、褥疮溃疡感染
蜂窝织炎、气性坏疽
全身
败血症、菌血症
消化系统严重阿米巴病
阿米巴痢疾、阿米巴肝脓肿
防治
手术前后感染
注意事项
禁用
本品及其他硝基咪唑类过敏
脑和脊髓病变、癫痫、器官硬化症
造血功能低下、慢性酒精中毒
妊娠≤3个月、哺乳期、≤3岁儿童
慎用
儿童
其他
单独给药
两组药物之间
需冲管
不良反应
全身反应
发热、寒战、乏力、潮红
过敏样反应、过敏性休克
神经系统
头晕、头痛、精神异常
抽搐、震颤、麻痹、肢体麻木
皮肤及附件
多汗、皮疹、瘙痒
多形性红斑、剥脱性皮炎
大疱性表皮坏死松解症
呼吸系统
胸闷、呼吸困难
咳嗽、哮喘、喉头水肿
胃肠系统
恶心、呕吐
腹泻、胃部不适
消化道出血
口干、口腔异味、食欲不振
心血管系统
紫绀、血压降低或升高
心悸、心动过速、心律失常
血液系统
白细胞、血小板减少
用药部位
注射局部
疼痛、硬结
静脉炎
其他
肝功能异常、视觉异常
血尿、肌痛、耳鸣

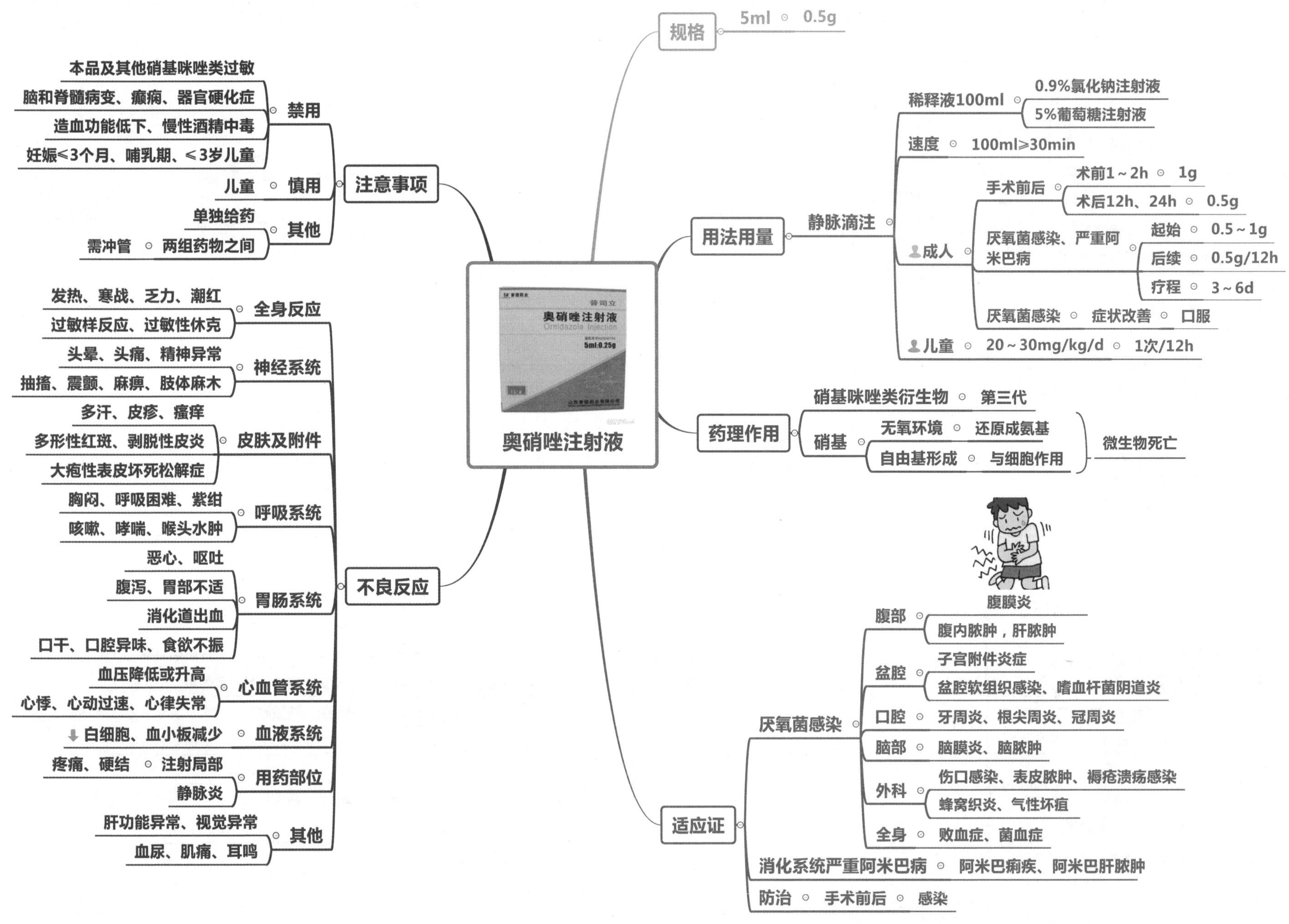
奥硝唑注射液
奥硝唑注射液
Ornidazole Injection
5ml:0.25g
规格
5ml
0.5g
用法用量
静脉滴注
稀释液100ml
0.9%氯化钠注射液
5%葡萄糖注射液
速度
100ml≥30min
成人
手术前后
术前1～2h
1g
术后12h、24h
0.5g
厌氧菌感染、严重阿米巴病
起始
0.5～1g
后续
0.5g/12h
疗程
3～6d
厌氧菌感染
症状改善
口服
儿童
20～30mg/kg/d
1次/12h
药理作用
硝基咪唑类衍生物
第三代
硝基
无氧环境
还原成氨基
自由基形成
与细胞作用
微生物死亡
适应证
厌氧菌感染
腹部
腹膜炎
腹内脓肿，肝脓肿
盆腔
子宫附件炎症
盆腔软组织感染、嗜血杆菌阴道炎
口腔
牙周炎、根尖周炎、冠周炎
脑部
脑膜炎、脑脓肿
外科
伤口感染、表皮脓肿、褥疮溃疡感染
蜂窝织炎、气性坏疽
全身
败血症、菌血症
消化系统严重阿米巴病
阿米巴痢疾、阿米巴肝脓肿
防治
手术前后
感染
注意事项
禁用
本品及其他硝基咪唑类过敏
脑和脊髓病变、癫痫、器官硬化症
造血功能低下、慢性酒精中毒
妊娠≤3个月、哺乳期、≤3岁儿童
慎用
儿童
其他
单独给药
两组药物之间
需冲管
不良反应
全身反应
发热、寒战、乏力、潮红
过敏样反应、过敏性休克
神经系统
头晕、头痛、精神异常
抽搐、震颤、麻痹、肢体麻木
皮肤及附件
多汗、皮疹、瘙痒
多形性红斑、剥脱性皮炎
大疱性表皮坏死松解症
呼吸系统
胸闷、呼吸困难、紫绀
咳嗽、哮喘、喉头水肿
胃肠系统
恶心、呕吐
腹泻、胃部不适
消化道出血
口干、口腔异味、食欲不振
心血管系统
血压降低或升高
心悸、心动过速、心律失常
血液系统
白细胞、血小板减少
用药部位
注射局部
疼痛、硬结
静脉炎
其他
肝功能异常、视觉异常
血尿、肌痛、耳鸣

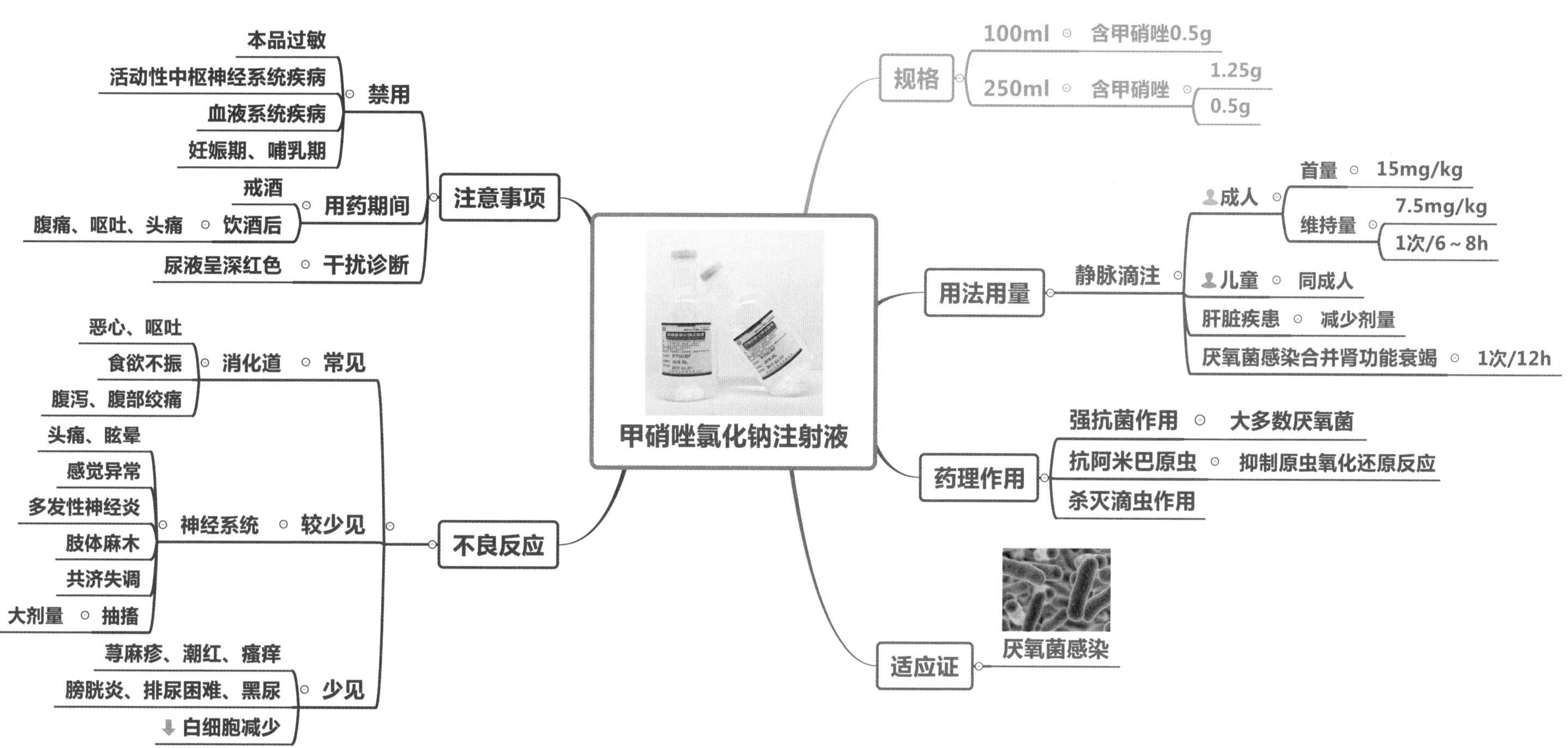

甲硝唑氯化钠注射液
规格
100ml 含甲硝唑0.5g
250ml 含甲硝唑 1.25g
0.5g
用法用量
静脉滴注
成人
首量 15mg/kg
维持量 7.5mg/kg
1次/6～8h
儿童 同成人
肝脏疾患 减少剂量
厌氧菌感染合并肾功能衰竭 1次/12h
药理作用
强抗菌作用 大多数厌氧菌
抗阿米巴原虫 抑制原虫氧化还原反应
杀灭滴虫作用
适应证
厌氧菌感染
注意事项
禁用
本品过敏
活动性中枢神经系统疾病
血液系统疾病
妊娠期、哺乳期
用药期间
戒酒
饮酒后 腹痛、呕吐、头痛
干扰诊断 尿液呈深红色
不良反应
常见
消化道
恶心、呕吐
食欲不振
腹泻、腹部绞痛
较少见
神经系统
头痛、眩晕
感觉异常
多发性神经炎
肢体麻木
共济失调
抽搐 大剂量
少见
荨麻疹、潮红、瘙痒
膀胱炎、排尿困难、黑尿
白细胞减少

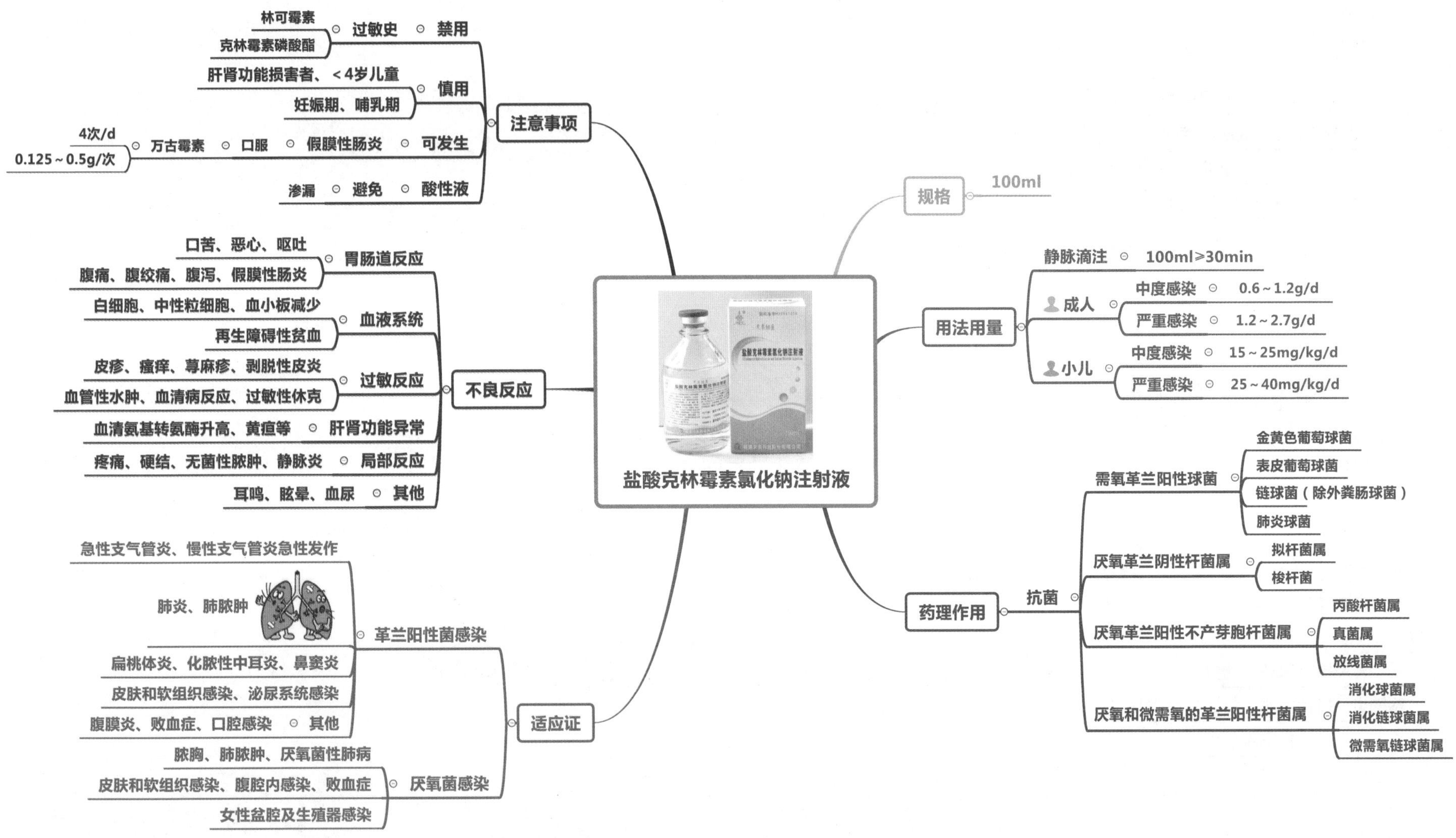
盐酸克林霉素氯化钠注射液
注意事项
禁用
过敏史
林可霉素
克林霉素磷酸酯
慎用
肝肾功能损害者、＜4岁儿童
妊娠期、哺乳期
可发生
假膜性肠炎
口服
万古霉素
4次/d
0.125～0.5g/次
酸性液
避免
渗漏
不良反应
胃肠道反应
口苦、恶心、呕吐
腹痛、腹绞痛、腹泻、假膜性肠炎
血液系统
白细胞、中性粒细胞、血小板减少
再生障碍性贫血
过敏反应
皮疹、瘙痒、荨麻疹、剥脱性皮炎
血管性水肿、血清病反应、过敏性休克
肝肾功能异常
血清氨基转氨酶升高、黄疸等
局部反应
疼痛、硬结、无菌性脓肿、静脉炎
其他
耳鸣、眩晕、血尿
适应证
革兰阳性菌感染
急性支气管炎、慢性支气管炎急性发作
肺炎、肺脓肿
扁桃体炎、化脓性中耳炎、鼻窦炎
皮肤和软组织感染、泌尿系统感染
其他
腹膜炎、败血症、口腔感染
厌氧菌感染
脓胸、肺脓肿、厌氧菌性肺病
皮肤和软组织感染、腹腔内感染、败血症
女性盆腔及生殖器感染
规格
100ml
用法用量
静脉滴注
100ml≥30min
成人
中度感染
0.6～1.2g/d
严重感染
1.2～2.7g/d
小儿
中度感染
15～25mg/kg/d
严重感染
25～40mg/kg/d
药理作用
抗菌
需氧革兰阳性球菌
金黄色葡萄球菌
表皮葡萄球菌
链球菌（除外粪肠球菌）
肺炎球菌
厌氧革兰阴性杆菌属
拟杆菌属
梭杆菌
厌氧革兰阳性不产芽胞杆菌属
丙酸杆菌属
真菌属
放线菌属
厌氧和微需氧的革兰阳性杆菌属
消化球菌属
消化链球菌属
微需氧链球菌属

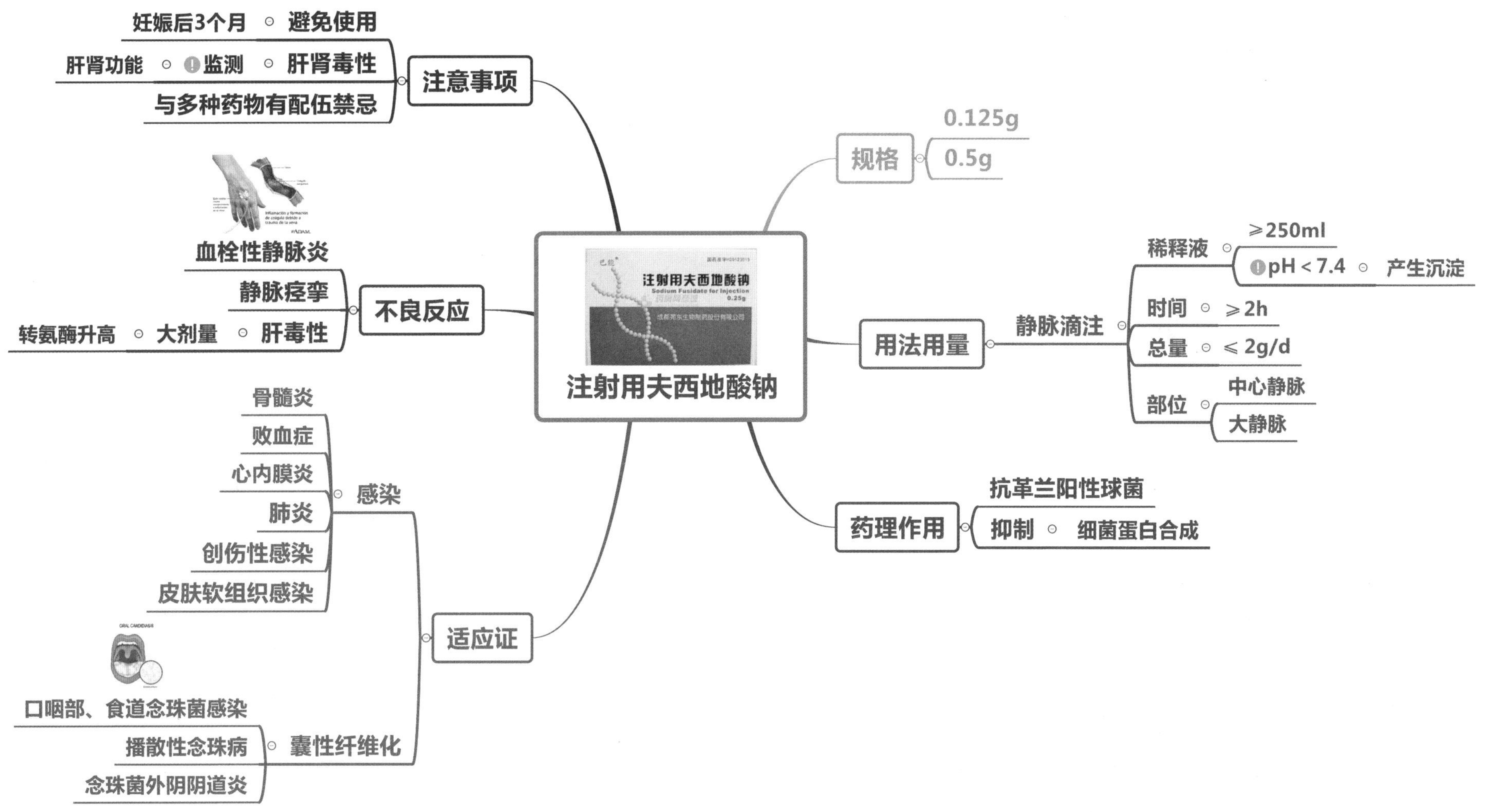
注射用夫西地酸钠
注射用夫西地酸钠
Sodium Fusidate for Injection
0.25g
注意事项
妊娠后3个月
避免使用
肝肾毒性
监测
肝肾功能
与多种药物有配伍禁忌
不良反应
血栓性静脉炎
静脉痉挛
肝毒性
大剂量
转氨酶升高
适应证
感染
骨髓炎
败血症
心内膜炎
肺炎
创伤性感染
皮肤软组织感染
囊性纤维化
口咽部、食道念珠菌感染
播散性念珠病
念珠菌外阴阴道炎
规格
0.125g
0.5g
用法用量
静脉滴注
稀释液
≥250ml
pH＜7.4
产生沉淀
时间
≥2h
总量
≤2g/d
部位
中心静脉
大静脉
药理作用
抗革兰阳性球菌
抑制
细菌蛋白合成

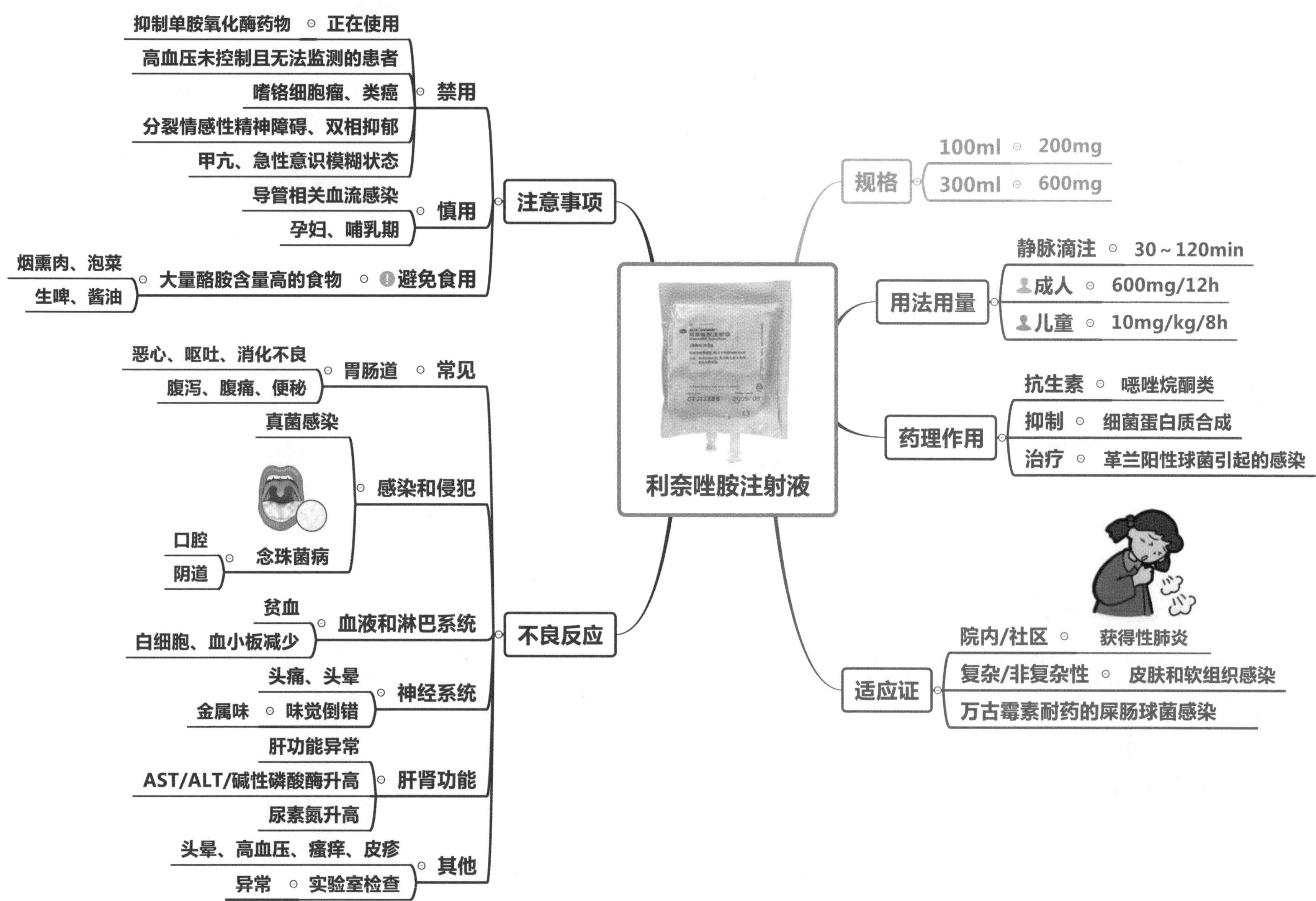
利奈唑胺注射液
注意事项
禁用
抑制单胺氧化酶药物 正在使用
高血压未控制且无法监测的患者
嗜铬细胞瘤、类癌
分裂情感性精神障碍、双相抑郁
甲亢、急性意识模糊状态
慎用
导管相关血流感染
孕妇、哺乳期
避免食用
大量酪胺含量高的食物
烟熏肉、泡菜
生啤、酱油
不良反应
常见
胃肠道
恶心、呕吐、消化不良
腹泻、腹痛、便秘
感染和侵犯
真菌感染
念珠菌病
口腔
阴道
血液和淋巴系统
贫血
白细胞、血小板减少
神经系统
头痛、头晕
味觉倒错 金属味
肝肾功能
肝功能异常
AST/ALT/碱性磷酸酶升高
尿素氮升高
其他
头晕、高血压、瘙痒、皮疹
实验室检查 异常
规格
100ml 200mg
300ml 600mg
用法用量
静脉滴注 30～120min
成人 600mg/12h
儿童 10mg/kg/8h
药理作用
抗生素 噁唑烷酮类
抑制 细菌蛋白质合成
治疗 革兰阳性球菌引起的感染
适应证
院内/社区 获得性肺炎
复杂/非复杂性 皮肤和软组织感染
万古霉素耐药的屎肠球菌感染

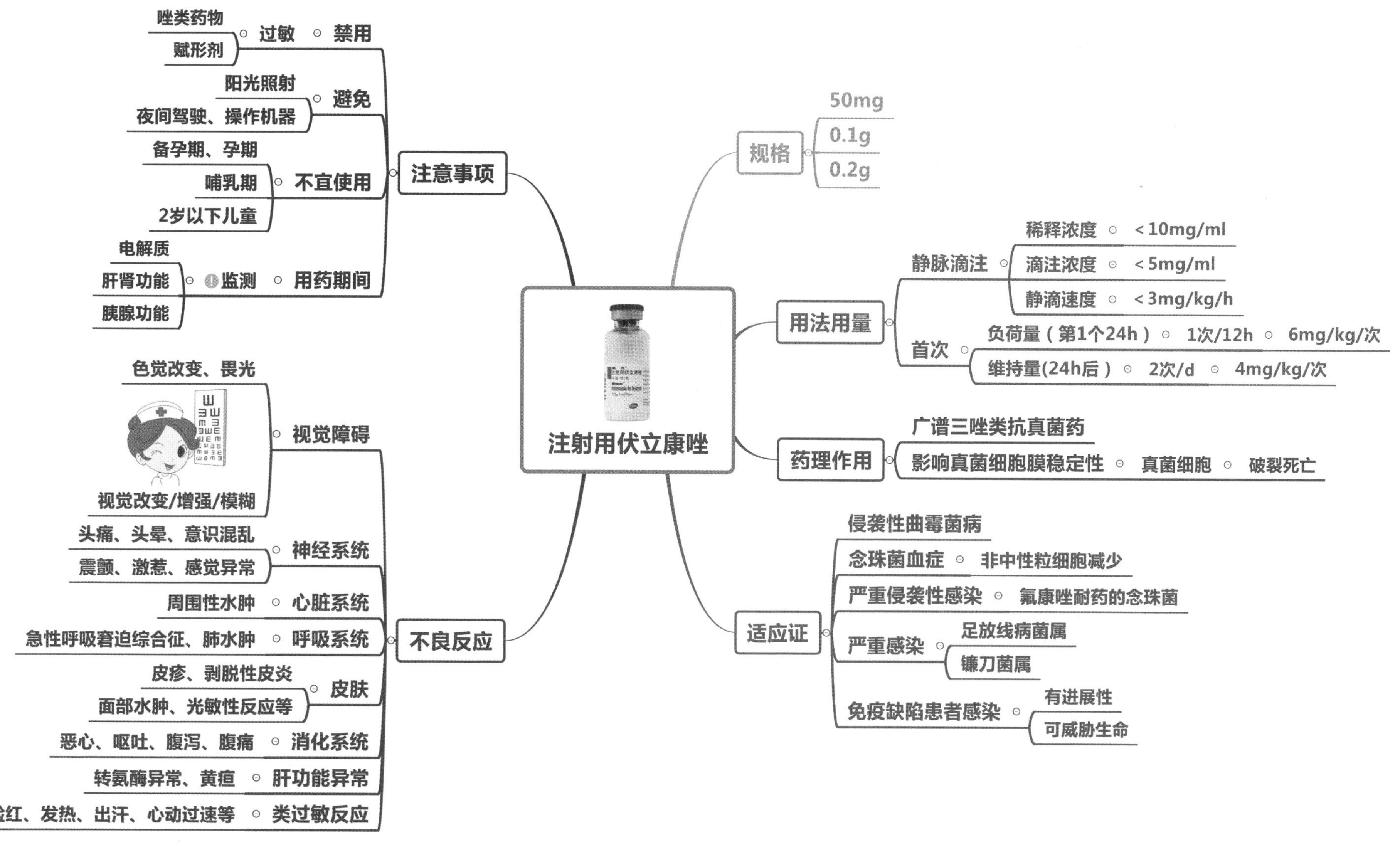
注射用伏立康唑
规格
50mg
0.1g
0.2g
用法用量
静脉滴注
稀释浓度 ＜10mg/ml
滴注浓度 ＜5mg/ml
静滴速度 ＜3mg/kg/h
首次
负荷量（第1个24h） 1次/12h 6mg/kg/次
维持量(24h后） 2次/d 4mg/kg/次
药理作用
广谱三唑类抗真菌药
影响真菌细胞膜稳定性 真菌细胞 破裂死亡
适应证
侵袭性曲霉菌病
念珠菌血症 非中性粒细胞减少
严重侵袭性感染 氟康唑耐药的念珠菌
严重感染
足放线病菌属
镰刀菌属
免疫缺陷患者感染
有进展性
可威胁生命
注意事项
禁用 过敏
唑类药物
赋形剂
避免
阳光照射
夜间驾驶、操作机器
不宜使用
备孕期、孕期
哺乳期
2岁以下儿童
用药期间 监测
电解质
肝肾功能
胰腺功能
不良反应
视觉障碍
色觉改变、畏光
视觉改变/增强/模糊
神经系统
头痛、头晕、意识混乱
震颤、激惹、感觉异常
心脏系统 周围性水肿
呼吸系统 急性呼吸窘迫综合征、肺水肿
皮肤
皮疹、剥脱性皮炎
面部水肿、光敏性反应等
消化系统 恶心、呕吐、腹泻、腹痛
肝功能异常 转氨酶异常、黄疸
类过敏反应 脸红、发热、出汗、心动过速等

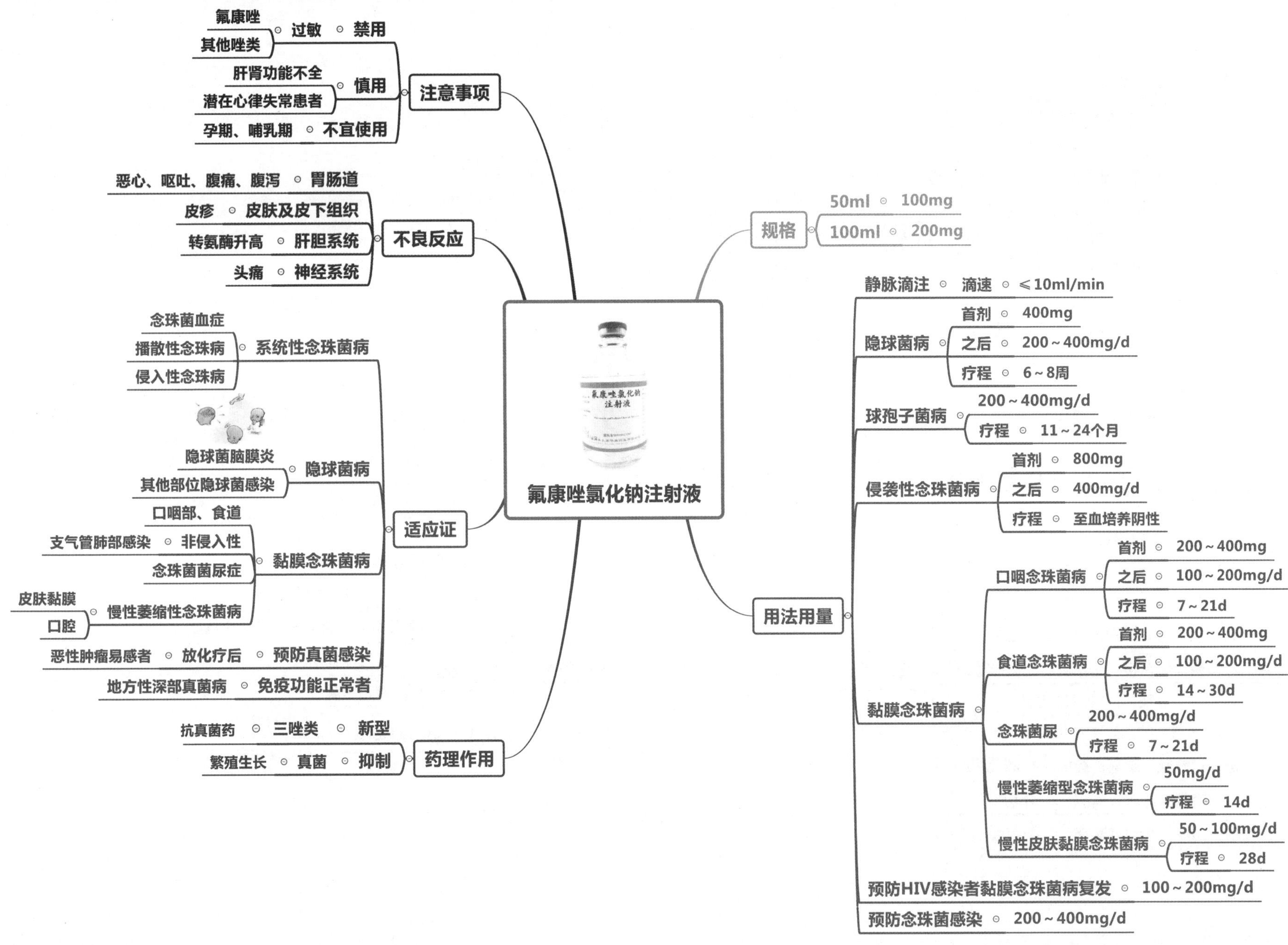
氟康唑氯化钠注射液
注意事项
禁用
过敏
氟康唑
其他唑类
慎用
肝肾功能不全
潜在心律失常患者
不宜使用
孕期、哺乳期
不良反应
胃肠道
恶心、呕吐、腹痛、腹泻
皮肤及皮下组织
皮疹
肝胆系统
转氨酶升高
神经系统
头痛
适应证
系统性念珠菌病
念珠菌血症
播散性念珠菌病
侵入性念珠菌病
隐球菌病
隐球菌脑膜炎
其他部位隐球菌感染
黏膜念珠菌病
口咽部、食道
非侵入性
支气管肺部感染
念珠菌菌尿症
慢性萎缩性念珠菌病
皮肤黏膜
口腔
预防真菌感染
放化疗后
恶性肿瘤易感者
免疫功能正常者
地方性深部真菌病
药理作用
新型
三唑类
抗真菌药
抑制
真菌
繁殖生长
规格
50ml
100mg
100ml
200mg
用法用量
静脉滴注
滴速
≤10ml/min
隐球菌病
首剂
400mg
之后
200～400mg/d
疗程
6～8周
球孢子菌病
200～400mg/d
疗程
11～24个月
侵袭性念珠菌病
首剂
800mg
之后
400mg/d
疗程
至血培养阴性
黏膜念珠菌病
口咽念珠菌病
首剂
200～400mg
之后
100～200mg/d
疗程
7～21d
食道念珠菌病
首剂
200～400mg
之后
100～200mg/d
疗程
14～30d
念珠菌尿
200～400mg/d
疗程
7～21d
慢性萎缩型念珠菌病
50mg/d
疗程
14d
慢性皮肤黏膜念珠菌病
50～100mg/d
疗程
28d
预防HIV感染者黏膜念珠菌病复发
100～200mg/d
预防念珠菌感染
200～400mg/d

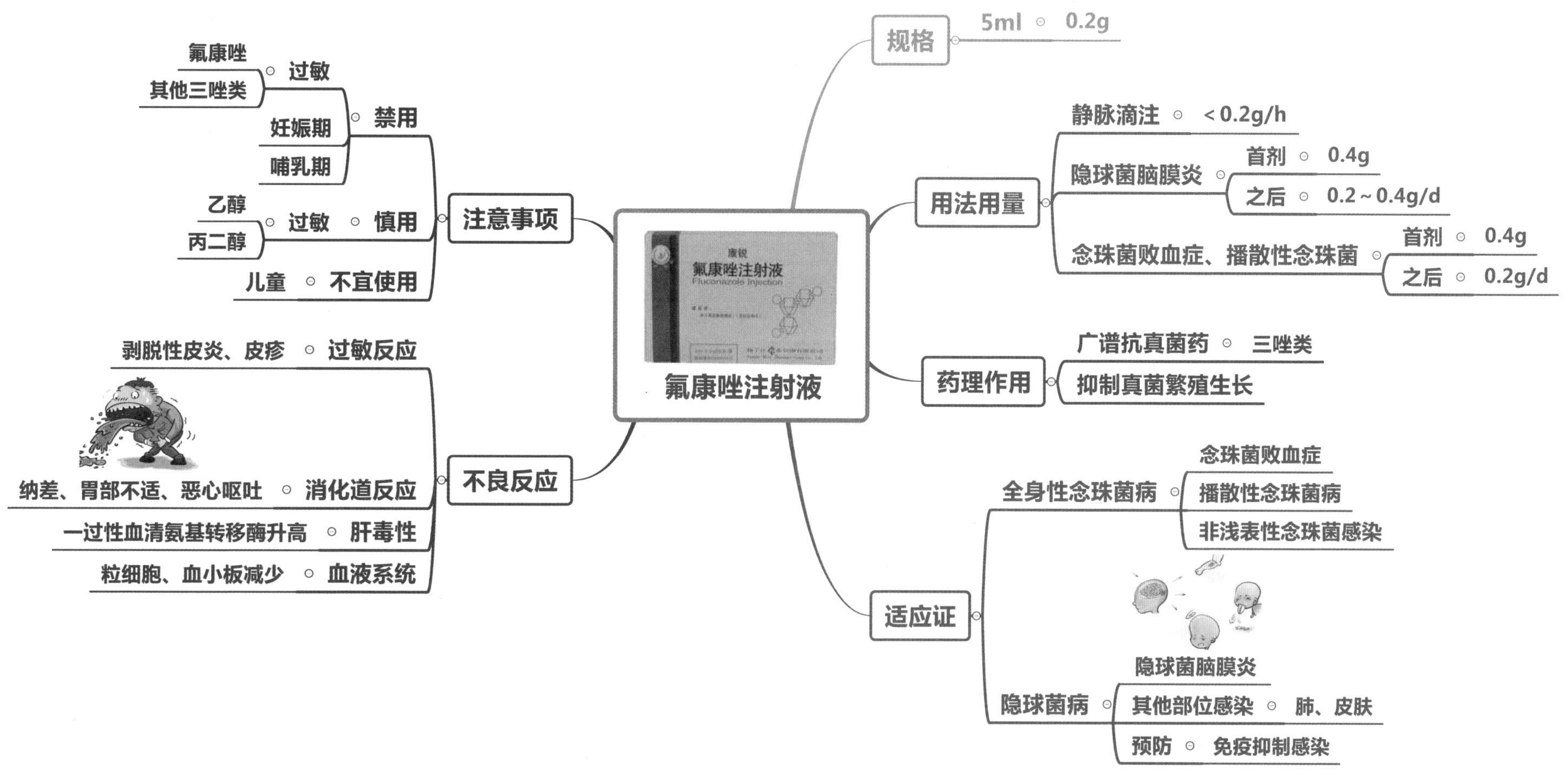

氟康唑注射液
康锐
氟康唑注射液
Fluconazole Injection
规格
5ml
0.2g
用法用量
静脉滴注
< 0.2g/h
隐球菌脑膜炎
首剂
0.4g
之后
0.2～0.4g/d
念珠菌败血症、播散性念珠菌
首剂
0.4g
之后
0.2g/d
药理作用
广谱抗真菌药
三唑类
抑制真菌繁殖生长
适应证
全身性念珠菌病
念珠菌败血症
播散性念珠菌病
非浅表性念珠菌感染
隐球菌病
隐球菌脑膜炎
其他部位感染
肺、皮肤
预防
免疫抑制感染
注意事项
禁用
过敏
氟康唑
其他三唑类
妊娠期
哺乳期
慎用
过敏
乙醇
丙二醇
不宜使用
儿童
不良反应
过敏反应
剥脱性皮炎、皮疹
消化道反应
纳差、胃部不适、恶心呕吐
肝毒性
一过性血清氨基转移酶升高
血液系统
粒细胞、血小板减少

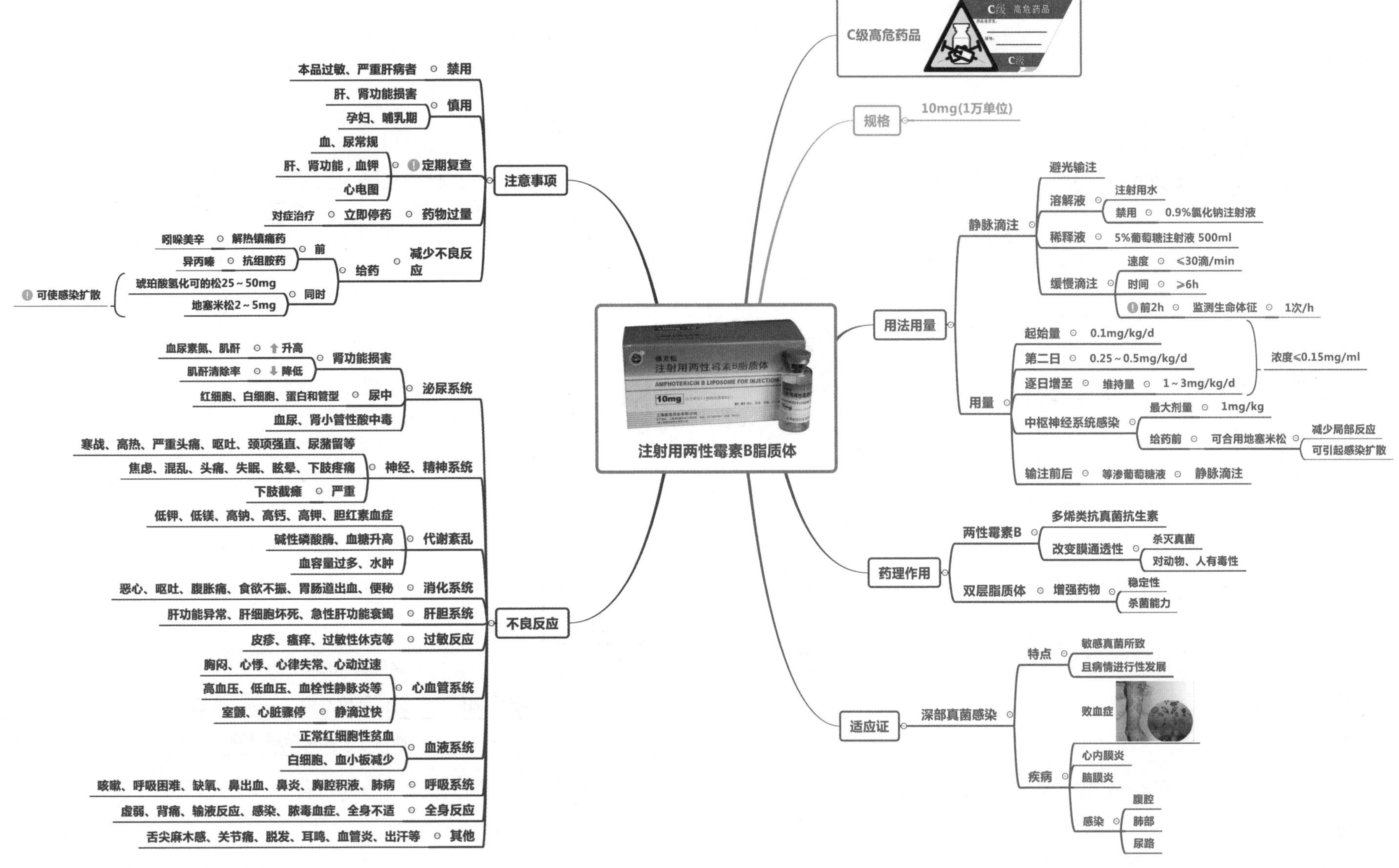

注射用两性霉素B脂质体
AMPHOTERICIN B LIPOSOME FOR INJECTION
10mg
C级高危药品
C级 高危药品
规格
10mg(1万单位)
用法用量
静脉滴注
避光输注
溶解液
注射用水
禁用
0.9%氯化钠注射液
稀释液
5%葡萄糖注射液 500ml
缓慢滴注
速度
≤30滴/min
时间
≥6h
前2h
监测生命体征
1次/h
用量
起始量
0.1mg/kg/d
第二日
0.25～0.5mg/kg/d
逐日增至
维持量
1～3mg/kg/d
浓度≤0.15mg/ml
中枢神经系统感染
最大剂量
1mg/kg
给药前
可合用地塞米松
减少局部反应
可引起感染扩散
输注前后
等渗葡萄糖液
静脉滴注
药理作用
两性霉素B
多烯类抗真菌抗生素
改变膜通透性
杀灭真菌
对动物、人有毒性
双层脂质体
增强药物
稳定性
杀菌能力
适应证
深部真菌感染
特点
敏感真菌所致
且病情进行性发展
败血症
疾病
心内膜炎
脑膜炎
感染
腹腔
肺部
尿路
注意事项
禁用
本品过敏、严重肝病者
慎用
肝、肾功能损害
孕妇、哺乳期
定期复查
血、尿常规
肝、肾功能，血钾
心电图
药物过量
立即停药
对症治疗
减少不良反应
给药
前
解热镇痛药
吲哚美辛
抗组胺药
异丙嗪
同时
琥珀酸氢化可的松25～50mg
地塞米松2～5mg
可使感染扩散
不良反应
泌尿系统
肾功能损害
升高
血尿素氮、肌酐
降低
肌酐清除率
尿中
红细胞、白细胞、蛋白和管型
血尿、肾小管性酸中毒
神经、精神系统
寒战、高热、严重头痛、呕吐、颈项强直、尿潴留等
焦虑、混乱、头痛、失眠、眩晕、下肢疼痛
严重
下肢截瘫
代谢紊乱
低钾、低镁、高钠、高钙、高钾、胆红素血症
碱性磷酸酶、血糖升高
血容量过多、水肿
消化系统
恶心、呕吐、腹胀痛、食欲不振、胃肠道出血、便秘
肝胆系统
肝功能异常、肝细胞坏死、急性肝功能衰竭
过敏反应
皮疹、瘙痒、过敏性休克等
心血管系统
胸闷、心悸、心律失常、心动过速
高血压、低血压、血栓性静脉炎等
静滴过快
室颤、心脏骤停
血液系统
正常红细胞性贫血
白细胞、血小板减少
呼吸系统
咳嗽、呼吸困难、缺氧、鼻出血、鼻炎、胸腔积液、肺病
全身反应
虚弱、背痛、输液反应、感染、脓毒血症、全身不适
其他
舌尖麻木感、关节痛、脱发、耳鸣、血管炎、出汗等

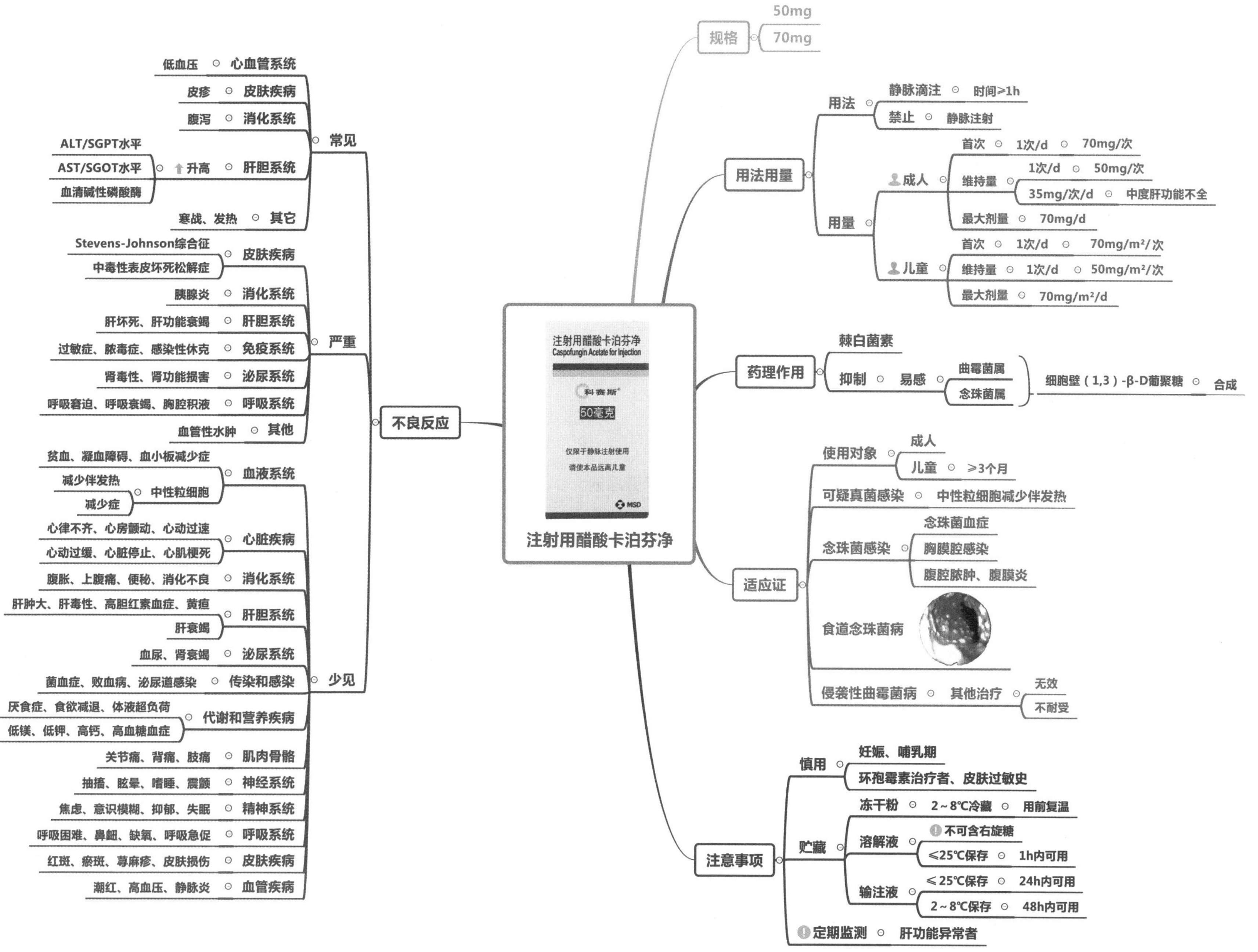
注射用醋酸卡泊芬净
Caspofungin Acetate for Injection
科赛斯
50毫克
仅限于静脉注射使用
请使本品远离儿童
MSD
注射用醋酸卡泊芬净
规格
50mg
70mg
用法用量
用法
静脉滴注
时间>1h
禁止
静脉注射
用量
成人
首次
1次/d
70mg/次
维持量
1次/d
50mg/次
35mg/次/d
中度肝功能不全
最大剂量
70mg/d
儿童
首次
1次/d
70mg/m²/次
维持量
1次/d
50mg/m²/次
最大剂量
70mg/m²/d
药理作用
棘白菌素
抑制
易感
曲霉菌属
念珠菌属
细胞壁（1,3）-β-D葡聚糖
合成
适应证
使用对象
成人
儿童
≥3个月
可疑真菌感染
中性粒细胞减少伴发热
念珠菌感染
念珠菌血症
胸膜腔感染
腹腔脓肿、腹膜炎
食道念珠菌病
侵袭性曲霉菌病
其他治疗
无效
不耐受
注意事项
慎用
妊娠、哺乳期
环孢霉素治疗者、皮肤过敏史
贮藏
冻干粉
2～8℃冷藏
用前复温
溶解液
不可含右旋糖
≤25℃保存
1h内可用
输注液
≤25℃保存
24h内可用
2～8℃保存
48h内可用
定期监测
肝功能异常者
不良反应
常见
心血管系统
低血压
皮肤疾病
皮疹
消化系统
腹泻
肝胆系统
升高
ALT/SGPT水平
AST/SGOT水平
血清碱性磷酸酶
其它
寒战、发热
严重
皮肤疾病
Stevens-Johnson综合征
中毒性表皮坏死松解症
消化系统
胰腺炎
肝胆系统
肝坏死、肝功能衰竭
免疫系统
过敏症、脓毒症、感染性休克
泌尿系统
肾毒性、肾功能损害
呼吸系统
呼吸窘迫、呼吸衰竭、胸腔积液
其他
血管性水肿
少见
血液系统
贫血、凝血障碍、血小板减少症
中性粒细胞
减少伴发热
减少症
心脏疾病
心律不齐、心房颤动、心动过速
心动过缓、心脏停止、心肌梗死
消化系统
腹胀、上腹痛、便秘、消化不良
肝胆系统
肝肿大、肝毒性、高胆红素血症、黄疸
肝衰竭
泌尿系统
血尿、肾衰竭
传染和感染
菌血症、败血病、泌尿道感染
代谢和营养疾病
厌食症、食欲减退、体液超负荷
低镁、低钾、高钙、高血糖血症
肌肉骨骼
关节痛、背痛、肢痛
神经系统
抽搐、眩晕、嗜睡、震颤
精神系统
焦虑、意识模糊、抑郁、失眠
呼吸系统
呼吸困难、鼻衄、缺氧、呼吸急促
皮肤疾病
红斑、瘀斑、荨麻疹、皮肤损伤
血管疾病
潮红、高血压、静脉炎

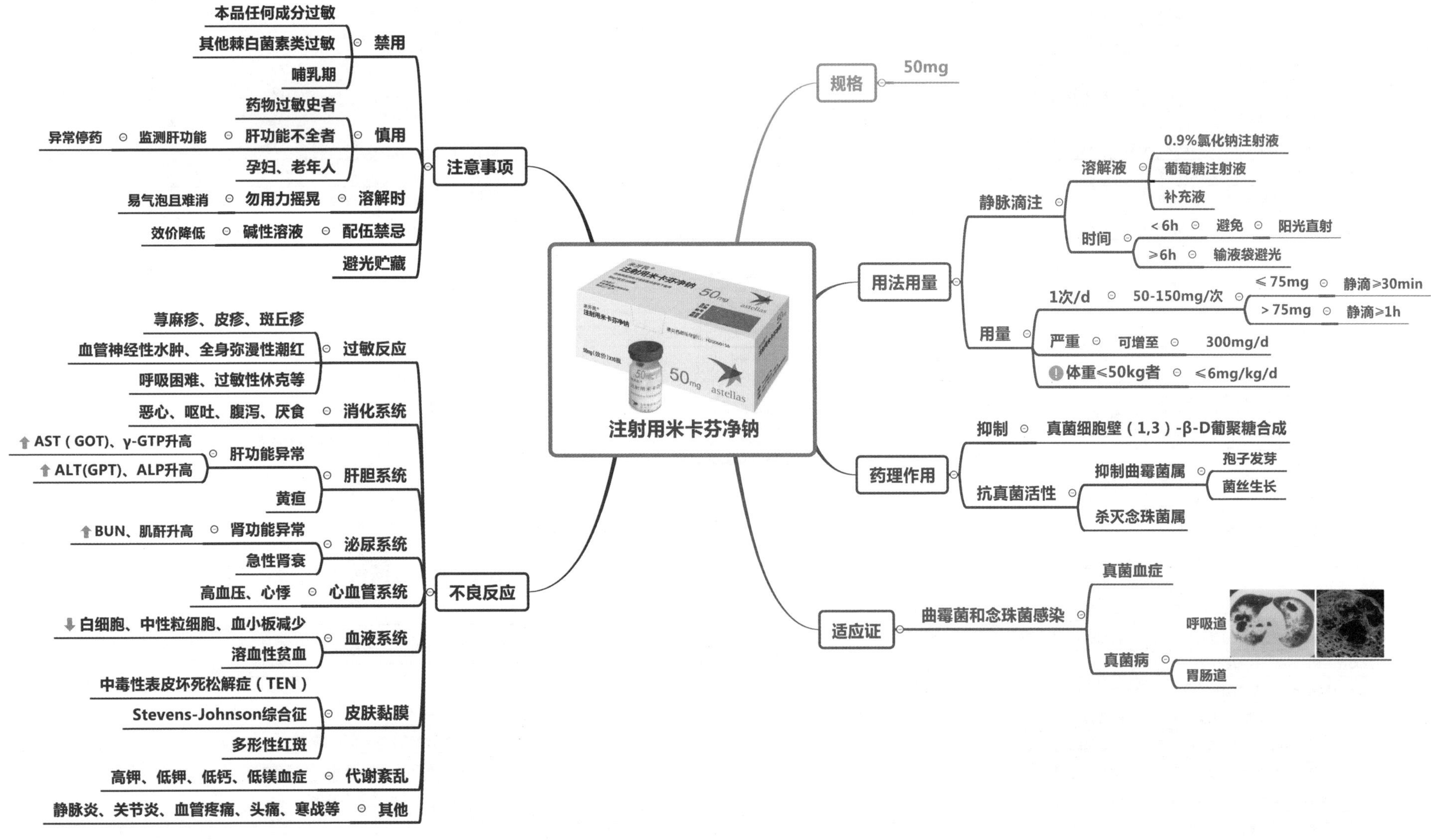
注射用米卡芬净钠
规格
50mg
用法用量
静脉滴注
溶解液
0.9%氯化钠注射液
葡萄糖注射液
补充液
时间
<6h
避免
阳光直射
≥6h
输液袋避光
用量
1次/d
50-150mg/次
≤75mg
静滴≥30min
>75mg
静滴≥1h
严重
可增至
300mg/d
体重≤50kg者
≤6mg/kg/d
药理作用
抑制
真菌细胞壁（1,3）-β-D葡聚糖合成
抗真菌活性
抑制曲霉菌属
孢子发芽
菌丝生长
杀灭念珠菌属
适应证
曲霉菌和念珠菌感染
真菌血症
真菌病
呼吸道
胃肠道
注意事项
禁用
本品任何成分过敏
其他棘白菌素类过敏
哺乳期
慎用
药物过敏史者
肝功能不全者
监测肝功能
异常停药
孕妇、老年人
溶解时
勿用力摇晃
易气泡且难消
配伍禁忌
碱性溶液
效价降低
避光贮藏
不良反应
过敏反应
荨麻疹、皮疹、斑丘疹
血管神经性水肿、全身弥漫性潮红
呼吸困难、过敏性休克等
消化系统
恶心、呕吐、腹泻、厌食
肝胆系统
肝功能异常
↑AST（GOT）、γ-GTP升高
↑ALT(GPT)、ALP升高
黄疸
泌尿系统
肾功能异常
↑BUN、肌酐升高
急性肾衰
心血管系统
高血压、心悸
血液系统
↓白细胞、中性粒细胞、血小板减少
溶血性贫血
皮肤黏膜
中毒性表皮坏死松解症（TEN）
Stevens-Johnson综合征
多形性红斑
代谢紊乱
高钾、低钾、低钙、低镁血症
其他
静脉炎、关节炎、血管疼痛、头痛、寒战等

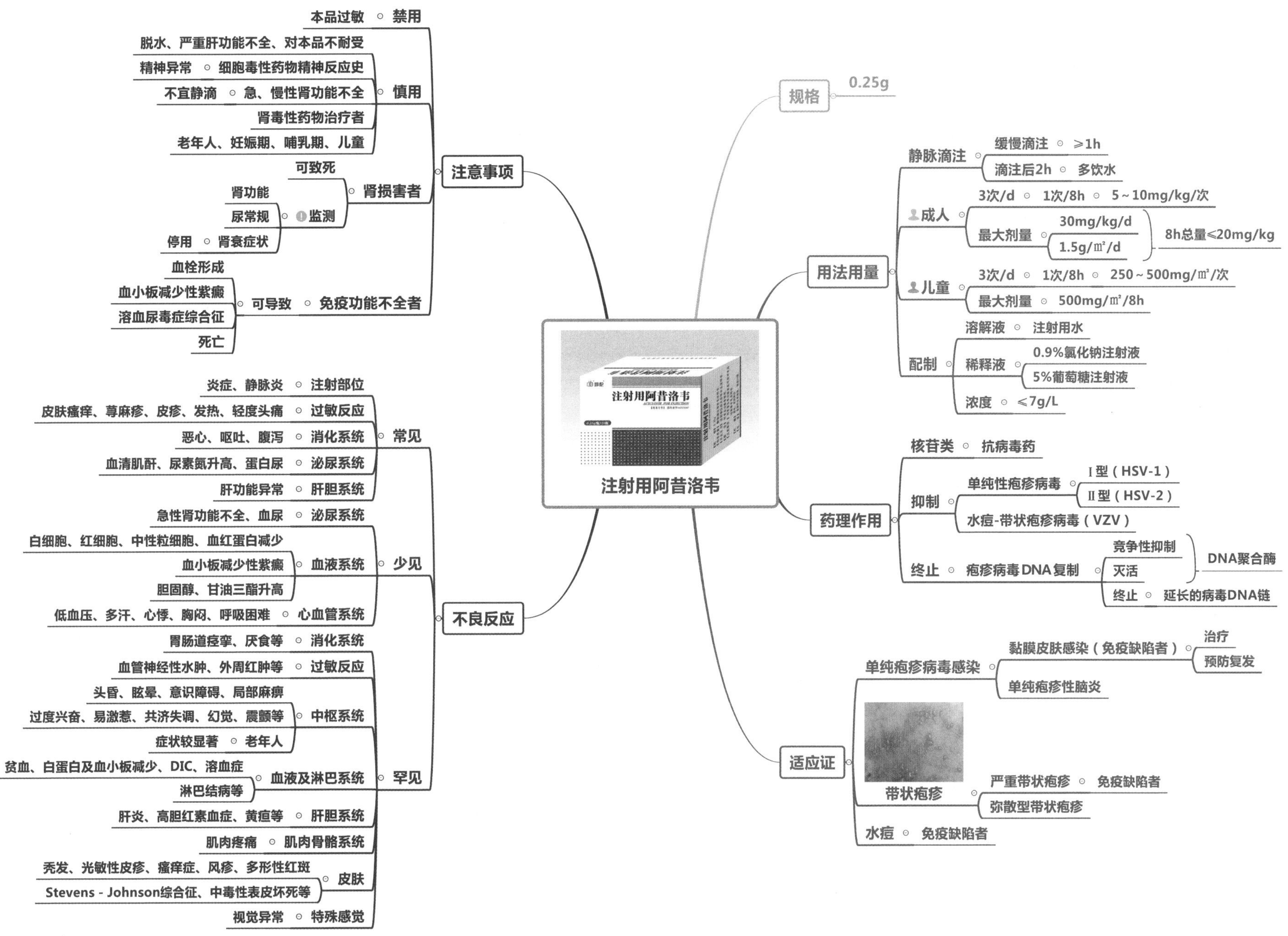
注射用阿昔洛韦
注意事项
禁用
本品过敏
慎用
脱水、严重肝功能不全、对本品不耐受
精神异常
细胞毒性药物精神反应史
不宜静滴
急、慢性肾功能不全
肾毒性药物治疗者
老年人、妊娠期、哺乳期、儿童
肾损害者
可致死
监测
肾功能
尿常规
停用
肾衰症状
免疫功能不全者
可导致
血栓形成
血小板减少性紫癜
溶血尿毒症综合征
死亡
不良反应
常见
注射部位
炎症、静脉炎
过敏反应
皮肤瘙痒、荨麻疹、皮疹、发热、轻度头痛
消化系统
恶心、呕吐、腹泻
泌尿系统
血清肌酐、尿素氮升高、蛋白尿
肝胆系统
肝功能异常
少见
泌尿系统
急性肾功能不全、血尿
血液系统
白细胞、红细胞、中性粒细胞、血红蛋白减少
血小板减少性紫癜
胆固醇、甘油三酯升高
心血管系统
低血压、多汗、心悸、胸闷、呼吸困难
罕见
消化系统
胃肠道痉挛、厌食等
过敏反应
血管神经性水肿、外周红肿等
中枢系统
头昏、眩晕、意识障碍、局部麻痹
过度兴奋、易激惹、共济失调、幻觉、震颤等
老年人
症状较显著
血液及淋巴系统
贫血、白蛋白及血小板减少、DIC、溶血症
淋巴结病等
肝胆系统
肝炎、高胆红素血症、黄疸等
肌肉骨骼系统
肌肉疼痛
皮肤
秃发、光敏性皮疹、瘙痒症、风疹、多形性红斑
Stevens - Johnson综合征、中毒性表皮坏死等
特殊感觉
视觉异常
规格
0.25g
用法用量
静脉滴注
缓慢滴注
≥1h
滴注后2h
多饮水
成人
3次/d
1次/8h
5~10mg/kg/次
最大剂量
30mg/kg/d
1.5g/㎡/d
8h总量≤20mg/kg
儿童
3次/d
1次/8h
250~500mg/㎡/次
最大剂量
500mg/㎡/8h
配制
溶解液
注射用水
稀释液
0.9%氯化钠注射液
5%葡萄糖注射液
浓度
≤7g/L
药理作用
核苷类
抗病毒药
抑制
单纯性疱疹病毒
Ⅰ型（HSV-1）
Ⅱ型（HSV-2）
水痘-带状疱疹病毒（VZV）
终止
疱疹病毒DNA复制
竞争性抑制
灭活
DNA聚合酶
终止
延长的病毒DNA链
适应证
单纯疱疹病毒感染
黏膜皮肤感染（免疫缺陷者）
治疗
预防复发
单纯疱疹性脑炎
带状疱疹
严重带状疱疹
免疫缺陷者
弥散型带状疱疹
水痘
免疫缺陷者

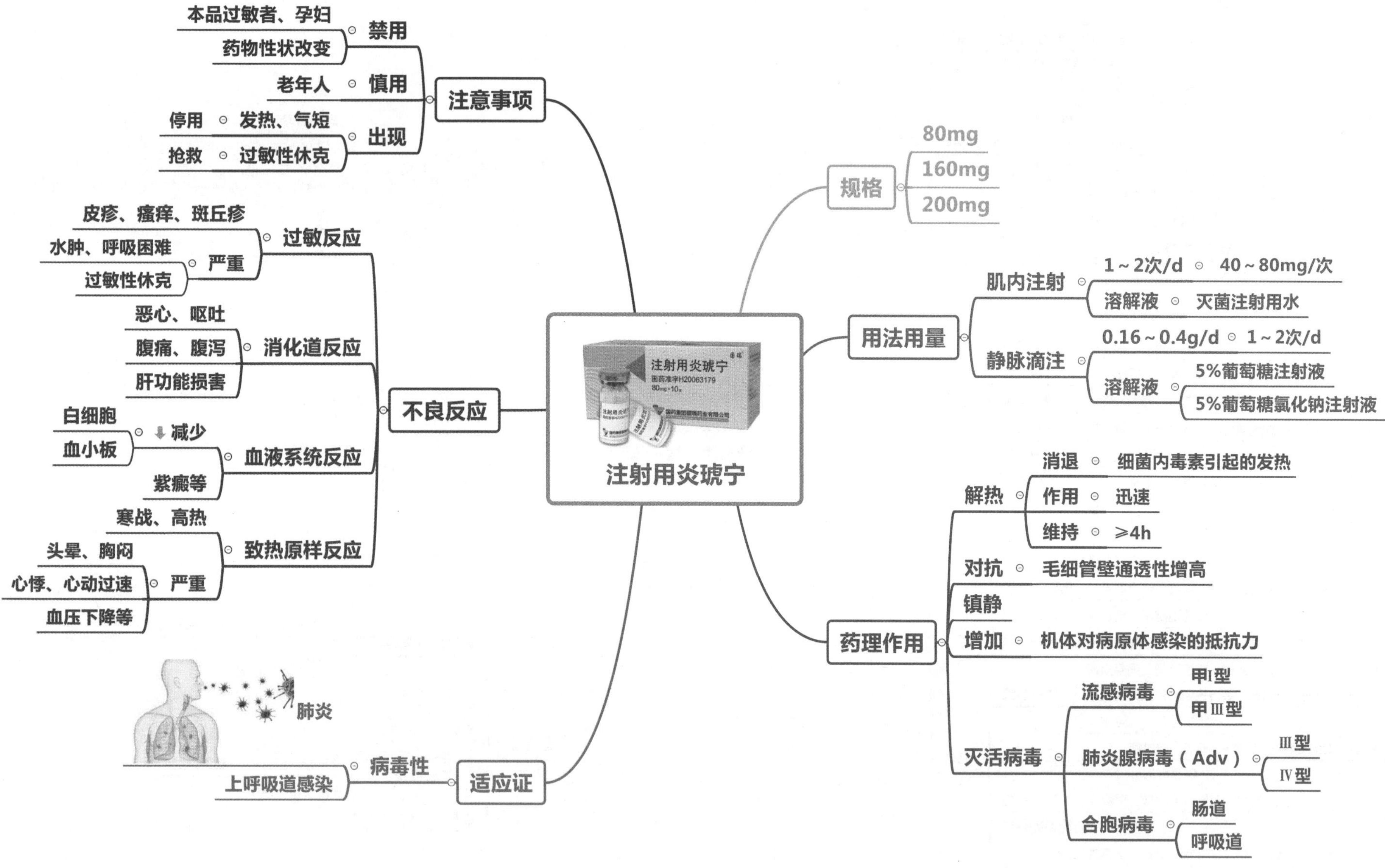
注射用炎琥宁
注意事项
禁用
本品过敏者、孕妇
药物性状改变
慎用
老年人
出现
发热、气短
停用
过敏性休克
抢救
不良反应
过敏反应
皮疹、瘙痒、斑丘疹
严重
水肿、呼吸困难
过敏性休克
消化道反应
恶心、呕吐
腹痛、腹泻
肝功能损害
血液系统反应
减少
白细胞
血小板
紫癜等
致热原样反应
寒战、高热
严重
头晕、胸闷
心悸、心动过速
血压下降等
适应证
病毒性
肺炎
上呼吸道感染
规格
80mg
160mg
200mg
用法用量
肌内注射
1～2次/d
40～80mg/次
溶解液
灭菌注射用水
静脉滴注
0.16～0.4g/d
1～2次/d
溶解液
5%葡萄糖注射液
5%葡萄糖氯化钠注射液
药理作用
解热
消退
细菌内毒素引起的发热
作用
迅速
维持
≥4h
对抗
毛细管壁通透性增高
镇静
增加
机体对病原体感染的抵抗力
灭活病毒
流感病毒
甲Ⅰ型
甲Ⅲ型
肺炎腺病毒（Adv）
Ⅲ型
Ⅳ型
合胞病毒
肠道
呼吸道

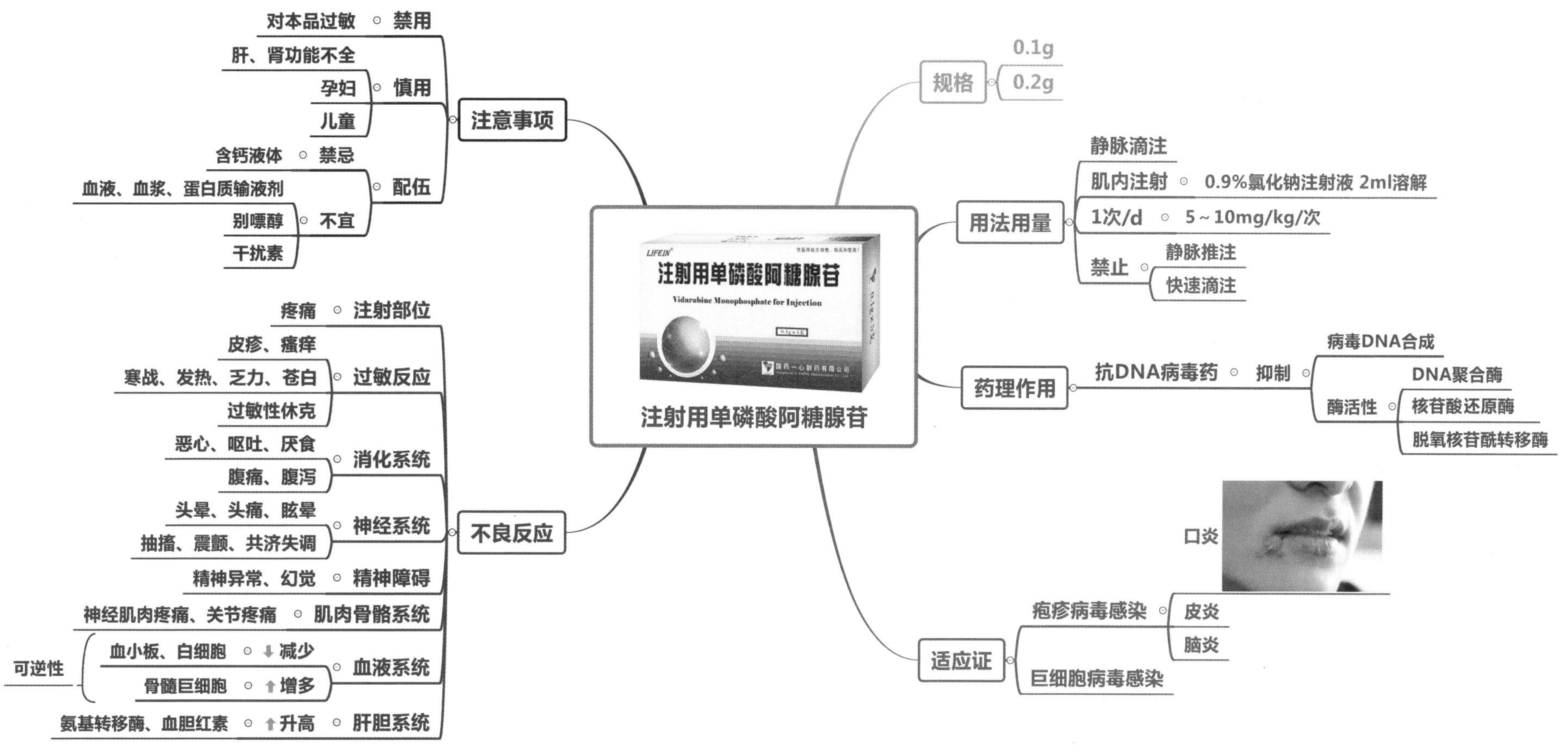
注射用单磷酸阿糖腺苷
LIFEIN
注射用单磷酸阿糖腺苷
Vidarabine Monophosphate for Injection
注意事项
禁用
对本品过敏
慎用
肝、肾功能不全
孕妇
儿童
配伍
禁忌
含钙液体
不宜
血液、血浆、蛋白质输液剂
别嘌醇
干扰素
不良反应
注射部位
疼痛
过敏反应
皮疹、瘙痒
寒战、发热、乏力、苍白
过敏性休克
消化系统
恶心、呕吐、厌食
腹痛、腹泻
神经系统
头晕、头痛、眩晕
抽搐、震颤、共济失调
精神障碍
精神异常、幻觉
肌肉骨骼系统
神经肌肉疼痛、关节疼痛
血液系统
血小板、白细胞
减少
骨髓巨细胞
增多
可逆性
肝胆系统
氨基转移酶、血胆红素
升高
规格
0.1g
0.2g
用法用量
静脉滴注
肌内注射
0.9%氯化钠注射液 2ml溶解
1次/d
5~10mg/kg/次
禁止
静脉推注
快速滴注
药理作用
抗DNA病毒药
抑制
病毒DNA合成
酶活性
DNA聚合酶
核苷酸还原酶
脱氧核苷酰转移酶
适应证
疱疹病毒感染
皮炎
脑炎
口炎
巨细胞病毒感染

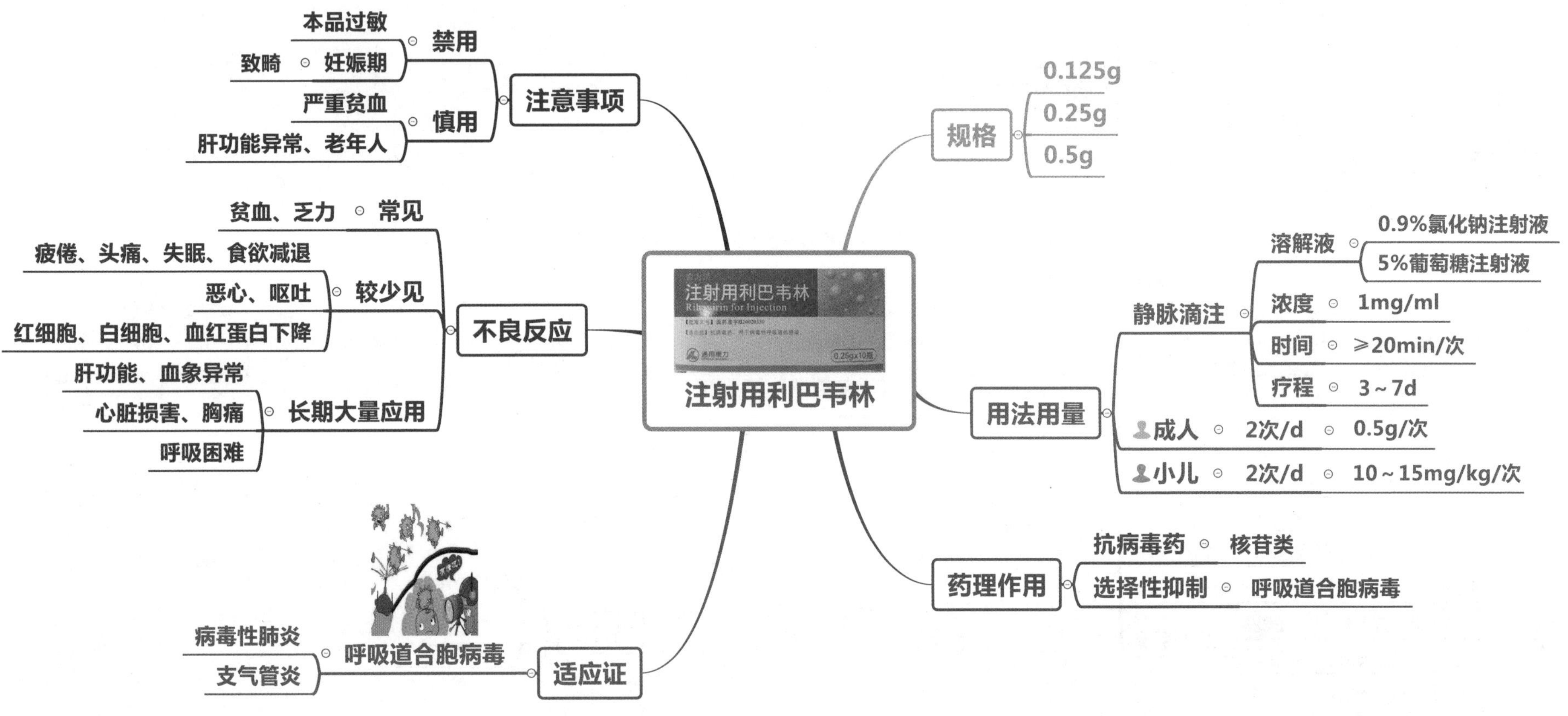
注射用利巴韦林
注射用利巴韦林
Ribavirin for Injection
0.25g×10瓶
规格
0.125g
0.25g
0.5g
用法用量
静脉滴注
溶解液
0.9%氯化钠注射液
5%葡萄糖注射液
浓度
1mg/ml
时间
≥20min/次
疗程
3～7d
成人
2次/d
0.5g/次
小儿
2次/d
10～15mg/kg/次
药理作用
抗病毒药
核苷类
选择性抑制
呼吸道合胞病毒
适应证
呼吸道合胞病毒
病毒性肺炎
支气管炎
不良反应
常见
贫血、乏力
较少见
疲倦、头痛、失眠、食欲减退
恶心、呕吐
红细胞、白细胞、血红蛋白下降
长期大量应用
肝功能、血象异常
心脏损害、胸痛
呼吸困难
注意事项
禁用
本品过敏
妊娠期
致畸
慎用
严重贫血
肝功能异常、老年人

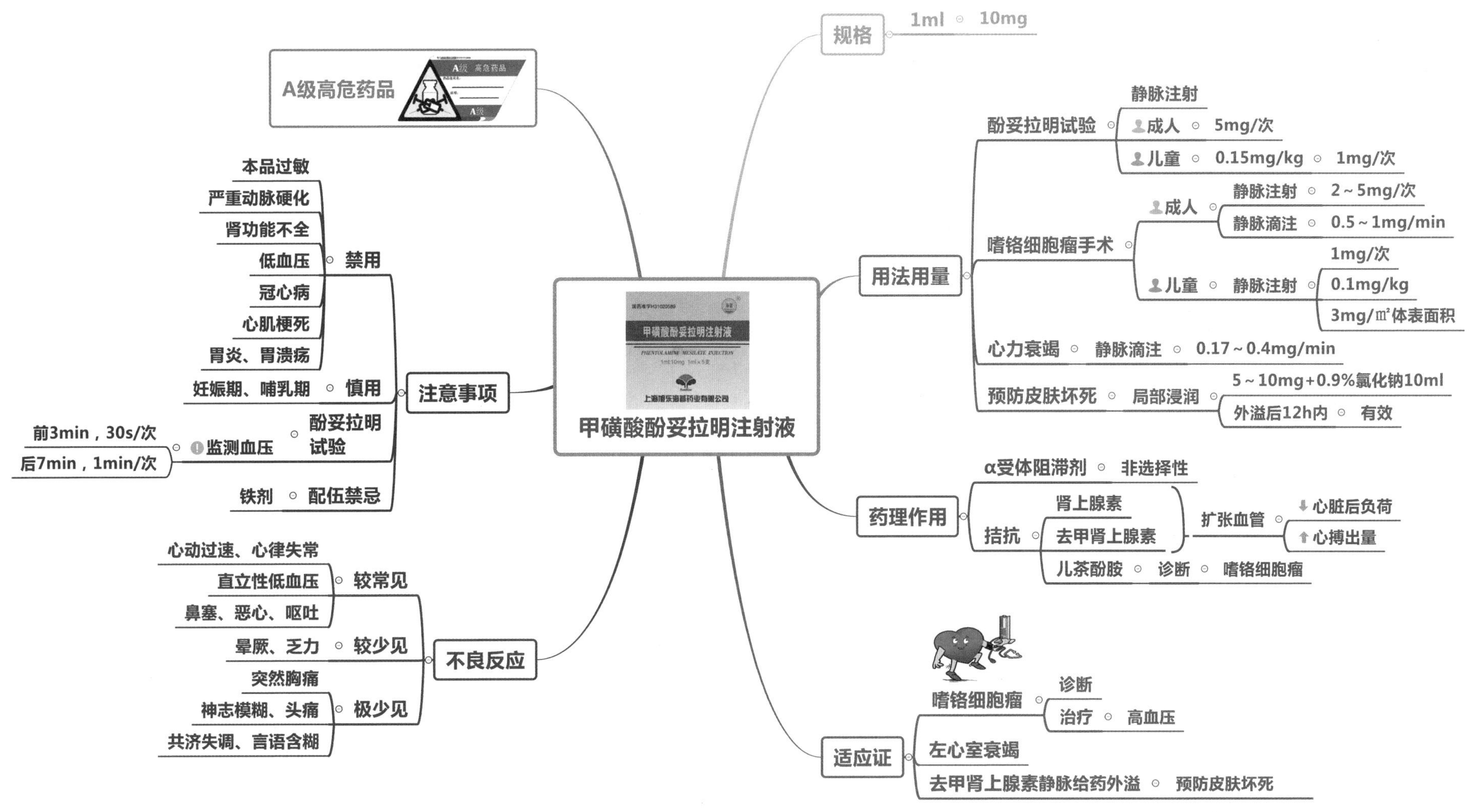

甲磺酸酚妥拉明注射液
规格
1ml
10mg
用法用量
酚妥拉明试验
静脉注射
成人
5mg/次
儿童
0.15mg/kg
1mg/次
嗜铬细胞瘤手术
成人
静脉注射
2～5mg/次
静脉滴注
0.5～1mg/min
儿童
静脉注射
1mg/次
0.1mg/kg
3mg/㎡体表面积
心力衰竭
静脉滴注
0.17～0.4mg/min
预防皮肤坏死
局部浸润
5～10mg+0.9%氯化钠10ml
外溢后12h内
有效
药理作用
α受体阻滞剂
非选择性
拮抗
肾上腺素
去甲肾上腺素
扩张血管
心脏后负荷
心搏出量
儿茶酚胺
诊断
嗜铬细胞瘤
适应证
嗜铬细胞瘤
诊断
治疗
高血压
左心室衰竭
去甲肾上腺素静脉给药外溢
预防皮肤坏死
A级高危药品
注意事项
禁用
本品过敏
严重动脉硬化
肾功能不全
低血压
冠心病
心肌梗死
胃炎、胃溃疡
慎用
妊娠期、哺乳期
酚妥拉明试验
监测血压
前3min，30s/次
后7min，1min/次
配伍禁忌
铁剂
不良反应
较常见
心动过速、心律失常
直立性低血压
鼻塞、恶心、呕吐
较少见
晕厥、乏力
极少见
突然胸痛
神志模糊、头痛
共济失调、言语含糊

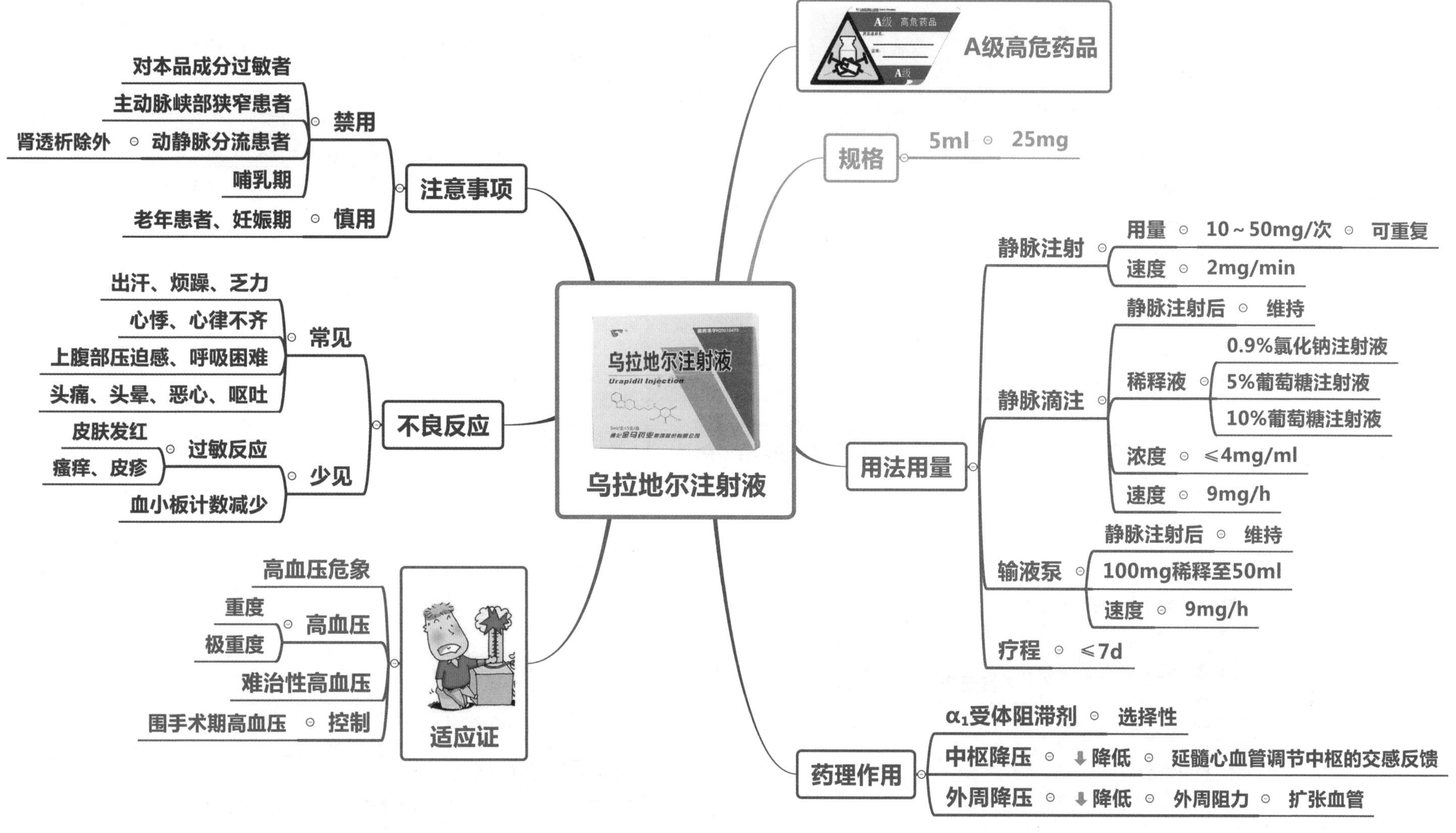
乌拉地尔注射液
A级高危药品
规格 5ml 25mg
用法用量
静脉注射 用量 10~50mg/次 可重复
速度 2mg/min
静脉滴注 静脉注射后 维持
稀释液 0.9%氯化钠注射液
5%葡萄糖注射液
10%葡萄糖注射液
浓度 ≤4mg/ml
速度 9mg/h
输液泵 静脉注射后 维持
100mg稀释至50ml
速度 9mg/h
疗程 ≤7d
药理作用
α1受体阻滞剂 选择性
中枢降压 降低 延髓心血管调节中枢的交感反馈
外周降压 降低 外周阻力 扩张血管
注意事项
禁用 对本品成分过敏者
主动脉峡部狭窄患者
动静脉分流患者 肾透析除外
哺乳期
慎用 老年患者、妊娠期
不良反应
常见 出汗、烦躁、乏力
心悸、心律不齐
上腹部压迫感、呼吸困难
头痛、头晕、恶心、呕吐
少见 过敏反应 皮肤发红
瘙痒、皮疹
血小板计数减少
适应证
高血压危象
高血压 重度
极重度
难治性高血压
控制 围手术期高血压
乌拉地尔注射液
Urapidil Injection

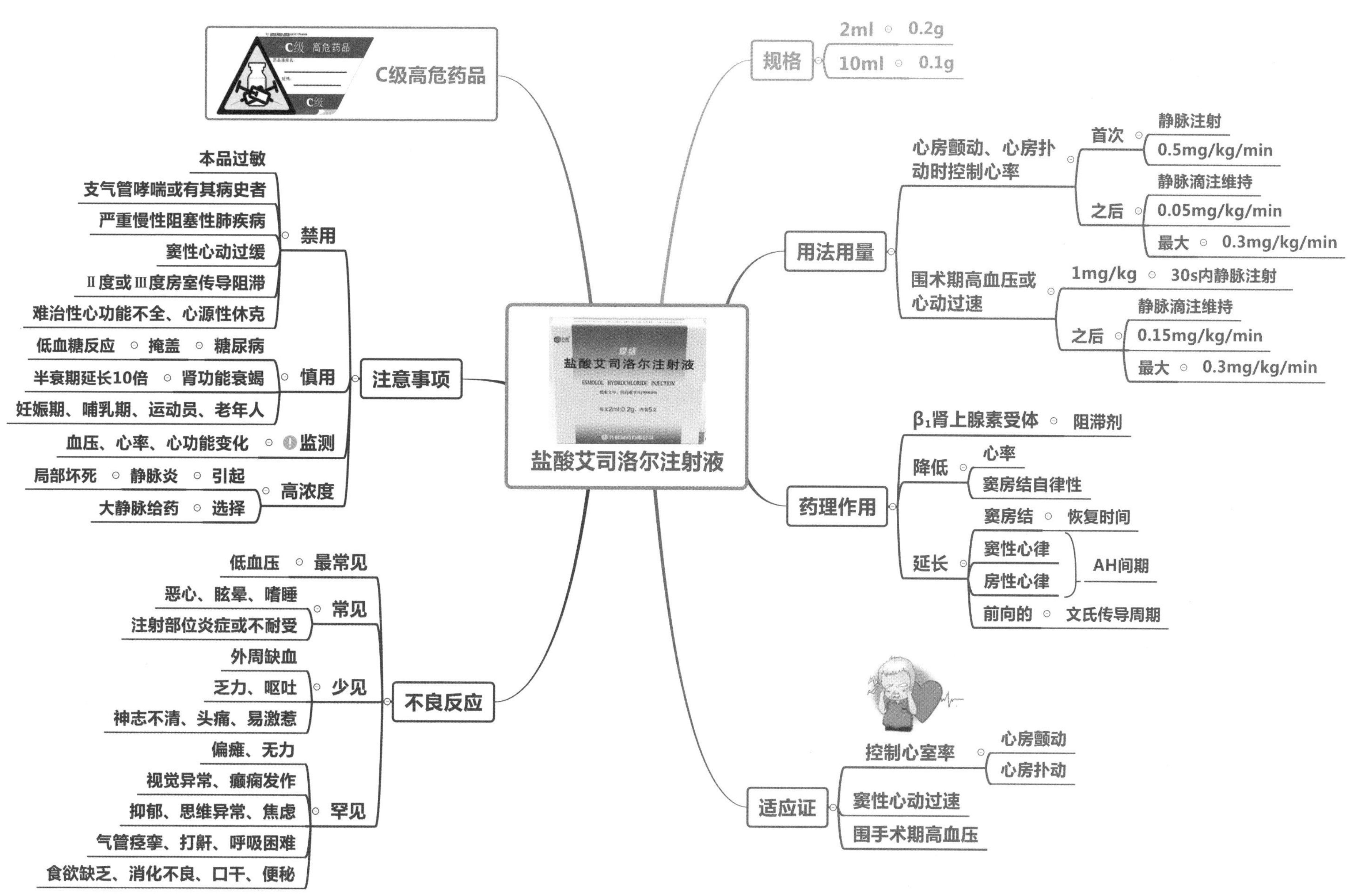
盐酸艾司洛尔注射液
C级高危药品
规格
2ml 0.2g
10ml 0.1g
用法用量
心房颤动、心房扑动时控制心率
首次 静脉注射 0.5mg/kg/min
之后 静脉滴注维持 0.05mg/kg/min
最大 0.3mg/kg/min
围术期高血压或心动过速
1mg/kg 30s内静脉注射
之后 静脉滴注维持 0.15mg/kg/min
最大 0.3mg/kg/min
药理作用
β1肾上腺素受体 阻滞剂
降低 心率 窦房结自律性
延长 窦房结 恢复时间
窦性心律 房性心律 AH间期
前向的 文氏传导周期
适应证
控制心室率 心房颤动 心房扑动
窦性心动过速
围手术期高血压
注意事项
禁用
本品过敏
支气管哮喘或有其病史者
严重慢性阻塞性肺疾病
窦性心动过缓
Ⅱ度或Ⅲ度房室传导阻滞
难治性心功能不全、心源性休克
慎用
低血糖反应 掩盖 糖尿病
半衰期延长10倍 肾功能衰竭
妊娠期、哺乳期、运动员、老年人
监测 血压、心率、心功能变化
高浓度
局部坏死 静脉炎 引起
大静脉给药 选择
不良反应
最常见 低血压
常见
恶心、眩晕、嗜睡
注射部位炎症或不耐受
少见
外周缺血
乏力、呕吐
神志不清、头痛、易激惹
罕见
偏瘫、无力
视觉异常、癫痫发作
抑郁、思维异常、焦虑
气管痉挛、打鼾、呼吸困难
食欲缺乏、消化不良、口干、便秘

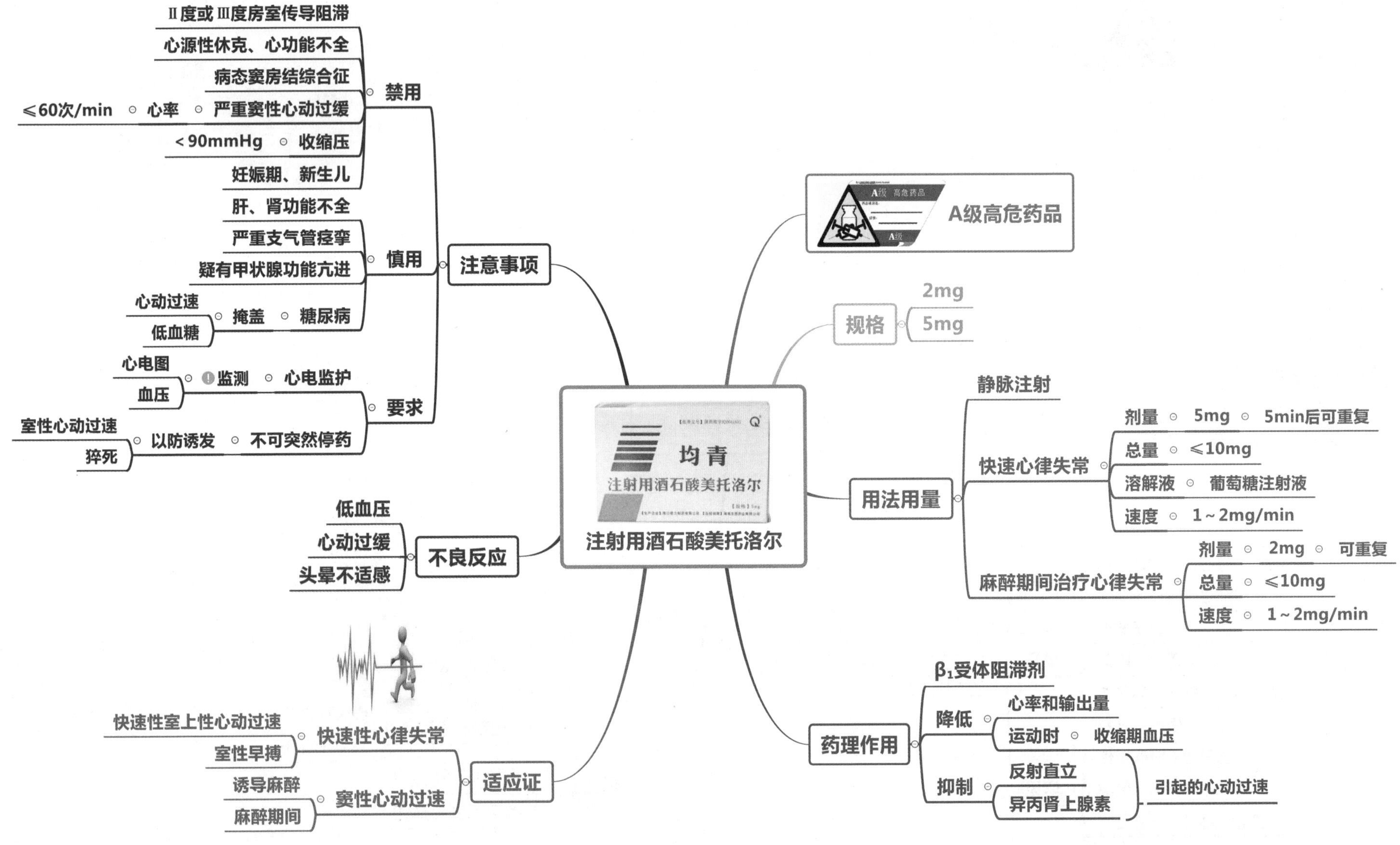
注射用酒石酸美托洛尔
均青
注射用酒石酸美托洛尔
注意事项
禁用
Ⅱ度或Ⅲ度房室传导阻滞
心源性休克、心功能不全
病态窦房结综合征
严重窦性心动过缓
心率
≤60次/min
收缩压
<90mmHg
妊娠期、新生儿
慎用
肝、肾功能不全
严重支气管痉挛
疑有甲状腺功能亢进
糖尿病
掩盖
心动过速
低血糖
要求
心电监护
监测
心电图
血压
不可突然停药
以防诱发
室性心动过速
猝死
不良反应
低血压
心动过缓
头晕不适感
适应证
快速性心律失常
快速性室上性心动过速
室性早搏
窦性心动过速
诱导麻醉
麻醉期间
A级高危药品
A级 高危药品
A级
规格
2mg
5mg
用法用量
静脉注射
快速心律失常
剂量
5mg
5min后可重复
总量
≤10mg
溶解液
葡萄糖注射液
速度
1～2mg/min
麻醉期间治疗心律失常
剂量
2mg
可重复
总量
≤10mg
速度
1～2mg/min
药理作用
β1受体阻滞剂
降低
心率和输出量
运动时
收缩期血压
抑制
反射直立
异丙肾上腺素
引起的心动过速

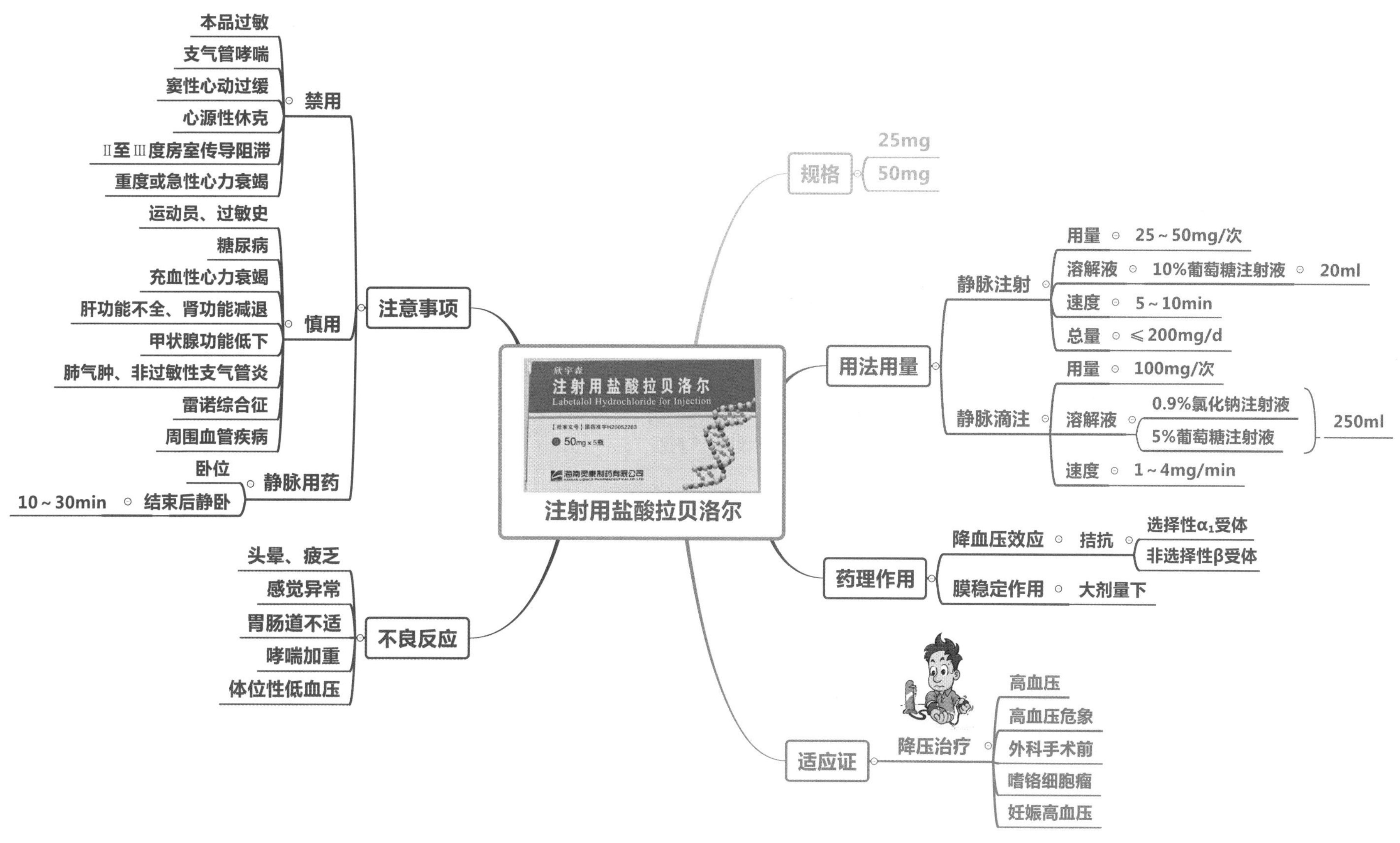
注射用盐酸拉贝洛尔
欣宇森
注射用盐酸拉贝洛尔
Labetalol Hydrochloride for Injection
50mg×5瓶
海南灵康制药有限公司
规格
25mg
50mg
用法用量
静脉注射
用量 25～50mg/次
溶解液 10%葡萄糖注射液 20ml
速度 5～10min
总量 ≤200mg/d
静脉滴注
用量 100mg/次
溶解液
0.9%氯化钠注射液
5%葡萄糖注射液
250ml
速度 1～4mg/min
药理作用
降血压效应 拮抗
选择性α₁受体
非选择性β受体
膜稳定作用 大剂量下
适应证
降压治疗
高血压
高血压危象
外科手术前
嗜铬细胞瘤
妊娠高血压
注意事项
禁用
本品过敏
支气管哮喘
窦性心动过缓
心源性休克
Ⅱ至Ⅲ度房室传导阻滞
重度或急性心力衰竭
慎用
运动员、过敏史
糖尿病
充血性心力衰竭
肝功能不全、肾功能减退
甲状腺功能低下
肺气肿、非过敏性支气管炎
雷诺综合征
周围血管疾病
静脉用药
卧位
结束后静卧 10～30min
不良反应
头晕、疲乏
感觉异常
胃肠道不适
哮喘加重
体位性低血压

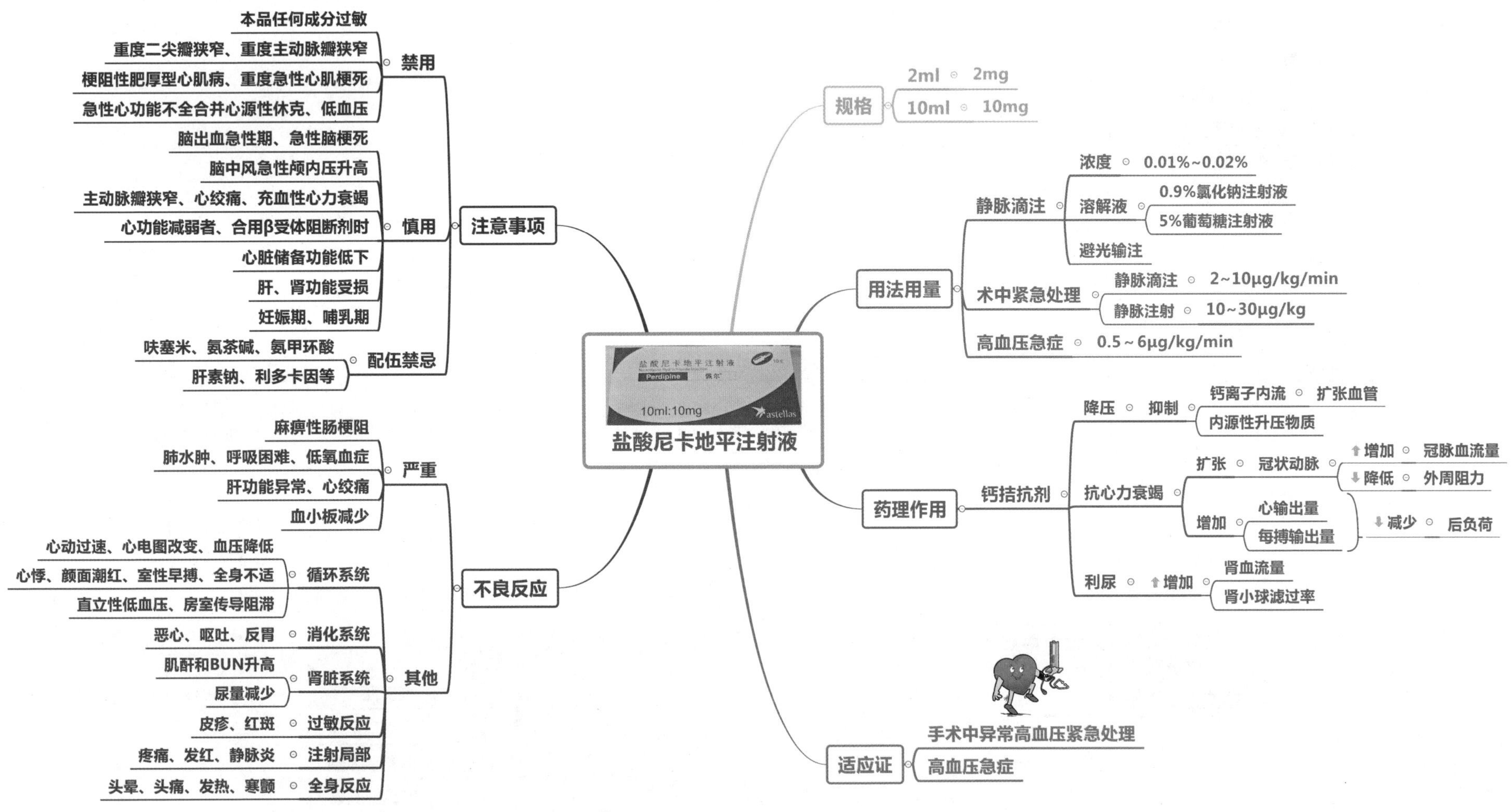
盐酸尼卡地平注射液
Perdipine 佩尔
10ml:10mg
astellas
盐酸尼卡地平注射液
规格
2ml 2mg
10ml 10mg
用法用量
静脉滴注
浓度 0.01%~0.02%
溶解液
0.9%氯化钠注射液
5%葡萄糖注射液
避光输注
术中紧急处理
静脉滴注 2~10μg/kg/min
静脉注射 10~30μg/kg
高血压急症 0.5~6μg/kg/min
药理作用
钙拮抗剂
降压 抑制
钙离子内流 扩张血管
内源性升压物质
抗心力衰竭
扩张 冠状动脉
增加 冠脉血流量
降低 外周阻力
增加
心输出量
每搏输出量
减少 后负荷
利尿 增加
肾血流量
肾小球滤过率
适应证
手术中异常高血压紧急处理
高血压急症
注意事项
禁用
本品任何成分过敏
重度二尖瓣狭窄、重度主动脉瓣狭窄
梗阻性肥厚型心肌病、重度急性心肌梗死
急性心功能不全合并心源性休克、低血压
慎用
脑出血急性期、急性脑梗死
脑中风急性颅内压升高
主动脉瓣狭窄、心绞痛、充血性心力衰竭
心功能减弱者、合用β受体阻断剂时
心脏储备功能低下
肝、肾功能受损
妊娠期、哺乳期
配伍禁忌
呋塞米、氨茶碱、氨甲环酸
肝素钠、利多卡因等
不良反应
严重
麻痹性肠梗阻
肺水肿、呼吸困难、低氧血症
肝功能异常、心绞痛
血小板减少
其他
循环系统
心动过速、心电图改变、血压降低
心悸、颜面潮红、室性早搏、全身不适
直立性低血压、房室传导阻滞
消化系统
恶心、呕吐、反胃
肾脏系统
肌酐和BUN升高
尿量减少
过敏反应
皮疹、红斑
注射局部
疼痛、发红、静脉炎
全身反应
头晕、头痛、发热、寒颤

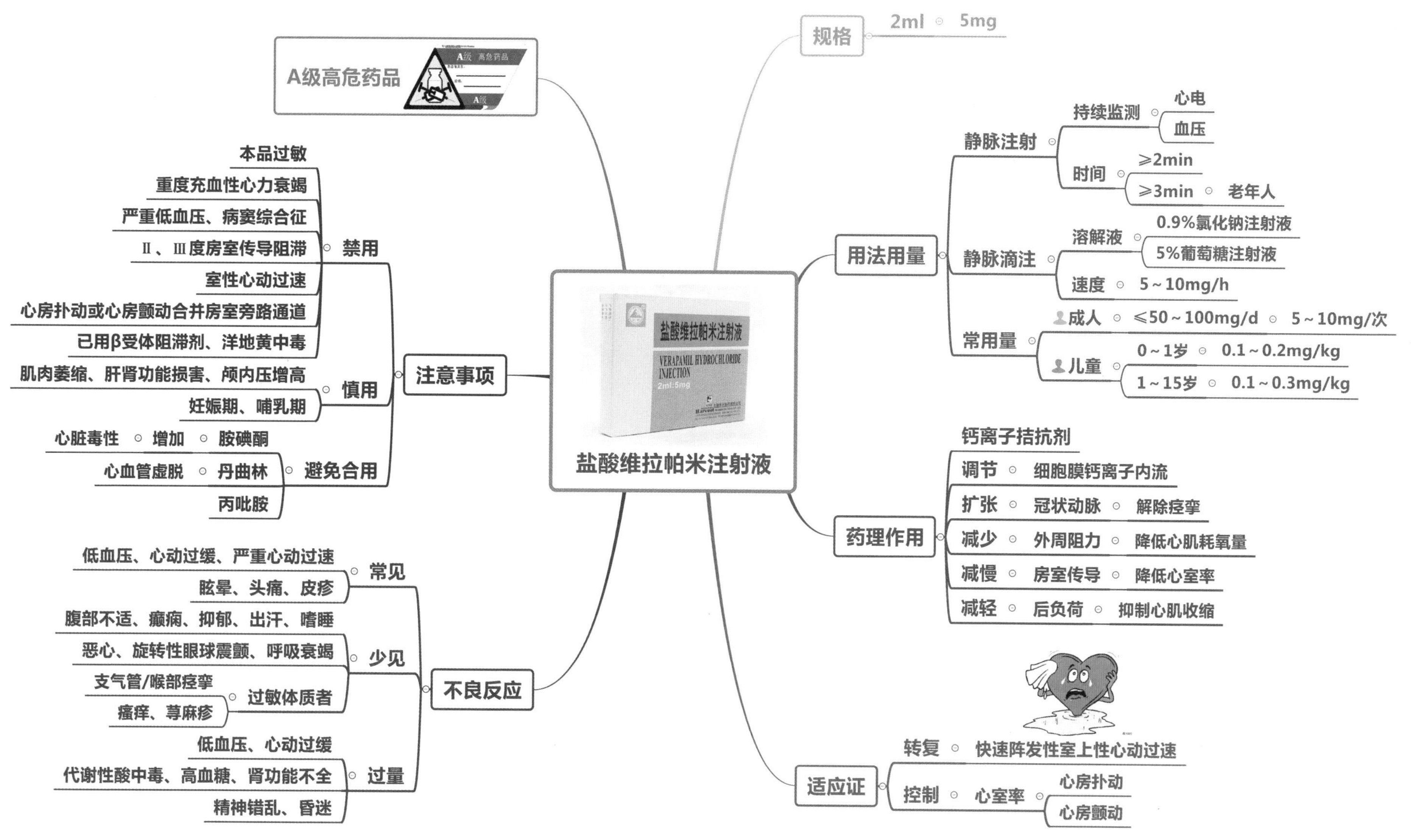

盐酸维拉帕米注射液
规格
2ml
5mg
A级高危药品
用法用量
静脉注射
持续监测
心电
血压
时间
≥2min
≥3min
老年人
静脉滴注
溶解液
0.9%氯化钠注射液
5%葡萄糖注射液
速度
5～10mg/h
常用量
成人
≤50～100mg/d
5～10mg/次
儿童
0～1岁
0.1～0.2mg/kg
1～15岁
0.1～0.3mg/kg
药理作用
钙离子拮抗剂
调节
细胞膜钙离子内流
扩张
冠状动脉
解除痉挛
减少
外周阻力
降低心肌耗氧量
减慢
房室传导
降低心室率
减轻
后负荷
抑制心肌收缩
适应证
转复
快速阵发性室上性心动过速
控制
心室率
心房扑动
心房颤动
注意事项
禁用
本品过敏
重度充血性心力衰竭
严重低血压、病窦综合征
Ⅱ、Ⅲ度房室传导阻滞
室性心动过速
心房扑动或心房颤动合并房室旁路通道
已用β受体阻滞剂、洋地黄中毒
慎用
肌肉萎缩、肝肾功能损害、颅内压增高
妊娠期、哺乳期
避免合用
胺碘酮
增加
心脏毒性
丹曲林
心血管虚脱
丙吡胺
不良反应
常见
低血压、心动过缓、严重心动过速
眩晕、头痛、皮疹
少见
腹部不适、癫痫、抑郁、出汗、嗜睡
恶心、旋转性眼球震颤、呼吸衰竭
过敏体质者
支气管/喉部痉挛
瘙痒、荨麻疹
过量
低血压、心动过缓
代谢性酸中毒、高血糖、肾功能不全
精神错乱、昏迷

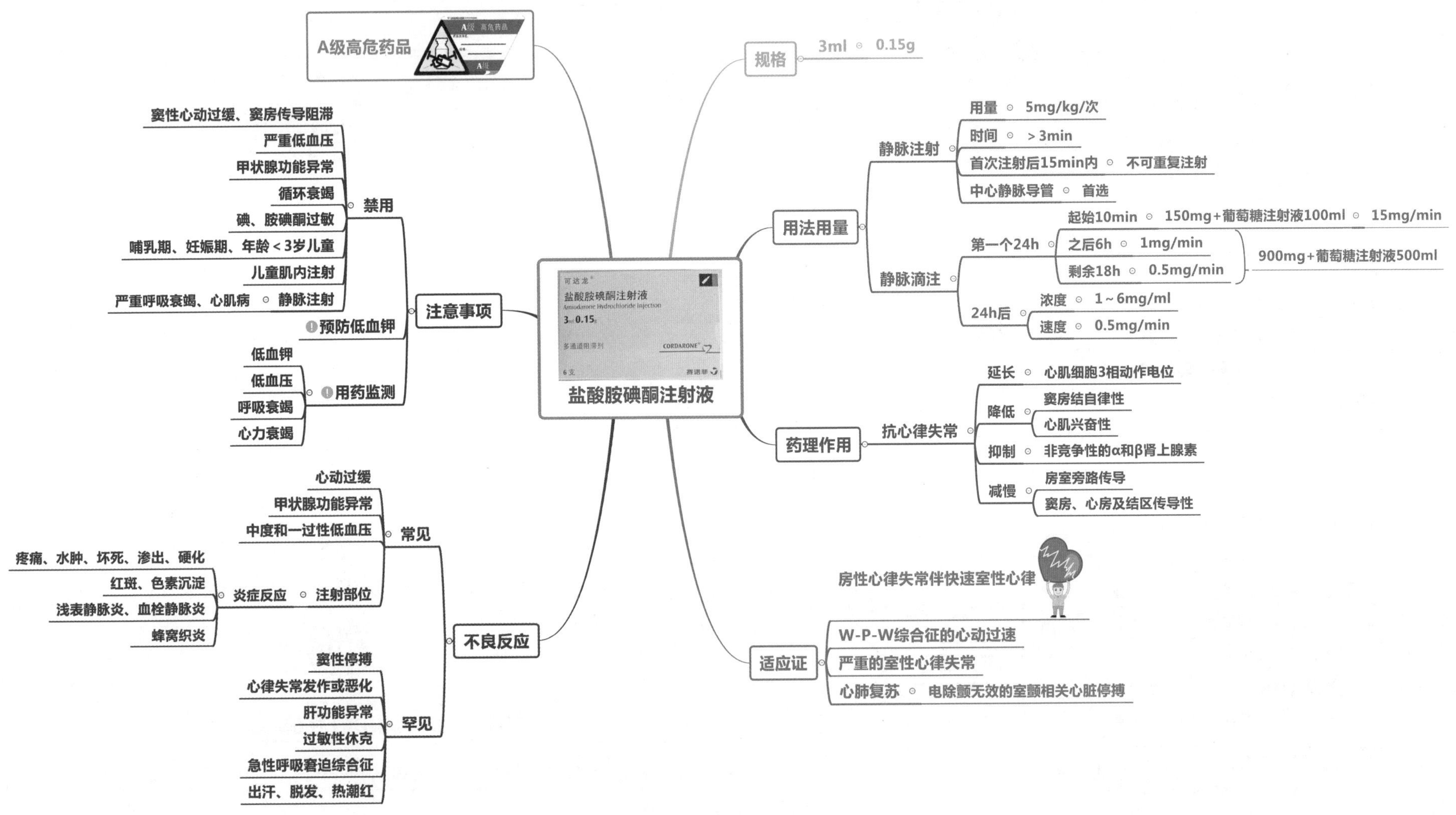
盐酸胺碘酮注射液
可达龙
盐酸胺碘酮注射液
Amiodarone Hydrochloride Injection
3ml 0.15g
CORDARONE
A级高危药品
规格
3ml 0.15g
用法用量
静脉注射
用量 5mg/kg/次
时间 ＞3min
首次注射后15min内 不可重复注射
中心静脉导管 首选
静脉滴注
第一个24h
起始10min 150mg+葡萄糖注射液100ml 15mg/min
之后6h 1mg/min
剩余18h 0.5mg/min
900mg+葡萄糖注射液500ml
24h后
浓度 1～6mg/ml
速度 0.5mg/min
药理作用
抗心律失常
延长 心肌细胞3相动作电位
降低
窦房结自律性
心肌兴奋性
抑制 非竞争性的α和β肾上腺素
减慢
房室旁路传导
窦房、心房及结区传导性
适应证
房性心律失常伴快速室性心律
W-P-W综合征的心动过速
严重的室性心律失常
心肺复苏 电除颤无效的室颤相关心脏停搏
注意事项
禁用
窦性心动过缓、窦房传导阻滞
严重低血压
甲状腺功能异常
循环衰竭
碘、胺碘酮过敏
哺乳期、妊娠期、年龄＜3岁儿童
儿童肌内注射
静脉注射 严重呼吸衰竭、心肌病
预防低血钾
用药监测
低血钾
低血压
呼吸衰竭
心力衰竭
不良反应
常见
心动过缓
甲状腺功能异常
中度和一过性低血压
注射部位 炎症反应
疼痛、水肿、坏死、渗出、硬化
红斑、色素沉淀
浅表静脉炎、血栓静脉炎
蜂窝织炎
罕见
窦性停搏
心律失常发作或恶化
肝功能异常
过敏性休克
急性呼吸窘迫综合征
出汗、脱发、热潮红

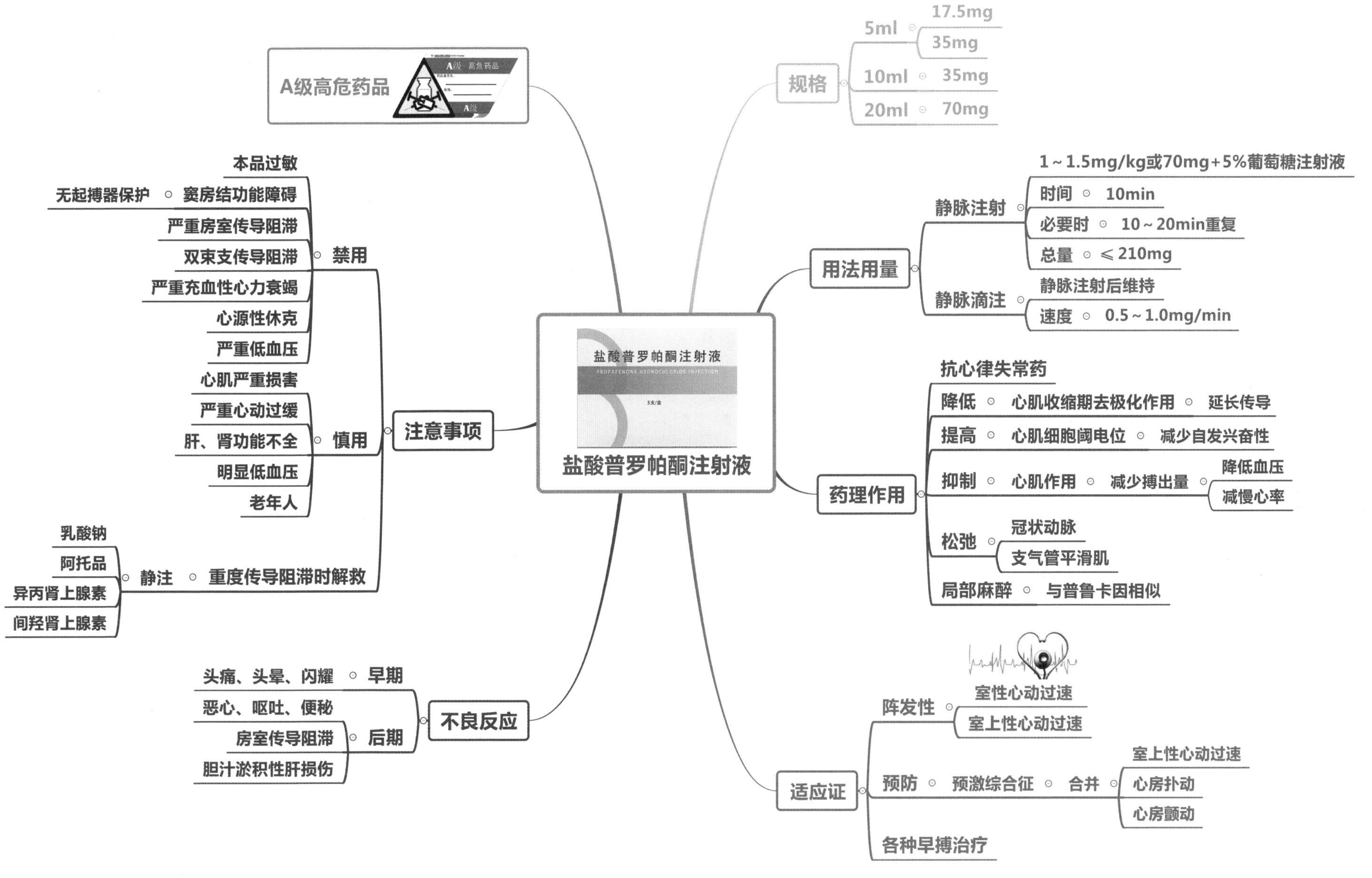
盐酸普罗帕酮注射液
PROPAFENONE HYDROCHLORIDE INJECTION
盐酸普罗帕酮注射液
A级高危药品
A级 高危药品
A级
规格
5ml
17.5mg
35mg
10ml
35mg
20ml
70mg
用法用量
静脉注射
1～1.5mg/kg或70mg+5%葡萄糖注射液
时间
10min
必要时
10～20min重复
总量
≤210mg
静脉滴注
静脉注射后维持
速度
0.5～1.0mg/min
药理作用
抗心律失常药
降低
心肌收缩期去极化作用
延长传导
提高
心肌细胞阈电位
减少自发兴奋性
抑制
心肌作用
减少搏出量
降低血压
减慢心率
松弛
冠状动脉
支气管平滑肌
局部麻醉
与普鲁卡因相似
适应证
阵发性
室性心动过速
室上性心动过速
预防
预激综合征
合并
室上性心动过速
心房扑动
心房颤动
各种早搏治疗
注意事项
禁用
本品过敏
窦房结功能障碍
无起搏器保护
严重房室传导阻滞
双束支传导阻滞
严重充血性心力衰竭
心源性休克
严重低血压
慎用
心肌严重损害
严重心动过缓
肝、肾功能不全
明显低血压
老年人
重度传导阻滞时解救
静注
乳酸钠
阿托品
异丙肾上腺素
间羟肾上腺素
不良反应
早期
头痛、头晕、闪耀
后期
恶心、呕吐、便秘
房室传导阻滞
胆汁淤积性肝损伤

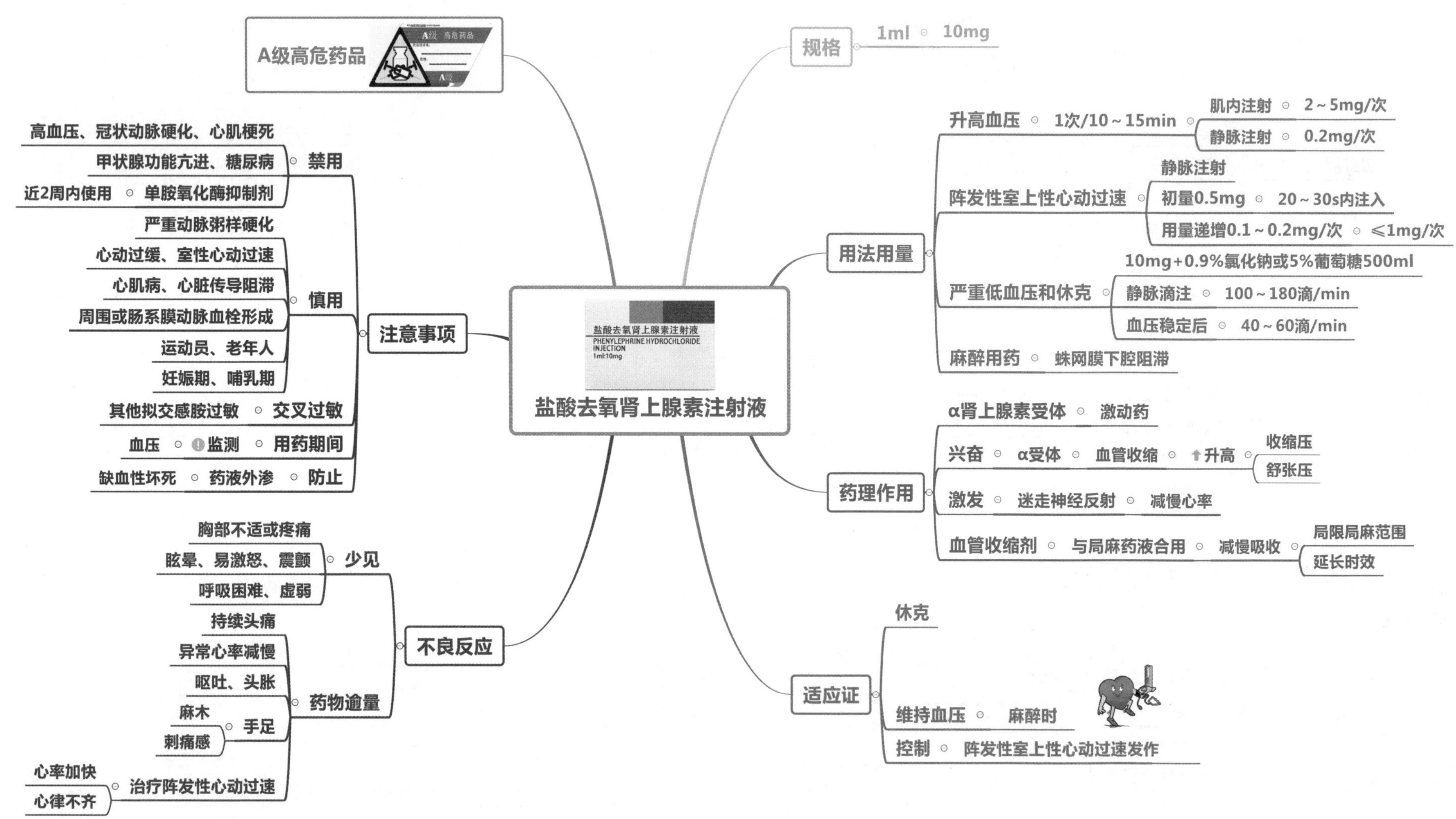
盐酸去氧肾上腺素注射液
盐酸去氧肾上腺素注射液
PHENYLEPHRINE HYDROCHLORIDE INJECTION
1ml:10mg
A级高危药品
A级 高危药品
规格
1ml 10mg
用法用量
升高血压 1次/10～15min
肌内注射 2～5mg/次
静脉注射 0.2mg/次
阵发性室上性心动过速
静脉注射
初量0.5mg 20～30s内注入
用量递增0.1～0.2mg/次 ≤1mg/次
严重低血压和休克
10mg+0.9%氯化钠或5%葡萄糖500ml
静脉滴注 100～180滴/min
血压稳定后 40～60滴/min
麻醉用药 蛛网膜下腔阻滞
药理作用
α肾上腺素受体 激动药
兴奋 α受体 血管收缩 ↑升高
收缩压
舒张压
激发 迷走神经反射 减慢心率
血管收缩剂 与局麻药液合用 减慢吸收
局限局麻范围
延长时效
适应证
休克
维持血压 麻醉时
控制 阵发性室上性心动过速发作
注意事项
禁用
高血压、冠状动脉硬化、心肌梗死
甲状腺功能亢进、糖尿病
单胺氧化酶抑制剂 近2周内使用
慎用
严重动脉粥样硬化
心动过缓、室性心动过速
心肌病、心脏传导阻滞
周围或肠系膜动脉血栓形成
运动员、老年人
妊娠期、哺乳期
交叉过敏 其他拟交感胺过敏
用药期间 监测 血压
防止 药液外渗 缺血性坏死
不良反应
少见
胸部不适或疼痛
眩晕、易激怒、震颤
呼吸困难、虚弱
药物逾量
持续头痛
异常心率减慢
呕吐、头胀
手足
麻木
刺痛感
治疗阵发性心动过速
心率加快
心律不齐

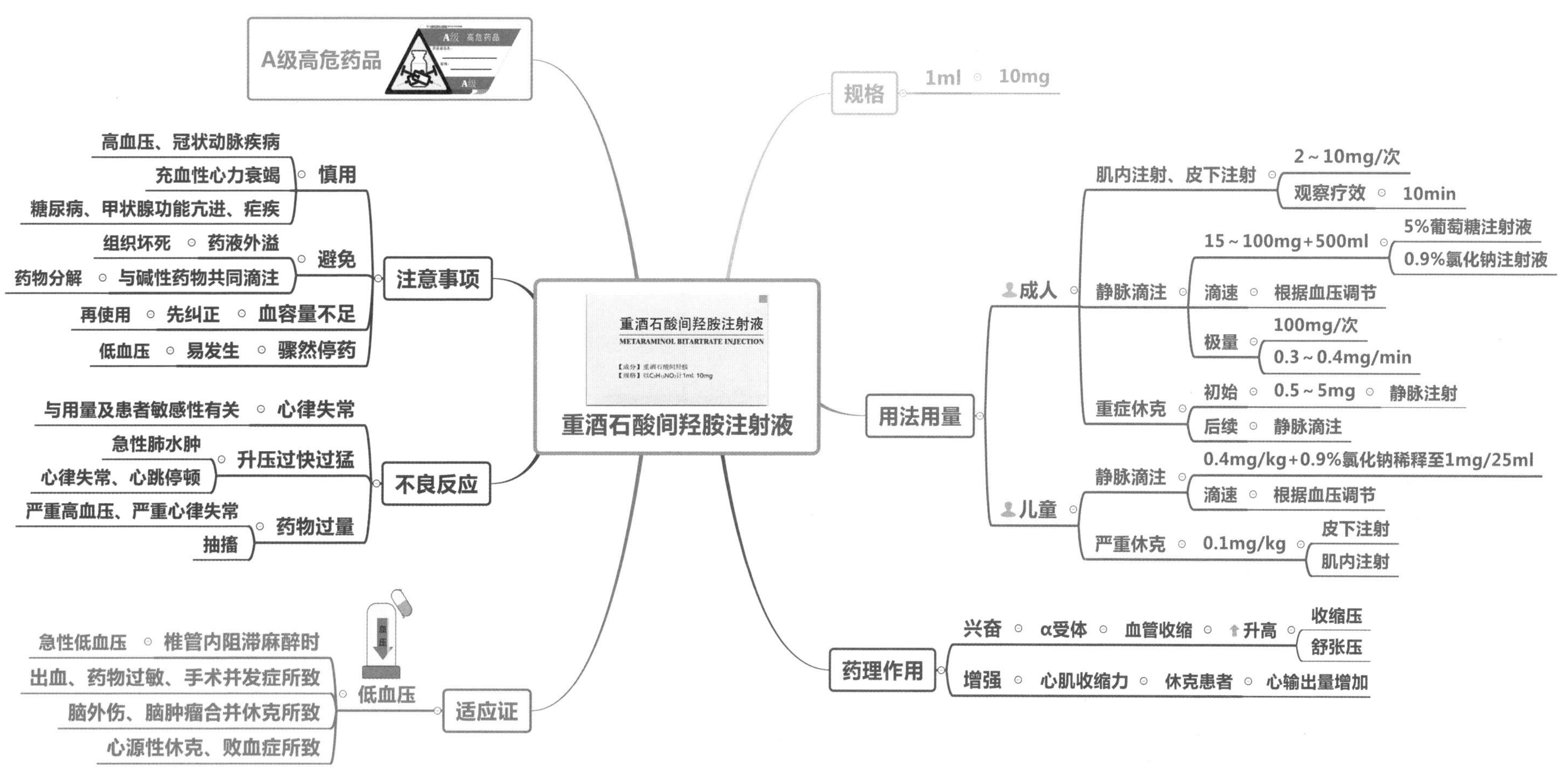
重酒石酸间羟胺注射液
重酒石酸间羟胺注射液
METARAMINOL BITARTRATE INJECTION
A级高危药品
规格
1ml
10mg
用法用量
成人
肌内注射、皮下注射
2～10mg/次
观察疗效
10min
静脉滴注
15～100mg+500ml
5%葡萄糖注射液
0.9%氯化钠注射液
滴速
根据血压调节
极量
100mg/次
0.3～0.4mg/min
重症休克
初始
0.5～5mg
静脉注射
后续
静脉滴注
儿童
静脉滴注
0.4mg/kg+0.9%氯化钠稀释至1mg/25ml
滴速
根据血压调节
严重休克
0.1mg/kg
皮下注射
肌内注射
药理作用
兴奋
α受体
血管收缩
升高
收缩压
舒张压
增强
心肌收缩力
休克患者
心输出量增加
注意事项
慎用
高血压、冠状动脉疾病
充血性心力衰竭
糖尿病、甲状腺功能亢进、疟疾
避免
组织坏死
药液外溢
药物分解
与碱性药物共同滴注
再使用
先纠正
血容量不足
低血压
易发生
骤然停药
不良反应
心律失常
与用量及患者敏感性有关
升压过快过猛
急性肺水肿
心律失常、心跳停顿
药物过量
严重高血压、严重心律失常
抽搐
适应证
低血压
急性低血压
椎管内阻滞麻醉时
出血、药物过敏、手术并发症所致
脑外伤、脑肿瘤合并休克所致
心源性休克、败血症所致
血压

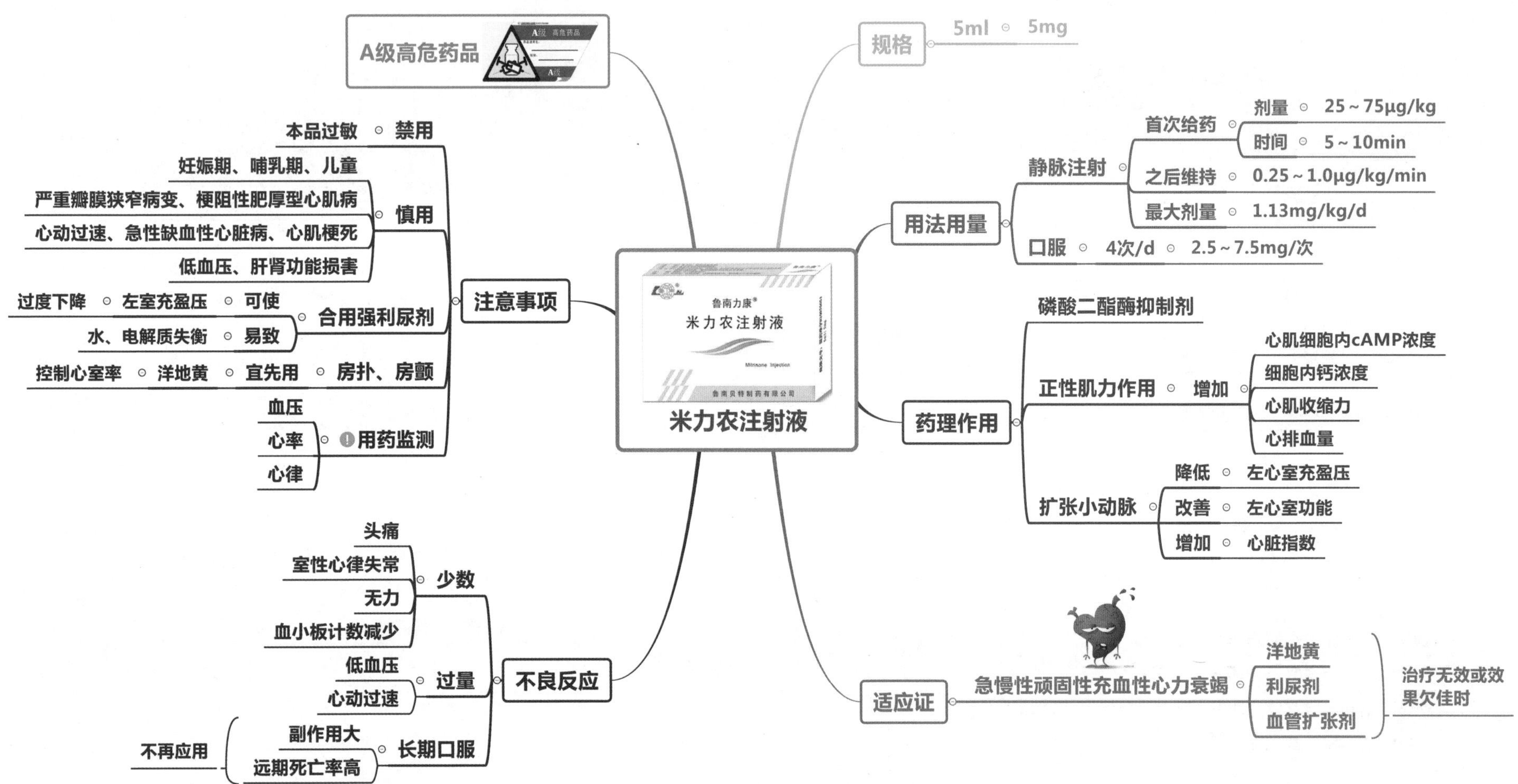
米力农注射液
鲁南力康®
米力农注射液
Milrinone Injection
鲁南贝特制药有限公司
A级高危药品
A级 高危药品
规格
5ml
5mg
用法用量
静脉注射
首次给药
剂量
25~75μg/kg
时间
5~10min
之后维持
0.25~1.0μg/kg/min
最大剂量
1.13mg/kg/d
口服
4次/d
2.5~7.5mg/次
药理作用
磷酸二酯酶抑制剂
正性肌力作用
增加
心肌细胞内cAMP浓度
细胞内钙浓度
心肌收缩力
心排血量
扩张小动脉
降低
左心室充盈压
改善
左心室功能
增加
心脏指数
适应证
急慢性顽固性充血性心力衰竭
洋地黄
利尿剂
血管扩张剂
治疗无效或效果欠佳时
注意事项
禁用
本品过敏
慎用
妊娠期、哺乳期、儿童
严重瓣膜狭窄病变、梗阻性肥厚型心肌病
心动过速、急性缺血性心脏病、心肌梗死
低血压、肝肾功能损害
合用强利尿剂
可使
左室充盈压
过度下降
易致
水、电解质失衡
房扑、房颤
宜先用
洋地黄
控制心室率
用药监测
血压
心率
心律
不良反应
少数
头痛
室性心律失常
无力
血小板计数减少
过量
低血压
心动过速
长期口服
副作用大
远期死亡率高
不再应用

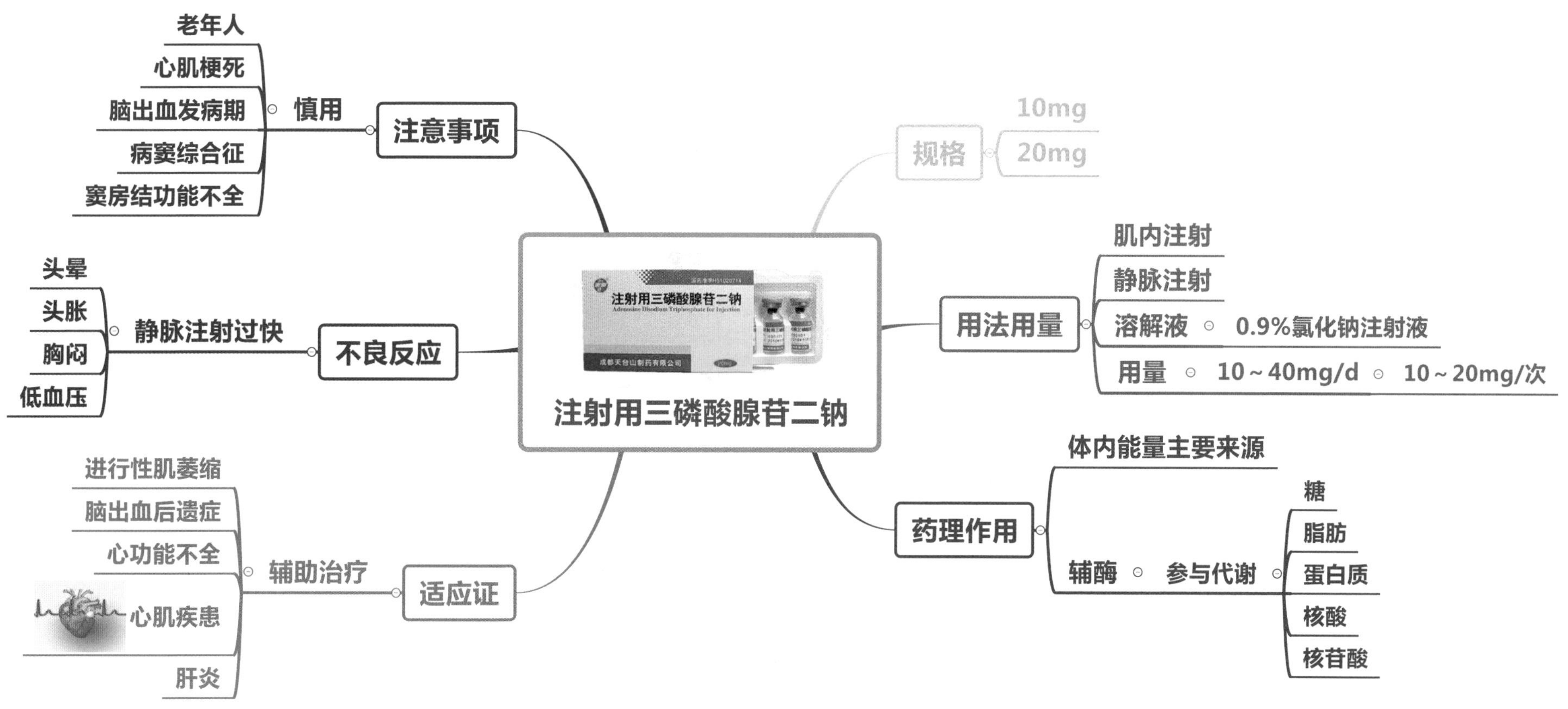
注射用三磷酸腺苷二钠
注意事项
慎用
老年人
心肌梗死
脑出血发病期
病窦综合征
窦房结功能不全
不良反应
静脉注射过快
头晕
头胀
胸闷
低血压
适应证
辅助治疗
进行性肌萎缩
脑出血后遗症
心功能不全
心肌疾患
肝炎
规格
10mg
20mg
用法用量
肌内注射
静脉注射
溶解液
0.9%氯化钠注射液
用量
10～40mg/d
10～20mg/次
药理作用
体内能量主要来源
辅酶
参与代谢
糖
脂肪
蛋白质
核酸
核苷酸

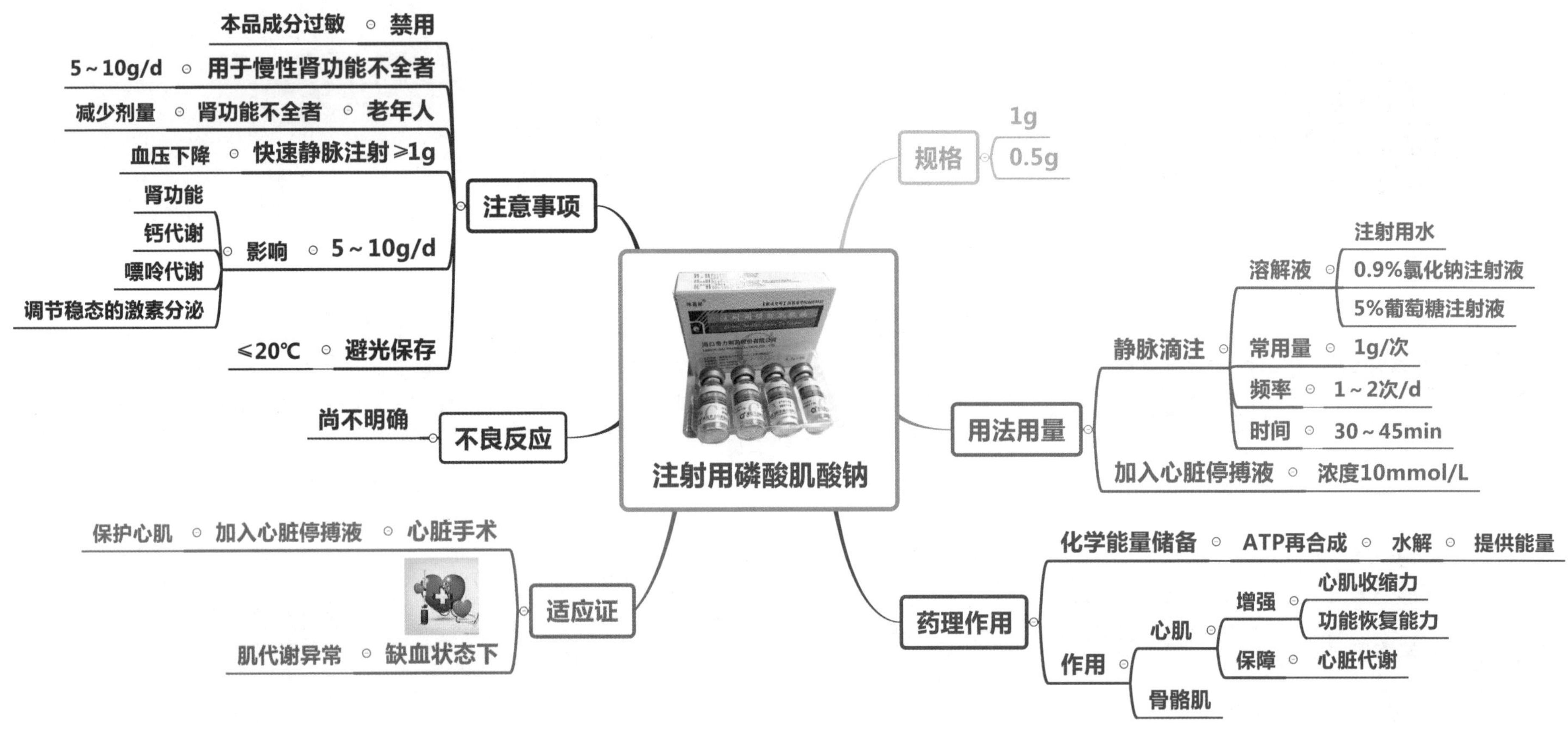
注射用磷酸肌酸钠
规格
1g
0.5g
用法用量
静脉滴注
溶解液
注射用水
0.9%氯化钠注射液
5%葡萄糖注射液
常用量
1g/次
频率
1～2次/d
时间
30～45min
加入心脏停搏液
浓度10mmol/L
药理作用
化学能量储备
ATP再合成
水解
提供能量
作用
心肌
增强
心肌收缩力
功能恢复能力
保障
心脏代谢
骨骼肌
适应证
保护心肌
加入心脏停搏液
心脏手术
肌代谢异常
缺血状态下
不良反应
尚不明确
注意事项
本品成分过敏
禁用
5～10g/d
用于慢性肾功能不全者
减少剂量
肾功能不全者
老年人
血压下降
快速静脉注射≥1g
肾功能
钙代谢
嘌呤代谢
调节稳态的激素分泌
影响
5～10g/d
≤20℃
避光保存

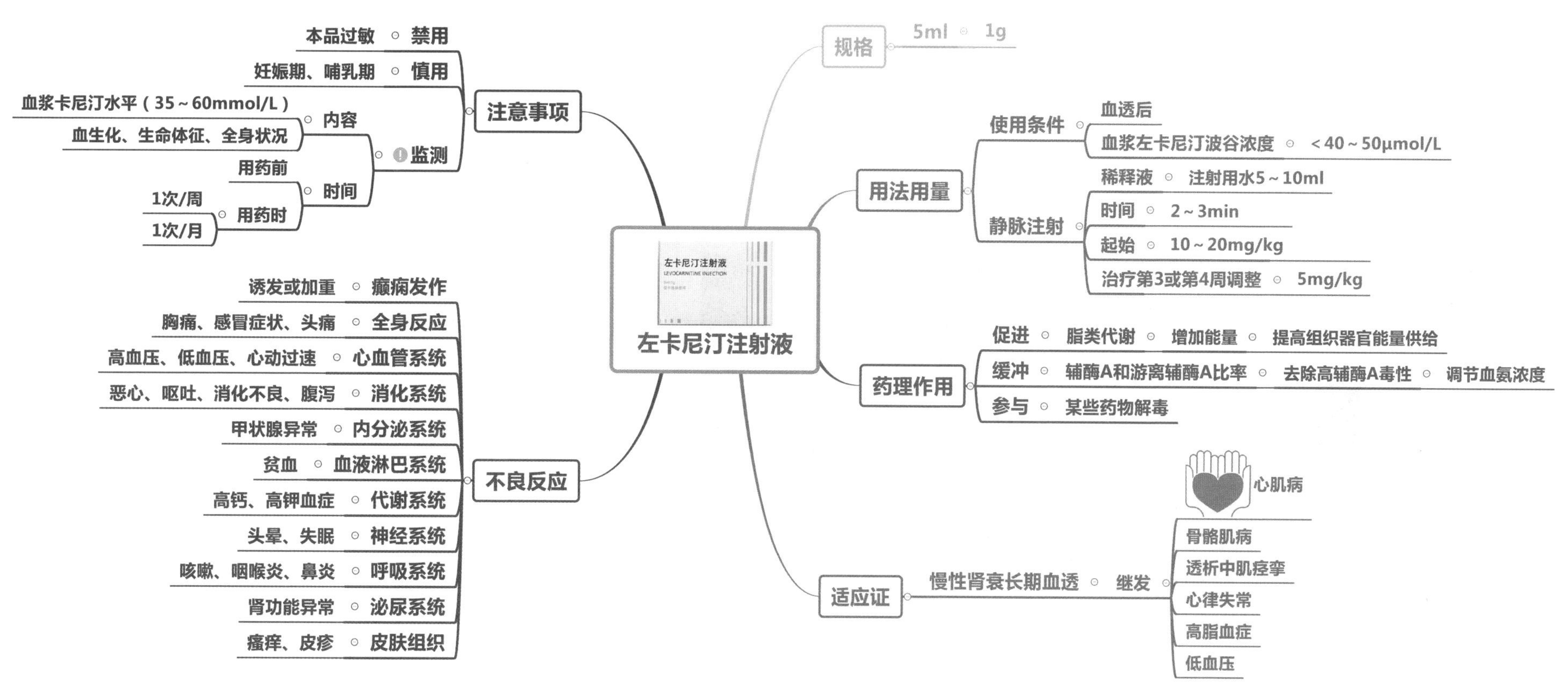
左卡尼汀注射液
规格
5ml
1g
用法用量
使用条件
血透后
血浆左卡尼汀波谷浓度
＜40～50μmol/L
静脉注射
稀释液
注射用水5～10ml
时间
2～3min
起始
10～20mg/kg
治疗第3或第4周调整
5mg/kg
药理作用
促进
脂类代谢
增加能量
提高组织器官能量供给
缓冲
辅酶A和游离辅酶A比率
去除高辅酶A毒性
调节血氨浓度
参与
某些药物解毒
适应证
慢性肾衰长期血透
继发
心肌病
骨骼肌病
透析中肌痉挛
心律失常
高脂血症
低血压
注意事项
禁用
本品过敏
慎用
妊娠期、哺乳期
监测
内容
血浆卡尼汀水平（35～60mmol/L）
血生化、生命体征、全身状况
时间
用药前
用药时
1次/周
1次/月
不良反应
癫痫发作
诱发或加重
全身反应
胸痛、感冒症状、头痛
心血管系统
高血压、低血压、心动过速
消化系统
恶心、呕吐、消化不良、腹泻
内分泌系统
甲状腺异常
血液淋巴系统
贫血
代谢系统
高钙、高钾血症
神经系统
头晕、失眠
呼吸系统
咳嗽、咽喉炎、鼻炎
泌尿系统
肾功能异常
皮肤组织
瘙痒、皮疹

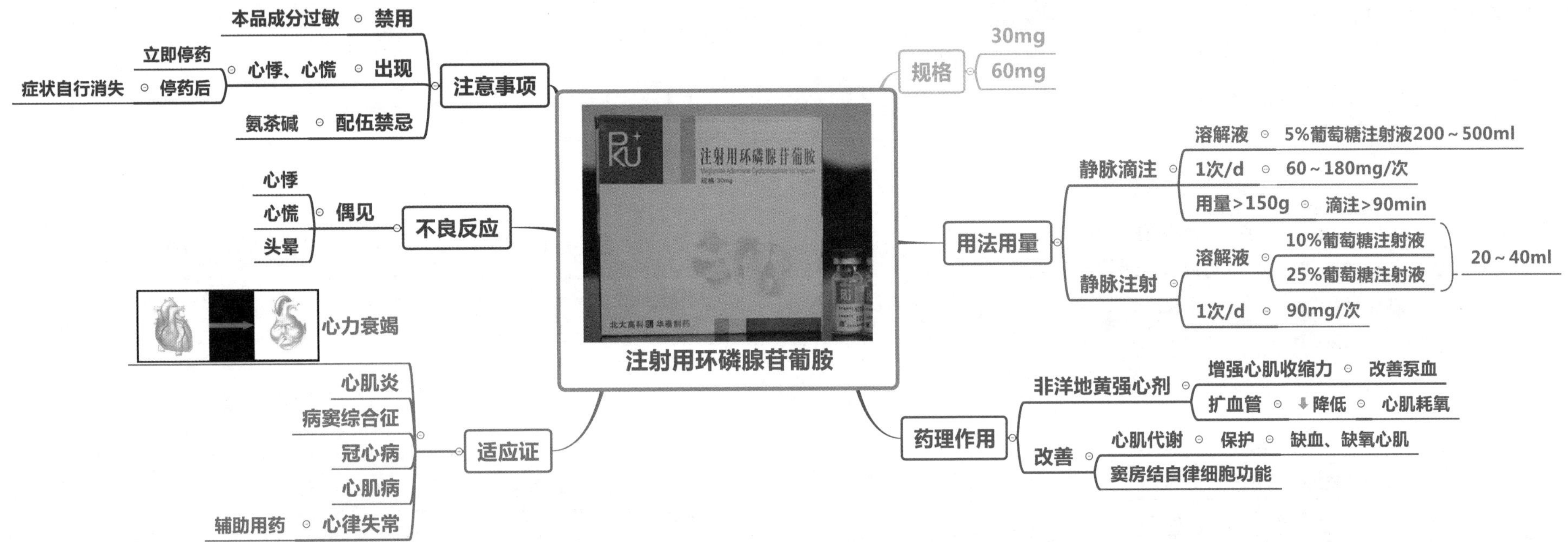
注射用环磷腺苷葡胺
注意事项
本品成分过敏 禁用
出现 心悸、心慌 停药后 症状自行消失
立即停药
配伍禁忌 氨茶碱
不良反应
偶见 心悸 心慌 头晕
适应证
心力衰竭
心肌炎
病窦综合征
冠心病
心肌病
心律失常 辅助用药
规格
30mg
60mg
用法用量
静脉滴注
溶解液 5%葡萄糖注射液200~500ml
1次/d 60~180mg/次
用量>150g 滴注>90min
静脉注射
溶解液 10%葡萄糖注射液 25%葡萄糖注射液 20~40ml
1次/d 90mg/次
药理作用
非洋地黄强心剂
增强心肌收缩力 改善泵血
扩血管 降低 心肌耗氧
改善
心肌代谢 保护 缺血、缺氧心肌
窦房结自律细胞功能

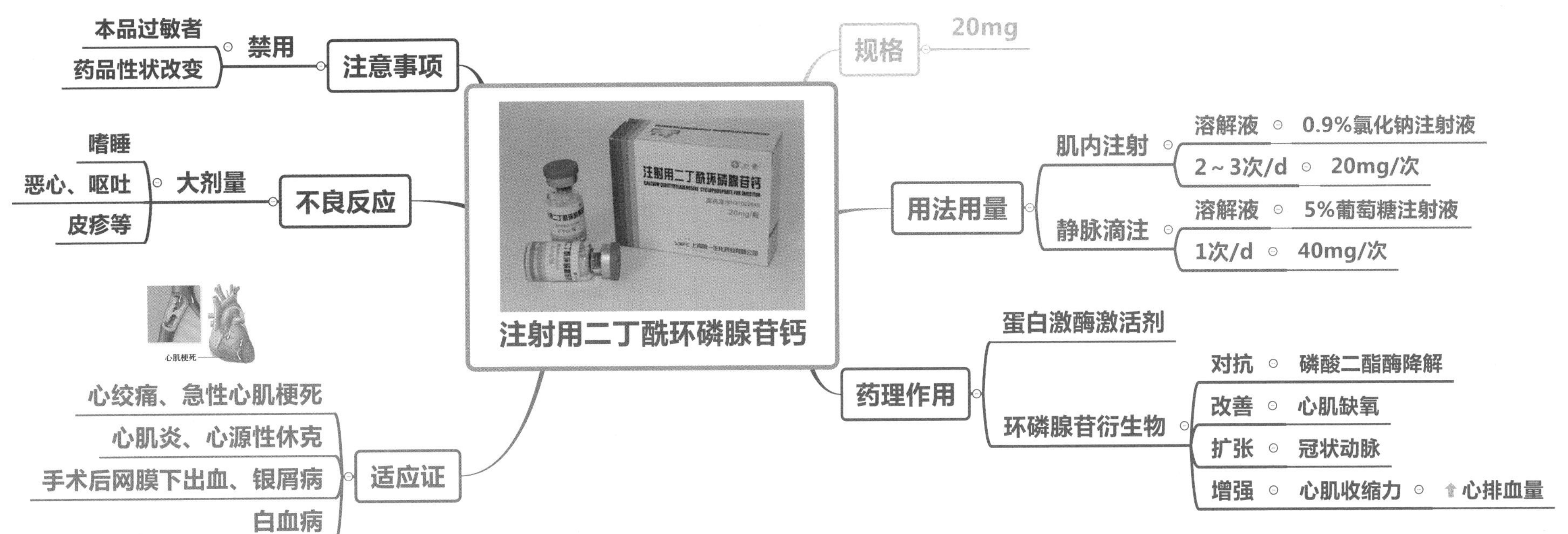
注射用二丁酰环磷腺苷钙
注射用二丁酰环磷腺苷钙
20mg/瓶
规格
20mg
用法用量
肌内注射
溶解液
0.9%氯化钠注射液
2～3次/d
20mg/次
静脉滴注
溶解液
5%葡萄糖注射液
1次/d
40mg/次
药理作用
蛋白激酶激活剂
环磷腺苷衍生物
对抗
磷酸二酯酶降解
改善
心肌缺氧
扩张
冠状动脉
增强
心肌收缩力
⬆心排血量
注意事项
禁用
本品过敏者
药品性状改变
不良反应
大剂量
嗜睡
恶心、呕吐
皮疹等
适应证
心绞痛、急性心肌梗死
心肌炎、心源性休克
手术后网膜下出血、银屑病
白血病
心肌梗死

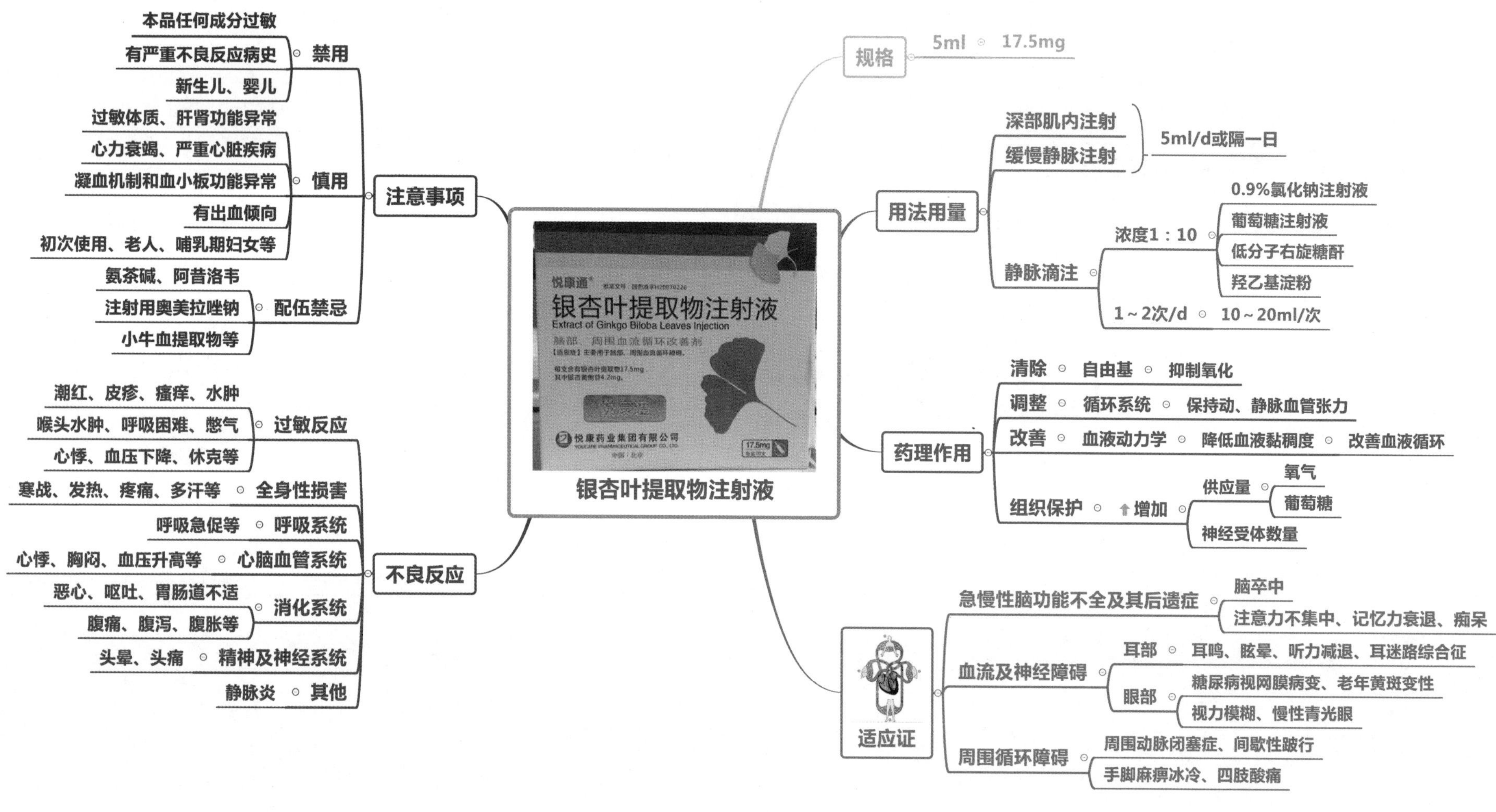
银杏叶提取物注射液
悦康通
银杏叶提取物注射液
Extract of Ginkgo Biloba Leaves Injection
脑部、周围血流循环改善剂
悦康药业集团有限公司
17.5mg
规格
5ml
17.5mg
用法用量
深部肌内注射
缓慢静脉注射
5ml/d或隔一日
静脉滴注
浓度1：10
0.9%氯化钠注射液
葡萄糖注射液
低分子右旋糖酐
羟乙基淀粉
1～2次/d
10～20ml/次
药理作用
清除
自由基
抑制氧化
调整
循环系统
保持动、静脉血管张力
改善
血液动力学
降低血液黏稠度
改善血液循环
组织保护
增加
供应量
氧气
葡萄糖
神经受体数量
适应证
急慢性脑功能不全及其后遗症
脑卒中
注意力不集中、记忆力衰退、痴呆
血流及神经障碍
耳部
耳鸣、眩晕、听力减退、耳迷路综合征
眼部
糖尿病视网膜病变、老年黄斑变性
视力模糊、慢性青光眼
周围循环障碍
周围动脉闭塞症、间歇性跛行
手脚麻痹冰冷、四肢酸痛
注意事项
禁用
本品任何成分过敏
有严重不良反应病史
新生儿、婴儿
慎用
过敏体质、肝肾功能异常
心力衰竭、严重心脏疾病
凝血机制和血小板功能异常
有出血倾向
初次使用、老人、哺乳期妇女等
配伍禁忌
氨茶碱、阿昔洛韦
注射用奥美拉唑钠
小牛血提取物等
不良反应
过敏反应
潮红、皮疹、瘙痒、水肿
喉头水肿、呼吸困难、憋气
心悸、血压下降、休克等
全身性损害
寒战、发热、疼痛、多汗等
呼吸系统
呼吸急促等
心脑血管系统
心悸、胸闷、血压升高等
消化系统
恶心、呕吐、胃肠道不适
腹痛、腹泻、腹胀等
精神及神经系统
头晕、头痛
其他
静脉炎

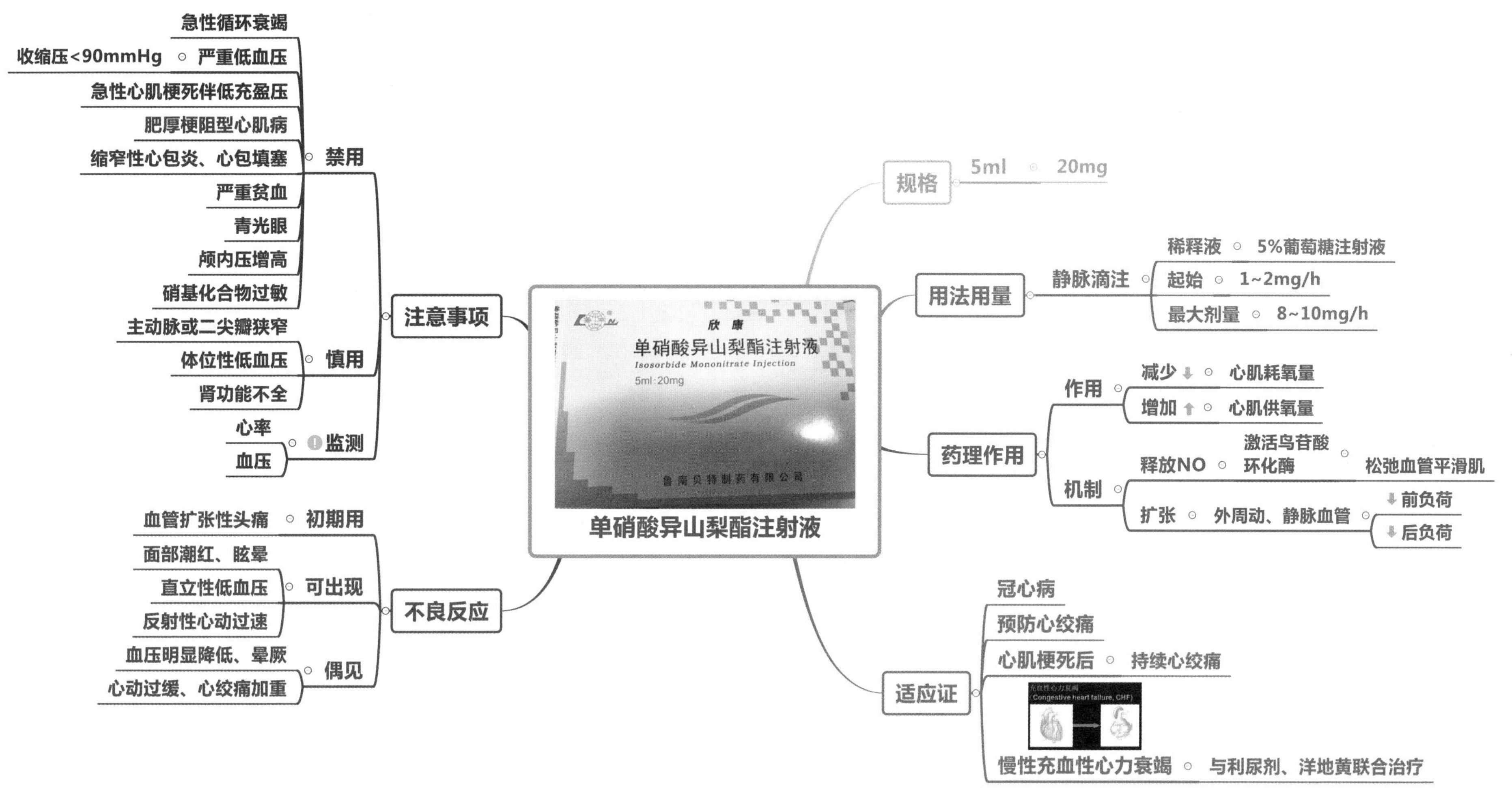
单硝酸异山梨酯注射液
欣康
单硝酸异山梨酯注射液
Isosorbide Mononitrate Injection
5ml:20mg
鲁南贝特制药有限公司
注意事项
禁用
急性循环衰竭
严重低血压
收缩压<90mmHg
急性心肌梗死伴低充盈压
肥厚梗阻型心肌病
缩窄性心包炎、心包填塞
严重贫血
青光眼
颅内压增高
硝基化合物过敏
慎用
主动脉或二尖瓣狭窄
体位性低血压
肾功能不全
监测
心率
血压
不良反应
初期用
血管扩张性头痛
可出现
面部潮红、眩晕
直立性低血压
反射性心动过速
偶见
血压明显降低、晕厥
心动过缓、心绞痛加重
规格
5ml
20mg
用法用量
静脉滴注
稀释液
5%葡萄糖注射液
起始
1~2mg/h
最大剂量
8~10mg/h
药理作用
作用
减少
心肌耗氧量
增加
心肌供氧量
机制
释放NO
激活鸟苷酸环化酶
松弛血管平滑肌
扩张
外周动、静脉血管
前负荷
后负荷
适应证
冠心病
预防心绞痛
心肌梗死后
持续心绞痛
(Congestive heart failure, CHF)
慢性充血性心力衰竭
与利尿剂、洋地黄联合治疗

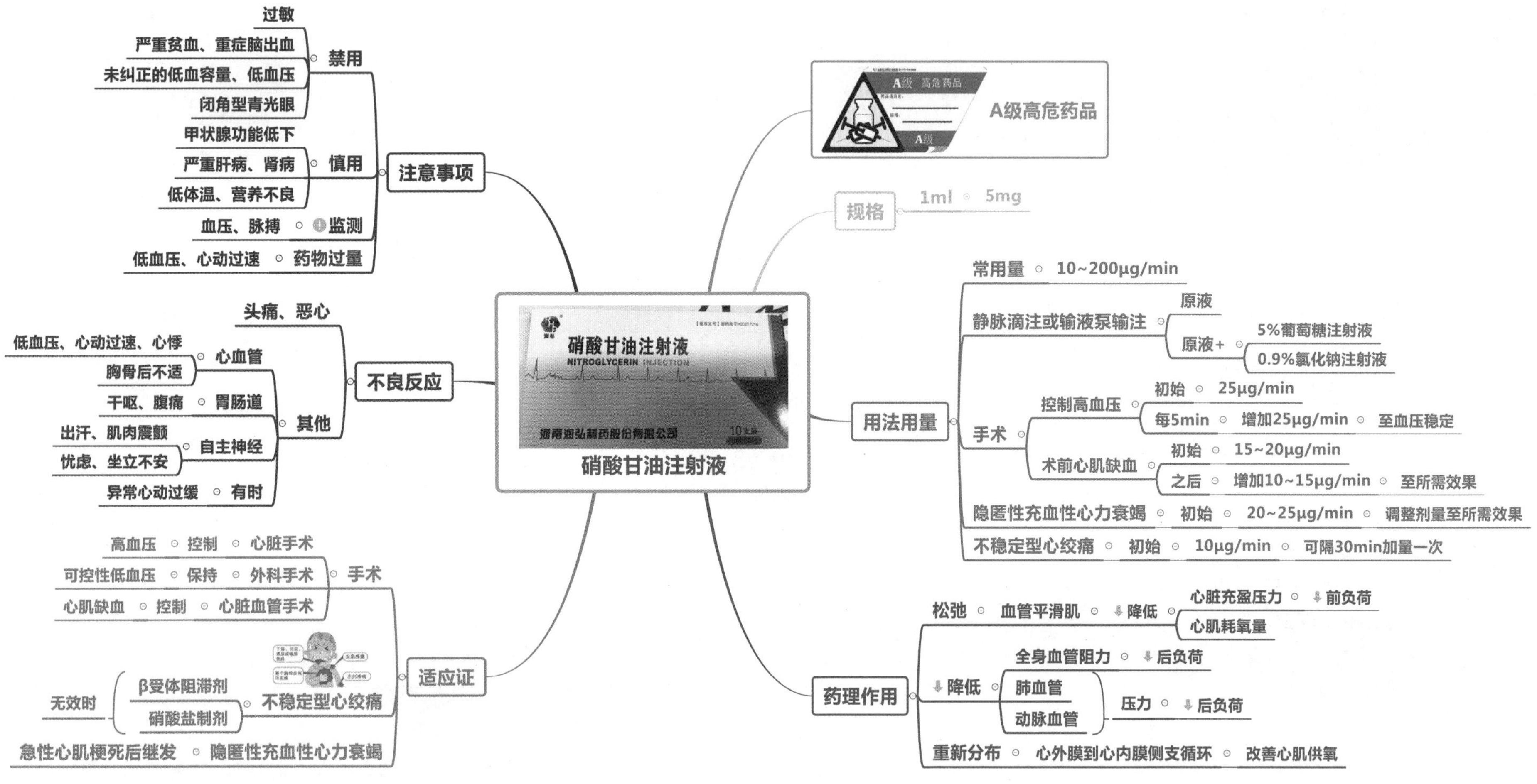

硝酸甘油注射液
NITROGLYCERIN INJECTION
河南润弘制药股份有限公司
10支装
A级 高危药品
A级
A级高危药品
规格
1ml
5mg
用法用量
常用量
10~200μg/min
静脉滴注或输液泵输注
原液
原液+
5%葡萄糖注射液
0.9%氯化钠注射液
手术
控制高血压
初始
25μg/min
每5min
增加25μg/min
至血压稳定
术前心肌缺血
初始
15~20μg/min
之后
增加10~15μg/min
至所需效果
隐匿性充血性心力衰竭
初始
20~25μg/min
调整剂量至所需效果
不稳定型心绞痛
初始
10μg/min
可隔30min加量一次
药理作用
松弛
血管平滑肌
降低
心脏充盈压力
前负荷
心肌耗氧量
降低
全身血管阻力
后负荷
肺血管
动脉血管
压力
后负荷
重新分布
心外膜到心内膜侧支循环
改善心肌供氧
注意事项
禁用
过敏
严重贫血、重症脑出血
未纠正的低血容量、低血压
闭角型青光眼
慎用
甲状腺功能低下
严重肝病、肾病
低体温、营养不良
监测
血压、脉搏
药物过量
低血压、心动过速
不良反应
头痛、恶心
其他
心血管
低血压、心动过速、心悸
胸骨后不适
胃肠道
干呕、腹痛
自主神经
出汗、肌肉震颤
忧虑、坐立不安
有时
异常心动过缓
适应证
手术
高血压
控制
心脏手术
可控性低血压
保持
外科手术
心肌缺血
控制
心脏血管手术
不稳定型心绞痛
β受体阻滞剂
硝酸盐制剂
无效时
急性心肌梗死后继发
隐匿性充血性心力衰竭

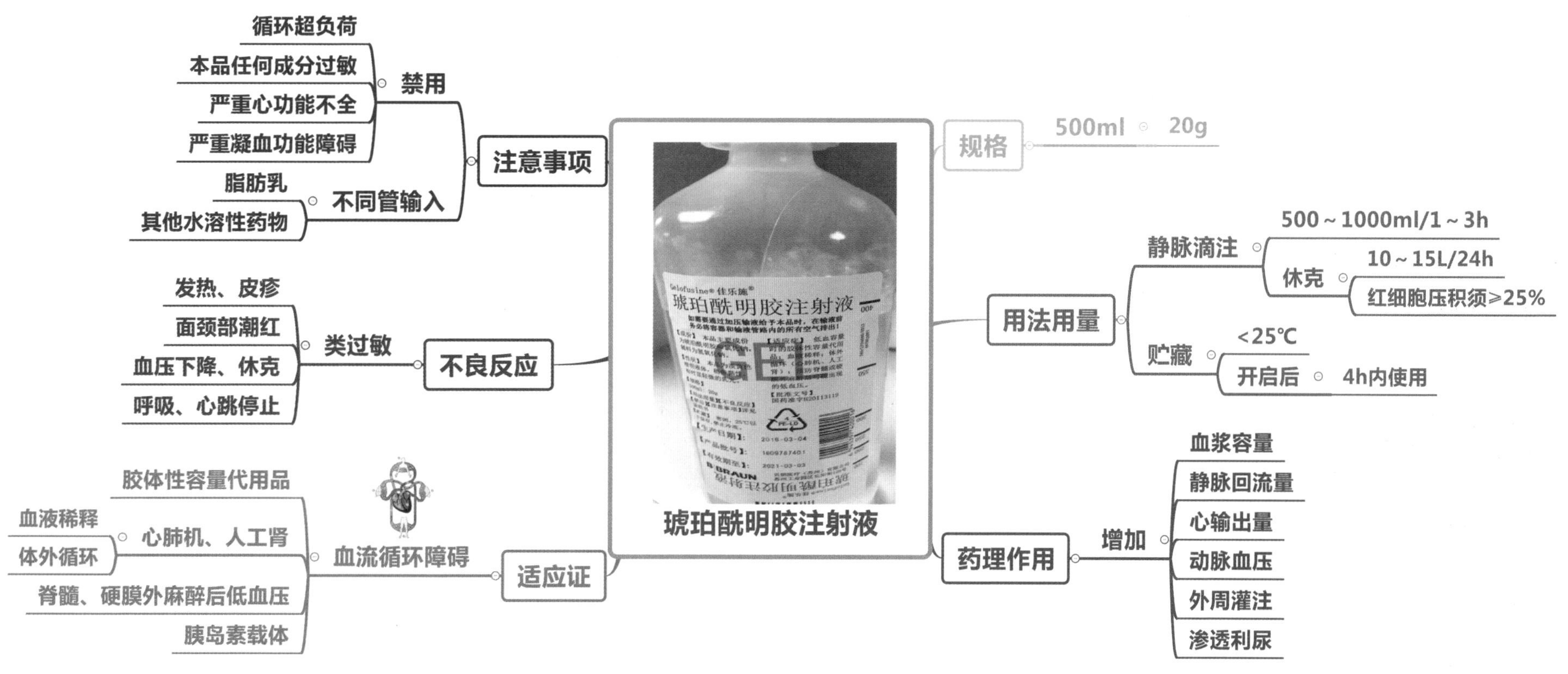
琥珀酰明胶注射液
规格
500ml
20g
用法用量
静脉滴注
500～1000ml/1～3h
休克
10～15L/24h
红细胞压积须≥25%
贮藏
<25℃
开启后
4h内使用
药理作用
增加
血浆容量
静脉回流量
心输出量
动脉血压
外周灌注
渗透利尿
注意事项
禁用
循环超负荷
本品任何成分过敏
严重心功能不全
严重凝血功能障碍
不同管输入
脂肪乳
其他水溶性药物
不良反应
类过敏
发热、皮疹
面颈部潮红
血压下降、休克
呼吸、心跳停止
适应证
血流循环障碍
胶体性容量代用品
心肺机、人工肾
血液稀释
体外循环
脊髓、硬膜外麻醉后低血压
胰岛素载体
琥珀酰明胶注射液
GEL

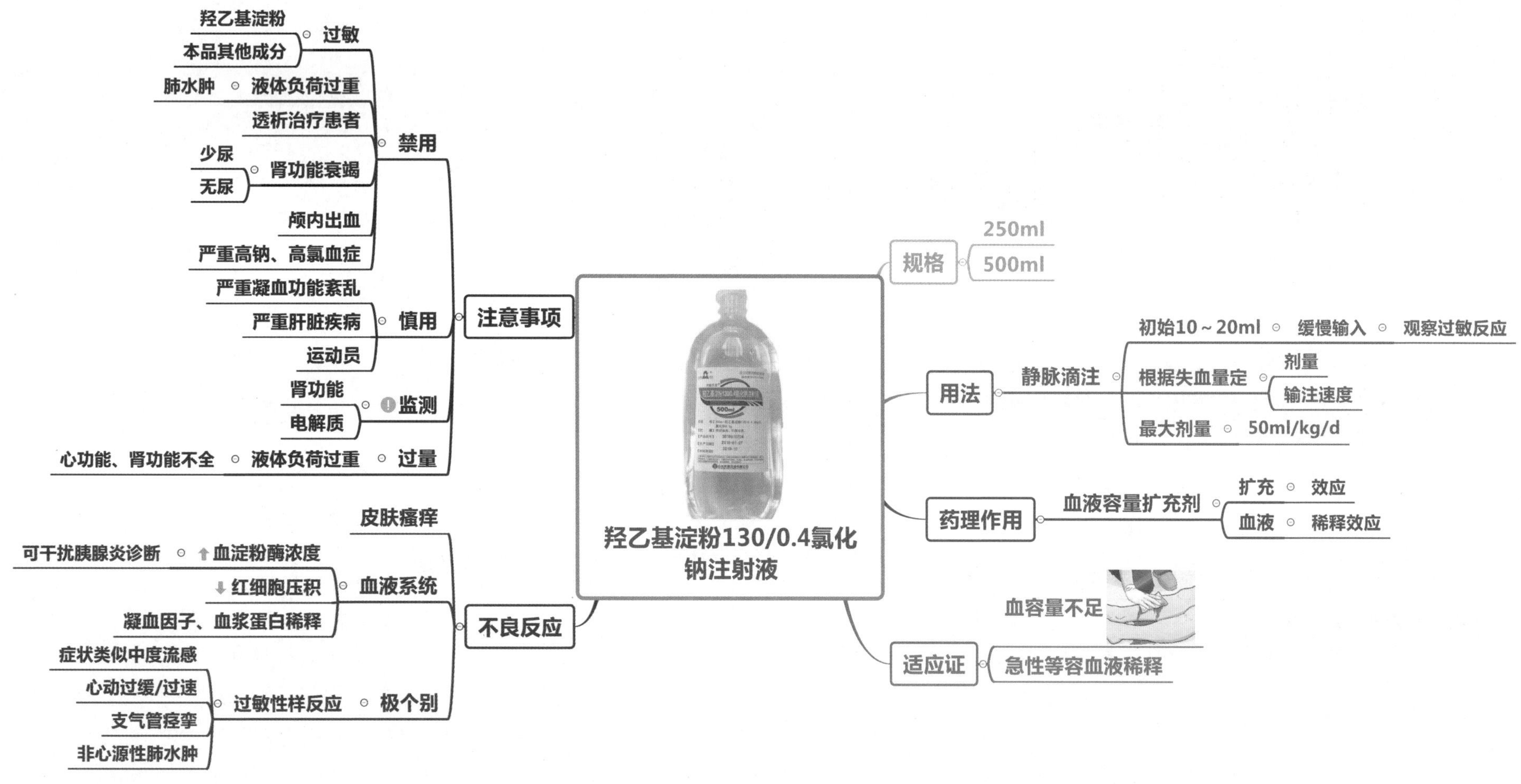
羟乙基淀粉130/0.4氯化钠注射液
规格
250ml
500ml
用法
静脉滴注
初始10～20ml
缓慢输入
观察过敏反应
根据失血量定
剂量
输注速度
最大剂量
50ml/kg/d
药理作用
血液容量扩充剂
扩充
效应
血液
稀释效应
适应证
血容量不足
急性等容血液稀释
注意事项
禁用
过敏
羟乙基淀粉
本品其他成分
液体负荷过重
肺水肿
透析治疗患者
肾功能衰竭
少尿
无尿
颅内出血
严重高钠、高氯血症
慎用
严重凝血功能紊乱
严重肝脏疾病
运动员
监测
肾功能
电解质
过量
液体负荷过重
心功能、肾功能不全
不良反应
皮肤瘙痒
血液系统
血淀粉酶浓度
可干扰胰腺炎诊断
红细胞压积
凝血因子、血浆蛋白稀释
极个别
过敏性样反应
症状类似中度流感
心动过缓/过速
支气管痉挛
非心源性肺水肿

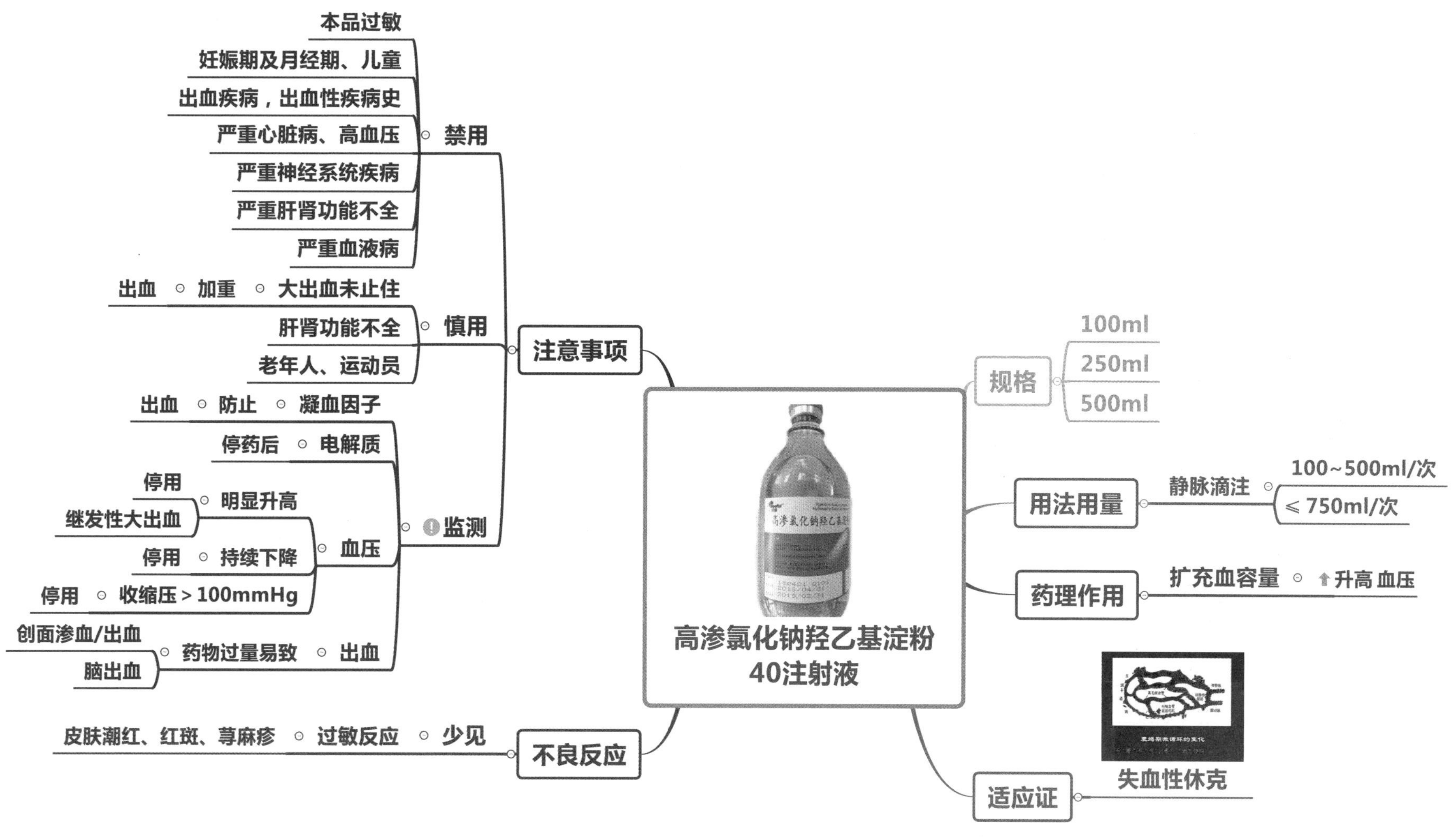

高渗氯化钠羟乙基淀粉40注射液
注意事项
禁用
本品过敏
妊娠期及月经期、儿童
出血疾病，出血性疾病史
严重心脏病、高血压
严重神经系统疾病
严重肝肾功能不全
严重血液病
慎用
出血 加重 大出血未止住
肝肾功能不全
老年人、运动员
监测
出血 防止 凝血因子
停药后 电解质
血压
停用 明显升高
继发性大出血
停用 持续下降
停用 收缩压＞100mmHg
出血
药物过量易致
创面渗血/出血
脑出血
不良反应
少见 过敏反应 皮肤潮红、红斑、荨麻疹
规格
100ml
250ml
500ml
用法用量
静脉滴注
100~500ml/次
≤750ml/次
药理作用
扩充血容量 升高 血压
适应证
失血性休克

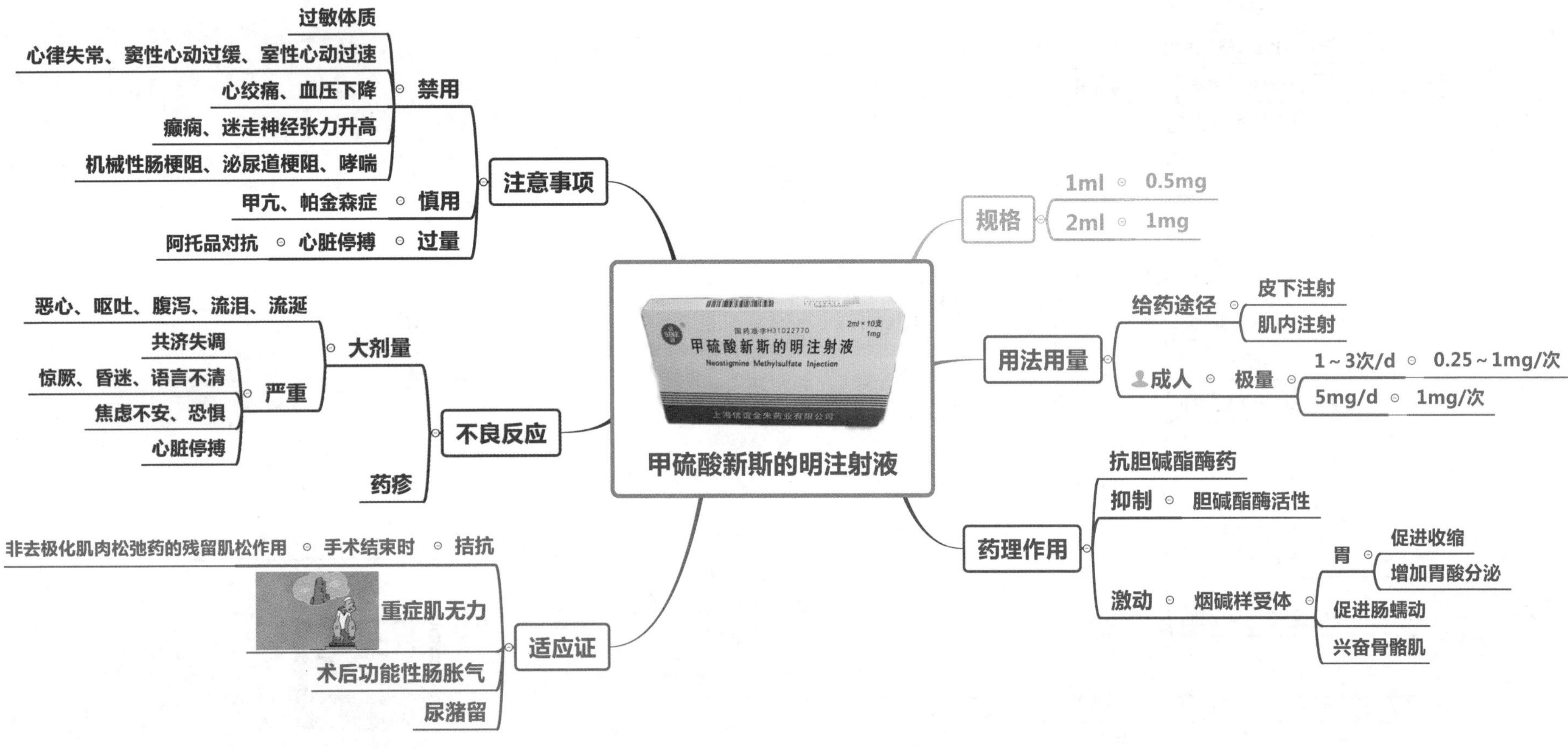
甲硫酸新斯的明注射液
注意事项
禁用
过敏体质
心律失常、窦性心动过缓、室性心动过速
心绞痛、血压下降
癫痫、迷走神经张力升高
机械性肠梗阻、泌尿道梗阻、哮喘
慎用
甲亢、帕金森症
过量
心脏停搏
阿托品对抗
不良反应
大剂量
恶心、呕吐、腹泻、流泪、流涎
严重
共济失调
惊厥、昏迷、语言不清
焦虑不安、恐惧
心脏停搏
药疹
适应证
拮抗
手术结束时
非去极化肌肉松弛药的残留肌松作用
重症肌无力
术后功能性肠胀气
尿潴留
规格
1ml
0.5mg
2ml
1mg
用法用量
给药途径
皮下注射
肌内注射
成人
极量
1～3次/d
0.25～1mg/次
5mg/d
1mg/次
药理作用
抗胆碱酯酶药
抑制
胆碱酯酶活性
激动
烟碱样受体
胃
促进收缩
增加胃酸分泌
促进肠蠕动
兴奋骨骼肌
国药准字H31022770
2ml×10支
1mg
甲硫酸新斯的明注射液
Neostigmine Methylsulfate Injection

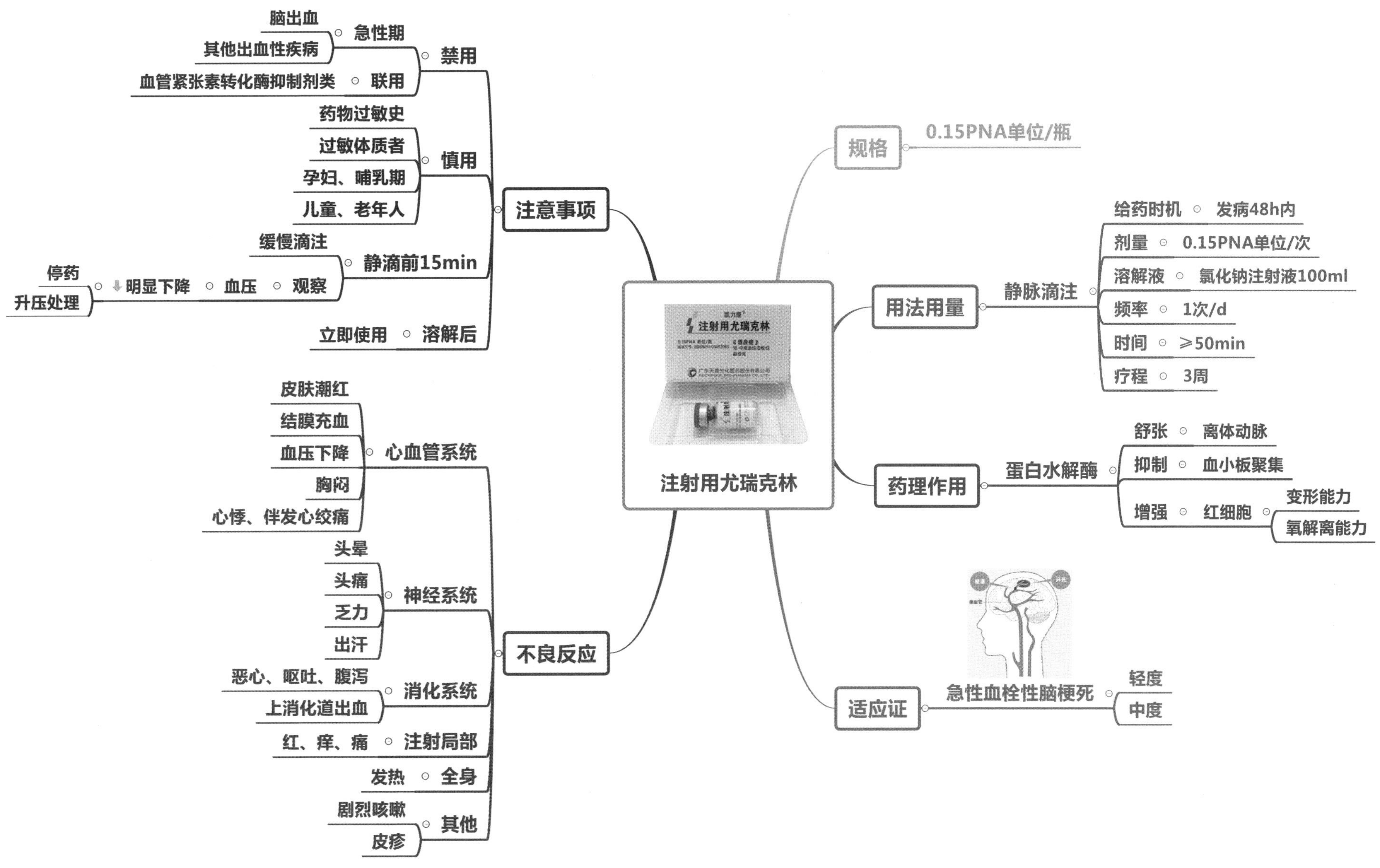
注射用尤瑞克林
注意事项
禁用
急性期
脑出血
其他出血性疾病
联用
血管紧张素转化酶抑制剂类
慎用
药物过敏史
过敏体质者
孕妇、哺乳期
儿童、老年人
静滴前15min
缓慢滴注
观察
血压
明显下降
停药
升压处理
溶解后
立即使用
不良反应
心血管系统
皮肤潮红
结膜充血
血压下降
胸闷
心悸、伴发心绞痛
神经系统
头晕
头痛
乏力
出汗
消化系统
恶心、呕吐、腹泻
上消化道出血
注射局部
红、痒、痛
全身
发热
其他
剧烈咳嗽
皮疹
规格
0.15PNA单位/瓶
用法用量
静脉滴注
给药时机
发病48h内
剂量
0.15PNA单位/次
溶解液
氯化钠注射液100ml
频率
1次/d
时间
≥50min
疗程
3周
药理作用
蛋白水解酶
舒张
离体动脉
抑制
血小板聚集
增强
红细胞
变形能力
氧解离能力
适应证
急性血栓性脑梗死
轻度
中度

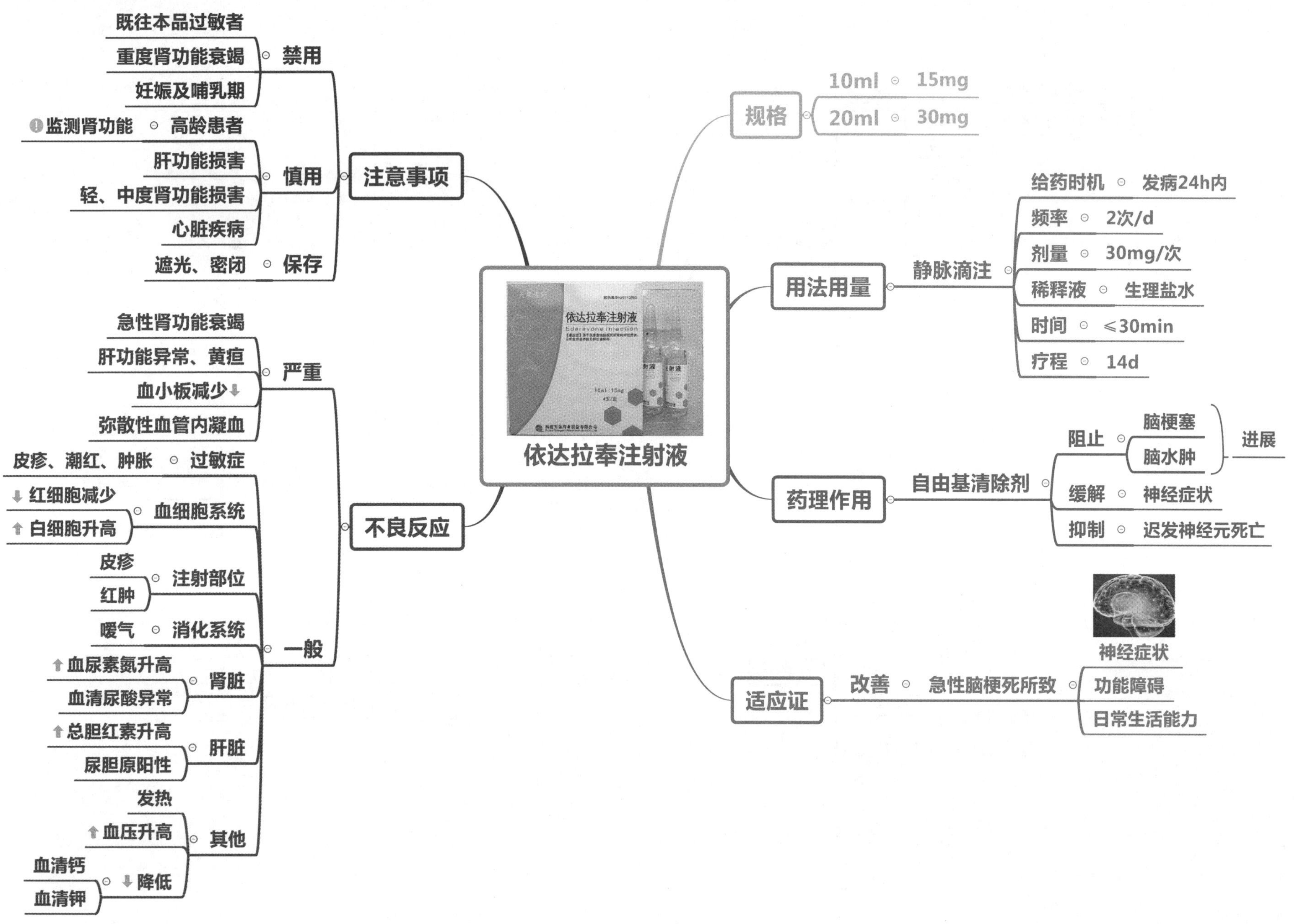
依达拉奉注射液
依达拉奉注射液
Edaravone Injection
10ml:15mg
注意事项
禁用
既往本品过敏者
重度肾功能衰竭
妊娠及哺乳期
慎用
高龄患者
监测肾功能
肝功能损害
轻、中度肾功能损害
心脏疾病
保存
遮光、密闭
不良反应
严重
急性肾功能衰竭
肝功能异常、黄疸
血小板减少
弥散性血管内凝血
一般
过敏症
皮疹、潮红、肿胀
血细胞系统
红细胞减少
白细胞升高
注射部位
皮疹
红肿
消化系统
嗳气
肾脏
血尿素氮升高
血清尿酸异常
肝脏
总胆红素升高
尿胆原阳性
其他
发热
血压升高
降低
血清钙
血清钾
规格
10ml
15mg
20ml
30mg
用法用量
静脉滴注
给药时机
发病24h内
频率
2次/d
剂量
30mg/次
稀释液
生理盐水
时间
≤30min
疗程
14d
药理作用
自由基清除剂
阻止
脑梗塞
脑水肿
进展
缓解
神经症状
抑制
迟发神经元死亡
适应证
改善
急性脑梗死所致
神经症状
功能障碍
日常生活能力

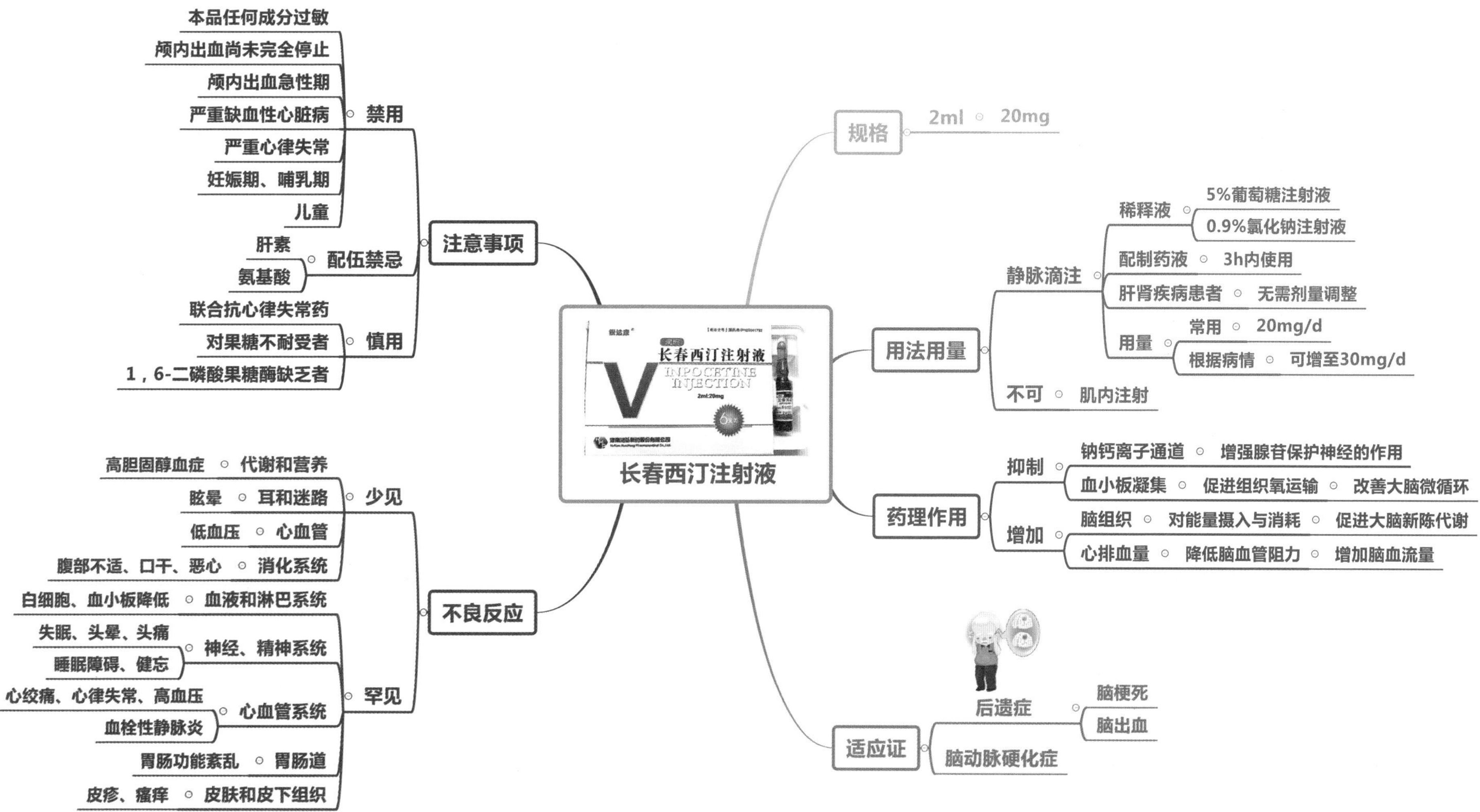
长春西汀注射液
INPOCETINE INJECTION
2ml:20mg
注意事项
禁用
本品任何成分过敏
颅内出血尚未完全停止
颅内出血急性期
严重缺血性心脏病
严重心律失常
妊娠期、哺乳期
儿童
配伍禁忌
肝素
氨基酸
慎用
联合抗心律失常药
对果糖不耐受者
1，6-二磷酸果糖酶缺乏者
不良反应
少见
高胆固醇血症 代谢和营养
眩晕 耳和迷路
低血压 心血管
腹部不适、口干、恶心 消化系统
罕见
白细胞、血小板降低 血液和淋巴系统
失眠、头晕、头痛
睡眠障碍、健忘
神经、精神系统
心绞痛、心律失常、高血压
血栓性静脉炎
心血管系统
胃肠功能紊乱 胃肠道
皮疹、瘙痒 皮肤和皮下组织
规格
2ml 20mg
用法用量
静脉滴注
稀释液
5%葡萄糖注射液
0.9%氯化钠注射液
配制药液 3h内使用
肝肾疾病患者 无需剂量调整
用量
常用 20mg/d
根据病情 可增至30mg/d
不可 肌内注射
药理作用
抑制
钠钙离子通道 增强腺苷保护神经的作用
血小板凝集 促进组织氧运输 改善大脑微循环
增加
脑组织 对能量摄入与消耗 促进大脑新陈代谢
心排血量 降低脑血管阻力 增加脑血流量
适应证
后遗症
脑梗死
脑出血
脑动脉硬化症

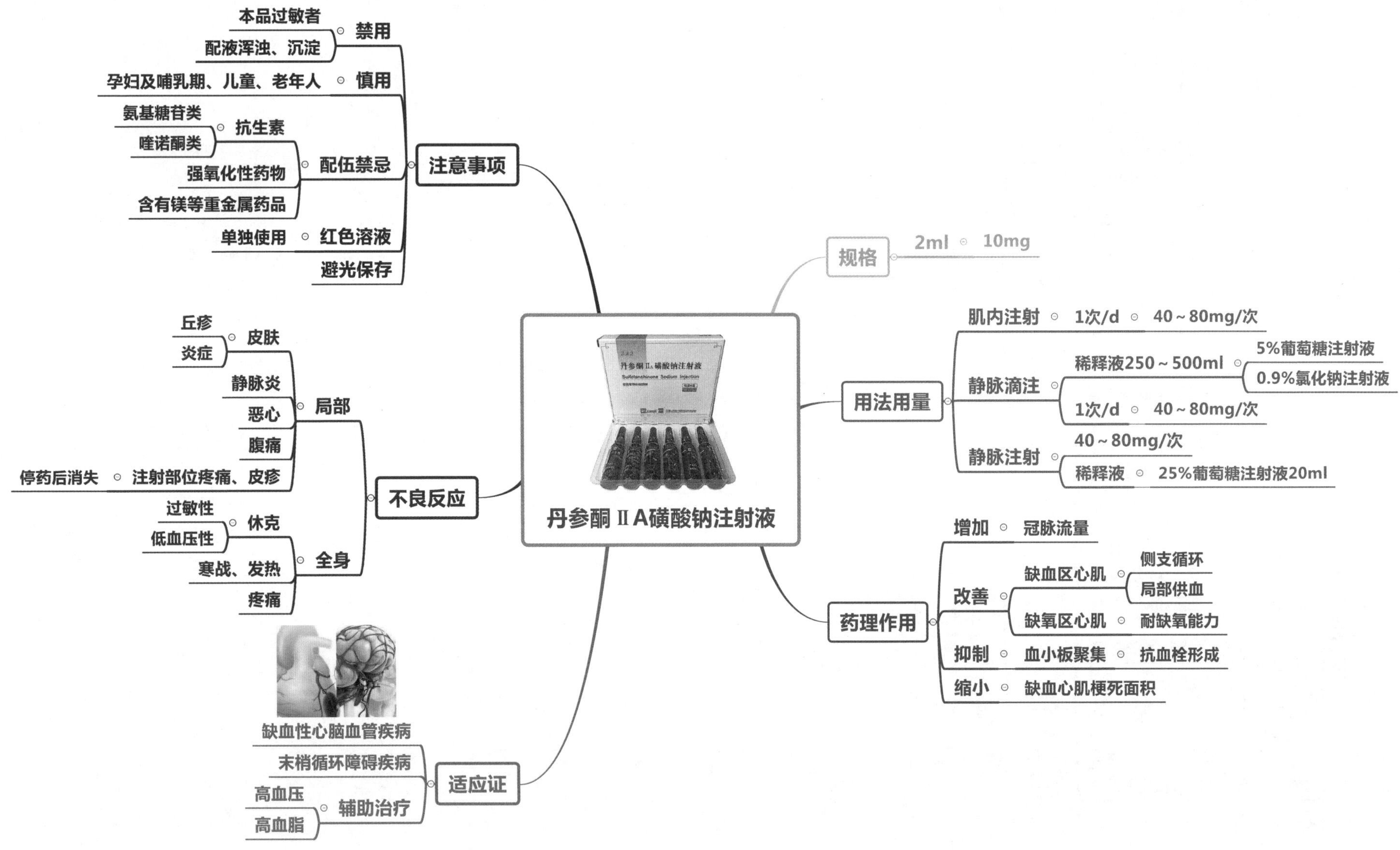
丹参酮ⅡA磺酸钠注射液
注意事项
禁用
本品过敏者
配液浑浊、沉淀
慎用
孕妇及哺乳期、儿童、老年人
配伍禁忌
抗生素
氨基糖苷类
喹诺酮类
强氧化性药物
含有镁等重金属药品
红色溶液
单独使用
避光保存
不良反应
局部
皮肤
丘疹
炎症
静脉炎
恶心
腹痛
注射部位疼痛、皮疹
停药后消失
全身
休克
过敏性
低血压性
寒战、发热
疼痛
适应证
缺血性心脑血管疾病
末梢循环障碍疾病
辅助治疗
高血压
高血脂
规格
2ml
10mg
用法用量
肌内注射
1次/d
40～80mg/次
静脉滴注
稀释液250～500ml
5%葡萄糖注射液
0.9%氯化钠注射液
1次/d
40～80mg/次
静脉注射
40～80mg/次
稀释液
25%葡萄糖注射液20ml
药理作用
增加
冠脉流量
改善
缺血区心肌
侧支循环
局部供血
缺氧区心肌
耐缺氧能力
抑制
血小板聚集
抗血栓形成
缩小
缺血心肌梗死面积

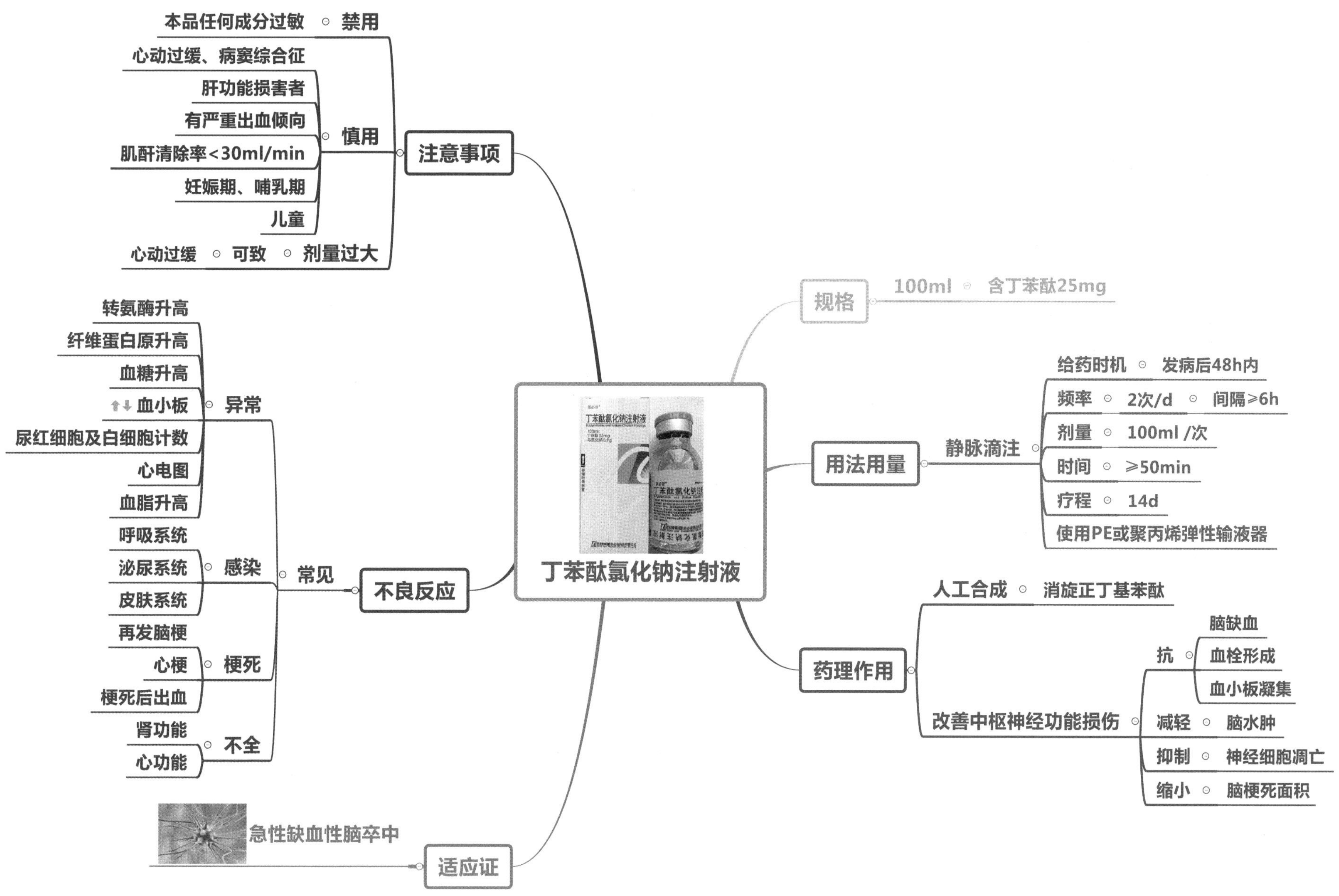
丁苯酞氯化钠注射液
注意事项
禁用
本品任何成分过敏
慎用
心动过缓、病窦综合征
肝功能损害者
有严重出血倾向
肌酐清除率<30ml/min
妊娠期、哺乳期
儿童
剂量过大
可致
心动过缓
不良反应
常见
异常
转氨酶升高
纤维蛋白原升高
血糖升高
↑↓ 血小板
尿红细胞及白细胞计数
心电图
血脂升高
感染
呼吸系统
泌尿系统
皮肤系统
梗死
再发脑梗
心梗
梗死后出血
不全
肾功能
心功能
适应证
急性缺血性脑卒中
规格
100ml
含丁苯酞25mg
用法用量
静脉滴注
给药时机
发病后48h内
频率
2次/d
间隔≥6h
剂量
100ml /次
时间
≥50min
疗程
14d
使用PE或聚丙烯弹性输液器
药理作用
人工合成
消旋正丁基苯酞
改善中枢神经功能损伤
抗
脑缺血
血栓形成
血小板凝集
减轻
脑水肿
抑制
神经细胞凋亡
缩小
脑梗死面积

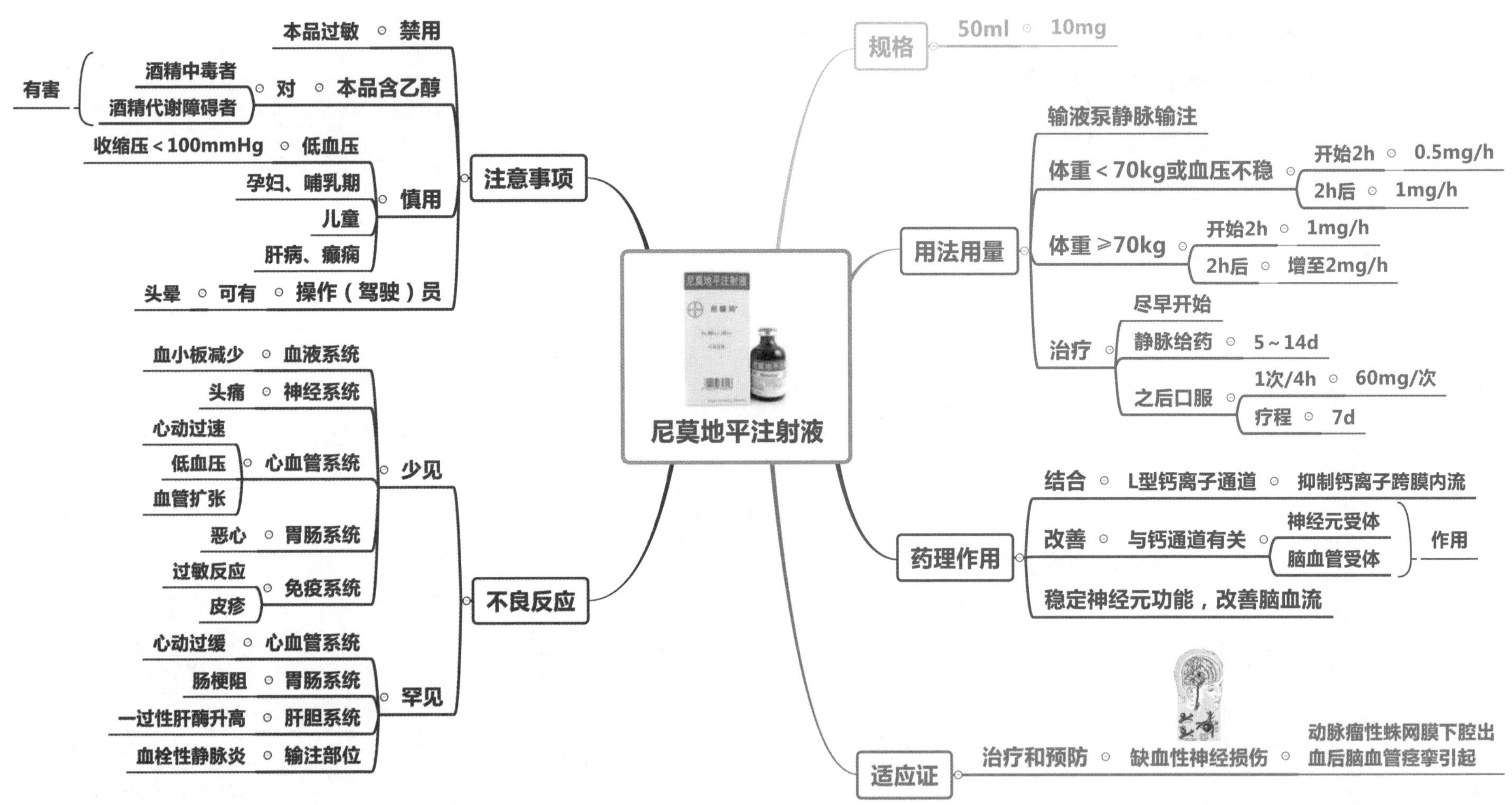
尼莫地平注射液
规格
50ml
10mg
用法用量
输液泵静脉输注
体重＜70kg或血压不稳
开始2h
0.5mg/h
2h后
1mg/h
体重≥70kg
开始2h
1mg/h
2h后
增至2mg/h
治疗
尽早开始
静脉给药
5～14d
之后口服
1次/4h
60mg/次
疗程
7d
药理作用
结合
L型钙离子通道
抑制钙离子跨膜内流
改善
与钙通道有关
神经元受体
脑血管受体
作用
稳定神经元功能，改善脑血流
适应证
治疗和预防
缺血性神经损伤
动脉瘤性蛛网膜下腔出血后脑血管痉挛引起
注意事项
禁用
本品过敏
本品含乙醇
对
酒精中毒者
酒精代谢障碍者
有害
慎用
低血压
收缩压＜100mmHg
孕妇、哺乳期
儿童
肝病、癫痫
操作（驾驶）员
可有
头晕
不良反应
少见
血液系统
血小板减少
神经系统
头痛
心血管系统
心动过速
低血压
血管扩张
胃肠系统
恶心
免疫系统
过敏反应
皮疹
罕见
心血管系统
心动过缓
胃肠系统
肠梗阻
肝胆系统
一过性肝酶升高
输注部位
血栓性静脉炎

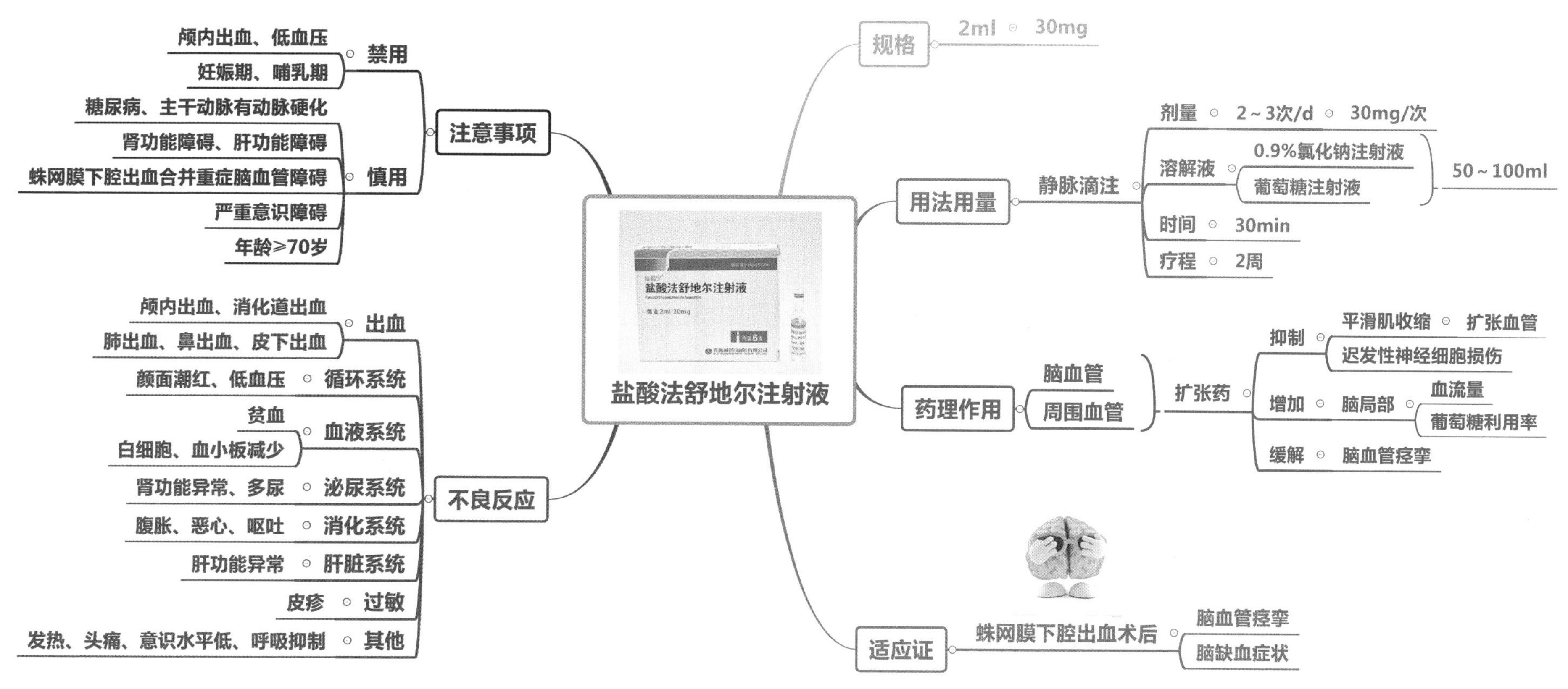
盐酸法舒地尔注射液
规格
2ml
30mg
用法用量
静脉滴注
剂量
2~3次/d
30mg/次
溶解液
0.9%氯化钠注射液
葡萄糖注射液
50~100ml
时间
30min
疗程
2周
药理作用
脑血管
周围血管
扩张药
抑制
平滑肌收缩
扩张血管
迟发性神经细胞损伤
增加
脑局部
血流量
葡萄糖利用率
缓解
脑血管痉挛
适应证
蛛网膜下腔出血术后
脑血管痉挛
脑缺血症状
注意事项
禁用
颅内出血、低血压
妊娠期、哺乳期
慎用
糖尿病、主干动脉有动脉硬化
肾功能障碍、肝功能障碍
蛛网膜下腔出血合并重症脑血管障碍
严重意识障碍
年龄≥70岁
不良反应
出血
颅内出血、消化道出血
肺出血、鼻出血、皮下出血
循环系统
颜面潮红、低血压
血液系统
贫血
白细胞、血小板减少
泌尿系统
肾功能异常、多尿
消化系统
腹胀、恶心、呕吐
肝脏系统
肝功能异常
过敏
皮疹
其他
发热、头痛、意识水平低、呼吸抑制

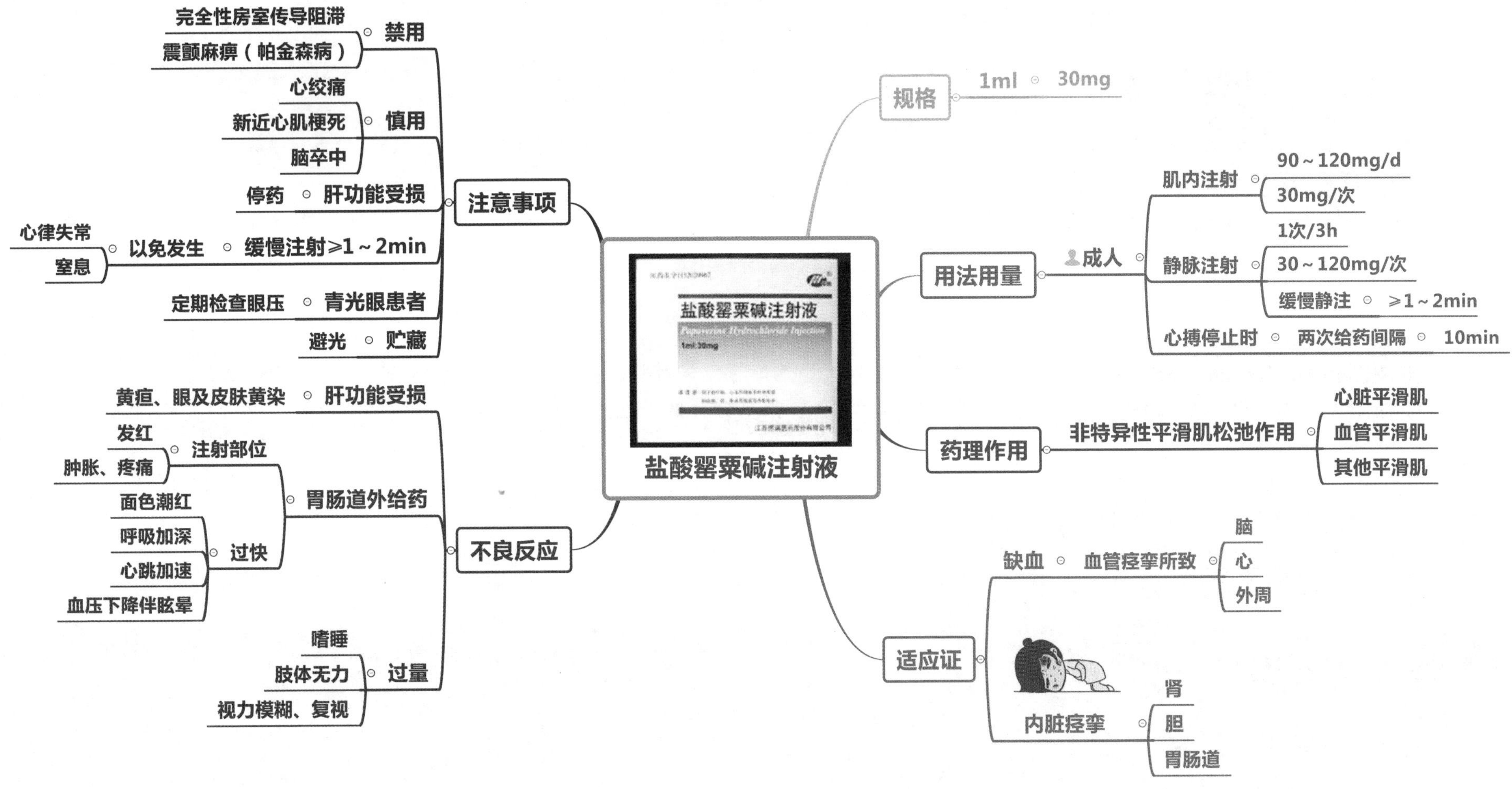
盐酸罂粟碱注射液
盐酸罂粟碱注射液
Papaverine Hydrochloride Injection
1ml:30mg
规格
1ml
30mg
用法用量
成人
肌内注射
90～120mg/d
30mg/次
静脉注射
1次/3h
30～120mg/次
缓慢静注
≥1～2min
心搏停止时
两次给药间隔
10min
药理作用
非特异性平滑肌松弛作用
心脏平滑肌
血管平滑肌
其他平滑肌
适应证
缺血
血管痉挛所致
脑
心
外周
内脏痉挛
肾
胆
胃肠道
注意事项
禁用
完全性房室传导阻滞
震颤麻痹（帕金森病）
慎用
心绞痛
新近心肌梗死
脑卒中
肝功能受损
停药
缓慢注射≥1～2min
以免发生
心律失常
窒息
青光眼患者
定期检查眼压
贮藏
避光
不良反应
肝功能受损
黄疸、眼及皮肤黄染
胃肠道外给药
注射部位
发红
肿胀、疼痛
过快
面色潮红
呼吸加深
心跳加速
血压下降伴眩晕
过量
嗜睡
肢体无力
视力模糊、复视

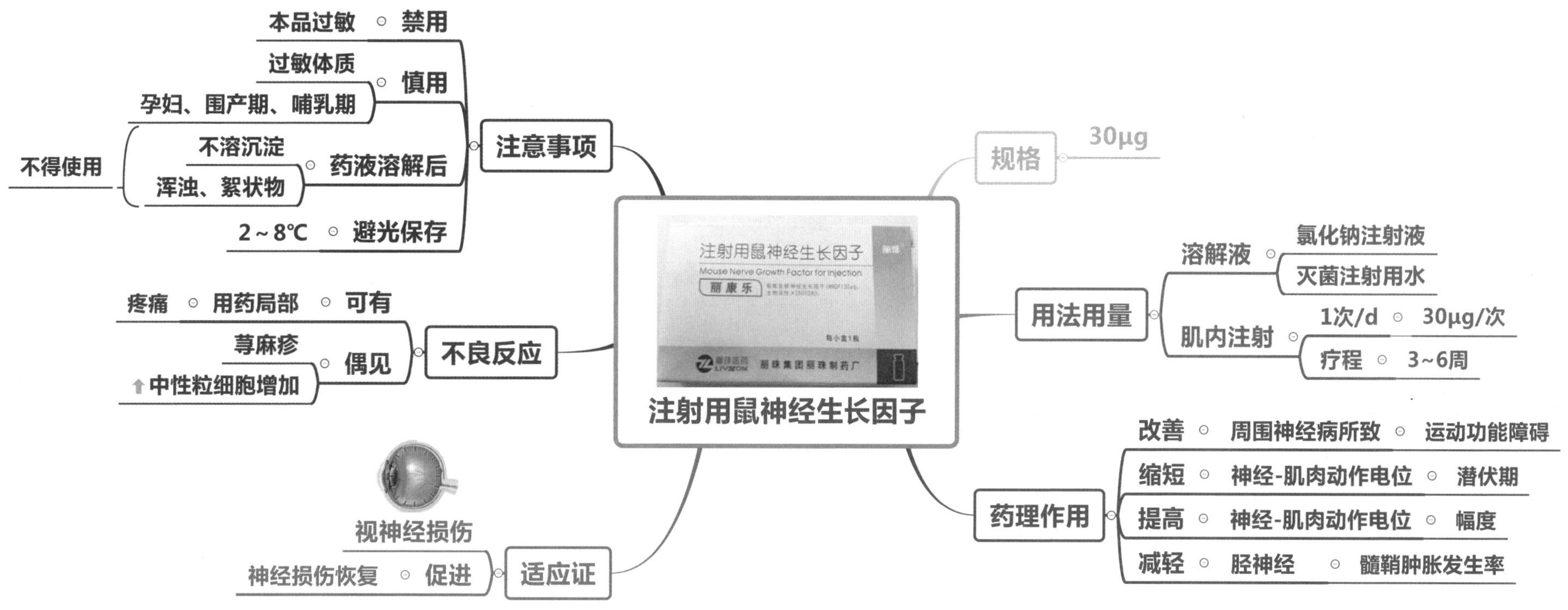
注射用鼠神经生长因子
注意事项
本品过敏
禁用
过敏体质
孕妇、围产期、哺乳期
慎用
不得使用
不溶沉淀
浑浊、絮状物
药液溶解后
2～8℃
避光保存
不良反应
疼痛
用药局部
可有
荨麻疹
中性粒细胞增加
偶见
适应证
视神经损伤
神经损伤恢复
促进
规格
30μg
用法用量
溶解液
氯化钠注射液
灭菌注射用水
肌内注射
1次/d
30μg/次
疗程
3~6周
药理作用
改善
周围神经病所致
运动功能障碍
缩短
神经-肌肉动作电位
潜伏期
提高
神经-肌肉动作电位
幅度
减轻
胫神经
髓鞘肿胀发生率
注射用鼠神经生长因子
Mouse Nerve Growth Factor for Injection
丽康乐
丽珠集团丽珠制药厂

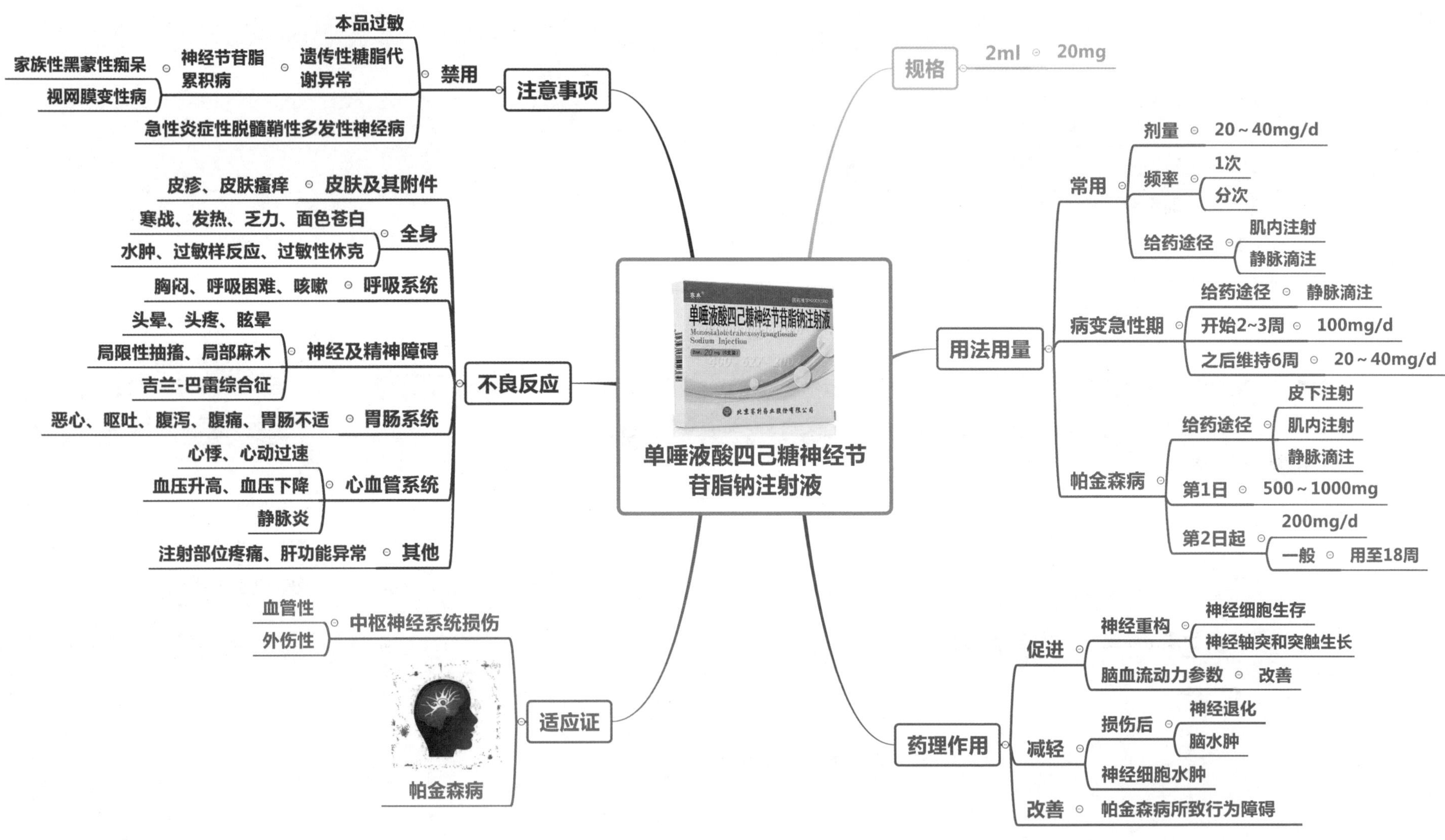
单唾液酸四己糖神经节苷脂钠注射液
规格
2ml
20mg
用法用量
常用
剂量
20～40mg/d
频率
1次
分次
给药途径
肌内注射
静脉滴注
病变急性期
给药途径
静脉滴注
开始2~3周
100mg/d
之后维持6周
20～40mg/d
帕金森病
给药途径
皮下注射
肌内注射
静脉滴注
第1日
500～1000mg
第2日起
200mg/d
一般
用至18周
药理作用
促进
神经重构
神经细胞生存
神经轴突和突触生长
脑血流动力参数
改善
减轻
损伤后
神经退化
脑水肿
神经细胞水肿
改善
帕金森病所致行为障碍
适应证
中枢神经系统损伤
血管性
外伤性
帕金森病
注意事项
禁用
本品过敏
遗传性糖脂代谢异常
神经节苷脂累积病
家族性黑蒙性痴呆
视网膜变性病
急性炎症性脱髓鞘性多发性神经病
不良反应
皮肤及其附件
皮疹、皮肤瘙痒
全身
寒战、发热、乏力、面色苍白
水肿、过敏样反应、过敏性休克
呼吸系统
胸闷、呼吸困难、咳嗽
神经及精神障碍
头晕、头疼、眩晕
局限性抽搐、局部麻木
吉兰-巴雷综合征
胃肠系统
恶心、呕吐、腹泻、腹痛、胃肠不适
心血管系统
心悸、心动过速
血压升高、血压下降
静脉炎
其他
注射部位疼痛、肝功能异常

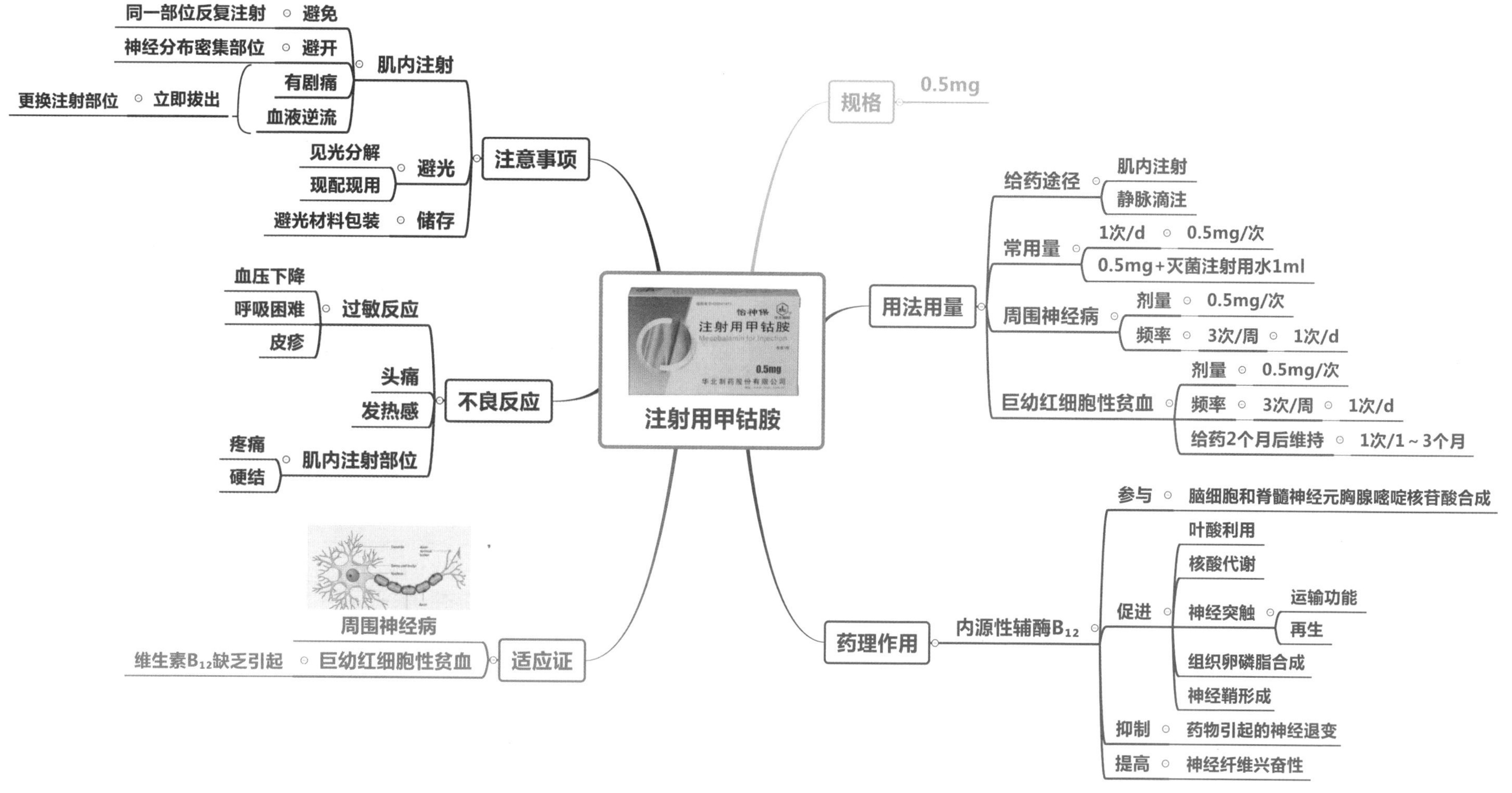
注射用甲钴胺
注射用甲钴胺
Mecobalamin for Injection
0.5mg
华北制药股份有限公司
规格
0.5mg
用法用量
给药途径
肌内注射
静脉滴注
常用量
1次/d
0.5mg/次
0.5mg+灭菌注射用水1ml
周围神经病
剂量
0.5mg/次
频率
3次/周
1次/d
巨幼红细胞性贫血
剂量
0.5mg/次
频率
3次/周
1次/d
给药2个月后维持
1次/1～3个月
药理作用
内源性辅酶B12
参与
脑细胞和脊髓神经元胸腺嘧啶核苷酸合成
促进
叶酸利用
核酸代谢
神经突触
运输功能
再生
组织卵磷脂合成
神经鞘形成
抑制
药物引起的神经退变
提高
神经纤维兴奋性
注意事项
肌内注射
同一部位反复注射
避免
神经分布密集部位
避开
有剧痛
血液逆流
立即拔出
更换注射部位
避光
见光分解
现配现用
储存
避光材料包装
不良反应
过敏反应
血压下降
呼吸困难
皮疹
头痛
发热感
肌内注射部位
疼痛
硬结
适应证
周围神经病
巨幼红细胞性贫血
维生素B12缺乏引起

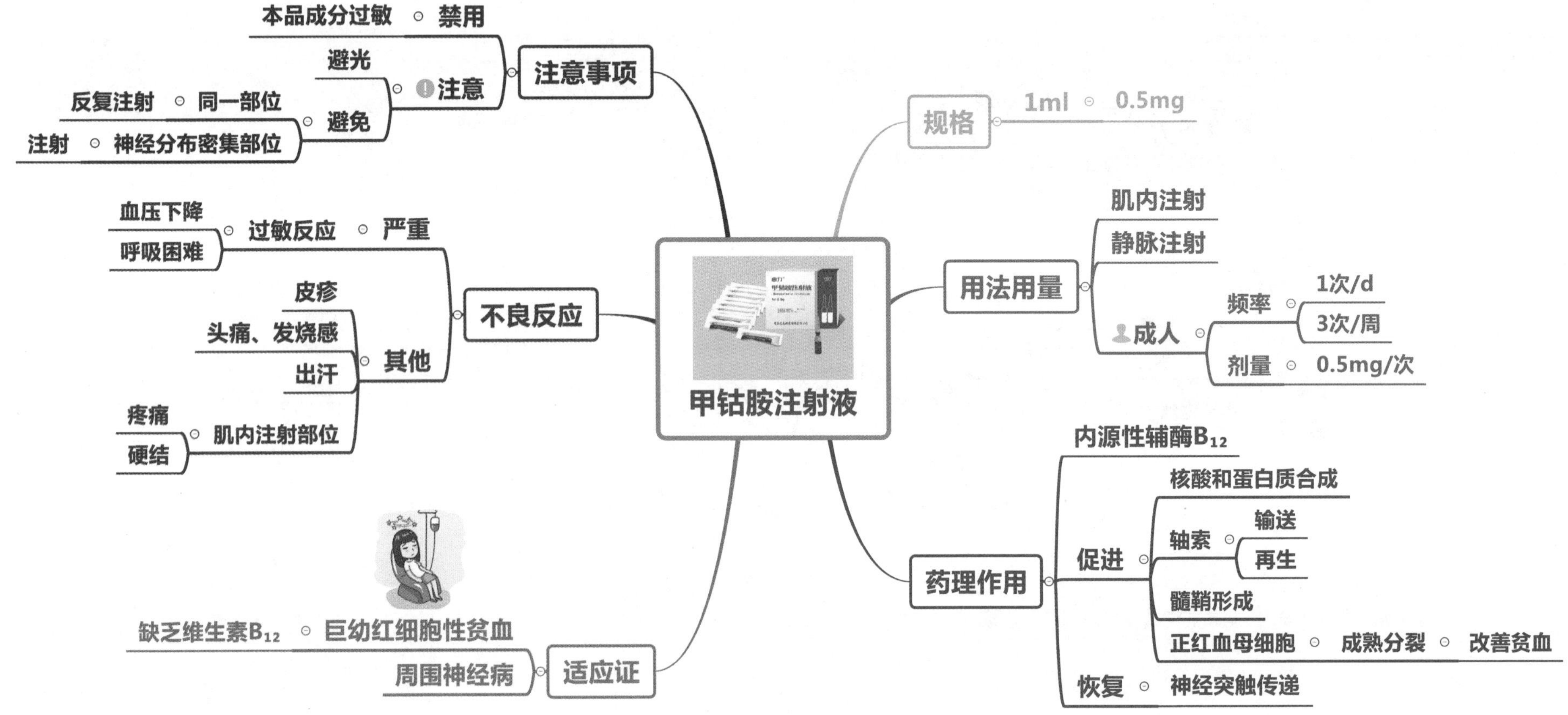
甲钴胺注射液
注意事项
禁用
本品成分过敏
注意
避光
避免
反复注射
同一部位
注射
神经分布密集部位
不良反应
严重
过敏反应
血压下降
呼吸困难
其他
皮疹
头痛、发烧感
出汗
肌内注射部位
疼痛
硬结
适应证
巨幼红细胞性贫血
缺乏维生素B12
周围神经病
规格
1ml
0.5mg
用法用量
肌内注射
静脉注射
成人
频率
1次/d
3次/周
剂量
0.5mg/次
药理作用
内源性辅酶B12
促进
核酸和蛋白质合成
轴索
输送
再生
髓鞘形成
正红血母细胞
成熟分裂
改善贫血
恢复
神经突触传递

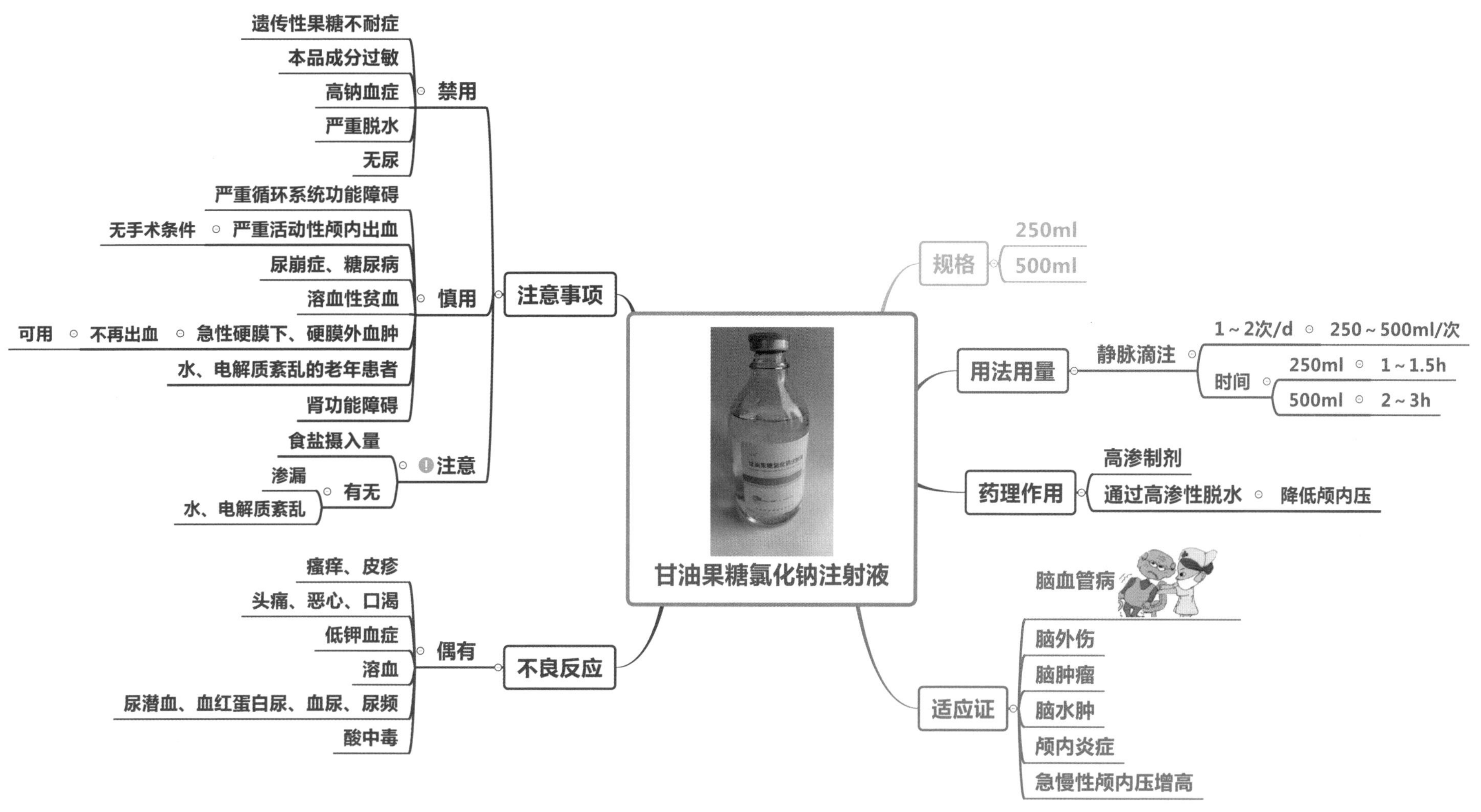

甘油果糖氯化钠注射液
规格
250ml
500ml
用法用量
静脉滴注
1～2次/d
250～500ml/次
时间
250ml
1～1.5h
500ml
2～3h
药理作用
高渗制剂
通过高渗性脱水
降低颅内压
适应证
脑血管病
脑外伤
脑肿瘤
脑水肿
颅内炎症
急慢性颅内压增高
注意事项
禁用
遗传性果糖不耐症
本品成分过敏
高钠血症
严重脱水
无尿
慎用
严重循环系统功能障碍
严重活动性颅内出血
无手术条件
尿崩症、糖尿病
溶血性贫血
急性硬膜下、硬膜外血肿
不再出血
可用
水、电解质紊乱的老年患者
肾功能障碍
注意
食盐摄入量
有无
渗漏
水、电解质紊乱
不良反应
偶有
瘙痒、皮疹
头痛、恶心、口渴
低钾血症
溶血
尿潜血、血红蛋白尿、血尿、尿频
酸中毒

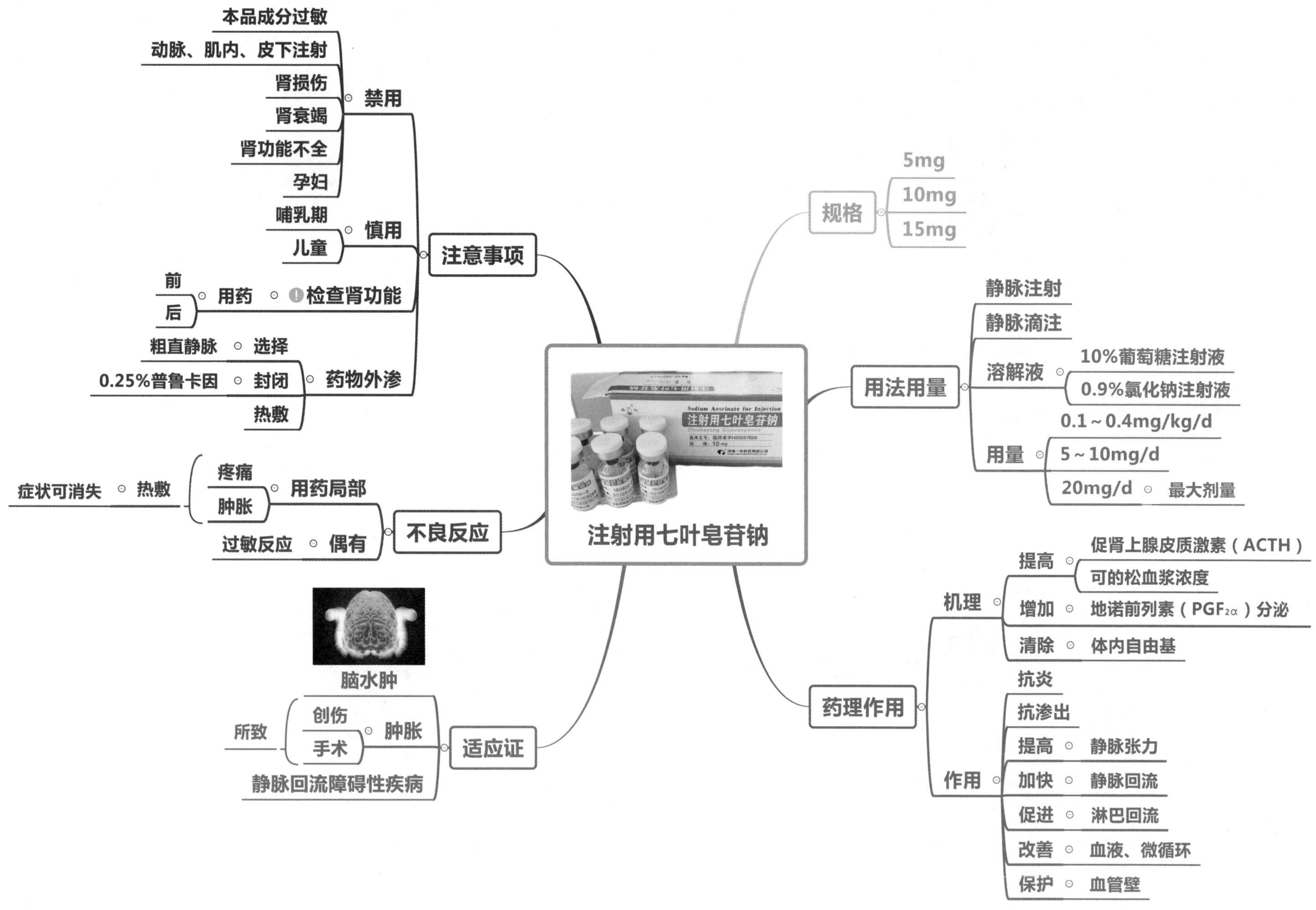

注射用七叶皂苷钠
注意事项
禁用
本品成分过敏
动脉、肌内、皮下注射
肾损伤
肾衰竭
肾功能不全
孕妇
慎用
哺乳期
儿童
检查肾功能
用药
前
后
药物外渗
选择
粗直静脉
封闭
0.25%普鲁卡因
热敷
不良反应
用药局部
疼痛
肿胀
热敷
症状可消失
偶有
过敏反应
适应证
脑水肿
肿胀
创伤
手术
所致
静脉回流障碍性疾病
规格
5mg
10mg
15mg
用法用量
静脉注射
静脉滴注
溶解液
10%葡萄糖注射液
0.9%氯化钠注射液
用量
0.1～0.4mg/kg/d
5～10mg/d
20mg/d
最大剂量
药理作用
机理
提高
促肾上腺皮质激素（ACTH）
可的松血浆浓度
增加
地诺前列素（$PGF_{2\alpha}$）分泌
清除
体内自由基
作用
抗炎
抗渗出
提高
静脉张力
加快
静脉回流
促进
淋巴回流
改善
血液、微循环
保护
血管壁

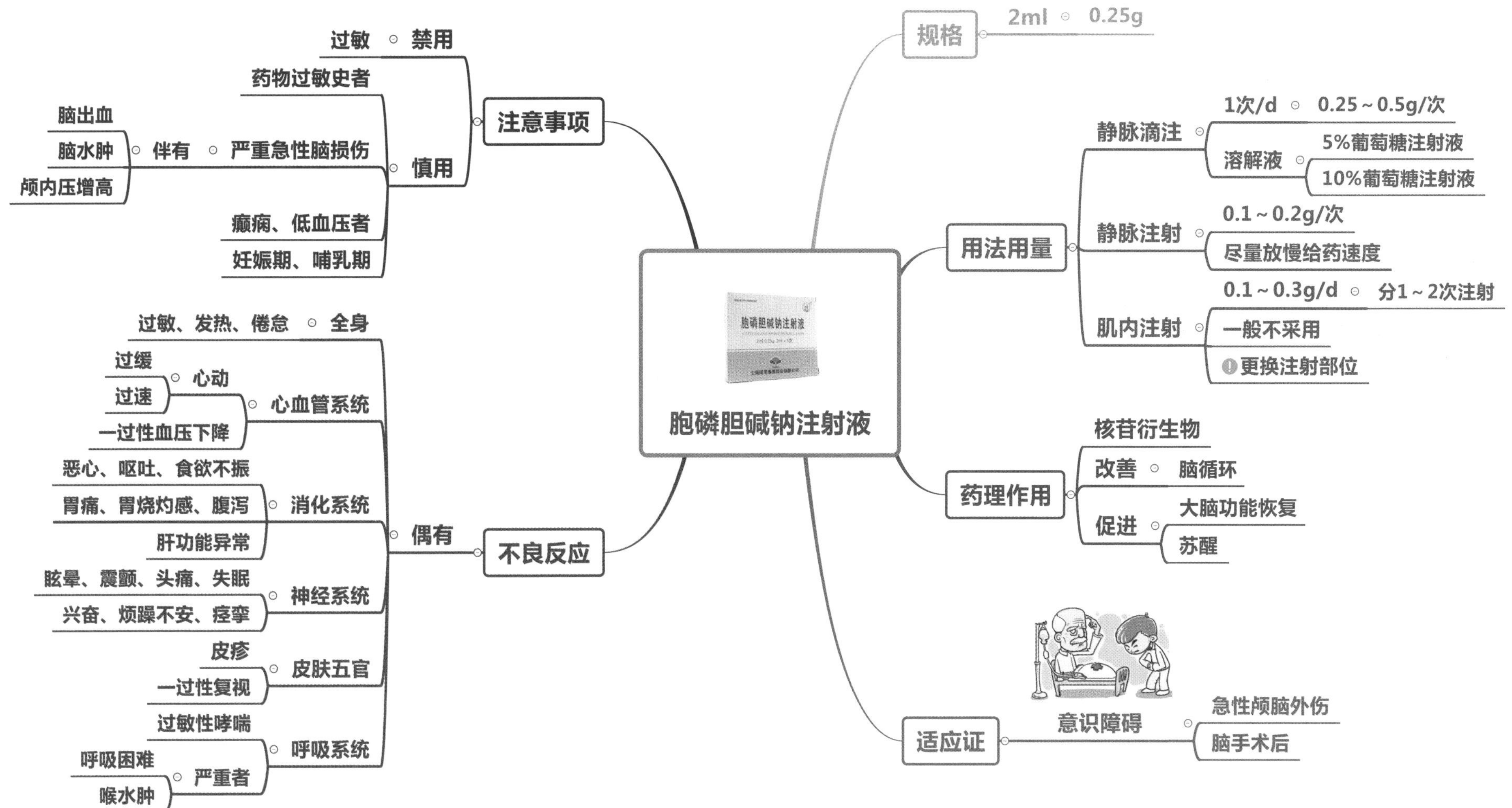
胞磷胆碱钠注射液
规格
2ml
0.25g
用法用量
静脉滴注
1次/d
0.25~0.5g/次
溶解液
5%葡萄糖注射液
10%葡萄糖注射液
静脉注射
0.1~0.2g/次
尽量放慢给药速度
肌内注射
0.1~0.3g/d
分1~2次注射
一般不采用
更换注射部位
药理作用
核苷衍生物
改善
脑循环
促进
大脑功能恢复
苏醒
适应证
意识障碍
急性颅脑外伤
脑手术后
注意事项
禁用
过敏
慎用
药物过敏史者
严重急性脑损伤
伴有
脑出血
脑水肿
颅内压增高
癫痫、低血压者
妊娠期、哺乳期
不良反应
偶有
全身
过敏、发热、倦怠
心血管系统
心动
过缓
过速
一过性血压下降
消化系统
恶心、呕吐、食欲不振
胃痛、胃烧灼感、腹泻
肝功能异常
神经系统
眩晕、震颤、头痛、失眠
兴奋、烦躁不安、痉挛
皮肤五官
皮疹
一过性复视
呼吸系统
过敏性哮喘
严重者
呼吸困难
喉水肿

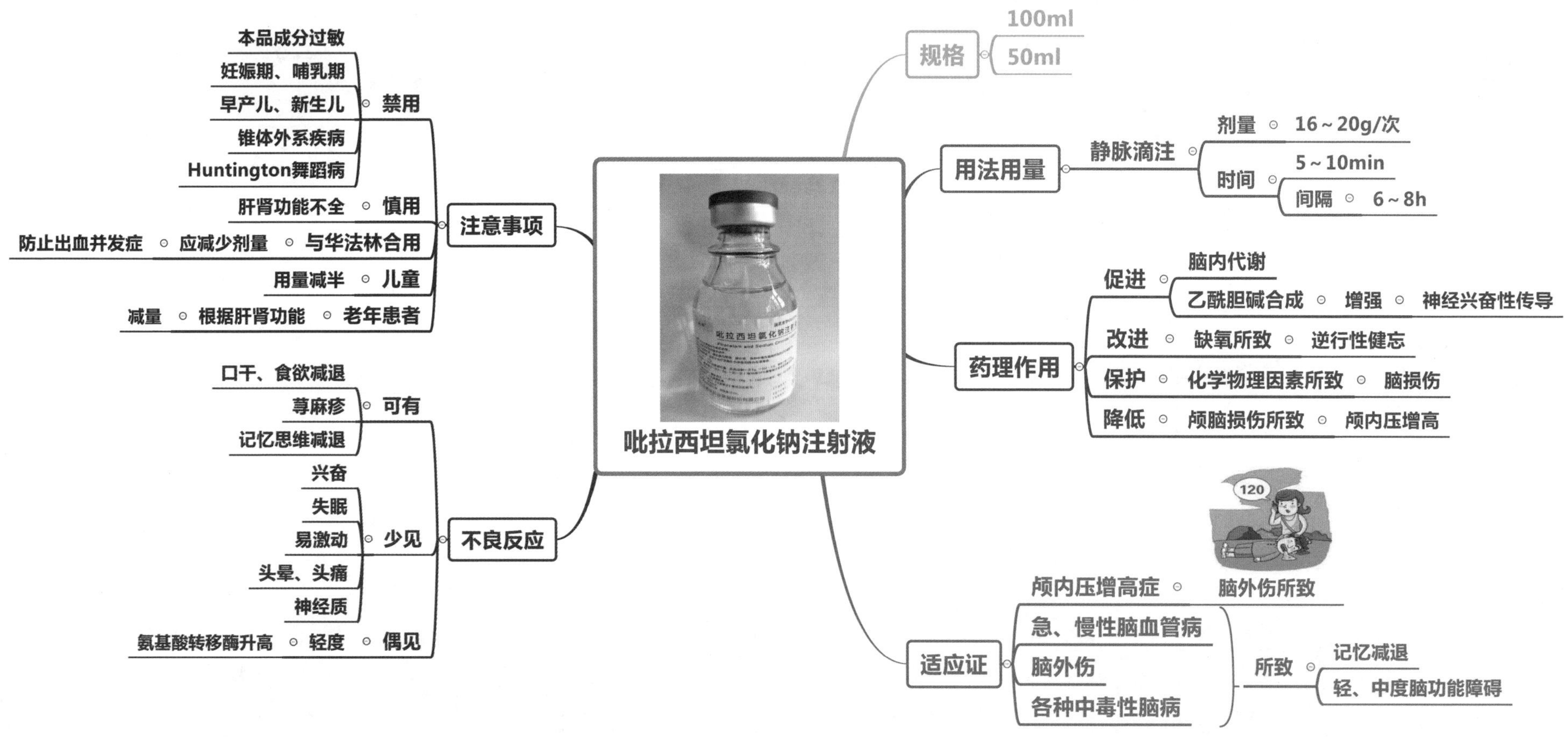
吡拉西坦氯化钠注射液
注意事项
禁用
本品成分过敏
妊娠期、哺乳期
早产儿、新生儿
锥体外系疾病
Huntington舞蹈病
慎用
肝肾功能不全
与华法林合用
应减少剂量
防止出血并发症
儿童
用量减半
老年患者
根据肝肾功能
减量
不良反应
可有
口干、食欲减退
荨麻疹
记忆思维减退
少见
兴奋
失眠
易激动
头晕、头痛
神经质
偶见
轻度
氨基酸转移酶升高
规格
100ml
50ml
用法用量
静脉滴注
剂量
16～20g/次
时间
5～10min
间隔
6～8h
药理作用
促进
脑内代谢
乙酰胆碱合成
增强
神经兴奋性传导
改进
缺氧所致
逆行性健忘
保护
化学物理因素所致
脑损伤
降低
颅脑损伤所致
颅内压增高
适应证
颅内压增高症
脑外伤所致
急、慢性脑血管病
脑外伤
各种中毒性脑病
所致
记忆减退
轻、中度脑功能障碍
120

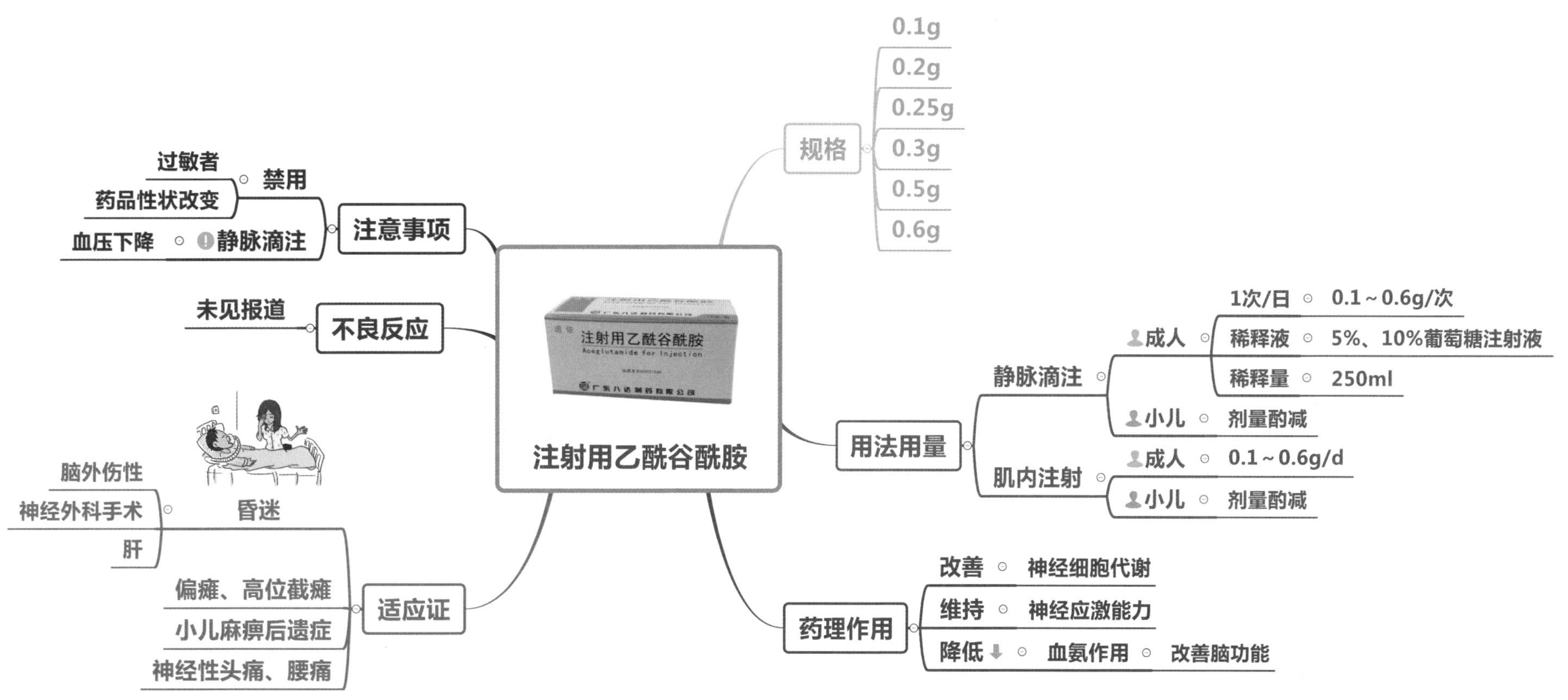
注射用乙酰谷酰胺
Aceglutamide for Injection
注射用乙酰谷酰胺
规格
0.1g
0.2g
0.25g
0.3g
0.5g
0.6g
用法用量
静脉滴注
成人
1次/日 0.1～0.6g/次
稀释液 5%、10%葡萄糖注射液
稀释量 250ml
小儿 剂量酌减
肌内注射
成人 0.1～0.6g/d
小儿 剂量酌减
药理作用
改善 神经细胞代谢
维持 神经应激能力
降低 血氨作用 改善脑功能
适应证
昏迷
脑外伤性
神经外科手术
肝
偏瘫、高位截瘫
小儿麻痹后遗症
神经性头痛、腰痛
不良反应
未见报道
注意事项
禁用
过敏者
药品性状改变
静脉滴注 血压下降

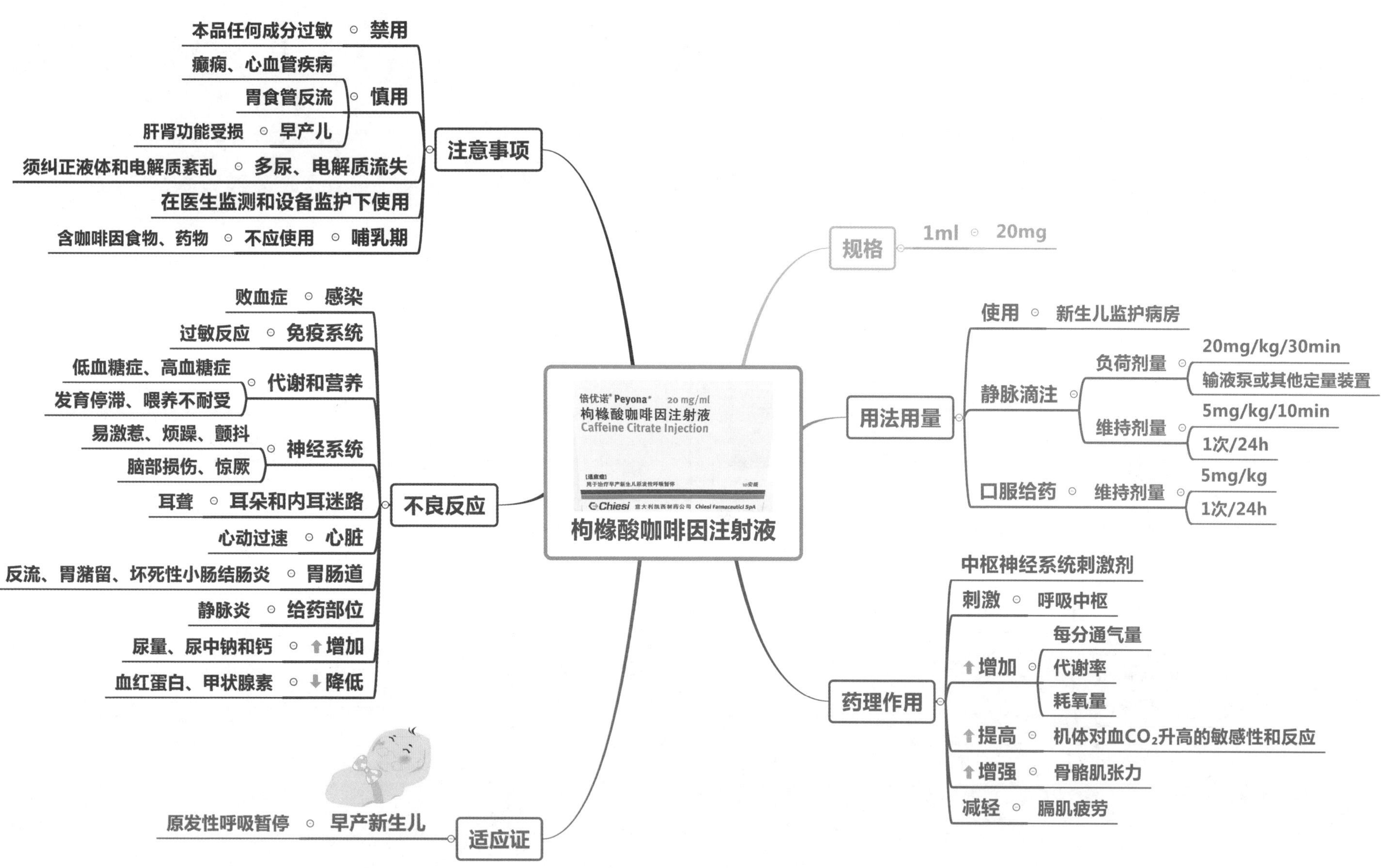
枸橼酸咖啡因注射液
倍优诺® Peyona® 20 mg/ml
枸橼酸咖啡因注射液
Caffeine Citrate Injection
Chiesi
注意事项
禁用
本品任何成分过敏
慎用
癫痫、心血管疾病
胃食管反流
早产儿
肝肾功能受损
多尿、电解质流失
须纠正液体和电解质紊乱
在医生监测和设备监护下使用
哺乳期
不应使用
含咖啡因食物、药物
不良反应
感染
败血症
免疫系统
过敏反应
代谢和营养
低血糖症、高血糖症
发育停滞、喂养不耐受
神经系统
易激惹、烦躁、颤抖
脑部损伤、惊厥
耳朵和内耳迷路
耳聋
心脏
心动过速
胃肠道
反流、胃潴留、坏死性小肠结肠炎
给药部位
静脉炎
增加
尿量、尿中钠和钙
降低
血红蛋白、甲状腺素
适应证
早产新生儿
原发性呼吸暂停
规格
1ml
20mg
用法用量
使用
新生儿监护病房
静脉滴注
负荷剂量
20mg/kg/30min
输液泵或其他定量装置
维持剂量
5mg/kg/10min
1次/24h
口服给药
维持剂量
5mg/kg
1次/24h
药理作用
中枢神经系统刺激剂
刺激
呼吸中枢
增加
每分通气量
代谢率
耗氧量
提高
机体对血CO_2升高的敏感性和反应
增强
骨骼肌张力
减轻
膈肌疲劳

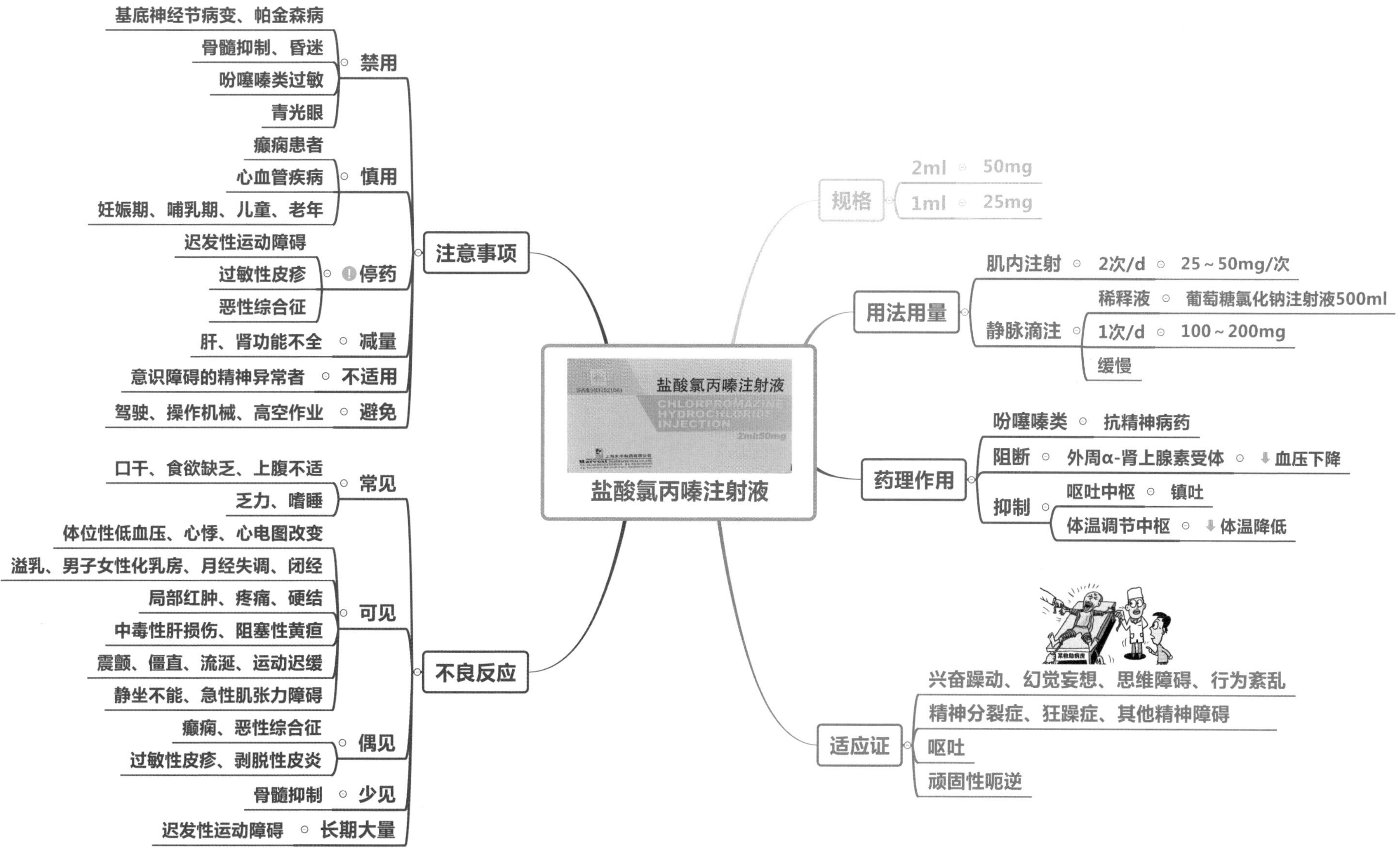
盐酸氯丙嗪注射液
盐酸氯丙嗪注射液
CHLORPROMAZINE HYDROCHLORIDE INJECTION
2ml:50mg
注意事项
禁用
基底神经节病变、帕金森病
骨髓抑制、昏迷
吩噻嗪类过敏
青光眼
慎用
癫痫患者
心血管疾病
妊娠期、哺乳期、儿童、老年
停药
迟发性运动障碍
过敏性皮疹
恶性综合征
减量
肝、肾功能不全
不适用
意识障碍的精神异常者
避免
驾驶、操作机械、高空作业
不良反应
常见
口干、食欲缺乏、上腹不适
乏力、嗜睡
可见
体位性低血压、心悸、心电图改变
溢乳、男子女性化乳房、月经失调、闭经
局部红肿、疼痛、硬结
中毒性肝损伤、阻塞性黄疸
震颤、僵直、流涎、运动迟缓
静坐不能、急性肌张力障碍
偶见
癫痫、恶性综合征
过敏性皮疹、剥脱性皮炎
少见
骨髓抑制
长期大量
迟发性运动障碍
规格
2ml 50mg
1ml 25mg
用法用量
肌内注射 2次/d 25～50mg/次
静脉滴注
稀释液 葡萄糖氯化钠注射液500ml
1次/d 100～200mg
缓慢
药理作用
吩噻嗪类 抗精神病药
阻断 外周α-肾上腺素受体 ↓血压下降
抑制
呕吐中枢 镇吐
体温调节中枢 ↓体温降低
适应证
兴奋躁动、幻觉妄想、思维障碍、行为紊乱
精神分裂症、狂躁症、其他精神障碍
呕吐
顽固性呃逆

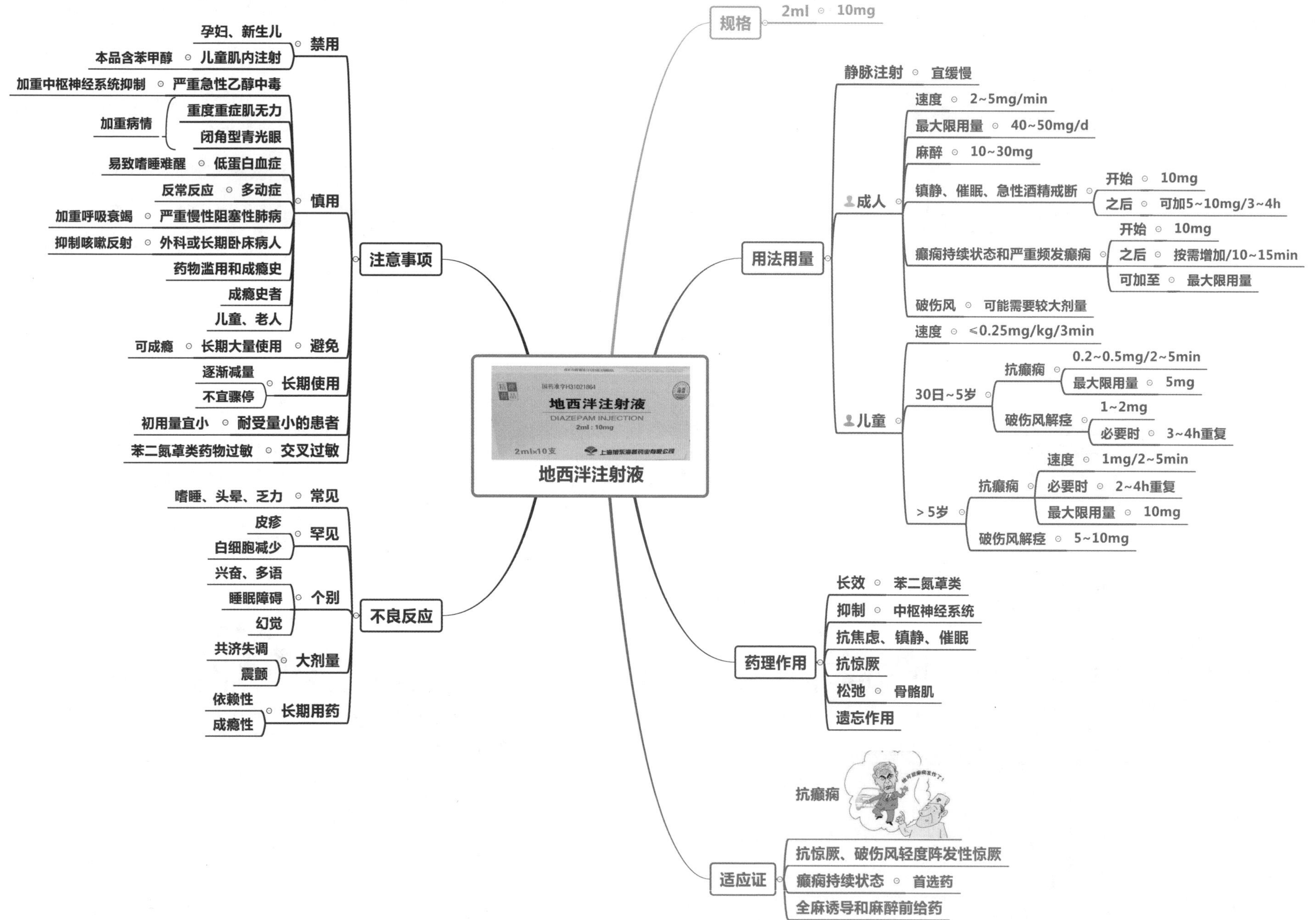
地西泮注射液
国药准字H31021864
地西泮注射液
DIAZEPAM INJECTION
2ml : 10mg
2ml×10支
规格
2ml ◦ 10mg
用法用量
静脉注射 ◦ 宜缓慢
成人
速度 ◦ 2~5mg/min
最大限用量 ◦ 40~50mg/d
麻醉 ◦ 10~30mg
镇静、催眠、急性酒精戒断 ◦ 开始 ◦ 10mg
之后 ◦ 可加5~10mg/3~4h
癫痫持续状态和严重频发癫痫 ◦ 开始 ◦ 10mg
之后 ◦ 按需增加/10~15min
可加至 ◦ 最大限用量
破伤风 ◦ 可能需要较大剂量
儿童
速度 ◦ ≤0.25mg/kg/3min
30日~5岁
抗癫痫 ◦ 0.2~0.5mg/2~5min
最大限用量 ◦ 5mg
破伤风解痉 ◦ 1~2mg
必要时 ◦ 3~4h重复
＞5岁
抗癫痫 ◦ 速度 ◦ 1mg/2~5min
必要时 ◦ 2~4h重复
最大限用量 ◦ 10mg
破伤风解痉 ◦ 5~10mg
药理作用
长效 ◦ 苯二氮䓬类
抑制 ◦ 中枢神经系统
抗焦虑、镇静、催眠
抗惊厥
松弛 ◦ 骨骼肌
遗忘作用
适应证
抗癫痫
抗惊厥、破伤风轻度阵发性惊厥
癫痫持续状态 ◦ 首选药
全麻诱导和麻醉前给药
注意事项
禁用
孕妇、新生儿
儿童肌内注射 ◦ 本品含苯甲醇
慎用
严重急性乙醇中毒 ◦ 加重中枢神经系统抑制
加重病情
重度重症肌无力
闭角型青光眼
低蛋白血症 ◦ 易致嗜睡难醒
多动症 ◦ 反常反应
严重慢性阻塞性肺病 ◦ 加重呼吸衰竭
外科或长期卧床病人 ◦ 抑制咳嗽反射
药物滥用和成瘾史
成瘾史者
儿童、老人
避免 ◦ 长期大量使用 ◦ 可成瘾
长期使用
逐渐减量
不宜骤停
耐受量小的患者 ◦ 初用量宜小
交叉过敏 ◦ 苯二氮䓬类药物过敏
不良反应
常见 ◦ 嗜睡、头晕、乏力
罕见
皮疹
白细胞减少
个别
兴奋、多语
睡眠障碍
幻觉
大剂量
共济失调
震颤
长期用药
依赖性
成瘾性

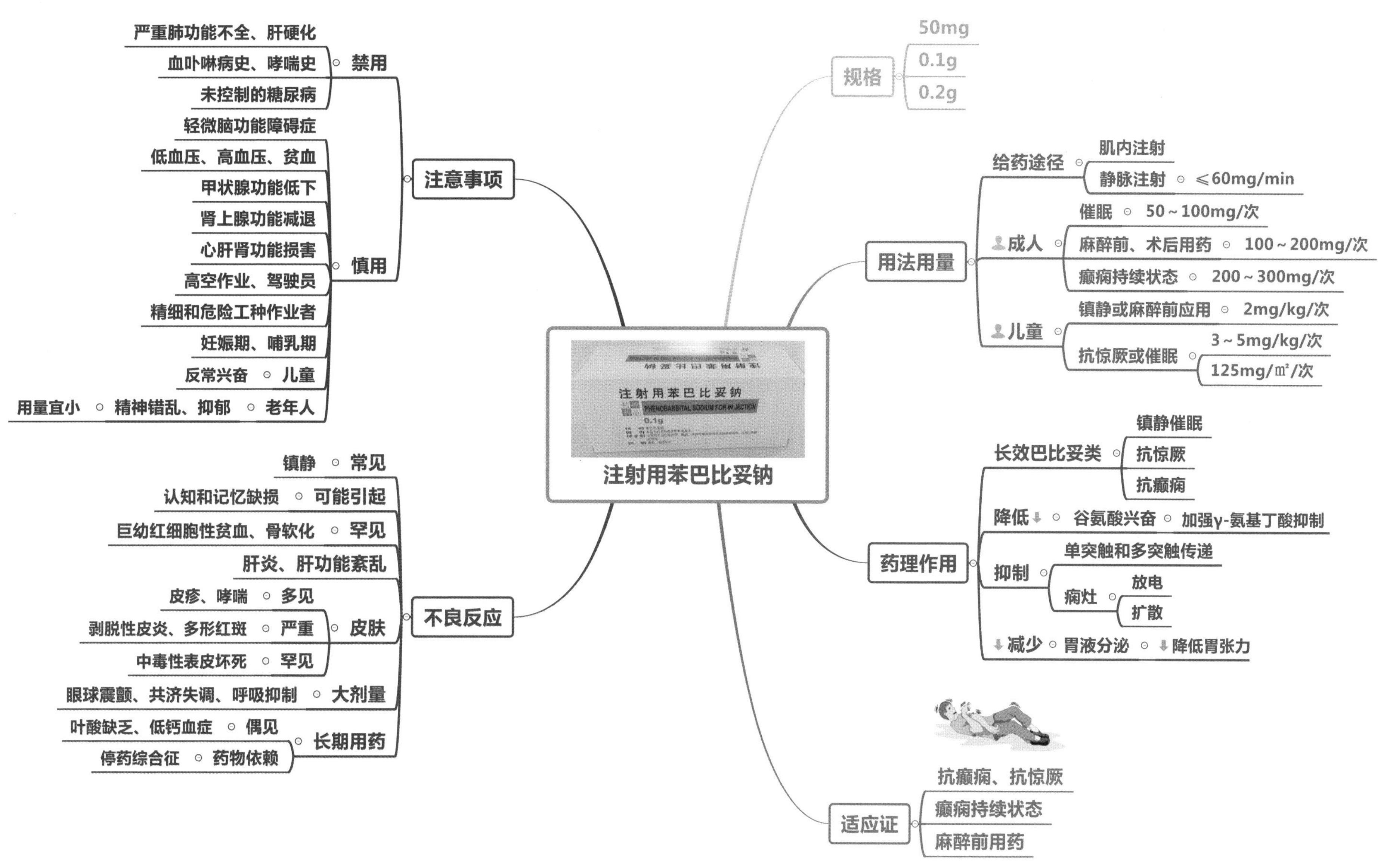
注射用苯巴比妥钠
PHENOBARBITAL SODIUM FOR INJECTION
0.1g
注射用苯巴比妥钠
规格
50mg
0.1g
0.2g
用法用量
给药途径
肌内注射
静脉注射
≤60mg/min
成人
催眠
50～100mg/次
麻醉前、术后用药
100～200mg/次
癫痫持续状态
200～300mg/次
儿童
镇静或麻醉前应用
2mg/kg/次
抗惊厥或催眠
3～5mg/kg/次
125mg/㎡/次
药理作用
长效巴比妥类
镇静催眠
抗惊厥
抗癫痫
降低
谷氨酸兴奋
加强γ-氨基丁酸抑制
抑制
单突触和多突触传递
痫灶
放电
扩散
减少
胃液分泌
降低胃张力
适应证
抗癫痫、抗惊厥
癫痫持续状态
麻醉前用药
注意事项
禁用
严重肺功能不全、肝硬化
血卟啉病史、哮喘史
未控制的糖尿病
慎用
轻微脑功能障碍症
低血压、高血压、贫血
甲状腺功能低下
肾上腺功能减退
心肝肾功能损害
高空作业、驾驶员
精细和危险工种作业者
妊娠期、哺乳期
反常兴奋
儿童
用量宜小
精神错乱、抑郁
老年人
不良反应
镇静
常见
认知和记忆缺损
可能引起
巨幼红细胞性贫血、骨软化
罕见
肝炎、肝功能紊乱
皮肤
皮疹、哮喘
多见
剥脱性皮炎、多形红斑
严重
中毒性表皮坏死
罕见
眼球震颤、共济失调、呼吸抑制
大剂量
长期用药
叶酸缺乏、低钙血症
偶见
停药综合征
药物依赖

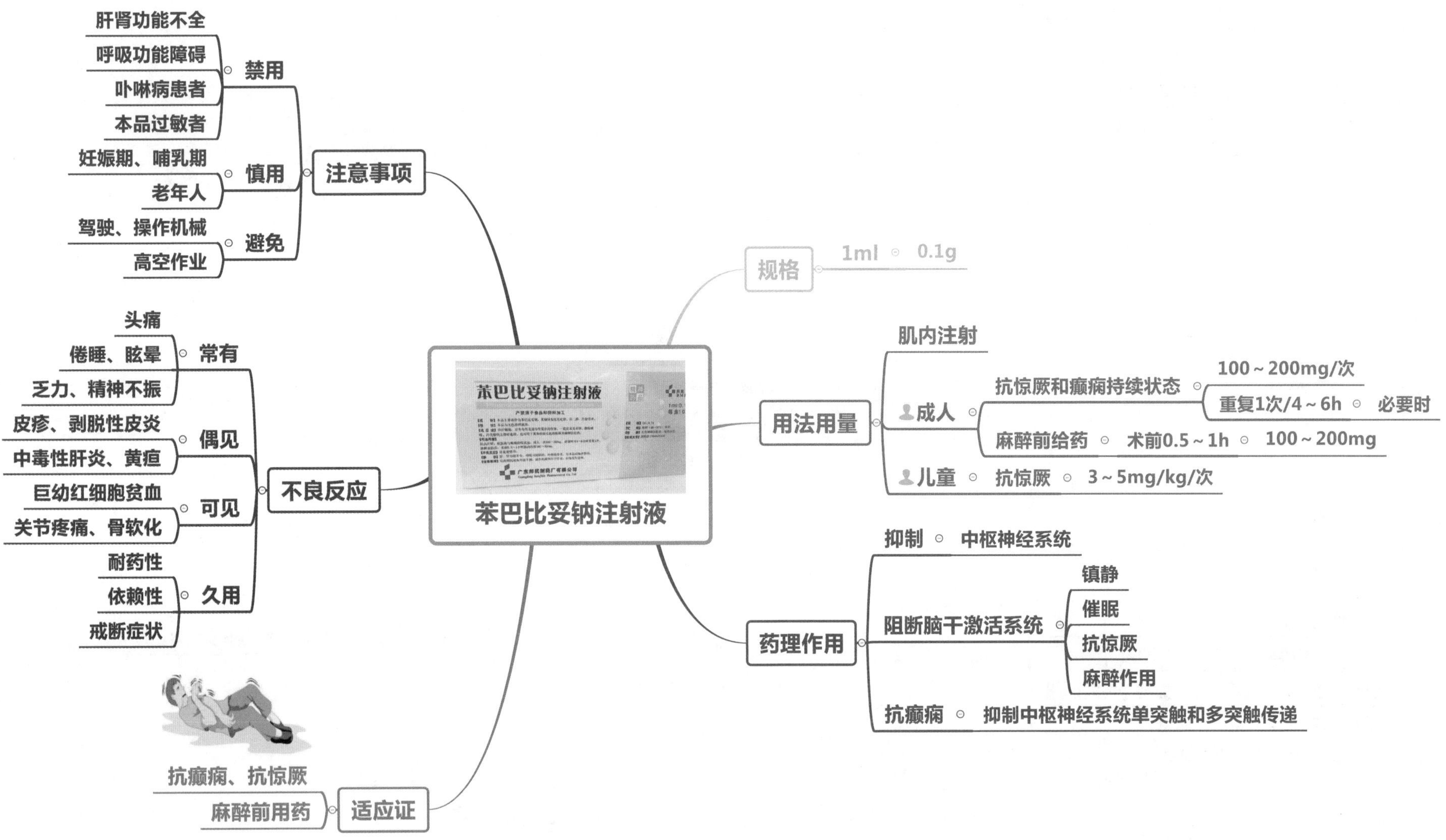

苯巴比妥钠注射液
注意事项
禁用
肝肾功能不全
呼吸功能障碍
卟啉病患者
本品过敏者
慎用
妊娠期、哺乳期
老年人
避免
驾驶、操作机械
高空作业
不良反应
常有
头痛
倦睡、眩晕
乏力、精神不振
偶见
皮疹、剥脱性皮炎
中毒性肝炎、黄疸
可见
巨幼红细胞贫血
关节疼痛、骨软化
久用
耐药性
依赖性
戒断症状
适应证
抗癫痫、抗惊厥
麻醉前用药
规格
1ml
0.1g
用法用量
肌内注射
成人
抗惊厥和癫痫持续状态
100～200mg/次
重复1次/4～6h
必要时
麻醉前给药
术前0.5～1h
100～200mg
儿童
抗惊厥
3～5mg/kg/次
药理作用
抑制
中枢神经系统
阻断脑干激活系统
镇静
催眠
抗惊厥
麻醉作用
抗癫痫
抑制中枢神经系统单突触和多突触传递

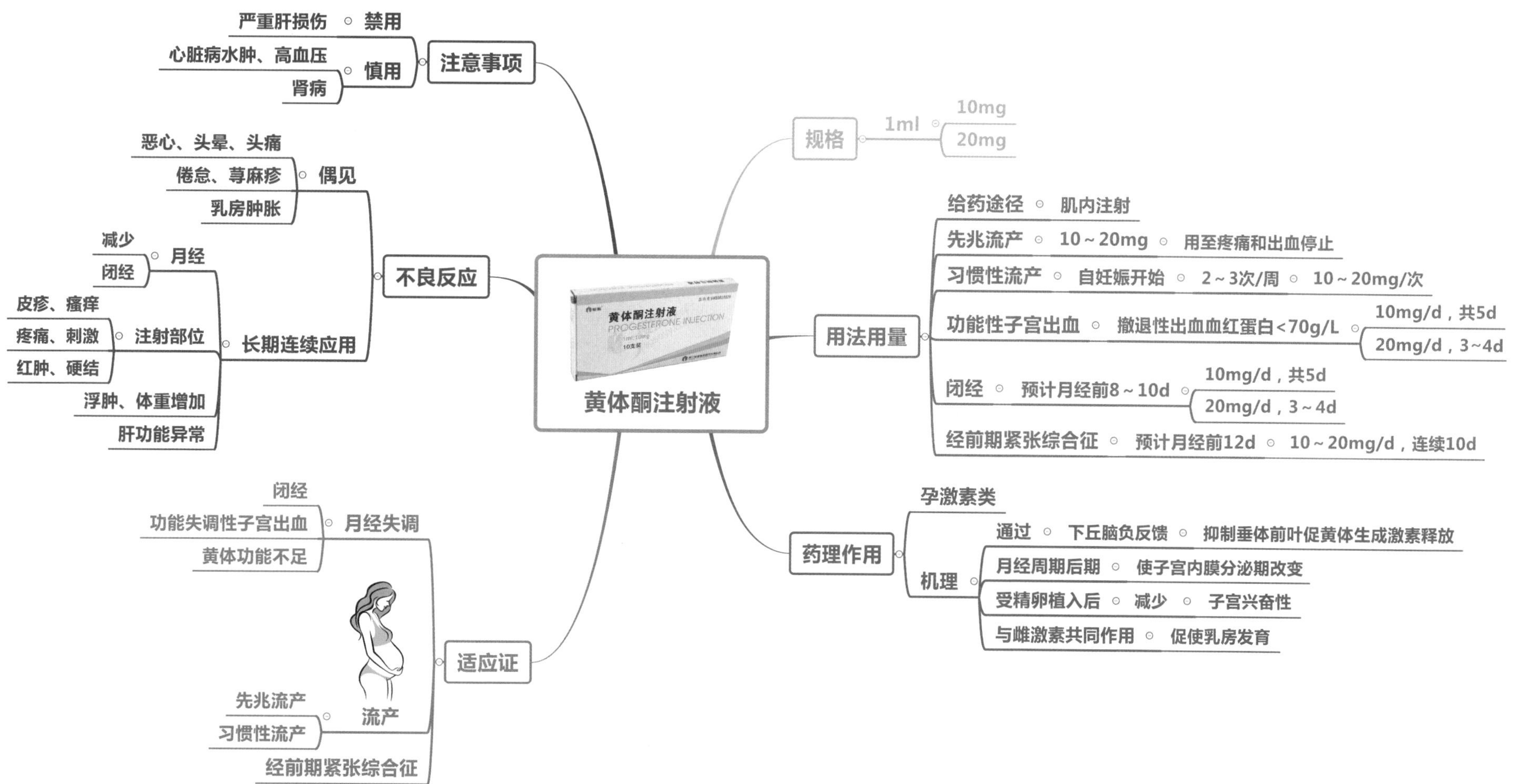
黄体酮注射液
PROGESTERONE INJECTION
10支装
注意事项
禁用
严重肝损伤
慎用
心脏病水肿、高血压
肾病
不良反应
偶见
恶心、头晕、头痛
倦怠、荨麻疹
乳房肿胀
长期连续应用
月经
减少
闭经
注射部位
皮疹、瘙痒
疼痛、刺激
红肿、硬结
浮肿、体重增加
肝功能异常
适应证
月经失调
闭经
功能失调性子宫出血
黄体功能不足
流产
先兆流产
习惯性流产
经前期紧张综合征
规格
1ml
10mg
20mg
用法用量
给药途径 肌内注射
先兆流产 10～20mg 用至疼痛和出血停止
习惯性流产 自妊娠开始 2～3次/周 10～20mg/次
功能性子宫出血 撤退性出血血红蛋白<70g/L
10mg/d，共5d
20mg/d，3~4d
闭经 预计月经前8～10d
10mg/d，共5d
20mg/d，3～4d
经前期紧张综合征 预计月经前12d 10～20mg/d，连续10d
药理作用
孕激素类
机理
通过 下丘脑负反馈 抑制垂体前叶促黄体生成激素释放
月经周期后期 使子宫内膜分泌期改变
受精卵植入后 减少 子宫兴奋性
与雌激素共同作用 促使乳房发育

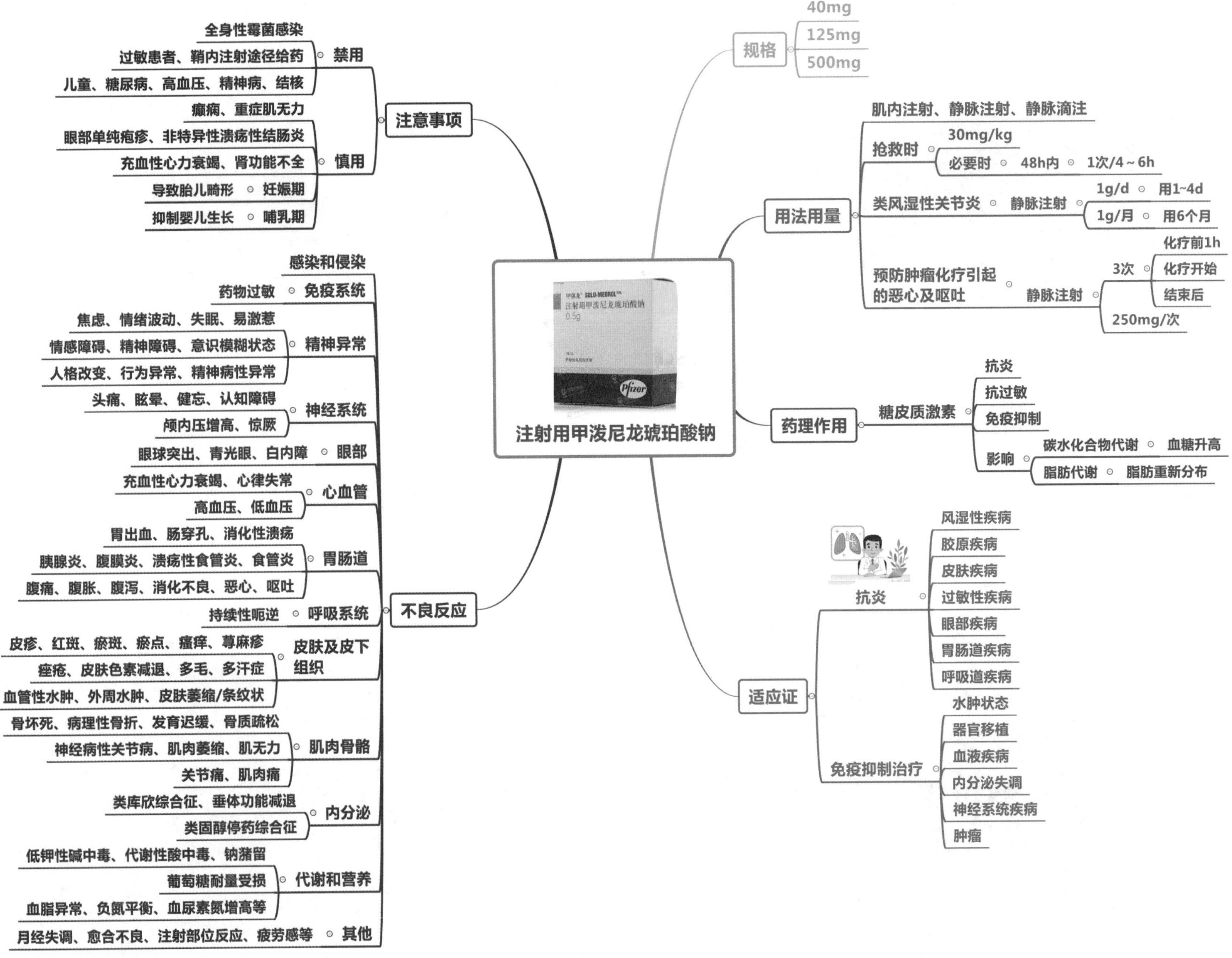
注射用甲泼尼龙琥珀酸钠
甲强龙 SOLU-MEDROL
注射用甲泼尼龙琥珀酸钠
0.5g
Pfizer
规格
40mg
125mg
500mg
用法用量
肌内注射、静脉注射、静脉滴注
抢救时
30mg/kg
必要时
48h内
1次/4～6h
类风湿性关节炎
静脉注射
1g/d
用1~4d
1g/月
用6个月
预防肿瘤化疗引起的恶心及呕吐
静脉注射
3次
化疗前1h
化疗开始
结束后
250mg/次
药理作用
糖皮质激素
抗炎
抗过敏
免疫抑制
影响
碳水化合物代谢
血糖升高
脂肪代谢
脂肪重新分布
适应证
抗炎
风湿性疾病
胶原疾病
皮肤疾病
过敏性疾病
眼部疾病
胃肠道疾病
呼吸道疾病
免疫抑制治疗
水肿状态
器官移植
血液疾病
内分泌失调
神经系统疾病
肿瘤
注意事项
禁用
全身性霉菌感染
过敏患者、鞘内注射途径给药
儿童、糖尿病、高血压、精神病、结核
慎用
癫痫、重症肌无力
眼部单纯疱疹、非特异性溃疡性结肠炎
充血性心力衰竭、肾功能不全
导致胎儿畸形
妊娠期
抑制婴儿生长
哺乳期
不良反应
免疫系统
感染和侵染
药物过敏
精神异常
焦虑、情绪波动、失眠、易激惹
情感障碍、精神障碍、意识模糊状态
人格改变、行为异常、精神病性异常
神经系统
头痛、眩晕、健忘、认知障碍
颅内压增高、惊厥
眼部
眼球突出、青光眼、白内障
心血管
充血性心力衰竭、心律失常
高血压、低血压
胃肠道
胃出血、肠穿孔、消化性溃疡
胰腺炎、腹膜炎、溃疡性食管炎、食管炎
腹痛、腹胀、腹泻、消化不良、恶心、呕吐
呼吸系统
持续性呃逆
皮肤及皮下组织
皮疹、红斑、瘀斑、瘀点、瘙痒、荨麻疹
痤疮、皮肤色素减退、多毛、多汗症
血管性水肿、外周水肿、皮肤萎缩/条纹状
肌肉骨骼
骨坏死、病理性骨折、发育迟缓、骨质疏松
神经病性关节病、肌肉萎缩、肌无力
关节痛、肌肉痛
内分泌
类库欣综合征、垂体功能减退
类固醇停药综合征
代谢和营养
低钾性碱中毒、代谢性酸中毒、钠潴留
葡萄糖耐量受损
血脂异常、负氮平衡、血尿素氮增高等
其他
月经失调、愈合不良、注射部位反应、疲劳感等

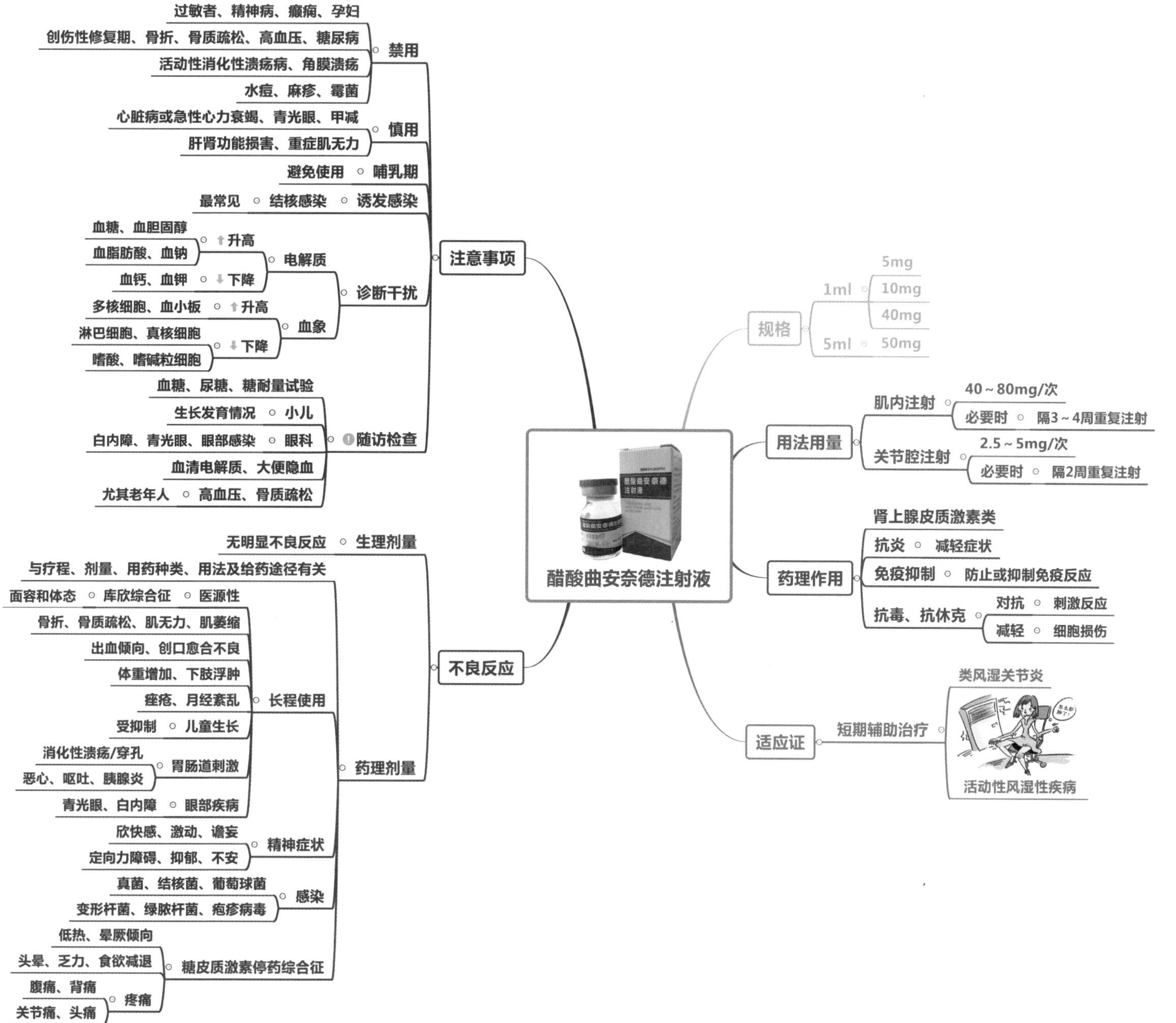

醋酸曲安奈德注射液
注意事项
禁用
过敏者、精神病、癫痫、孕妇
创伤性修复期、骨折、骨质疏松、高血压、糖尿病
活动性消化性溃疡病、角膜溃疡
水痘、麻疹、霉菌
慎用
心脏病或急性心力衰竭、青光眼、甲减
肝肾功能损害、重症肌无力
哺乳期
避免使用
诱发感染
结核感染
最常见
诊断干扰
电解质
升高
血糖、血胆固醇
血脂肪酸、血钠
下降
血钙、血钾
血象
升高
多核细胞、血小板
下降
淋巴细胞、真核细胞
嗜酸、嗜碱粒细胞
随访检查
血糖、尿糖、糖耐量试验
小儿
生长发育情况
眼科
白内障、青光眼、眼部感染
血清电解质、大便隐血
高血压、骨质疏松
尤其老年人
不良反应
生理剂量
无明显不良反应
药理剂量
与疗程、剂量、用药种类、用法及给药途径有关
长程使用
医源性
库欣综合征
面容和体态
骨折、骨质疏松、肌无力、肌萎缩
出血倾向、创口愈合不良
体重增加、下肢浮肿
痤疮、月经紊乱
儿童生长
受抑制
胃肠道刺激
消化性溃疡/穿孔
恶心、呕吐、胰腺炎
眼部疾病
青光眼、白内障
精神症状
欣快感、激动、谵妄
定向力障碍、抑郁、不安
感染
真菌、结核菌、葡萄球菌
变形杆菌、绿脓杆菌、疱疹病毒
糖皮质激素停药综合征
低热、晕厥倾向
头晕、乏力、食欲减退
疼痛
腹痛、背痛
关节痛、头痛
规格
1ml
5mg
10mg
40mg
5ml
50mg
用法用量
肌内注射
40～80mg/次
必要时
隔3～4周重复注射
关节腔注射
2.5～5mg/次
必要时
隔2周重复注射
药理作用
肾上腺皮质激素类
抗炎
减轻症状
免疫抑制
防止或抑制免疫反应
抗毒、抗休克
对抗
刺激反应
减轻
细胞损伤
适应证
短期辅助治疗
类风湿关节炎
活动性风湿性疾病

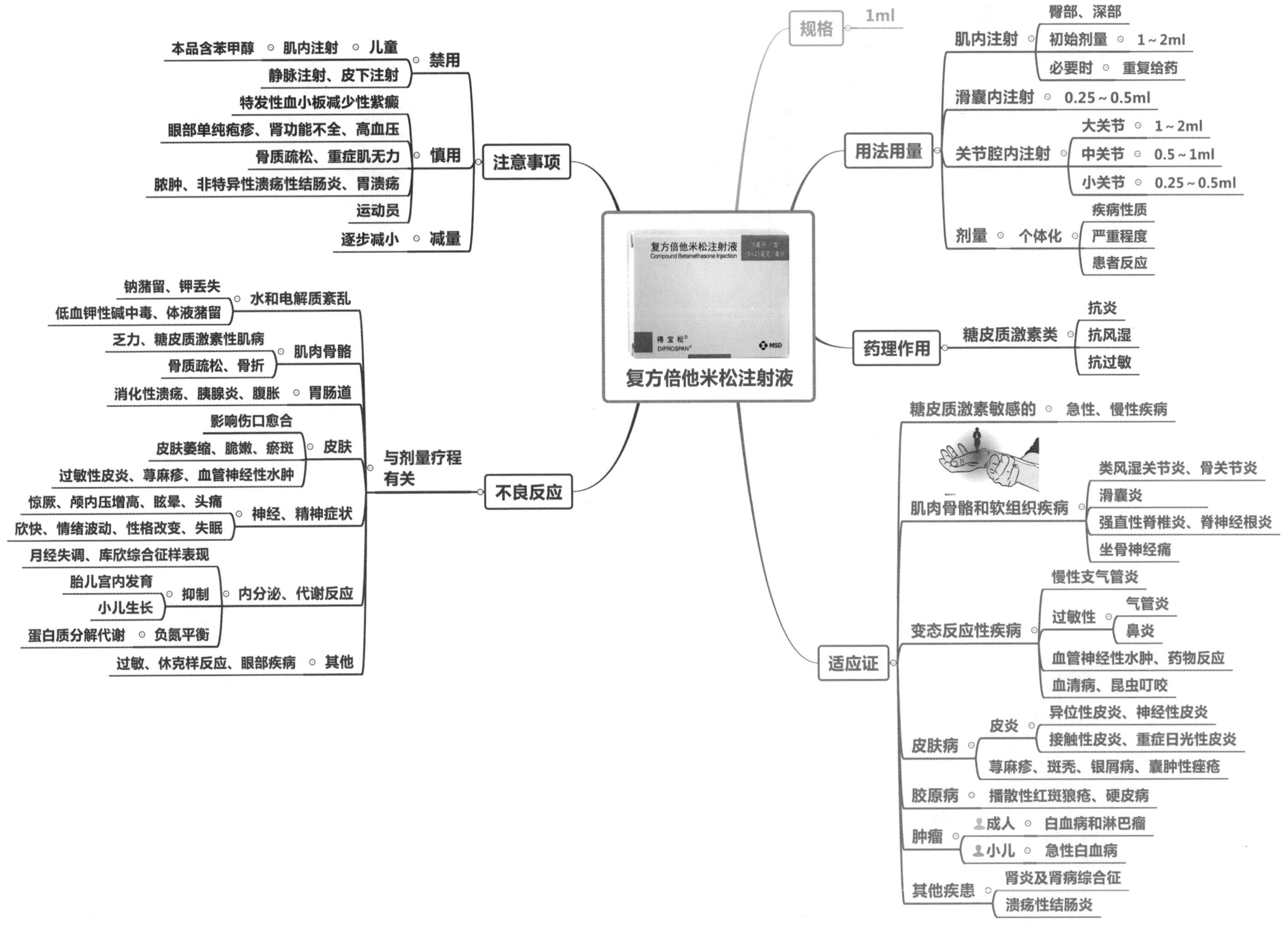
复方倍他米松注射液
Compound Betamethasone Injection
得宝松
DIPROSPAN
MSD
规格
1ml
用法用量
肌内注射
臀部、深部
初始剂量
1～2ml
必要时
重复给药
滑囊内注射
0.25～0.5ml
关节腔内注射
大关节
1～2ml
中关节
0.5～1ml
小关节
0.25～0.5ml
剂量
个体化
疾病性质
严重程度
患者反应
药理作用
糖皮质激素类
抗炎
抗风湿
抗过敏
适应证
糖皮质激素敏感的
急性、慢性疾病
肌肉骨骼和软组织疾病
类风湿关节炎、骨关节炎
滑囊炎
强直性脊椎炎、脊神经根炎
坐骨神经痛
变态反应性疾病
慢性支气管炎
过敏性
气管炎
鼻炎
血管神经性水肿、药物反应
血清病、昆虫叮咬
皮肤病
皮炎
异位性皮炎、神经性皮炎
接触性皮炎、重症日光性皮炎
荨麻疹、斑秃、银屑病、囊肿性痤疮
胶原病
播散性红斑狼疮、硬皮病
肿瘤
成人
白血病和淋巴瘤
小儿
急性白血病
其他疾患
肾炎及肾病综合征
溃疡性结肠炎
注意事项
禁用
儿童
肌内注射
本品含苯甲醇
静脉注射、皮下注射
慎用
特发性血小板减少性紫癜
眼部单纯疱疹、肾功能不全、高血压
骨质疏松、重症肌无力
脓肿、非特异性溃疡性结肠炎、胃溃疡
运动员
减量
逐步减小
不良反应
与剂量疗程有关
水和电解质紊乱
钠潴留、钾丢失
低血钾性碱中毒、体液潴留
肌肉骨骼
乏力、糖皮质激素性肌病
骨质疏松、骨折
胃肠道
消化性溃疡、胰腺炎、腹胀
皮肤
影响伤口愈合
皮肤萎缩、脆嫩、瘀斑
过敏性皮炎、荨麻疹、血管神经性水肿
神经、精神症状
惊厥、颅内压增高、眩晕、头痛
欣快、情绪波动、性格改变、失眠
内分泌、代谢反应
月经失调、库欣综合征样表现
抑制
胎儿宫内发育
小儿生长
负氮平衡
蛋白质分解代谢
其他
过敏、休克样反应、眼部疾病

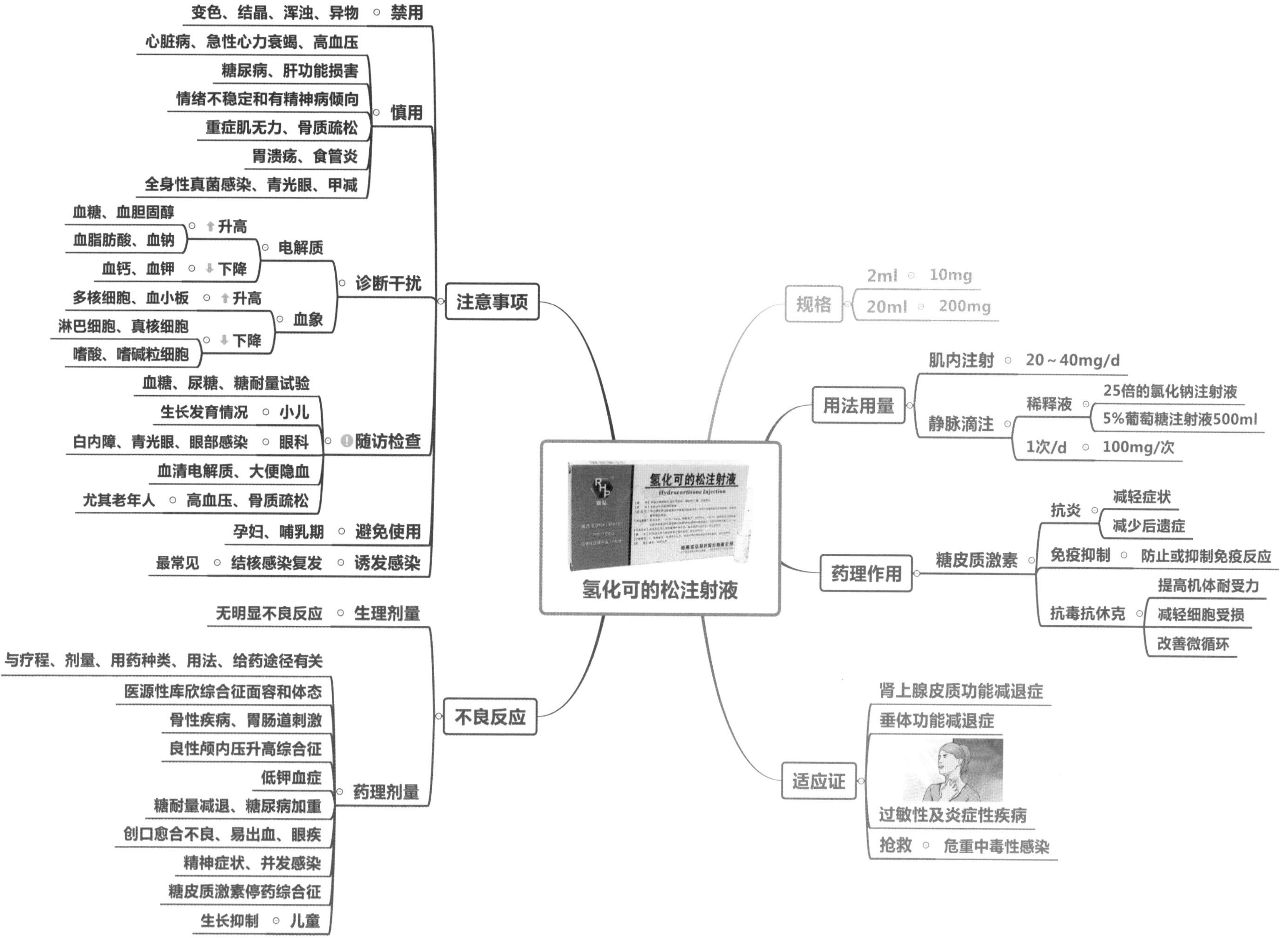
氢化可的松注射液
氢化可的松注射液
Hydrocortisone Injection
注意事项
禁用
变色、结晶、浑浊、异物
慎用
心脏病、急性心力衰竭、高血压
糖尿病、肝功能损害
情绪不稳定和有精神病倾向
重症肌无力、骨质疏松
胃溃疡、食管炎
全身性真菌感染、青光眼、甲减
诊断干扰
电解质
升高
血糖、血胆固醇
血脂肪酸、血钠
下降
血钙、血钾
血象
升高
多核细胞、血小板
下降
淋巴细胞、真核细胞
嗜酸、嗜碱粒细胞
随访检查
血糖、尿糖、糖耐量试验
小儿
生长发育情况
眼科
白内障、青光眼、眼部感染
血清电解质、大便隐血
高血压、骨质疏松
尤其老年人
避免使用
孕妇、哺乳期
诱发感染
结核感染复发
最常见
不良反应
生理剂量
无明显不良反应
药理剂量
与疗程、剂量、用药种类、用法、给药途径有关
医源性库欣综合征面容和体态
骨性疾病、胃肠道刺激
良性颅内压升高综合征
低钾血症
糖耐量减退、糖尿病加重
创口愈合不良、易出血、眼疾
精神症状、并发感染
糖皮质激素停药综合征
儿童
生长抑制
规格
2ml
10mg
20ml
200mg
用法用量
肌内注射
20～40mg/d
静脉滴注
稀释液
25倍的氯化钠注射液
5%葡萄糖注射液500ml
1次/d
100mg/次
药理作用
糖皮质激素
抗炎
减轻症状
减少后遗症
免疫抑制
防止或抑制免疫反应
抗毒抗休克
提高机体耐受力
减轻细胞受损
改善微循环
适应证
肾上腺皮质功能减退症
垂体功能减退症
过敏性及炎症性疾病
抢救
危重中毒性感染

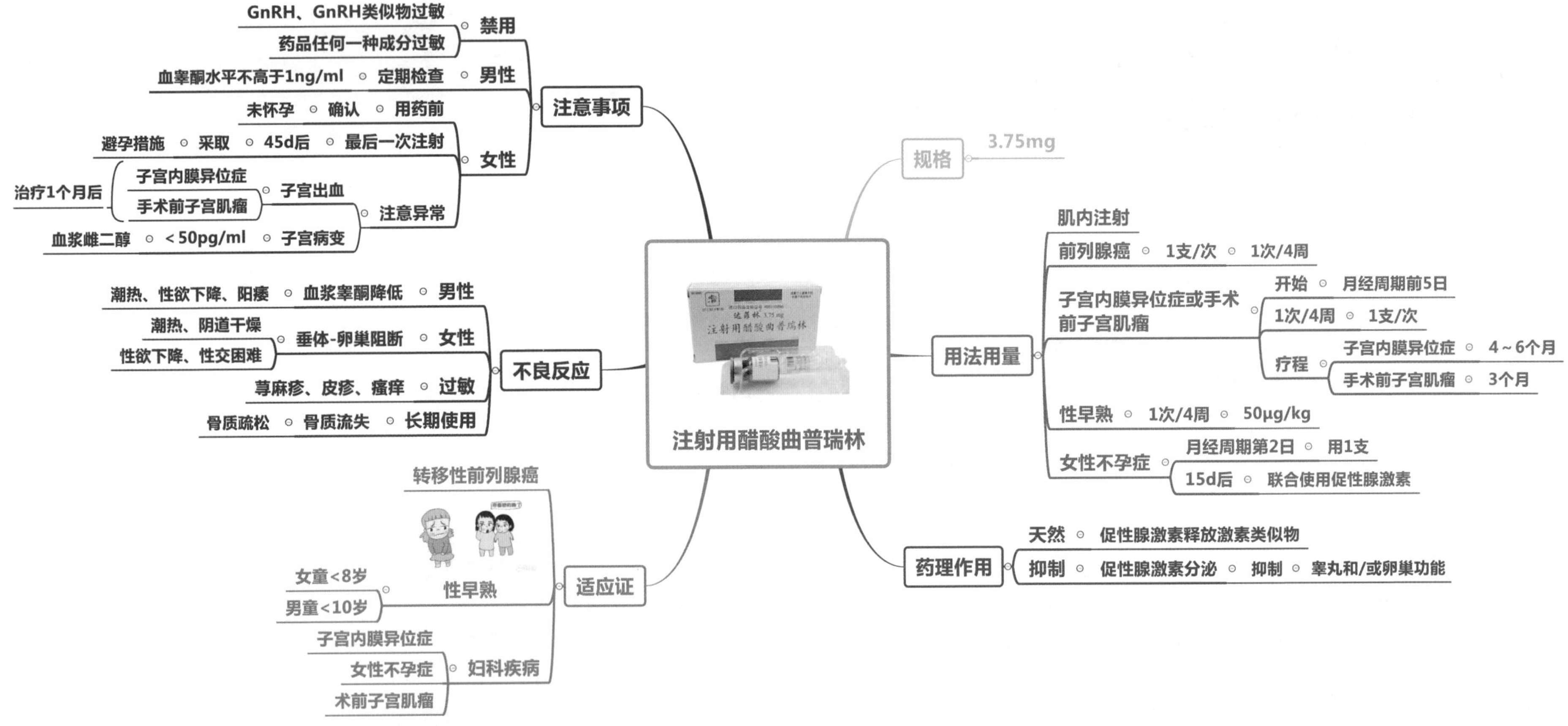
注射用醋酸曲普瑞林
规格
3.75mg
用法用量
肌内注射
前列腺癌
1支/次
1次/4周
子宫内膜异位症或手术前子宫肌瘤
开始
月经周期前5日
1次/4周
1支/次
疗程
子宫内膜异位症
4～6个月
手术前子宫肌瘤
3个月
性早熟
1次/4周
50μg/kg
女性不孕症
月经周期第2日
用1支
15d后
联合使用促性腺激素
药理作用
天然
促性腺激素释放激素类似物
抑制
促性腺激素分泌
抑制
睾丸和/或卵巢功能
注意事项
禁用
GnRH、GnRH类似物过敏
药品任何一种成分过敏
男性
定期检查
血睾酮水平不高于1ng/ml
女性
用药前
确认
未怀孕
最后一次注射
45d后
采取
避孕措施
注意异常
子宫出血
子宫内膜异位症
手术前子宫肌瘤
治疗1个月后
子宫病变
＜50pg/ml
血浆雌二醇
不良反应
男性
血浆睾酮降低
潮热、性欲下降、阳痿
女性
垂体-卵巢阻断
潮热、阴道干燥
性欲下降、性交困难
过敏
荨麻疹、皮疹、瘙痒
长期使用
骨质流失
骨质疏松
适应证
转移性前列腺癌
性早熟
女童＜8岁
男童＜10岁
妇科疾病
子宫内膜异位症
女性不孕症
术前子宫肌瘤

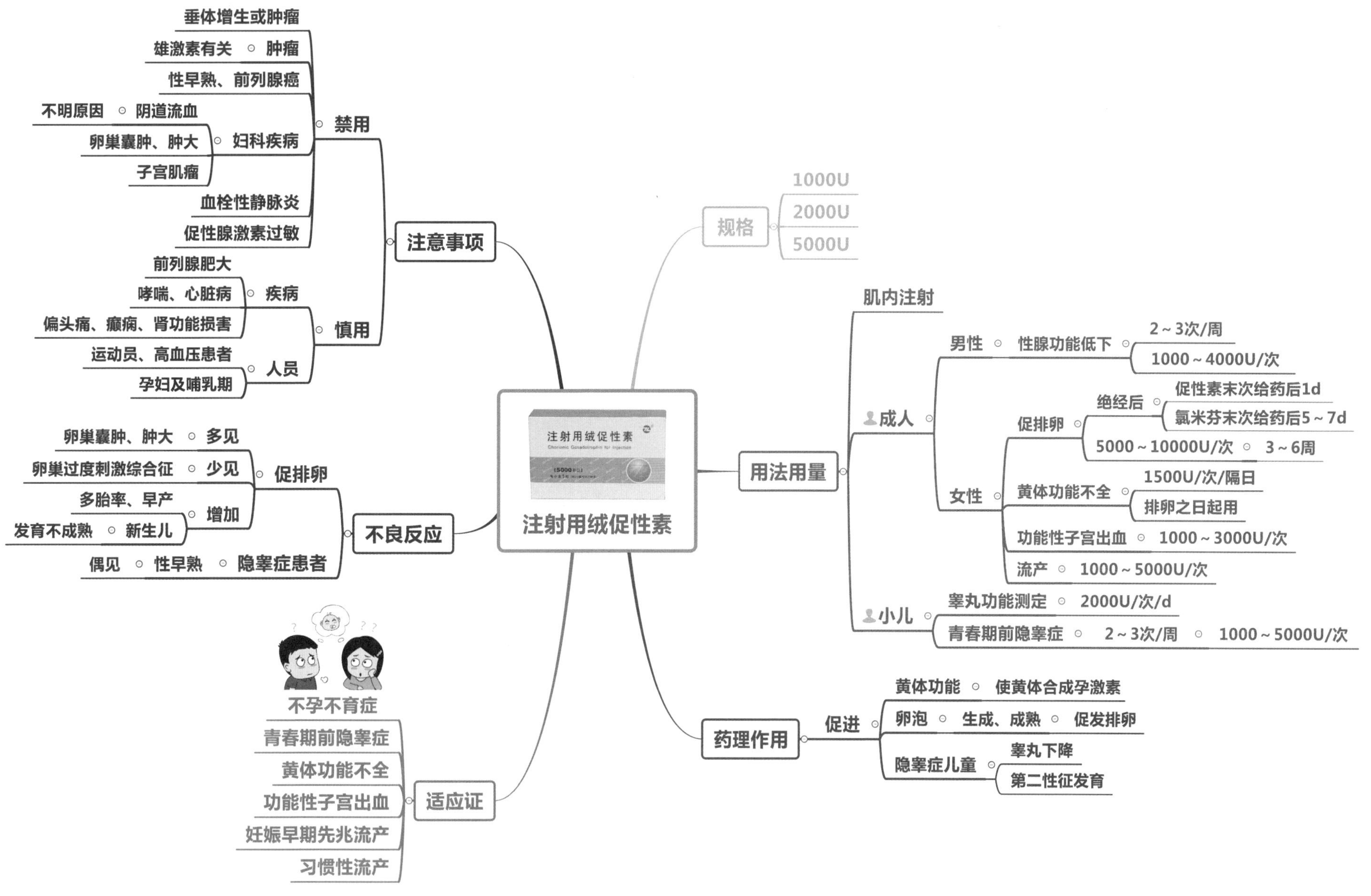
注射用绒促性素
注意事项
禁用
垂体增生或肿瘤
雄激素有关 肿瘤
性早熟、前列腺癌
妇科疾病
不明原因 阴道流血
卵巢囊肿、肿大
子宫肌瘤
血栓性静脉炎
促性腺激素过敏
慎用
疾病
前列腺肥大
哮喘、心脏病
偏头痛、癫痫、肾功能损害
人员
运动员、高血压患者
孕妇及哺乳期
不良反应
促排卵
多见 卵巢囊肿、肿大
少见 卵巢过度刺激综合征
增加
多胎率、早产
新生儿 发育不成熟
隐睾症患者 性早熟 偶见
适应证
不孕不育症
青春期前隐睾症
黄体功能不全
功能性子宫出血
妊娠早期先兆流产
习惯性流产
规格
1000U
2000U
5000U
用法用量
肌内注射
成人
男性 性腺功能低下
2～3次/周
1000～4000U/次
女性
促排卵
绝经后
促性素末次给药后1d
氯米芬末次给药后5～7d
5000～10000U/次 3～6周
黄体功能不全
1500U/次/隔日
排卵之日起用
功能性子宫出血 1000～3000U/次
流产 1000～5000U/次
小儿
睾丸功能测定 2000U/次/d
青春期前隐睾症 2～3次/周 1000～5000U/次
药理作用
促进
黄体功能 使黄体合成孕激素
卵泡 生成、成熟 促发排卵
隐睾症儿童
睾丸下降
第二性征发育

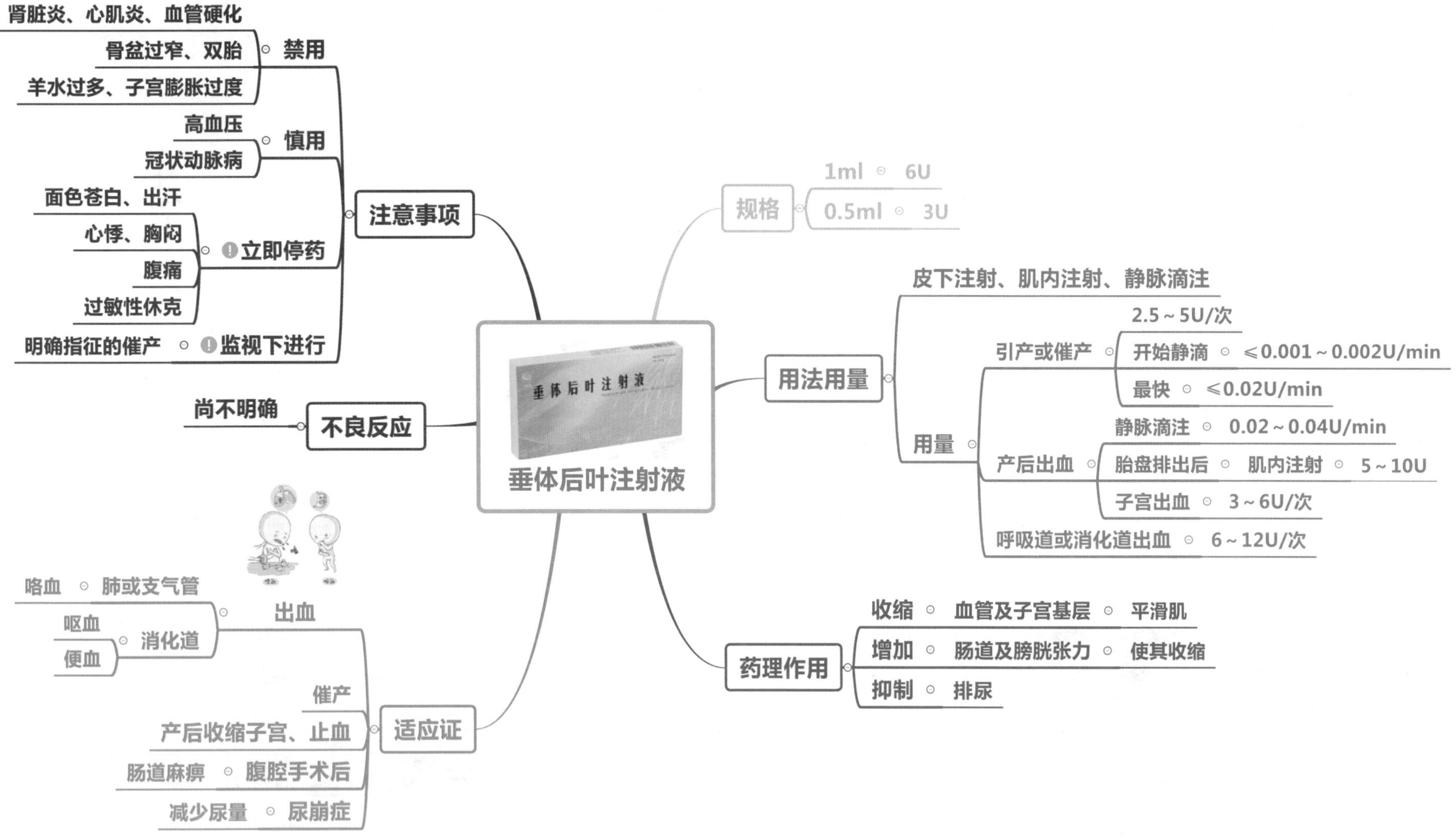
垂体后叶注射液
规格
1ml 6U
0.5ml 3U
用法用量
皮下注射、肌内注射、静脉滴注
用量
引产或催产
2.5～5U/次
开始静滴 ≤0.001～0.002U/min
最快 ≤0.02U/min
产后出血
静脉滴注 0.02～0.04U/min
胎盘排出后 肌内注射 5～10U
子宫出血 3～6U/次
呼吸道或消化道出血 6～12U/次
药理作用
收缩 血管及子宫基层 平滑肌
增加 肠道及膀胱张力 使其收缩
抑制 排尿
注意事项
禁用
肾脏炎、心肌炎、血管硬化
骨盆过窄、双胎
羊水过多、子宫膨胀过度
慎用
高血压
冠状动脉病
立即停药
面色苍白、出汗
心悸、胸闷
腹痛
过敏性休克
监视下进行
明确指征的催产
不良反应
尚不明确
适应证
出血
咯血 肺或支气管
消化道
呕血
便血
催产
产后收缩子宫、止血
肠道麻痹 腹腔手术后
减少尿量 尿崩症

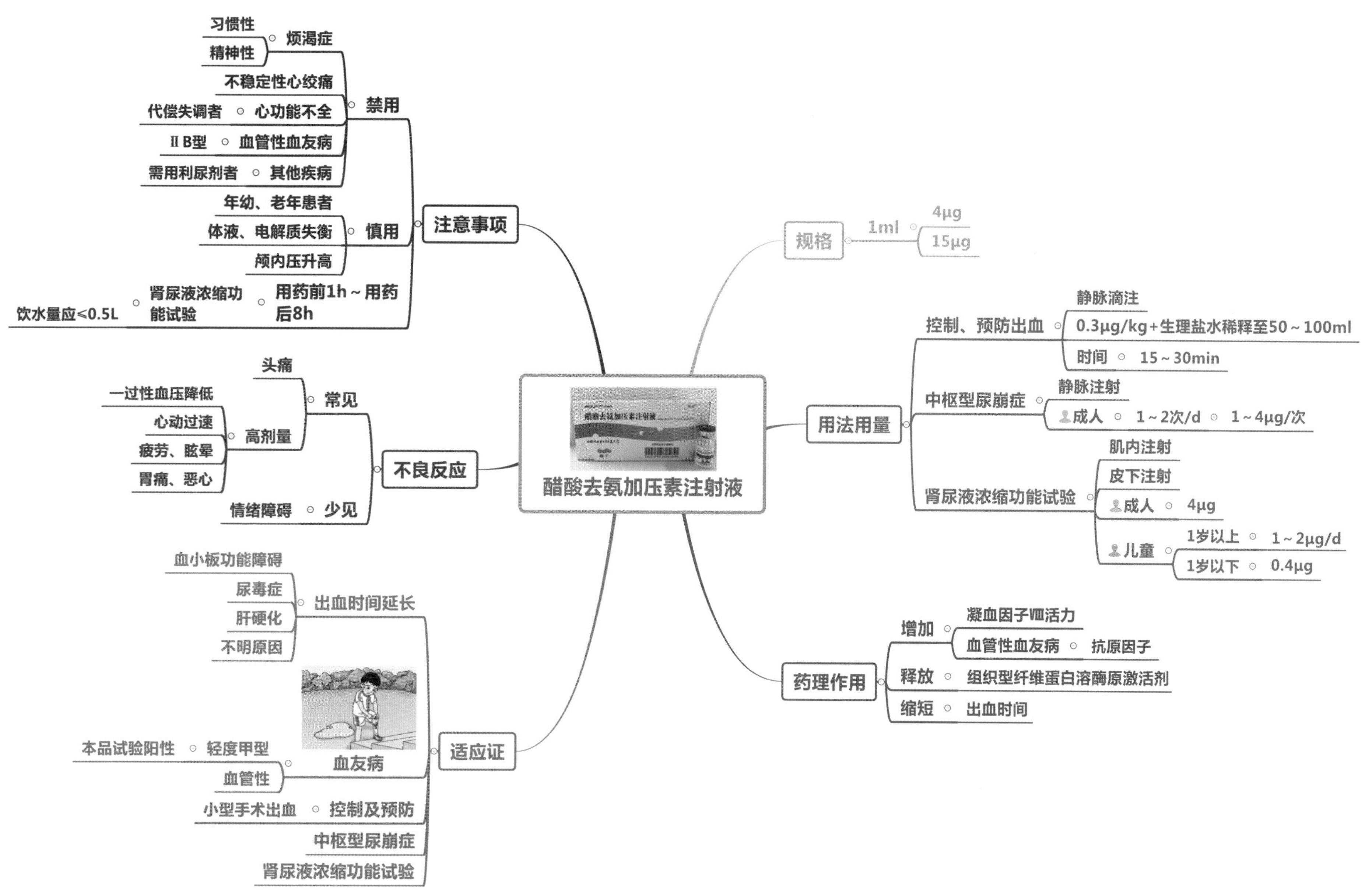

醋酸去氨加压素注射液
规格
1ml
4μg
15μg
用法用量
控制、预防出血
静脉滴注
0.3μg/kg+生理盐水稀释至50~100ml
时间
15~30min
中枢型尿崩症
静脉注射
成人
1~2次/d
1~4μg/次
肾尿液浓缩功能试验
肌内注射
皮下注射
成人
4μg
儿童
1岁以上
1~2μg/d
1岁以下
0.4μg
药理作用
增加
凝血因子Ⅷ活力
血管性血友病
抗原因子
释放
组织型纤维蛋白溶酶原激活剂
缩短
出血时间
注意事项
禁用
烦渴症
习惯性
精神性
不稳定性心绞痛
心功能不全
代偿失调者
血管性血友病
ⅡB型
其他疾病
需用利尿剂者
慎用
年幼、老年患者
体液、电解质失衡
颅内压升高
用药前1h~用药后8h
肾尿液浓缩功能试验
饮水量应≤0.5L
不良反应
常见
头痛
高剂量
一过性血压降低
心动过速
疲劳、眩晕
胃痛、恶心
少见
情绪障碍
适应证
出血时间延长
血小板功能障碍
尿毒症
肝硬化
不明原因
血友病
轻度甲型
本品试验阳性
血管性
控制及预防
小型手术出血
中枢型尿崩症
肾尿液浓缩功能试验

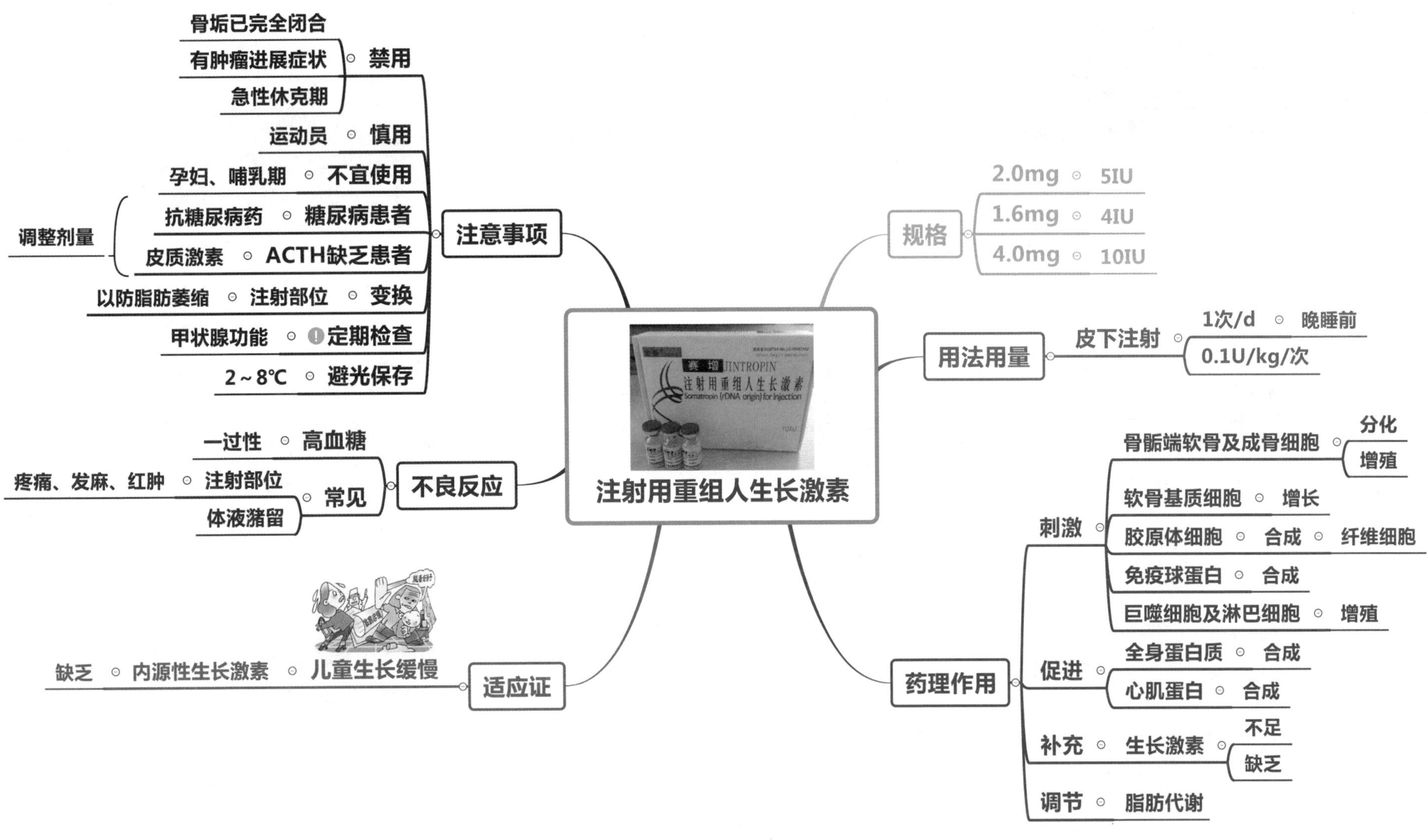
注射用重组人生长激素
赛增 JINTROPIN
注射用重组人生长激素
Somatropin (rDNA origin) for Injection
注意事项
禁用
骨垢已完全闭合
有肿瘤进展症状
急性休克期
慎用
运动员
不宜使用
孕妇、哺乳期
糖尿病患者
抗糖尿病药
ACTH缺乏患者
皮质激素
调整剂量
变换
注射部位
以防脂肪萎缩
定期检查
甲状腺功能
避光保存
2～8℃
不良反应
高血糖
一过性
常见
注射部位
疼痛、发麻、红肿
体液潴留
适应证
儿童生长缓慢
内源性生长激素
缺乏
规格
2.0mg
5IU
1.6mg
4IU
4.0mg
10IU
用法用量
皮下注射
1次/d
晚睡前
0.1U/kg/次
药理作用
刺激
骨骺端软骨及成骨细胞
分化
增殖
软骨基质细胞
增长
胶原体细胞
合成
纤维细胞
免疫球蛋白
合成
巨噬细胞及淋巴细胞
增殖
促进
全身蛋白质
合成
心肌蛋白
合成
补充
生长激素
不足
缺乏
调节
脂肪代谢

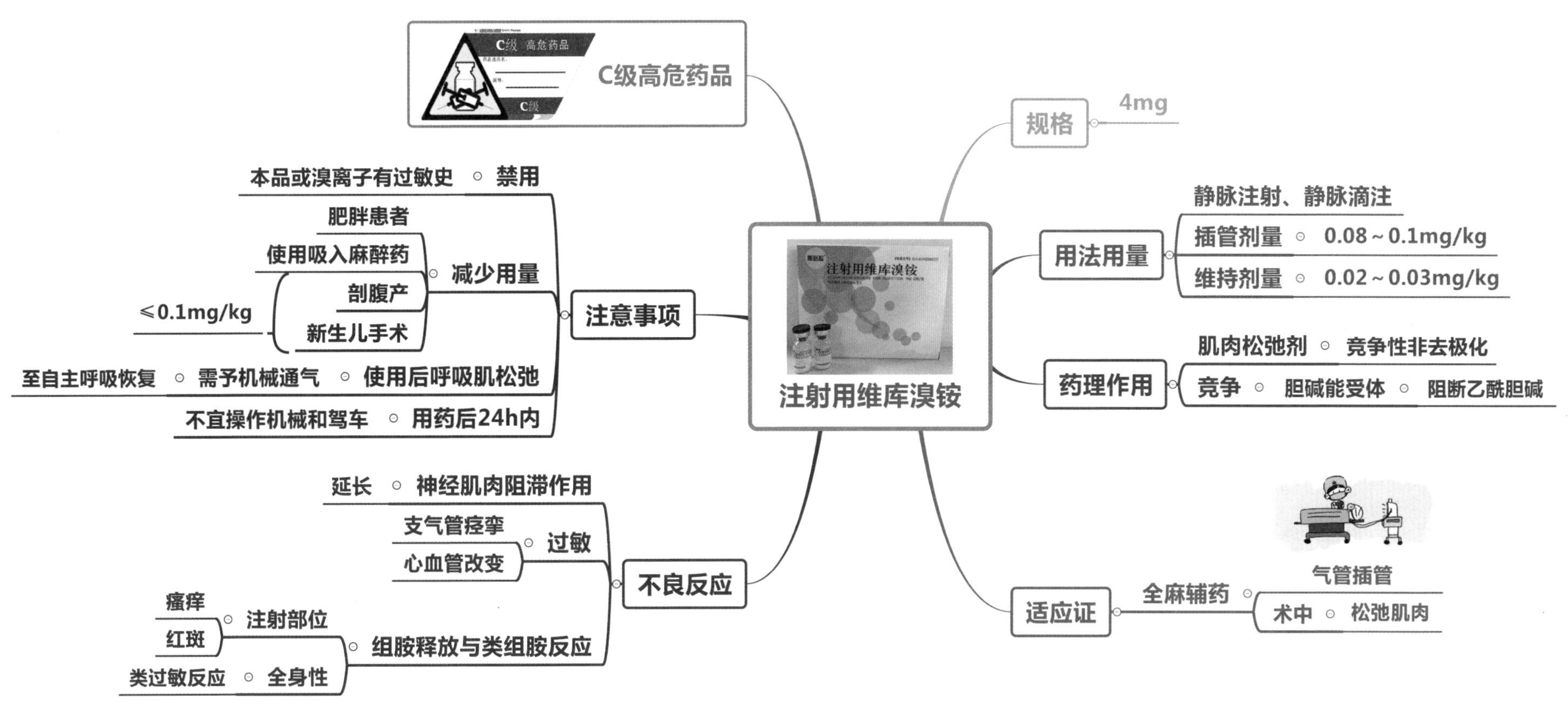
注射用维库溴铵
C级高危药品
规格
4mg
用法用量
静脉注射、静脉滴注
插管剂量 0.08～0.1mg/kg
维持剂量 0.02～0.03mg/kg
药理作用
肌肉松弛剂 竞争性非去极化
竞争 胆碱能受体 阻断乙酰胆碱
适应证
全麻辅药
气管插管
术中 松弛肌肉
注意事项
禁用 本品或溴离子有过敏史
减少用量
肥胖患者
使用吸入麻醉药
剖腹产
新生儿手术
≤0.1mg/kg
使用后呼吸肌松弛 需予机械通气 至自主呼吸恢复
用药后24h内 不宜操作机械和驾车
不良反应
神经肌肉阻滞作用 延长
过敏
支气管痉挛
心血管改变
组胺释放与类组胺反应
注射部位
瘙痒
红斑
全身性 类过敏反应

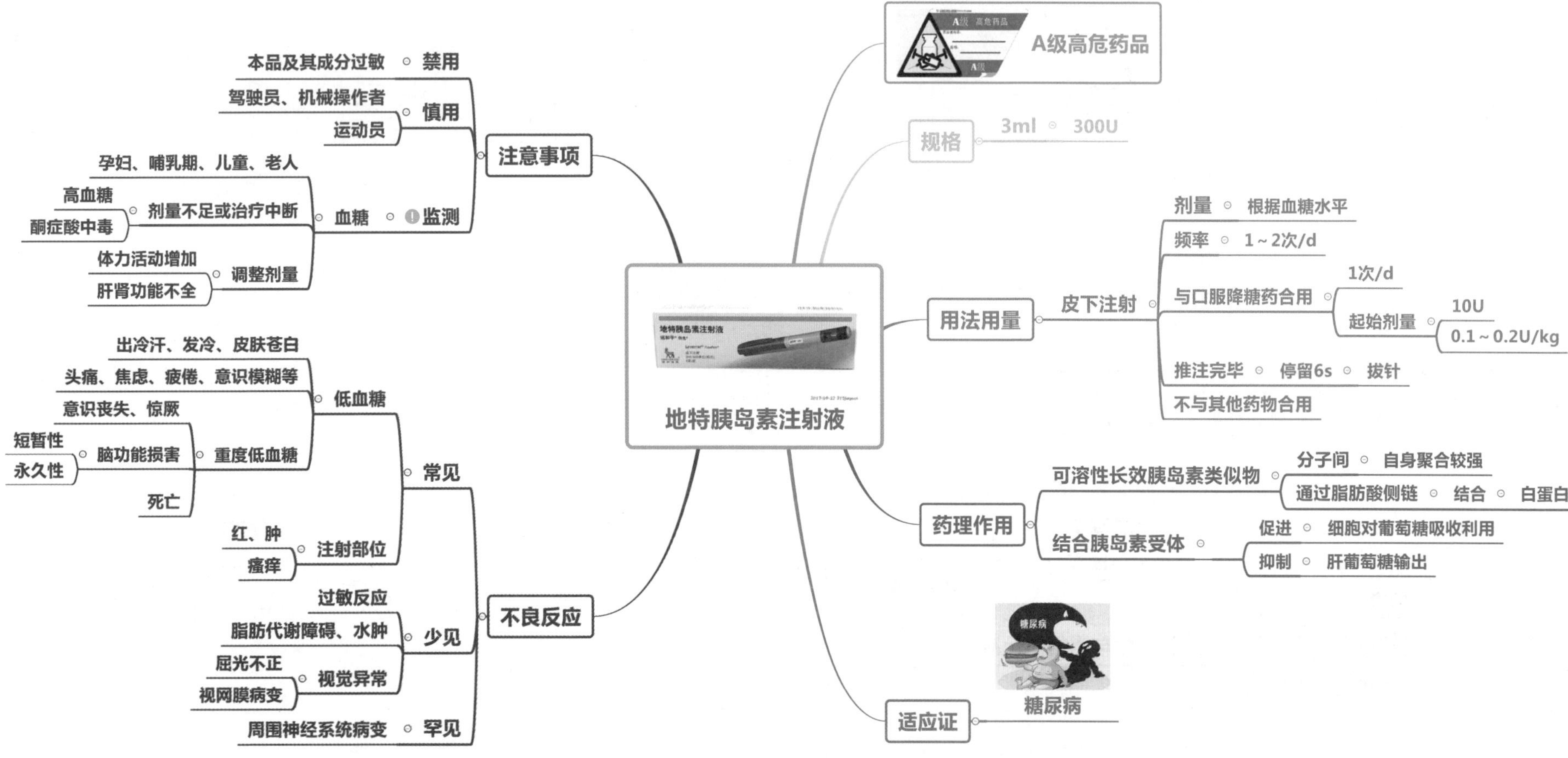
地特胰岛素注射液
注意事项
禁用
本品及其成分过敏
慎用
驾驶员、机械操作者
运动员
监测
血糖
孕妇、哺乳期、儿童、老人
剂量不足或治疗中断
高血糖
酮症酸中毒
调整剂量
体力活动增加
肝肾功能不全
不良反应
常见
低血糖
出冷汗、发冷、皮肤苍白
头痛、焦虑、疲倦、意识模糊等
重度低血糖
意识丧失、惊厥
脑功能损害
短暂性
永久性
死亡
注射部位
红、肿
瘙痒
少见
过敏反应
脂肪代谢障碍、水肿
视觉异常
屈光不正
视网膜病变
罕见
周围神经系统病变
A级高危药品
规格
3ml
300U
用法用量
皮下注射
剂量
根据血糖水平
频率
1～2次/d
与口服降糖药合用
1次/d
起始剂量
10U
0.1～0.2U/kg
推注完毕
停留6s
拔针
不与其他药物合用
药理作用
可溶性长效胰岛素类似物
分子间
自身聚合较强
通过脂肪酸侧链
结合
白蛋白
结合胰岛素受体
促进
细胞对葡萄糖吸收利用
抑制
肝葡萄糖输出
适应证
糖尿病

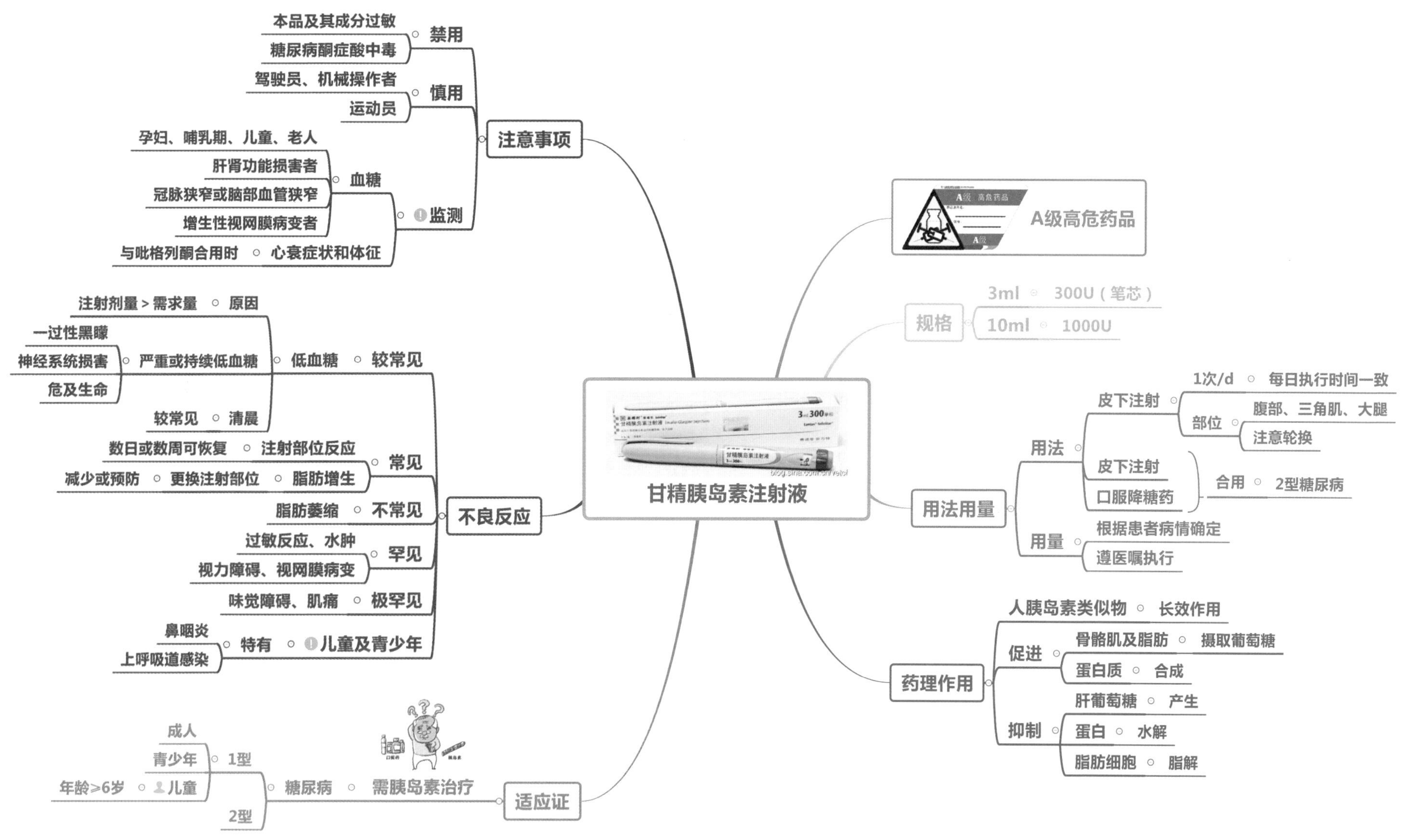
甘精胰岛素注射液
注意事项
禁用
本品及其成分过敏
糖尿病酮症酸中毒
慎用
驾驶员、机械操作者
运动员
监测
血糖
孕妇、哺乳期、儿童、老人
肝肾功能损害者
冠脉狭窄或脑部血管狭窄
增生性视网膜病变者
心衰症状和体征
与吡格列酮合用时
不良反应
较常见
低血糖
原因
注射剂量>需求量
严重或持续低血糖
一过性黑矇
神经系统损害
危及生命
清晨
较常见
常见
注射部位反应
数日或数周可恢复
脂肪增生
更换注射部位
减少或预防
不常见
脂肪萎缩
罕见
过敏反应、水肿
视力障碍、视网膜病变
极罕见
味觉障碍、肌痛
儿童及青少年
特有
鼻咽炎
上呼吸道感染
适应证
需胰岛素治疗
糖尿病
1型
成人
青少年
儿童
年龄≥6岁
2型
A级高危药品
规格
3ml
300U（笔芯）
10ml
1000U
用法用量
用法
皮下注射
1次/d
每日执行时间一致
部位
腹部、三角肌、大腿
注意轮换
皮下注射
口服降糖药
合用
2型糖尿病
用量
根据患者病情确定
遵医嘱执行
药理作用
人胰岛素类似物
长效作用
促进
骨骼肌及脂肪
摄取葡萄糖
蛋白质
合成
抑制
肝葡萄糖
产生
蛋白
水解
脂肪细胞
脂解

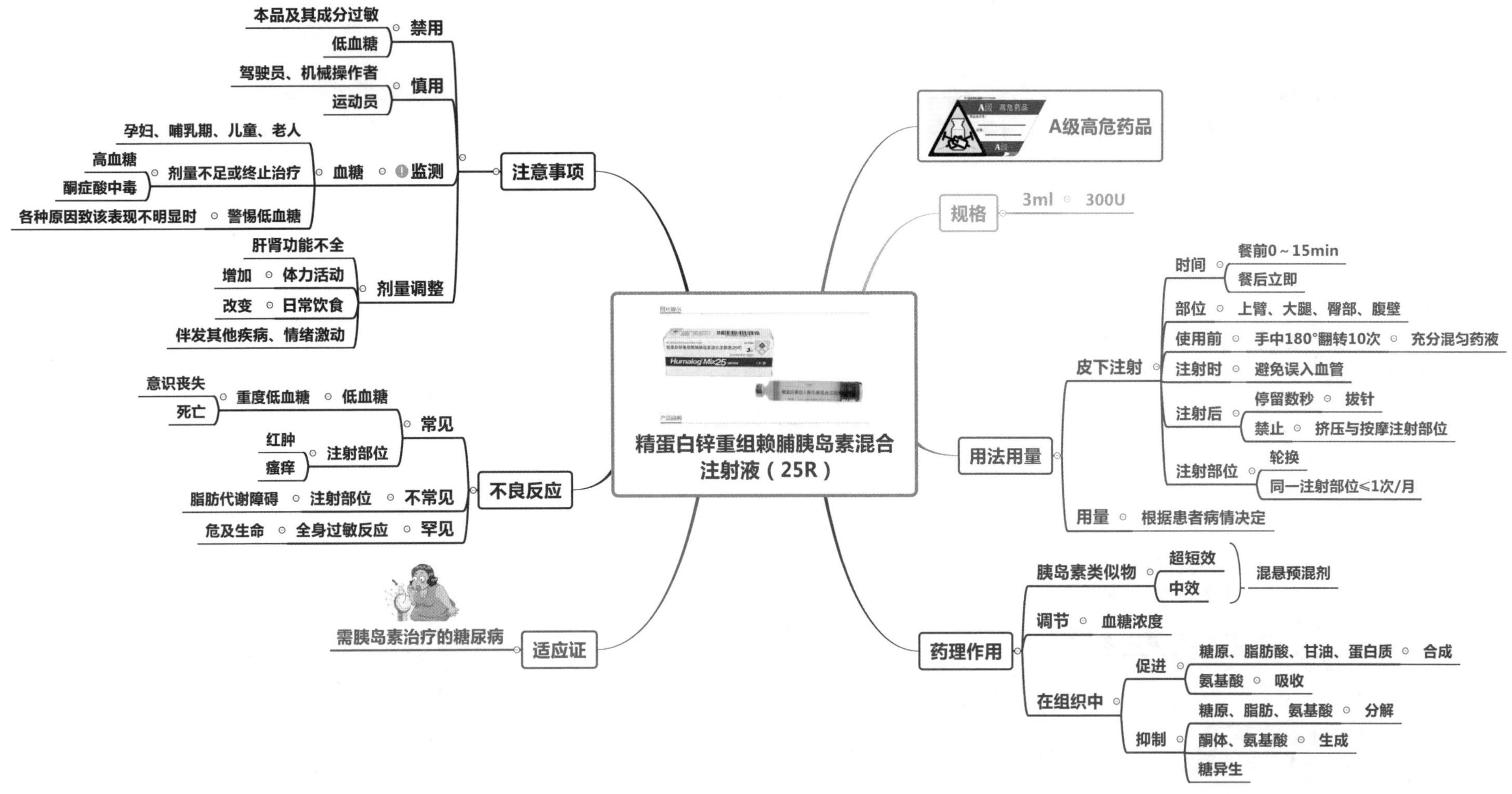
精蛋白锌重组赖脯胰岛素混合注射液（25R）
注意事项
禁用
本品及其成分过敏
低血糖
慎用
驾驶员、机械操作者
运动员
监测
血糖
孕妇、哺乳期、儿童、老人
剂量不足或终止治疗
高血糖
酮症酸中毒
警惕低血糖
各种原因致该表现不明显时
剂量调整
肝肾功能不全
体力活动
增加
日常饮食
改变
伴发其他疾病、情绪激动
不良反应
常见
低血糖
重度低血糖
意识丧失
死亡
注射部位
红肿
瘙痒
不常见
注射部位
脂肪代谢障碍
罕见
全身过敏反应
危及生命
适应证
需胰岛素治疗的糖尿病
A级高危药品
规格
3ml
300U
用法用量
皮下注射
时间
餐前0～15min
餐后立即
部位
上臂、大腿、臀部、腹壁
使用前
手中180°翻转10次
充分混匀药液
注射时
避免误入血管
注射后
停留数秒
拔针
禁止
挤压与按摩注射部位
注射部位
轮换
同一注射部位≤1次/月
用量
根据患者病情决定
药理作用
胰岛素类似物
超短效
中效
混悬预混剂
调节
血糖浓度
在组织中
促进
糖原、脂肪酸、甘油、蛋白质
合成
氨基酸
吸收
抑制
糖原、脂肪、氨基酸
分解
酮体、氨基酸
生成
糖异生

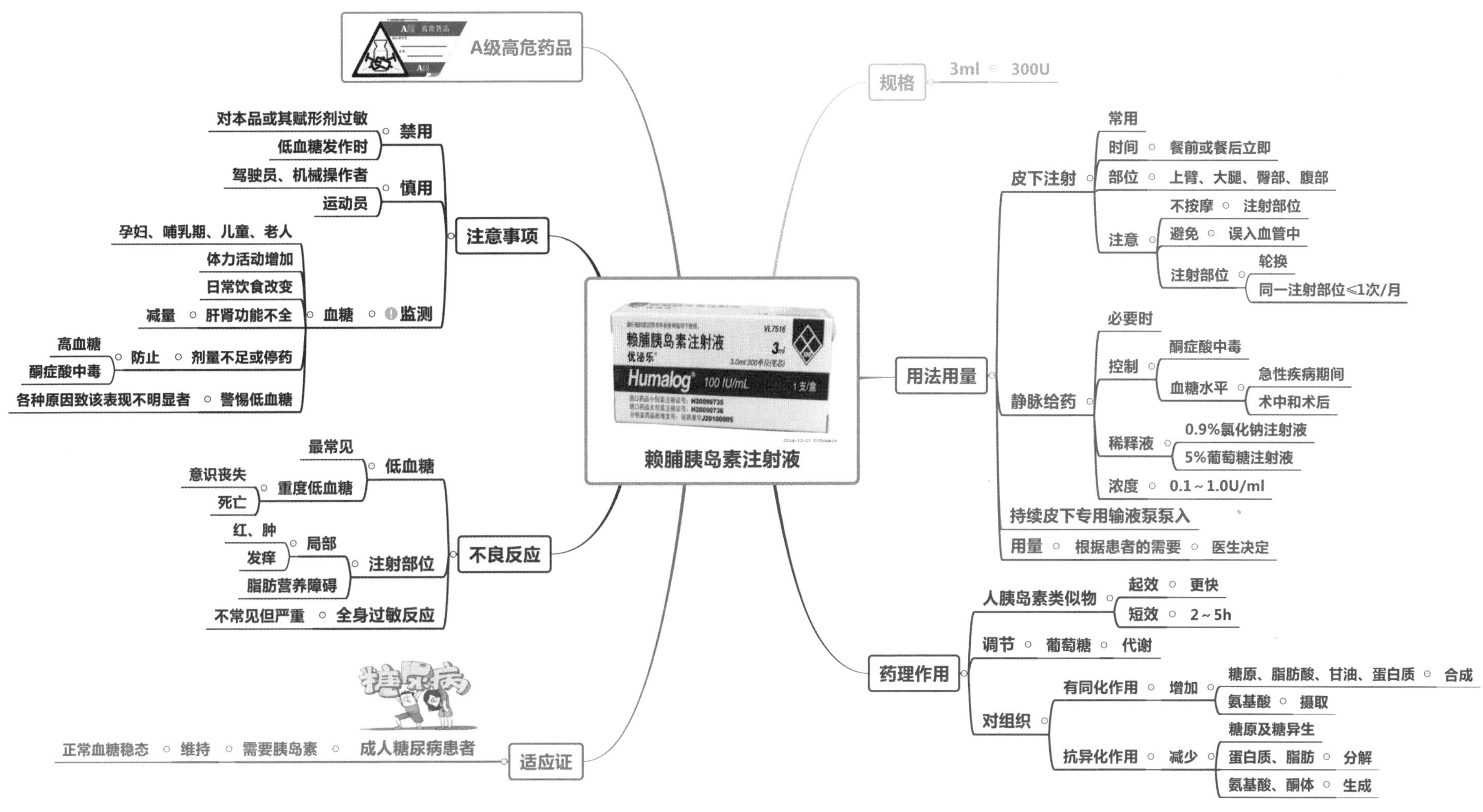
赖脯胰岛素注射液
A级高危药品
A级 高危药品
规格
3ml
300U
用法用量
皮下注射
常用
时间
餐前或餐后立即
部位
上臂、大腿、臀部、腹部
注意
不按摩
注射部位
避免
误入血管中
注射部位
轮换
同一注射部位≤1次/月
静脉给药
必要时
控制
酮症酸中毒
血糖水平
急性疾病期间
术中和术后
稀释液
0.9%氯化钠注射液
5%葡萄糖注射液
浓度
0.1～1.0U/ml
持续皮下专用输液泵泵入
用量
根据患者的需要
医生决定
药理作用
人胰岛素类似物
起效
更快
短效
2～5h
调节
葡萄糖
代谢
对组织
有同化作用
增加
糖原、脂肪酸、甘油、蛋白质
合成
氨基酸
摄取
抗异化作用
减少
糖原及糖异生
蛋白质、脂肪
分解
氨基酸、酮体
生成
注意事项
禁用
对本品或其赋形剂过敏
低血糖发作时
慎用
驾驶员、机械操作者
运动员
监测
血糖
孕妇、哺乳期、儿童、老人
体力活动增加
日常饮食改变
肝肾功能不全
减量
剂量不足或停药
防止
高血糖
酮症酸中毒
警惕低血糖
各种原因致该表现不明显者
不良反应
低血糖
最常见
重度低血糖
意识丧失
死亡
注射部位
局部
红、肿
发痒
脂肪营养障碍
全身过敏反应
不常见但严重
适应证
成人糖尿病患者
需要胰岛素
维持
正常血糖稳态
糖尿病
赖脯胰岛素注射液
优泌乐
Humalog
100 IU/mL
3ml
VL7516
1支/盒
3.0ml:300单位(笔芯)
进口药品小包装注册证号：H20090735
进口药品大包装注册证号：H20090736
分包装药品批准文号：国药准字J20100005

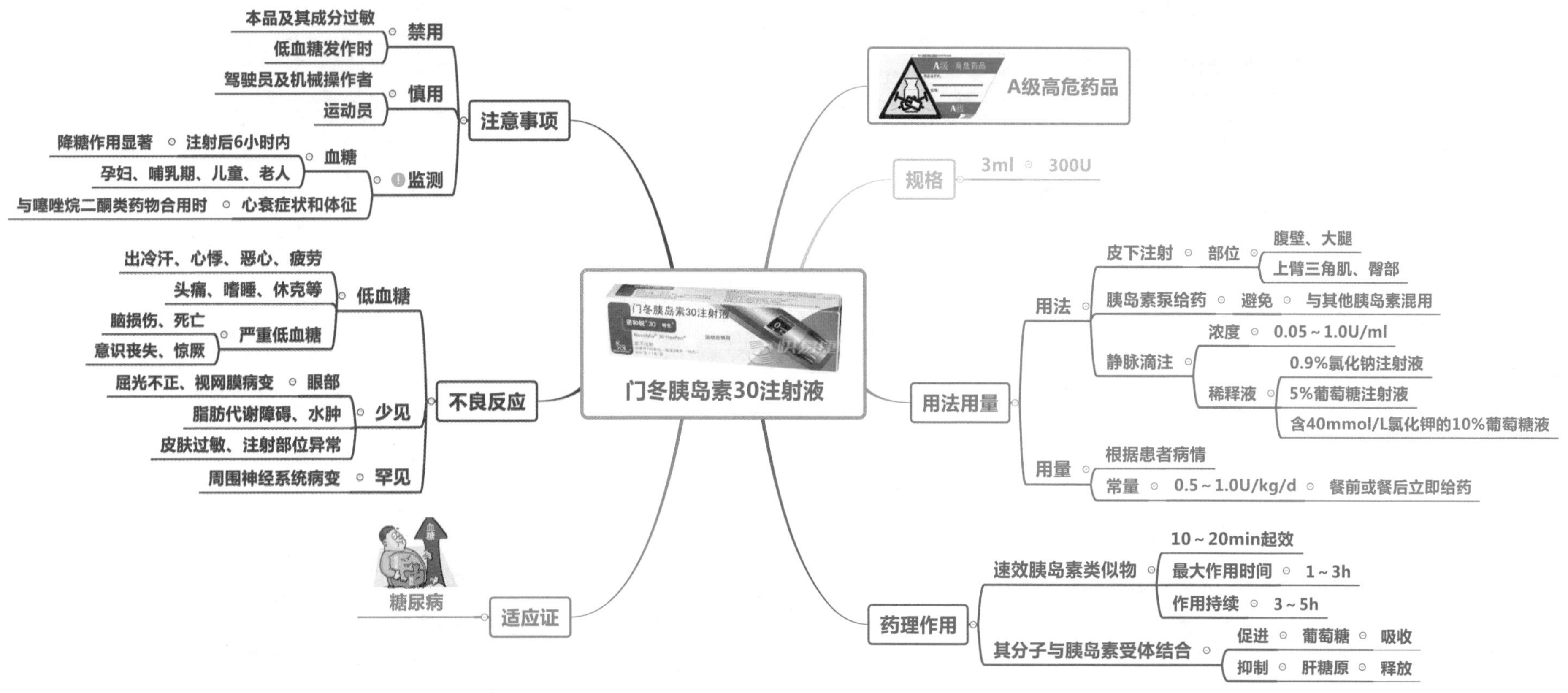

门冬胰岛素30注射液
注意事项
禁用
本品及其成分过敏
低血糖发作时
慎用
驾驶员及机械操作者
运动员
监测
血糖
降糖作用显著
注射后6小时内
孕妇、哺乳期、儿童、老人
心衰症状和体征
与噻唑烷二酮类药物合用时
不良反应
低血糖
出冷汗、心悸、恶心、疲劳
头痛、嗜睡、休克等
严重低血糖
脑损伤、死亡
意识丧失、惊厥
少见
眼部
屈光不正、视网膜病变
脂肪代谢障碍、水肿
皮肤过敏、注射部位异常
罕见
周围神经系统病变
适应证
糖尿病
A级高危药品
规格
3ml
300U
用法用量
用法
皮下注射
部位
腹壁、大腿
上臂三角肌、臀部
胰岛素泵给药
避免
与其他胰岛素混用
静脉滴注
浓度
0.05～1.0U/ml
稀释液
0.9%氯化钠注射液
5%葡萄糖注射液
含40mmol/L氯化钾的10%葡萄糖液
用量
根据患者病情
常量
0.5～1.0U/kg/d
餐前或餐后立即给药
药理作用
速效胰岛素类似物
10～20min起效
最大作用时间
1～3h
作用持续
3～5h
其分子与胰岛素受体结合
促进
葡萄糖
吸收
抑制
肝糖原
释放

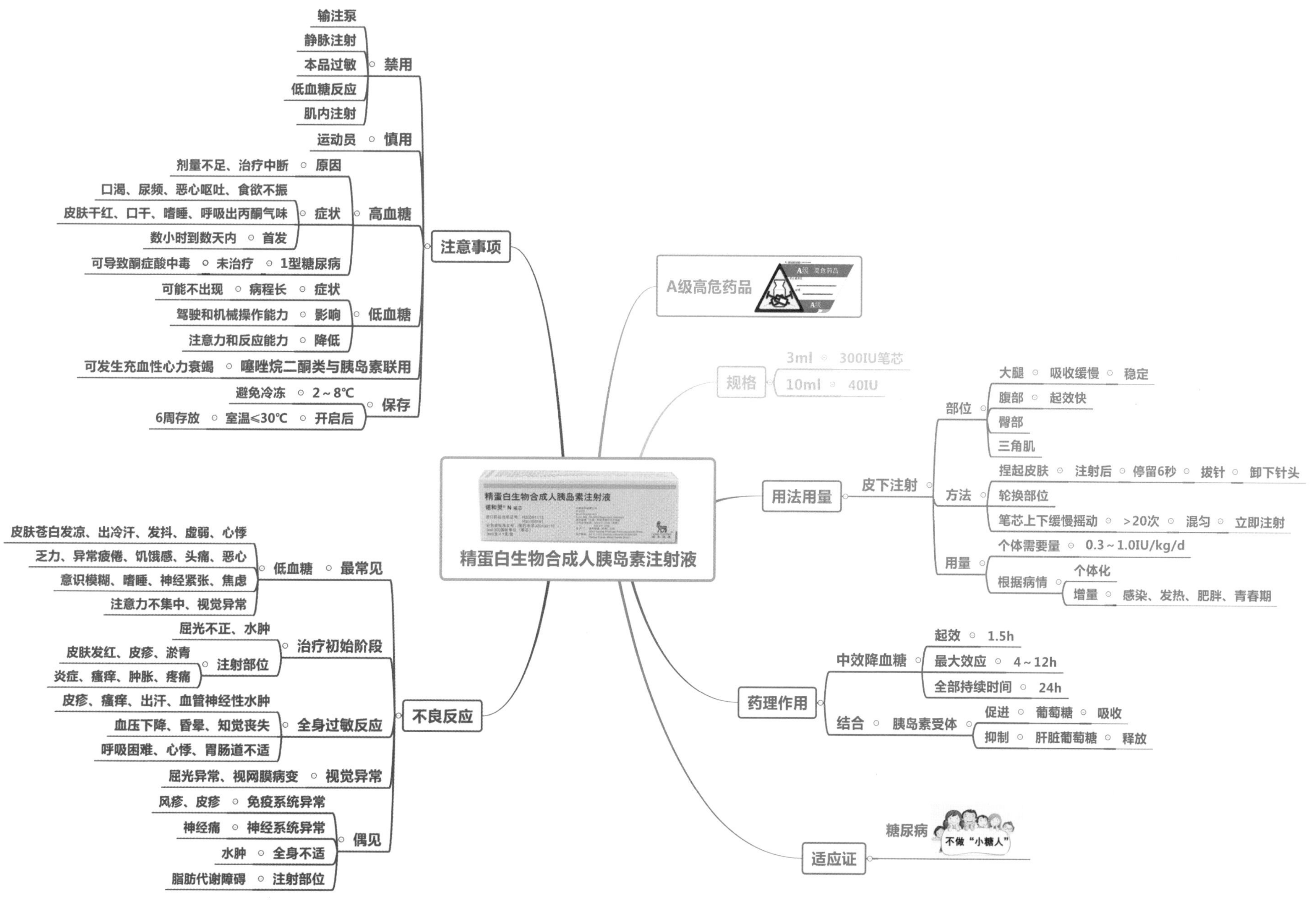
精蛋白生物合成人胰岛素注射液
注意事项
禁用
输注泵
静脉注射
本品过敏
低血糖反应
肌内注射
慎用
运动员
高血糖
原因
剂量不足、治疗中断
症状
口渴、尿频、恶心呕吐、食欲不振
皮肤干红、口干、嗜睡、呼吸出丙酮气味
首发
数小时到数天内
1型糖尿病
未治疗
可导致酮症酸中毒
低血糖
症状
病程长
可能不出现
影响
驾驶和机械操作能力
降低
注意力和反应能力
噻唑烷二酮类与胰岛素联用
可发生充血性心力衰竭
保存
2～8℃
避免冷冻
开启后
室温≤30℃
6周存放
A级高危药品
规格
3ml
300IU笔芯
10ml
40IU
用法用量
皮下注射
部位
大腿
吸收缓慢
稳定
腹部
起效快
臀部
三角肌
方法
捏起皮肤
注射后
停留6秒
拔针
卸下针头
轮换部位
笔芯上下缓慢摇动
＞20次
混匀
立即注射
用量
个体需要量
0.3～1.0IU/kg/d
根据病情
个体化
增量
感染、发热、肥胖、青春期
药理作用
中效降血糖
起效
1.5h
最大效应
4～12h
全部持续时间
24h
结合
胰岛素受体
促进
葡萄糖
吸收
抑制
肝脏葡萄糖
释放
适应证
糖尿病
不做“小糖人”
不良反应
最常见
低血糖
皮肤苍白发凉、出冷汗、发抖、虚弱、心悸
乏力、异常疲倦、饥饿感、头痛、恶心
意识模糊、嗜睡、神经紧张、焦虑
注意力不集中、视觉异常
治疗初始阶段
屈光不正、水肿
注射部位
皮肤发红、皮疹、淤青
炎症、瘙痒、肿胀、疼痛
全身过敏反应
皮疹、瘙痒、出汗、血管神经性水肿
血压下降、昏晕、知觉丧失
呼吸困难、心悸、胃肠道不适
视觉异常
屈光异常、视网膜病变
偶见
免疫系统异常
风疹、皮疹
神经系统异常
神经痛
全身不适
水肿
注射部位
脂肪代谢障碍

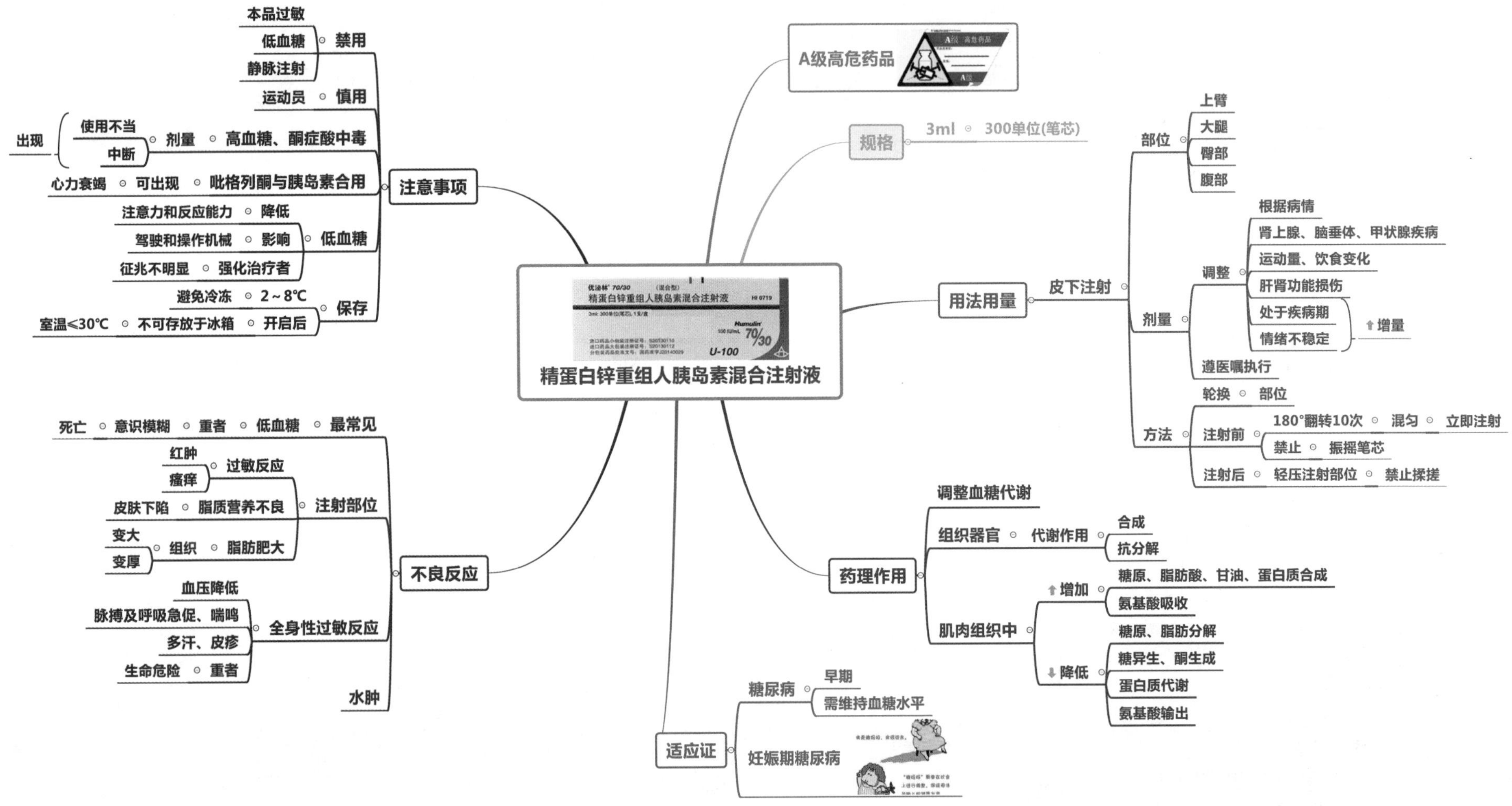
精蛋白锌重组人胰岛素混合注射液
优泌林 70/30 (混合型)
精蛋白锌重组人胰岛素混合注射液
Humulin 70/30
U-100
A级高危药品
规格
3ml
300单位(笔芯)
用法用量
皮下注射
部位
上臂
大腿
臀部
腹部
剂量
调整
根据病情
肾上腺、脑垂体、甲状腺疾病
运动量、饮食变化
肝肾功能损伤
处于疾病期
情绪不稳定
增量
遵医嘱执行
方法
轮换
部位
注射前
180°翻转10次
混匀
立即注射
禁止
振摇笔芯
注射后
轻压注射部位
禁止揉搓
药理作用
调整血糖代谢
组织器官
代谢作用
合成
抗分解
肌肉组织中
增加
糖原、脂肪酸、甘油、蛋白质合成
氨基酸吸收
降低
糖原、脂肪分解
糖异生、酮生成
蛋白质代谢
氨基酸输出
适应证
糖尿病
早期
需维持血糖水平
妊娠期糖尿病
注意事项
禁用
本品过敏
低血糖
静脉注射
慎用
运动员
剂量
使用不当
中断
出现
高血糖、酮症酸中毒
吡格列酮与胰岛素合用
可出现
心力衰竭
低血糖
注意力和反应能力
降低
驾驶和操作机械
影响
征兆不明显
强化治疗者
保存
避免冷冻
2～8℃
开启后
不可存放于冰箱
室温≤30℃
不良反应
最常见
低血糖
重者
意识模糊
死亡
注射部位
过敏反应
红肿
瘙痒
脂质营养不良
皮肤下陷
脂肪肥大
组织
变大
变厚
全身性过敏反应
血压降低
脉搏及呼吸急促、喘鸣
多汗、皮疹
重者
生命危险
水肿

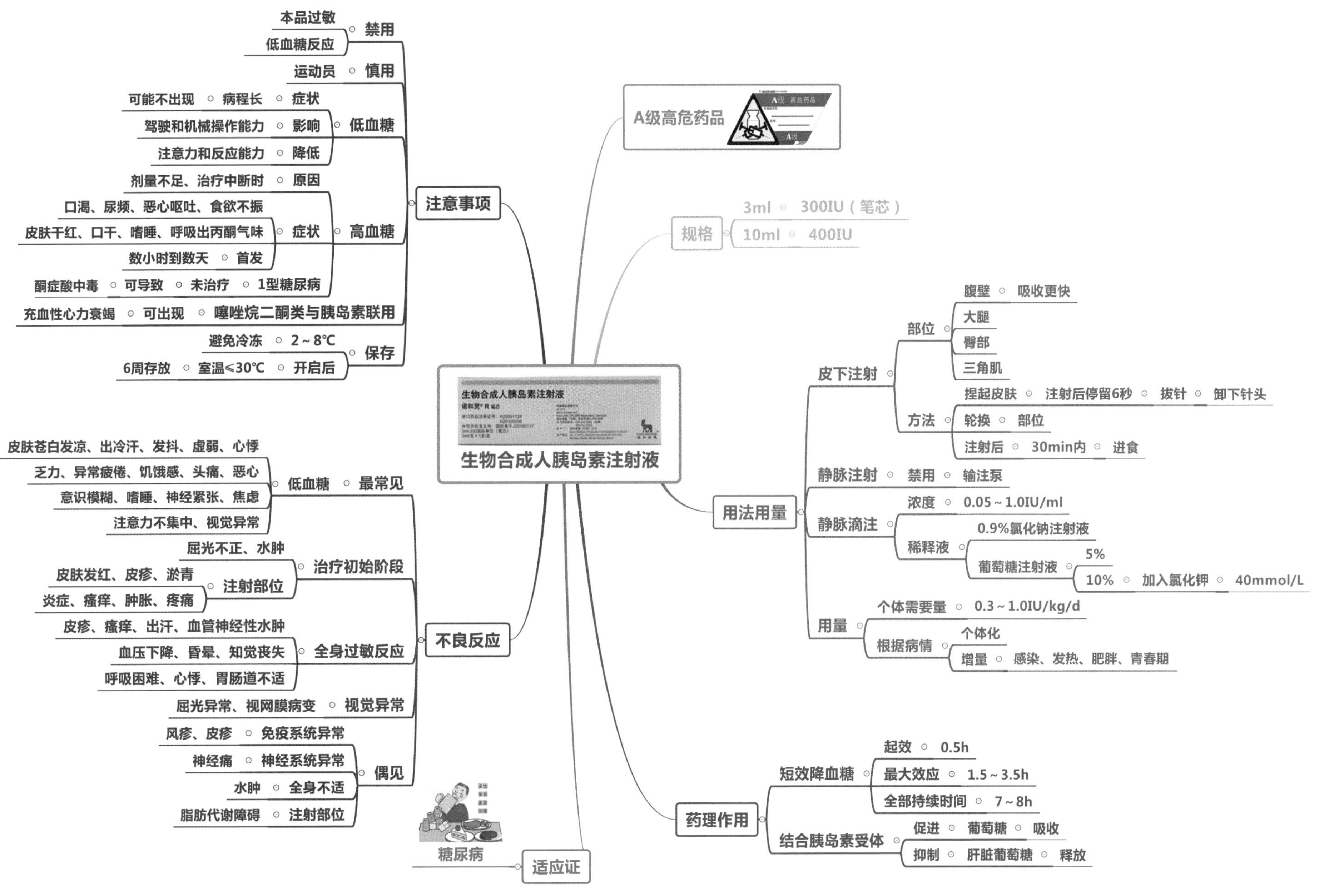
生物合成人胰岛素注射液
A级高危药品
规格
3ml 300IU（笔芯）
10ml 400IU
用法用量
皮下注射
部位
腹壁 吸收更快
大腿
臀部
三角肌
方法
捏起皮肤 注射后停留6秒 拔针 卸下针头
轮换 部位
注射后 30min内 进食
静脉注射 禁用 输注泵
静脉滴注
浓度 0.05～1.0IU/ml
稀释液
0.9%氯化钠注射液
葡萄糖注射液
5%
10% 加入氯化钾 40mmol/L
用量
个体需要量 0.3～1.0IU/kg/d
根据病情
个体化
增量 感染、发热、肥胖、青春期
药理作用
短效降血糖
起效 0.5h
最大效应 1.5～3.5h
全部持续时间 7～8h
结合胰岛素受体
促进 葡萄糖 吸收
抑制 肝脏葡萄糖 释放
适应证
糖尿病
注意事项
禁用
本品过敏
低血糖反应
慎用 运动员
低血糖
症状 病程长 可能不出现
影响 驾驶和机械操作能力
降低 注意力和反应能力
高血糖
原因 剂量不足、治疗中断时
症状
口渴、尿频、恶心呕吐、食欲不振
皮肤干红、口干、嗜睡、呼吸出丙酮气味
首发 数小时到数天
1型糖尿病 未治疗 可导致 酮症酸中毒
噻唑烷二酮类与胰岛素联用 可出现 充血性心力衰竭
保存
2～8℃ 避免冷冻
开启后 室温≤30℃ 6周存放
不良反应
最常见 低血糖
皮肤苍白发凉、出冷汗、发抖、虚弱、心悸
乏力、异常疲倦、饥饿感、头痛、恶心
意识模糊、嗜睡、神经紧张、焦虑
注意力不集中、视觉异常
治疗初始阶段
屈光不正、水肿
注射部位
皮肤发红、皮疹、淤青
炎症、瘙痒、肿胀、疼痛
全身过敏反应
皮疹、瘙痒、出汗、血管神经性水肿
血压下降、昏晕、知觉丧失
呼吸困难、心悸、胃肠道不适
视觉异常 屈光异常、视网膜病变
偶见
免疫系统异常 风疹、皮疹
神经系统异常 神经痛
全身不适 水肿
注射部位 脂肪代谢障碍

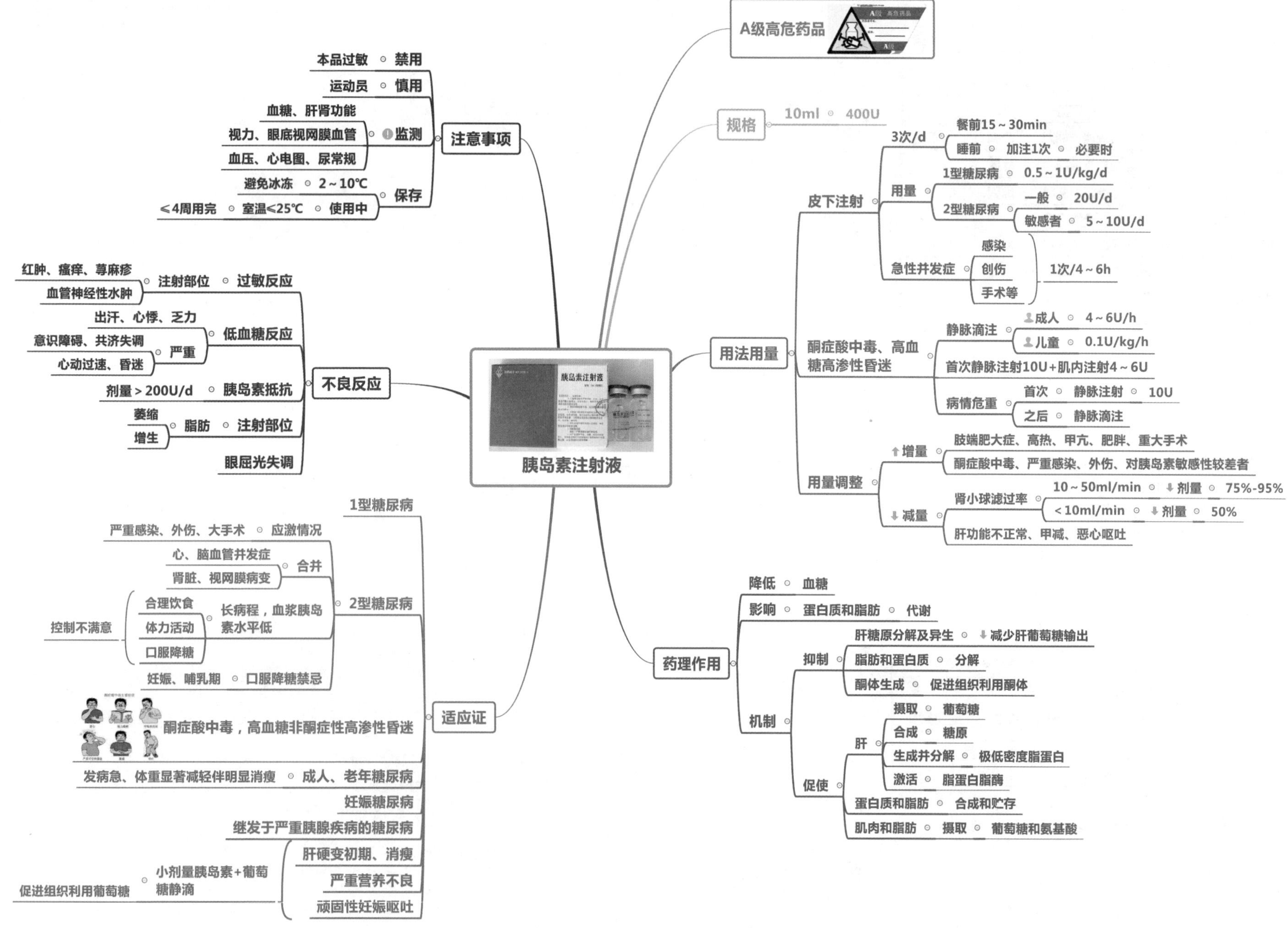
胰岛素注射液
A级高危药品
规格
10ml
400U
用法用量
皮下注射
3次/d
餐前15～30min
睡前
加注1次
必要时
用量
1型糖尿病
0.5～1U/kg/d
2型糖尿病
一般
20U/d
敏感者
5～10U/d
急性并发症
感染
创伤
手术等
1次/4～6h
酮症酸中毒、高血糖高渗性昏迷
静脉滴注
成人
4～6U/h
儿童
0.1U/kg/h
首次静脉注射10U+肌内注射4～6U
病情危重
首次
静脉注射
10U
之后
静脉滴注
用量调整
增量
肢端肥大症、高热、甲亢、肥胖、重大手术
酮症酸中毒、严重感染、外伤、对胰岛素敏感性较差者
减量
肾小球滤过率
10～50ml/min
剂量
75%-95%
<10ml/min
剂量
50%
肝功能不正常、甲减、恶心呕吐
药理作用
降低
血糖
影响
蛋白质和脂肪
代谢
机制
抑制
肝糖原分解及异生
减少肝葡萄糖输出
脂肪和蛋白质
分解
酮体生成
促进组织利用酮体
促使
肝
摄取
葡萄糖
合成
糖原
生成并分解
极低密度脂蛋白
激活
脂蛋白脂酶
蛋白质和脂肪
合成和贮存
肌肉和脂肪
摄取
葡萄糖和氨基酸
注意事项
本品过敏
禁用
运动员
慎用
监测
血糖、肝肾功能
视力、眼底视网膜血管
血压、心电图、尿常规
保存
避免冰冻
2～10℃
使用中
室温≤25℃
≤4周用完
不良反应
过敏反应
注射部位
红肿、瘙痒、荨麻疹
血管神经性水肿
低血糖反应
出汗、心悸、乏力
严重
意识障碍、共济失调
心动过速、昏迷
胰岛素抵抗
剂量＞200U/d
注射部位
脂肪
萎缩
增生
眼屈光失调
适应证
1型糖尿病
2型糖尿病
应激情况
严重感染、外伤、大手术
合并
心、脑血管并发症
肾脏、视网膜病变
长病程，血浆胰岛素水平低
合理饮食
体力活动
口服降糖
控制不满意
口服降糖禁忌
妊娠、哺乳期
酮症酸中毒，高血糖非酮症性高渗性昏迷
成人、老年糖尿病
发病急、体重显著减轻伴明显消瘦
妊娠糖尿病
继发于严重胰腺疾病的糖尿病
肝硬变初期、消瘦
严重营养不良
顽固性妊娠呕吐
小剂量胰岛素+葡萄糖静滴
促进组织利用葡萄糖

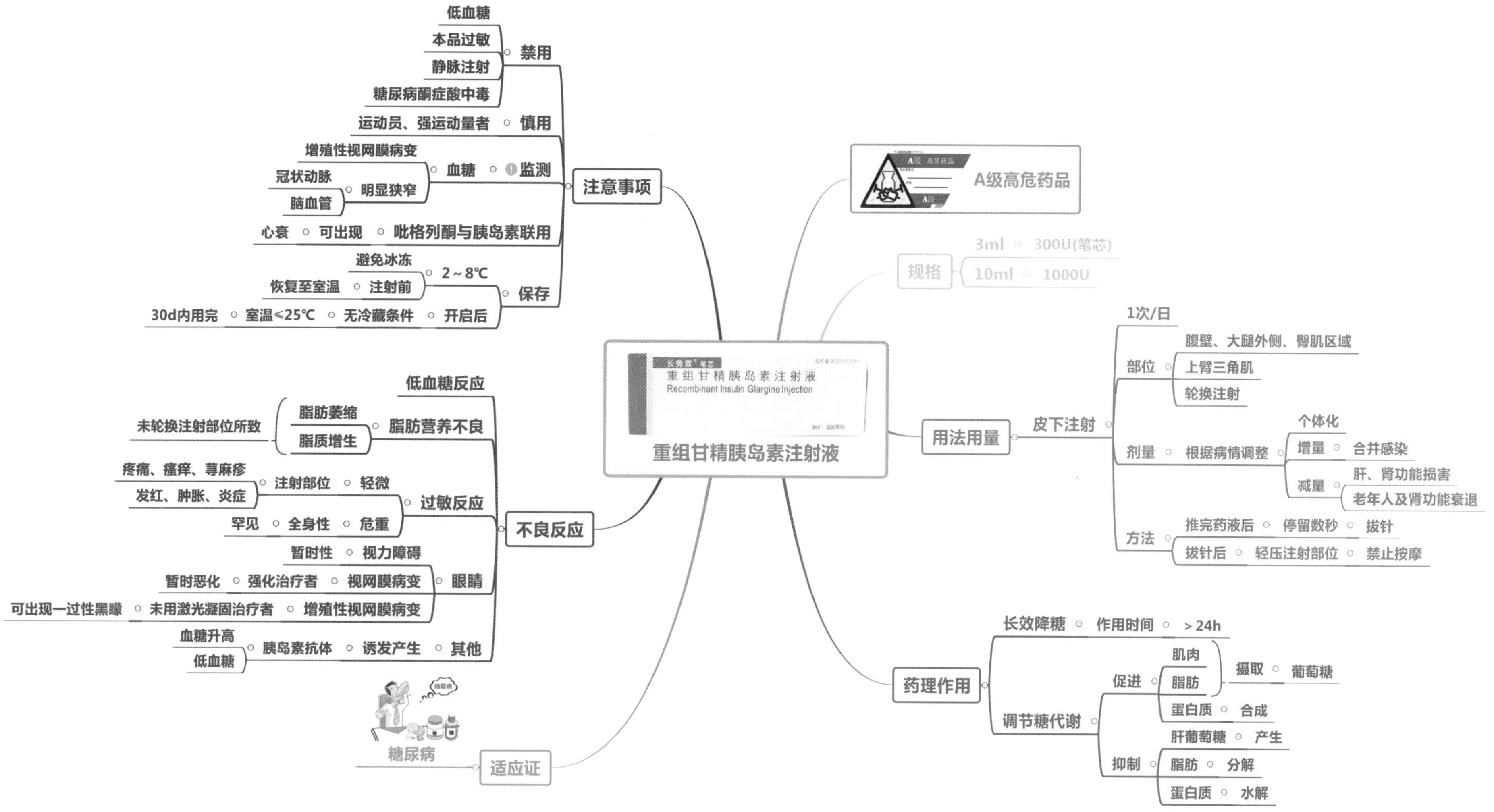
重组甘精胰岛素注射液
注意事项
禁用
低血糖
本品过敏
静脉注射
糖尿病酮症酸中毒
慎用
运动员、强运动量者
监测
血糖
增殖性视网膜病变
明显狭窄
冠状动脉
脑血管
吡格列酮与胰岛素联用
可出现
心衰
保存
2～8℃
避免冰冻
注射前
恢复至室温
开启后
无冷藏条件
室温≤25℃
30d内用完
不良反应
低血糖反应
脂肪营养不良
脂肪萎缩
脂质增生
未轮换注射部位所致
过敏反应
轻微
注射部位
疼痛、瘙痒、荨麻疹
发红、肿胀、炎症
危重
全身性
罕见
眼睛
视力障碍
暂时性
视网膜病变
强化治疗者
暂时恶化
增殖性视网膜病变
未用激光凝固治疗者
可出现一过性黑矇
其他
诱发产生
胰岛素抗体
血糖升高
低血糖
适应证
糖尿病
A级高危药品
规格
3ml
300U(笔芯)
10ml
1000U
用法用量
皮下注射
1次/日
部位
腹壁、大腿外侧、臀肌区域
上臂三角肌
轮换注射
剂量
根据病情调整
个体化
增量
合并感染
减量
肝、肾功能损害
老年人及肾功能衰退
方法
推完药液后
停留数秒
拔针
拔针后
轻压注射部位
禁止按摩
药理作用
长效降糖
作用时间
＞24h
调节糖代谢
促进
肌肉
脂肪
摄取
葡萄糖
蛋白质
合成
抑制
肝葡萄糖
产生
脂肪
分解
蛋白质
水解

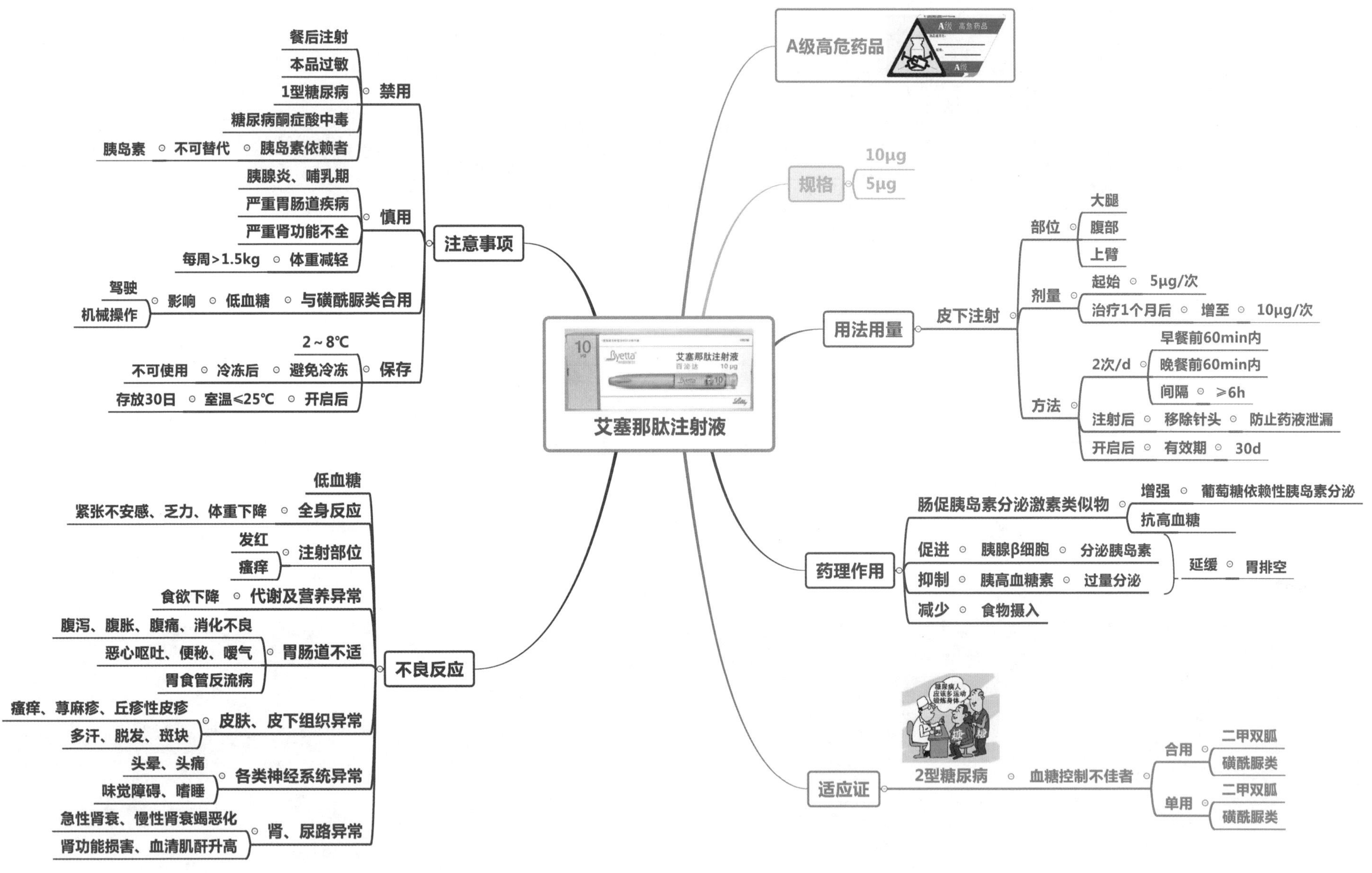

艾塞那肽注射液
A级高危药品
规格
10μg
5μg
用法用量
皮下注射
部位
大腿
腹部
上臂
剂量
起始
5μg/次
治疗1个月后
增至
10μg/次
方法
2次/d
早餐前60min内
晚餐前60min内
间隔
≥6h
注射后
移除针头
防止药液泄漏
开启后
有效期
30d
药理作用
肠促胰岛素分泌激素类似物
增强
葡萄糖依赖性胰岛素分泌
抗高血糖
促进
胰腺β细胞
分泌胰岛素
抑制
胰高血糖素
过量分泌
延缓
胃排空
减少
食物摄入
适应证
2型糖尿病
血糖控制不佳者
合用
二甲双胍
磺酰脲类
单用
二甲双胍
磺酰脲类
注意事项
禁用
餐后注射
本品过敏
1型糖尿病
糖尿病酮症酸中毒
胰岛素依赖者
不可替代
胰岛素
慎用
胰腺炎、哺乳期
严重胃肠道疾病
严重肾功能不全
体重减轻
每周>1.5kg
与磺酰脲类合用
低血糖
影响
驾驶
机械操作
保存
2～8℃
避免冷冻
冷冻后
不可使用
开启后
室温≤25℃
存放30日
不良反应
低血糖
全身反应
紧张不安感、乏力、体重下降
注射部位
发红
瘙痒
代谢及营养异常
食欲下降
胃肠道不适
腹泻、腹胀、腹痛、消化不良
恶心呕吐、便秘、嗳气
胃食管反流病
皮肤、皮下组织异常
瘙痒、荨麻疹、丘疹性皮疹
多汗、脱发、斑块
各类神经系统异常
头晕、头痛
味觉障碍、嗜睡
肾、尿路异常
急性肾衰、慢性肾衰竭恶化
肾功能损害、血清肌酐升高

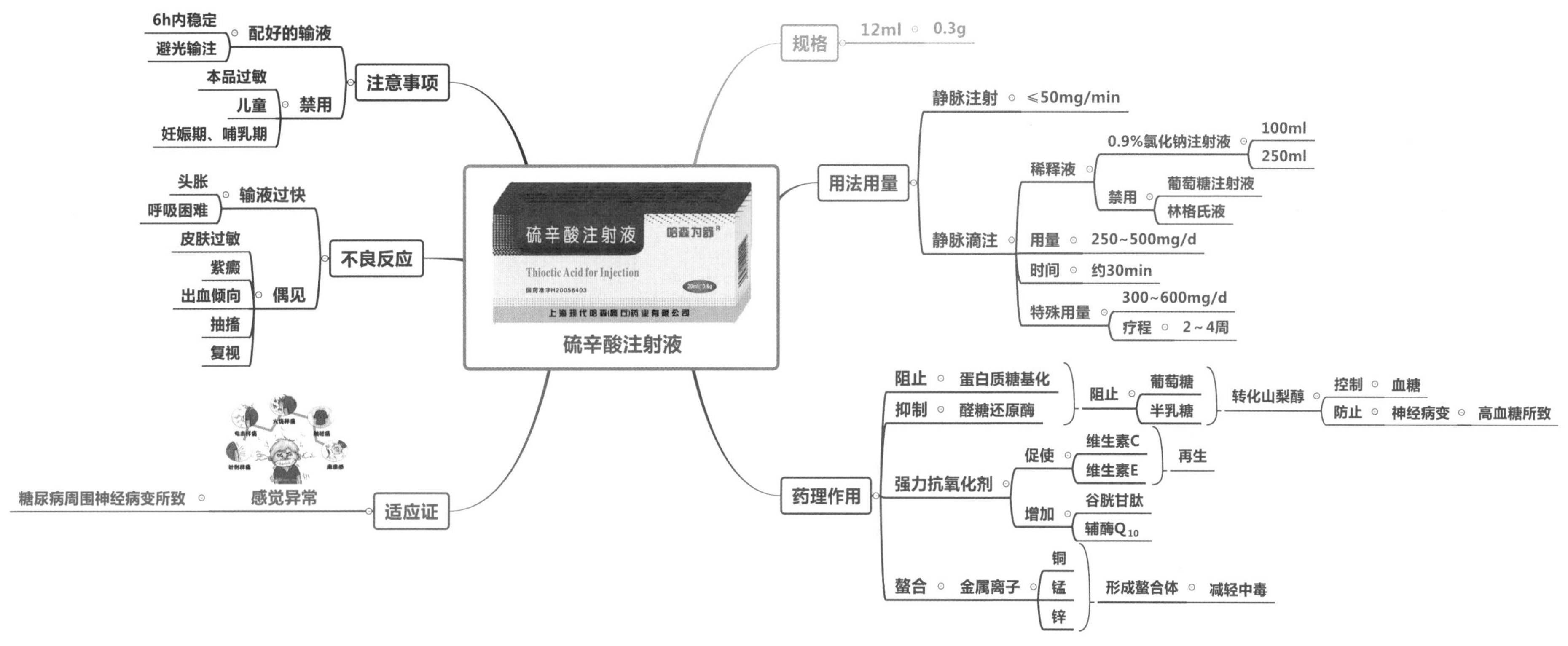
硫辛酸注射液
Thioctic Acid for Injection
哈森力舒
上海现代哈森(商丘)药业有限公司
硫辛酸注射液
注意事项
配好的输液
6h内稳定
避光输注
禁用
本品过敏
儿童
妊娠期、哺乳期
不良反应
输液过快
头胀
呼吸困难
偶见
皮肤过敏
紫癜
出血倾向
抽搐
复视
适应证
感觉异常
糖尿病周围神经病变所致
规格
12ml
0.3g
用法用量
静脉注射
≤50mg/min
静脉滴注
稀释液
0.9%氯化钠注射液
100ml
250ml
禁用
葡萄糖注射液
林格氏液
用量
250~500mg/d
时间
约30min
特殊用量
300~600mg/d
疗程
2～4周
药理作用
阻止
蛋白质糖基化
抑制
醛糖还原酶
阻止
葡萄糖
半乳糖
转化山梨醇
控制
血糖
防止
神经病变
高血糖所致
强力抗氧化剂
促使
维生素C
维生素E
再生
增加
谷胱甘肽
辅酶Q_{10}
螯合
金属离子
铜
锰
锌
形成螯合体
减轻中毒

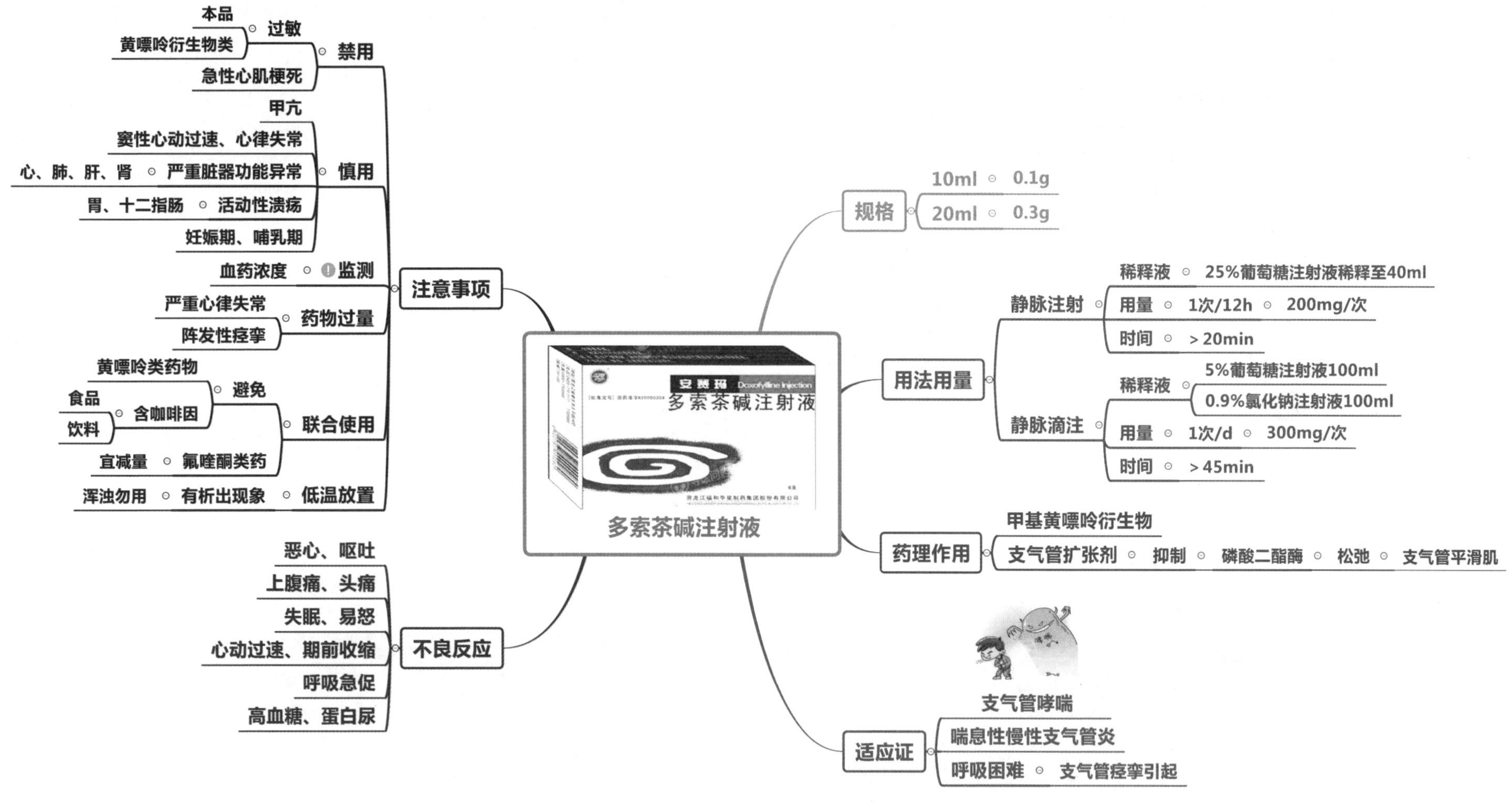
多索茶碱注射液
安赛玛 Doxofylline Injection
多索茶碱注射液
注意事项
禁用
过敏
本品
黄嘌呤衍生物类
急性心肌梗死
慎用
甲亢
窦性心动过速、心律失常
严重脏器功能异常
心、肺、肝、肾
活动性溃疡
胃、十二指肠
妊娠期、哺乳期
监测
血药浓度
药物过量
严重心律失常
阵发性痉挛
联合使用
避免
黄嘌呤类药物
含咖啡因
食品
饮料
氟喹酮类药
宜减量
低温放置
有析出现象
浑浊勿用
不良反应
恶心、呕吐
上腹痛、头痛
失眠、易怒
心动过速、期前收缩
呼吸急促
高血糖、蛋白尿
规格
10ml 0.1g
20ml 0.3g
用法用量
静脉注射
稀释液 25%葡萄糖注射液稀释至40ml
用量 1次/12h 200mg/次
时间 ＞20min
静脉滴注
稀释液
5%葡萄糖注射液100ml
0.9%氯化钠注射液100ml
用量 1次/d 300mg/次
时间 ＞45min
药理作用
甲基黄嘌呤衍生物
支气管扩张剂 抑制 磷酸二酯酶 松弛 支气管平滑肌
适应证
支气管哮喘
喘息性慢性支气管炎
呼吸困难 支气管痉挛引起

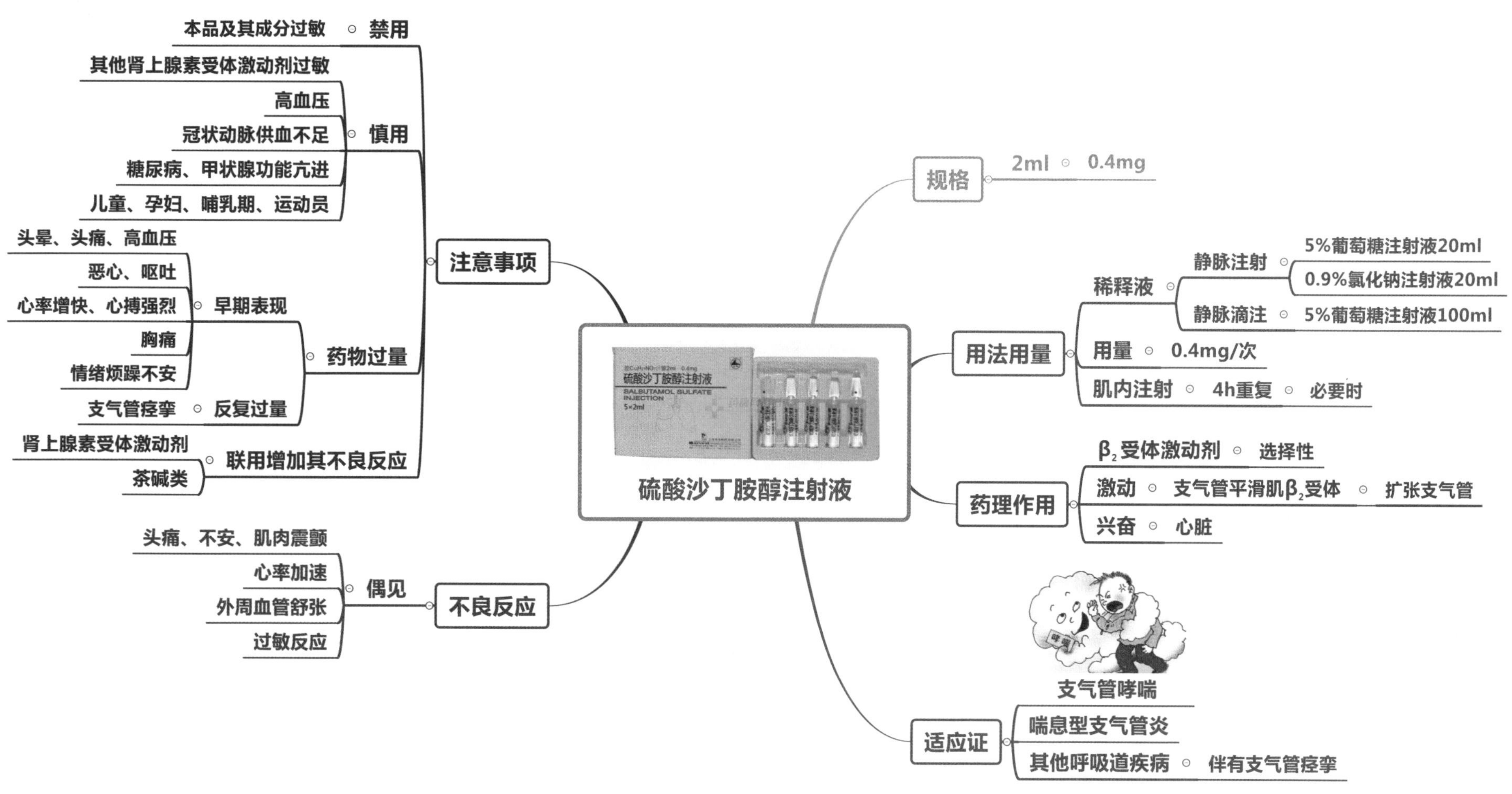
硫酸沙丁胺醇注射液
SALBUTAMOL SULFATE INJECTION
5×2ml
注意事项
禁用
本品及其成分过敏
慎用
其他肾上腺素受体激动剂过敏
高血压
冠状动脉供血不足
糖尿病、甲状腺功能亢进
儿童、孕妇、哺乳期、运动员
药物过量
早期表现
头晕、头痛、高血压
恶心、呕吐
心率增快、心搏强烈
胸痛
情绪烦躁不安
反复过量
支气管痉挛
联用增加其不良反应
肾上腺素受体激动剂
茶碱类
不良反应
偶见
头痛、不安、肌肉震颤
心率加速
外周血管舒张
过敏反应
规格
2ml
0.4mg
用法用量
稀释液
静脉注射
5%葡萄糖注射液20ml
0.9%氯化钠注射液20ml
静脉滴注
5%葡萄糖注射液100ml
用量
0.4mg/次
肌内注射
4h重复
必要时
药理作用
β2受体激动剂
选择性
激动
支气管平滑肌β2受体
扩张支气管
兴奋
心脏
适应证
支气管哮喘
喘息型支气管炎
其他呼吸道疾病
伴有支气管痉挛

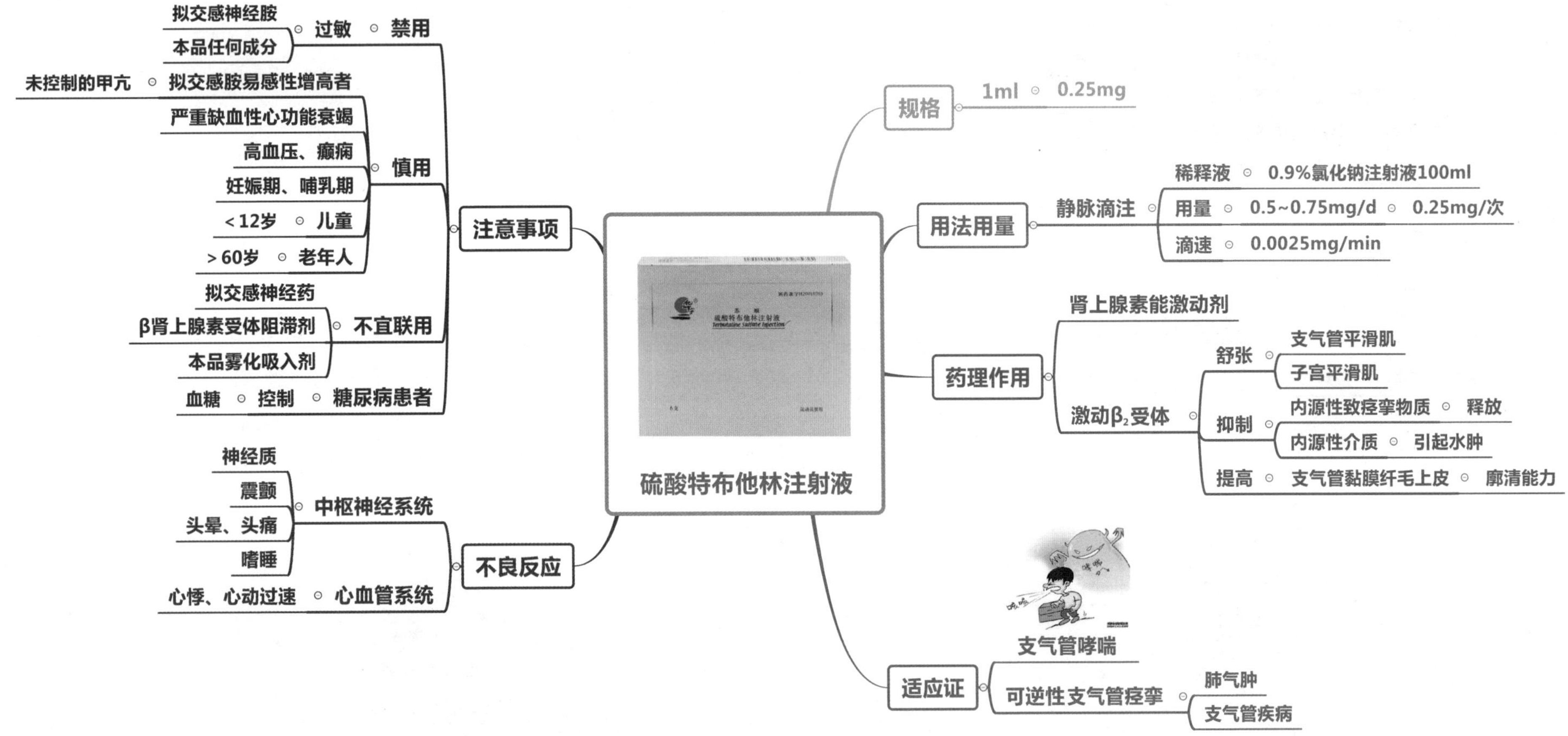
硫酸特布他林注射液
规格
1ml
0.25mg
用法用量
静脉滴注
稀释液
0.9%氯化钠注射液100ml
用量
0.5~0.75mg/d
0.25mg/次
滴速
0.0025mg/min
药理作用
肾上腺素能激动剂
激动β_2受体
舒张
支气管平滑肌
子宫平滑肌
抑制
内源性致痉挛物质
释放
内源性介质
引起水肿
提高
支气管黏膜纤毛上皮
廓清能力
适应证
支气管哮喘
可逆性支气管痉挛
肺气肿
支气管疾病
注意事项
禁用
过敏
拟交感神经胺
本品任何成分
慎用
拟交感胺易感性增高者
未控制的甲亢
严重缺血性心功能衰竭
高血压、癫痫
妊娠期、哺乳期
儿童
<12岁
老年人
>60岁
不宜联用
拟交感神经药
β肾上腺素受体阻滞剂
本品雾化吸入剂
糖尿病患者
控制
血糖
不良反应
中枢神经系统
神经质
震颤
头晕、头痛
嗜睡
心血管系统
心悸、心动过速

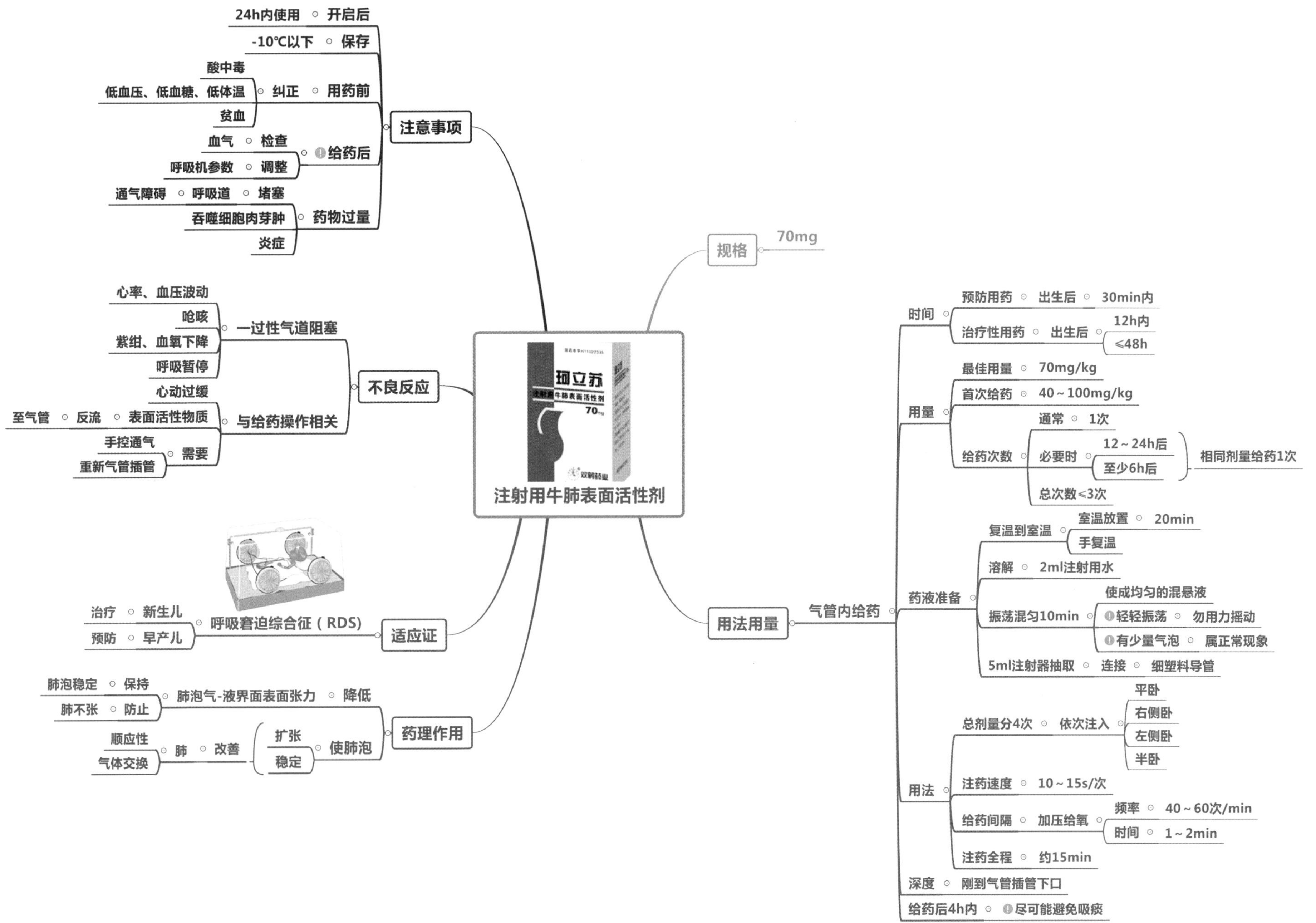
注射用牛肺表面活性剂
珂立苏
注射用牛肺表面活性剂
70mg
注意事项
开启后
24h内使用
保存
-10℃以下
用药前
纠正
酸中毒
低血压、低血糖、低体温
贫血
给药后
检查
血气
调整
呼吸机参数
药物过量
堵塞
呼吸道
通气障碍
吞噬细胞肉芽肿
炎症
不良反应
一过性气道阻塞
心率、血压波动
呛咳
紫绀、血氧下降
呼吸暂停
与给药操作相关
心动过缓
表面活性物质
反流
至气管
需要
手控通气
重新气管插管
适应证
呼吸窘迫综合征（RDS）
新生儿
治疗
早产儿
预防
药理作用
降低
肺泡气-液界面表面张力
保持
肺泡稳定
防止
肺不张
使肺泡
扩张
稳定
改善
肺
顺应性
气体交换
规格
70mg
用法用量
气管内给药
时间
预防用药
出生后
30min内
治疗性用药
出生后
12h内
≤48h
用量
最佳用量
70mg/kg
首次给药
40～100mg/kg
给药次数
通常
1次
必要时
12～24h后
至少6h后
相同剂量给药1次
总次数<3次
药液准备
复温到室温
室温放置
20min
手复温
溶解
2ml注射用水
振荡混匀10min
使成均匀的混悬液
轻轻振荡
勿用力摇动
有少量气泡
属正常现象
5ml注射器抽取
连接
细塑料导管
用法
总剂量分4次
依次注入
平卧
右侧卧
左侧卧
半卧
注药速度
10～15s/次
给药间隔
加压给氧
频率
40～60次/min
时间
1～2min
注药全程
约15min
深度
刚到气管插管下口
给药后4h内
尽可能避免吸痰

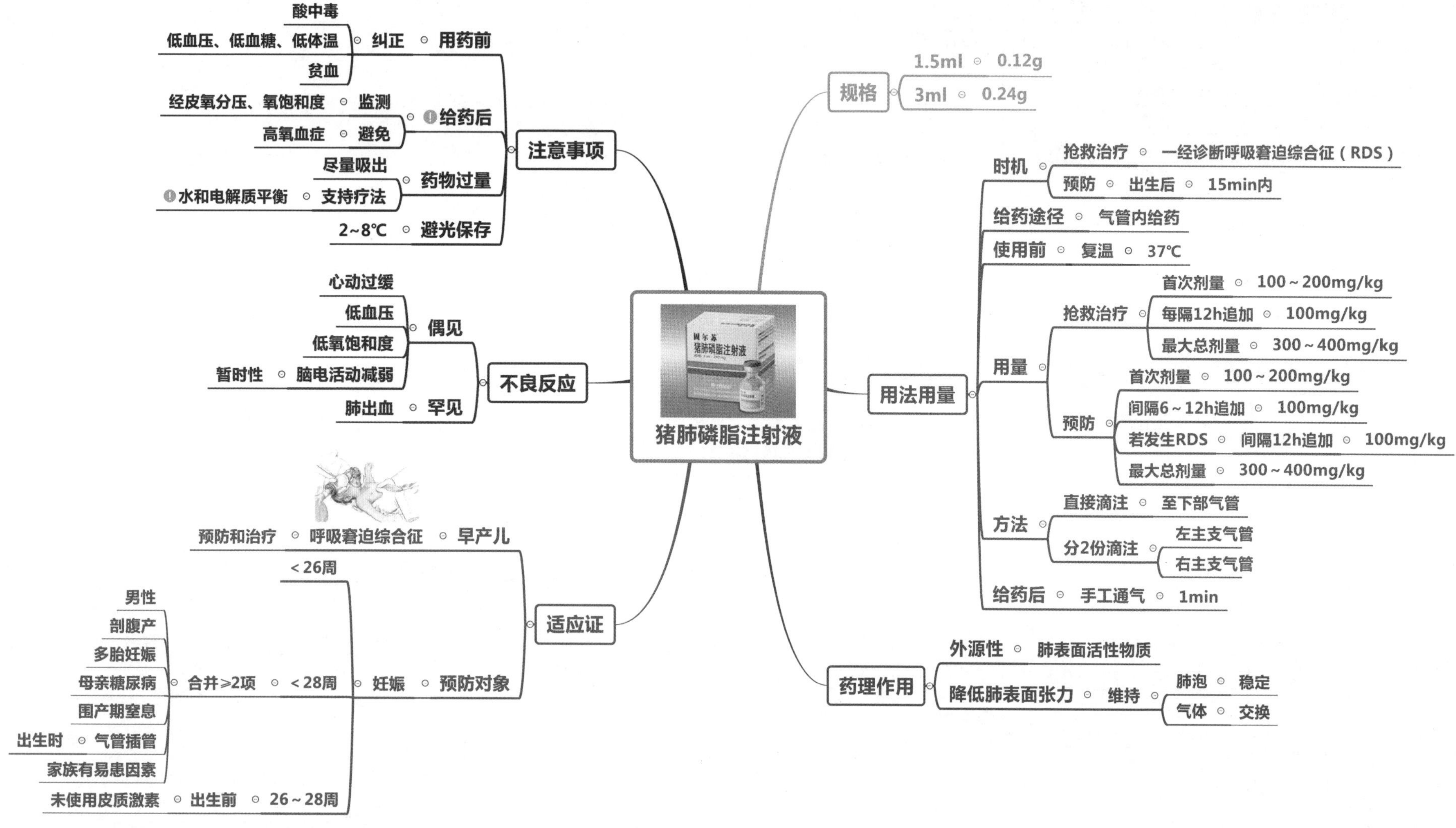

猪肺磷脂注射液
规格
1.5ml 0.12g
3ml 0.24g
用法用量
时机
抢救治疗 一经诊断呼吸窘迫综合征（RDS）
预防 出生后 15min内
给药途径 气管内给药
使用前 复温 37℃
用量
抢救治疗
首次剂量 100~200mg/kg
每隔12h追加 100mg/kg
最大总剂量 300~400mg/kg
预防
首次剂量 100~200mg/kg
间隔6~12h追加 100mg/kg
若发生RDS 间隔12h追加 100mg/kg
最大总剂量 300~400mg/kg
方法
直接滴注 至下部气管
分2份滴注
左主支气管
右主支气管
给药后 手工通气 1min
药理作用
外源性 肺表面活性物质
降低肺表面张力 维持
肺泡 稳定
气体 交换
注意事项
用药前 纠正
酸中毒
低血压、低血糖、低体温
贫血
给药后
监测 经皮氧分压、氧饱和度
避免 高氧血症
药物过量
尽量吸出
支持疗法 水和电解质平衡
避光保存 2~8℃
不良反应
偶见
心动过缓
低血压
低氧饱和度
脑电活动减弱 暂时性
罕见 肺出血
适应证
早产儿 呼吸窘迫综合征 预防和治疗
预防对象 妊娠
<26周
<28周 合并≥2项
男性
剖腹产
多胎妊娠
母亲糖尿病
围产期窒息
气管插管 出生时
家族有易患因素
26~28周 出生前 未使用皮质激素

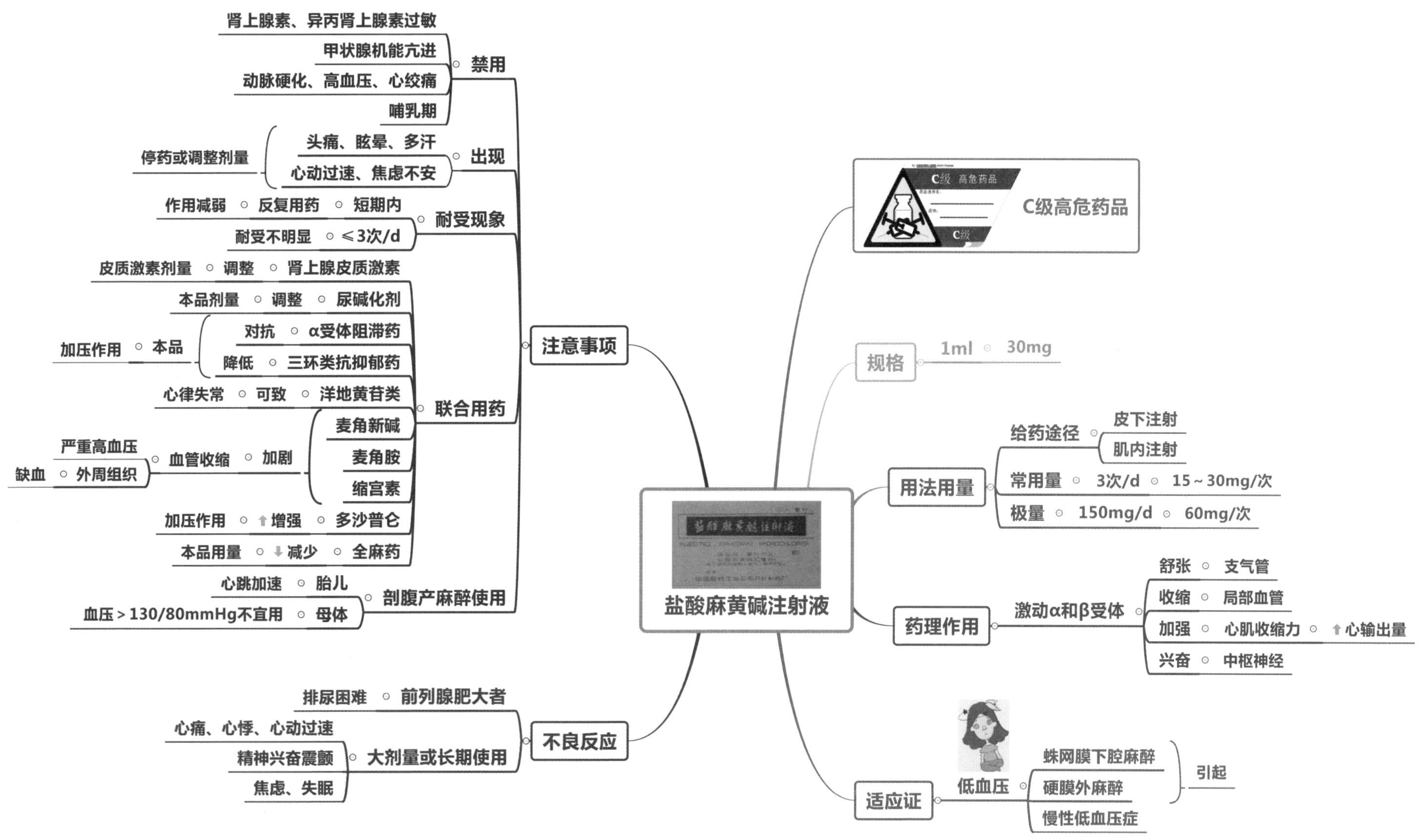
盐酸麻黄碱注射液
C级高危药品
规格
1ml
30mg
用法用量
给药途径
皮下注射
肌内注射
常用量
3次/d
15～30mg/次
极量
150mg/d
60mg/次
药理作用
激动α和β受体
舒张
支气管
收缩
局部血管
加强
心肌收缩力
心输出量
兴奋
中枢神经
适应证
低血压
蛛网膜下腔麻醉
硬膜外麻醉
慢性低血压症
引起
注意事项
禁用
肾上腺素、异丙肾上腺素过敏
甲状腺机能亢进
动脉硬化、高血压、心绞痛
哺乳期
出现
头痛、眩晕、多汗
心动过速、焦虑不安
停药或调整剂量
耐受现象
短期内
反复用药
作用减弱
≤3次/d
耐受不明显
联合用药
肾上腺皮质激素
调整
皮质激素剂量
尿碱化剂
调整
本品剂量
α受体阻滞药
对抗
三环类抗抑郁药
降低
本品
加压作用
洋地黄苷类
可致
心律失常
麦角新碱
麦角胺
缩宫素
加剧
血管收缩
严重高血压
外周组织
缺血
多沙普仑
增强
加压作用
全麻药
减少
本品用量
剖腹产麻醉使用
胎儿
心跳加速
母体
血压＞130/80mmHg不宜用
不良反应
前列腺肥大者
排尿困难
大剂量或长期使用
心痛、心悸、心动过速
精神兴奋震颤
焦虑、失眠

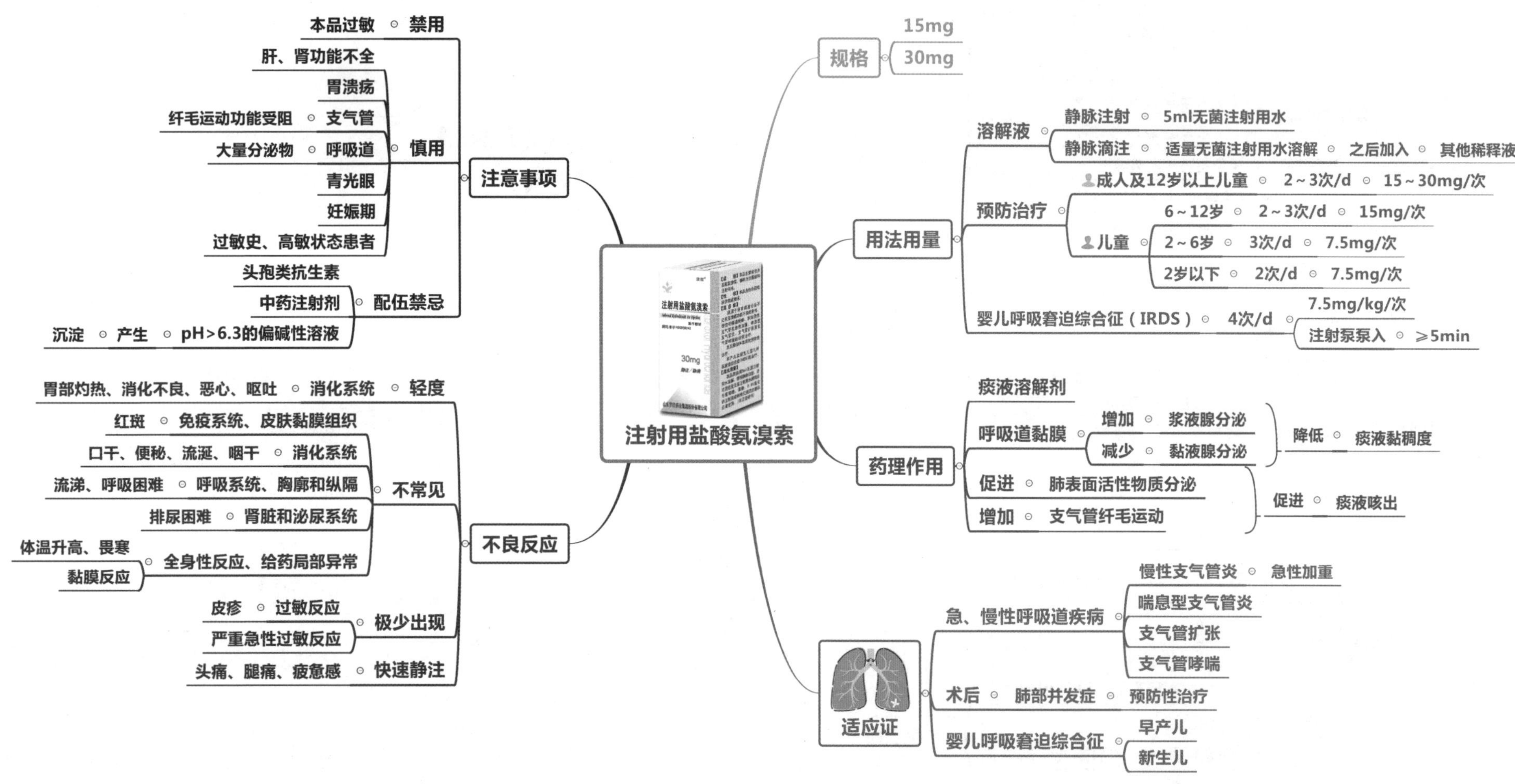
注射用盐酸氨溴索
30mg
规格
15mg
30mg
用法用量
溶解液
静脉注射 5ml无菌注射用水
静脉滴注 适量无菌注射用水溶解 之后加入 其他稀释液
预防治疗
成人及12岁以上儿童 2～3次/d 15～30mg/次
儿童
6～12岁 2～3次/d 15mg/次
2～6岁 3次/d 7.5mg/次
2岁以下 2次/d 7.5mg/次
婴儿呼吸窘迫综合征（IRDS） 4次/d
7.5mg/kg/次
注射泵泵入 ≥5min
药理作用
痰液溶解剂
呼吸道黏膜
增加 浆液腺分泌
减少 黏液腺分泌
降低 痰液黏稠度
促进 肺表面活性物质分泌
增加 支气管纤毛运动
促进 痰液咳出
适应证
急、慢性呼吸道疾病
慢性支气管炎 急性加重
喘息型支气管炎
支气管扩张
支气管哮喘
术后 肺部并发症 预防性治疗
婴儿呼吸窘迫综合征
早产儿
新生儿
注意事项
禁用 本品过敏
慎用
肝、肾功能不全
胃溃疡
支气管 纤毛运动功能受阻
呼吸道 大量分泌物
青光眼
妊娠期
过敏史、高敏状态患者
配伍禁忌
头孢类抗生素
中药注射剂
pH>6.3的偏碱性溶液 产生 沉淀
不良反应
轻度 消化系统 胃部灼热、消化不良、恶心、呕吐
不常见
免疫系统、皮肤黏膜组织 红斑
消化系统 口干、便秘、流涎、咽干
呼吸系统、胸廓和纵隔 流涕、呼吸困难
肾脏和泌尿系统 排尿困难
全身性反应、给药局部异常
体温升高、畏寒
黏膜反应
极少出现
过敏反应 皮疹
严重急性过敏反应
快速静注 头痛、腿痛、疲惫感

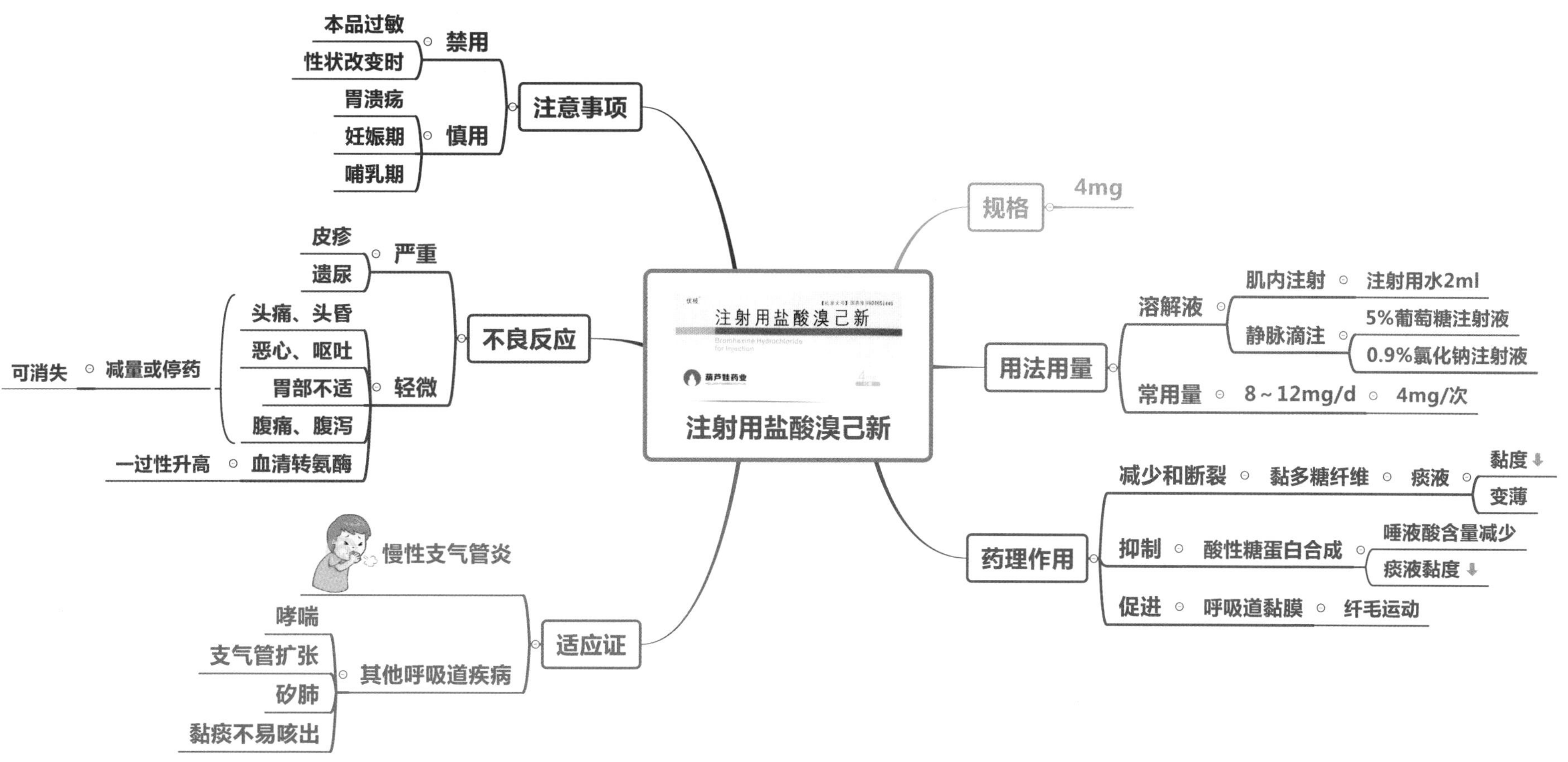
注射用盐酸溴己新
注意事项
禁用
本品过敏
性状改变时
慎用
胃溃疡
妊娠期
哺乳期
不良反应
严重
皮疹
遗尿
轻微
头痛、头昏
恶心、呕吐
胃部不适
腹痛、腹泻
减量或停药
可消失
血清转氨酶
一过性升高
适应证
慢性支气管炎
其他呼吸道疾病
哮喘
支气管扩张
矽肺
黏痰不易咳出
规格
4mg
用法用量
溶解液
肌内注射
注射用水2ml
静脉滴注
5%葡萄糖注射液
0.9%氯化钠注射液
常用量
8～12mg/d
4mg/次
药理作用
减少和断裂
黏多糖纤维
痰液
黏度↓
变薄
抑制
酸性糖蛋白合成
唾液酸含量减少
痰液黏度↓
促进
呼吸道黏膜
纤毛运动

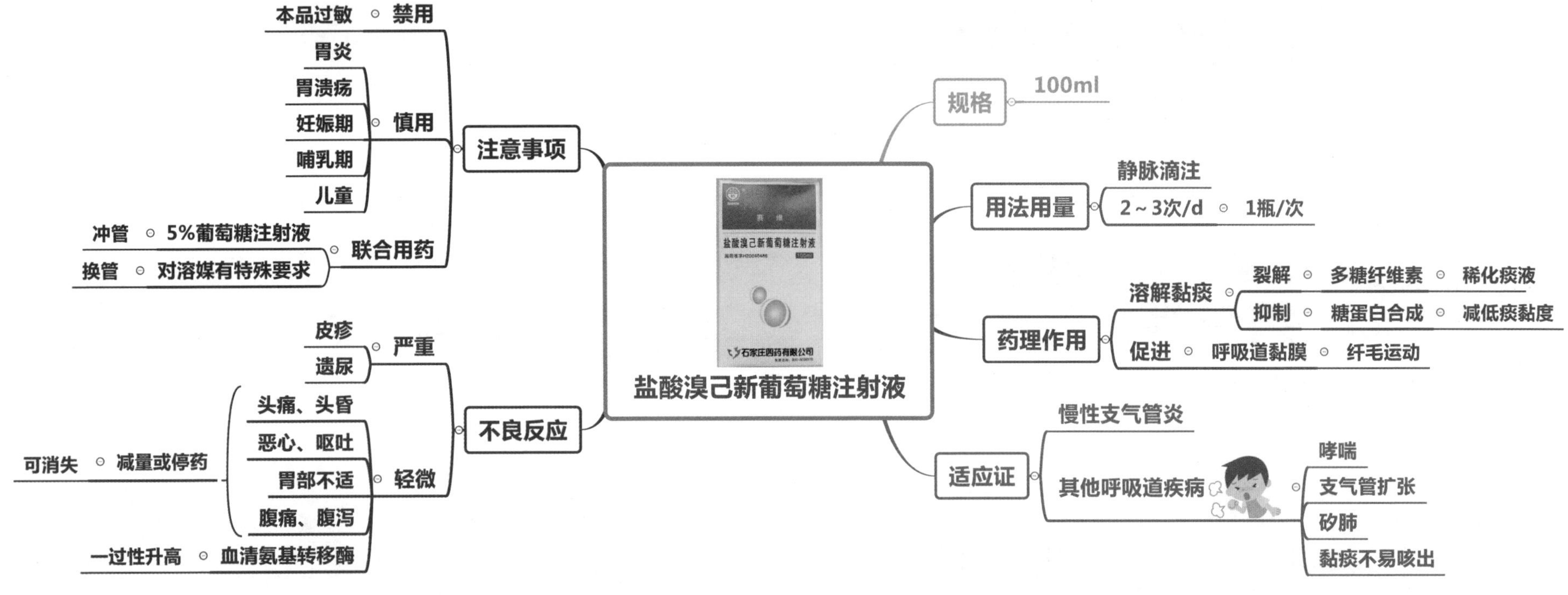
盐酸溴己新葡萄糖注射液
石家庄四药有限公司
注意事项
禁用
本品过敏
慎用
胃炎
胃溃疡
妊娠期
哺乳期
儿童
联合用药
5%葡萄糖注射液
冲管
对溶媒有特殊要求
换管
不良反应
严重
皮疹
遗尿
轻微
头痛、头昏
恶心、呕吐
胃部不适
腹痛、腹泻
减量或停药
可消失
血清氨基转移酶
一过性升高
规格
100ml
用法用量
静脉滴注
2～3次/d
1瓶/次
药理作用
溶解黏痰
裂解
多糖纤维素
稀化痰液
抑制
糖蛋白合成
减低痰黏度
促进
呼吸道黏膜
纤毛运动
适应证
慢性支气管炎
其他呼吸道疾病
哮喘
支气管扩张
矽肺
黏痰不易咳出

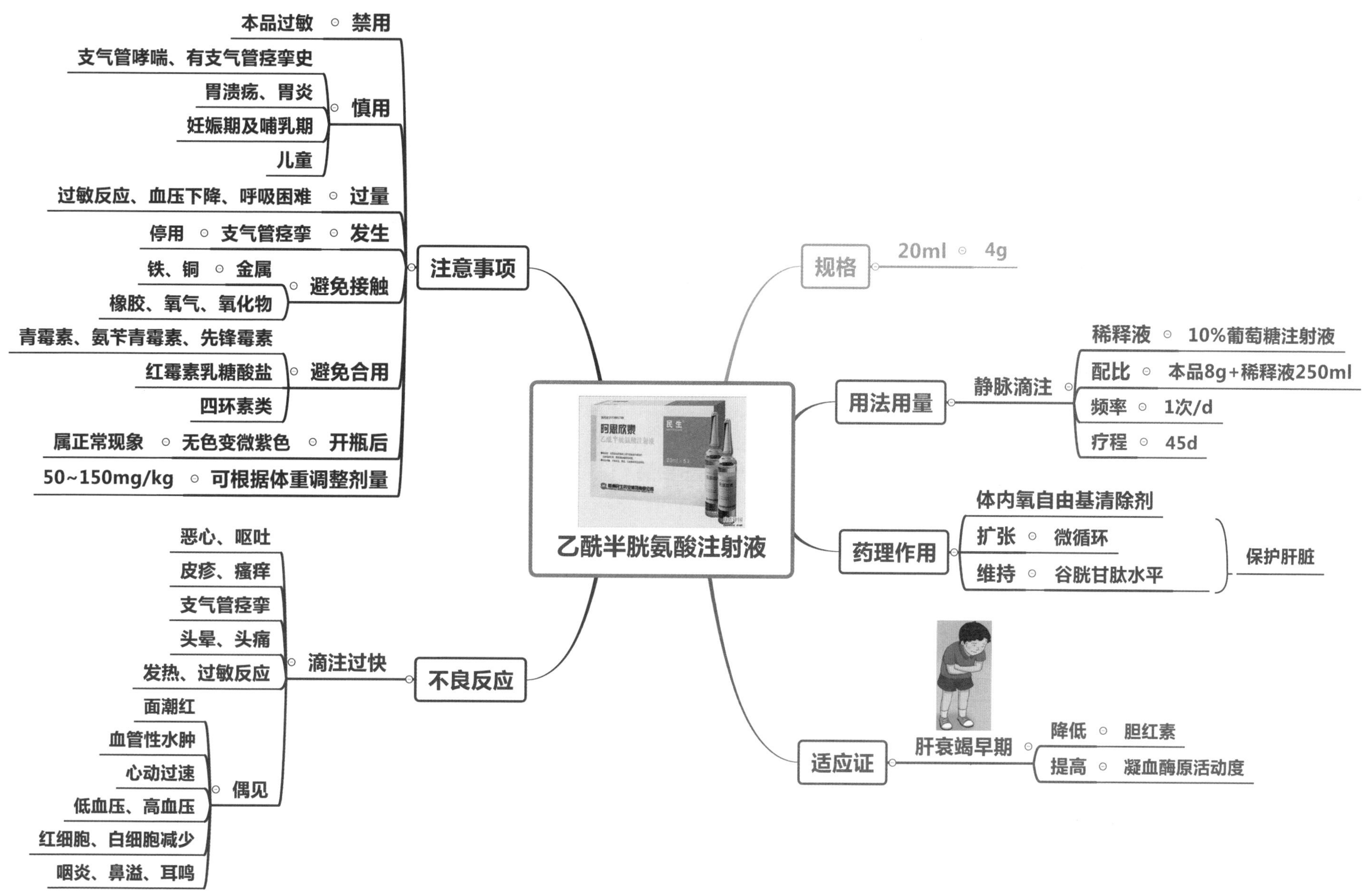
乙酰半胱氨酸注射液
注意事项
禁用
本品过敏
慎用
支气管哮喘、有支气管痉挛史
胃溃疡、胃炎
妊娠期及哺乳期
儿童
过量
过敏反应、血压下降、呼吸困难
发生
支气管痉挛
停用
避免接触
金属
铁、铜
橡胶、氧气、氧化物
避免合用
青霉素、氨苄青霉素、先锋霉素
红霉素乳糖酸盐
四环素类
开瓶后
无色变微紫色
属正常现象
可根据体重调整剂量
50~150mg/kg
不良反应
滴注过快
恶心、呕吐
皮疹、瘙痒
支气管痉挛
头晕、头痛
发热、过敏反应
偶见
面潮红
血管性水肿
心动过速
低血压、高血压
红细胞、白细胞减少
咽炎、鼻溢、耳鸣
规格
20ml
4g
用法用量
静脉滴注
稀释液
10%葡萄糖注射液
配比
本品8g+稀释液250ml
频率
1次/d
疗程
45d
药理作用
体内氧自由基清除剂
扩张
微循环
维持
谷胱甘肽水平
保护肝脏
适应证
肝衰竭早期
降低
胆红素
提高
凝血酶原活动度

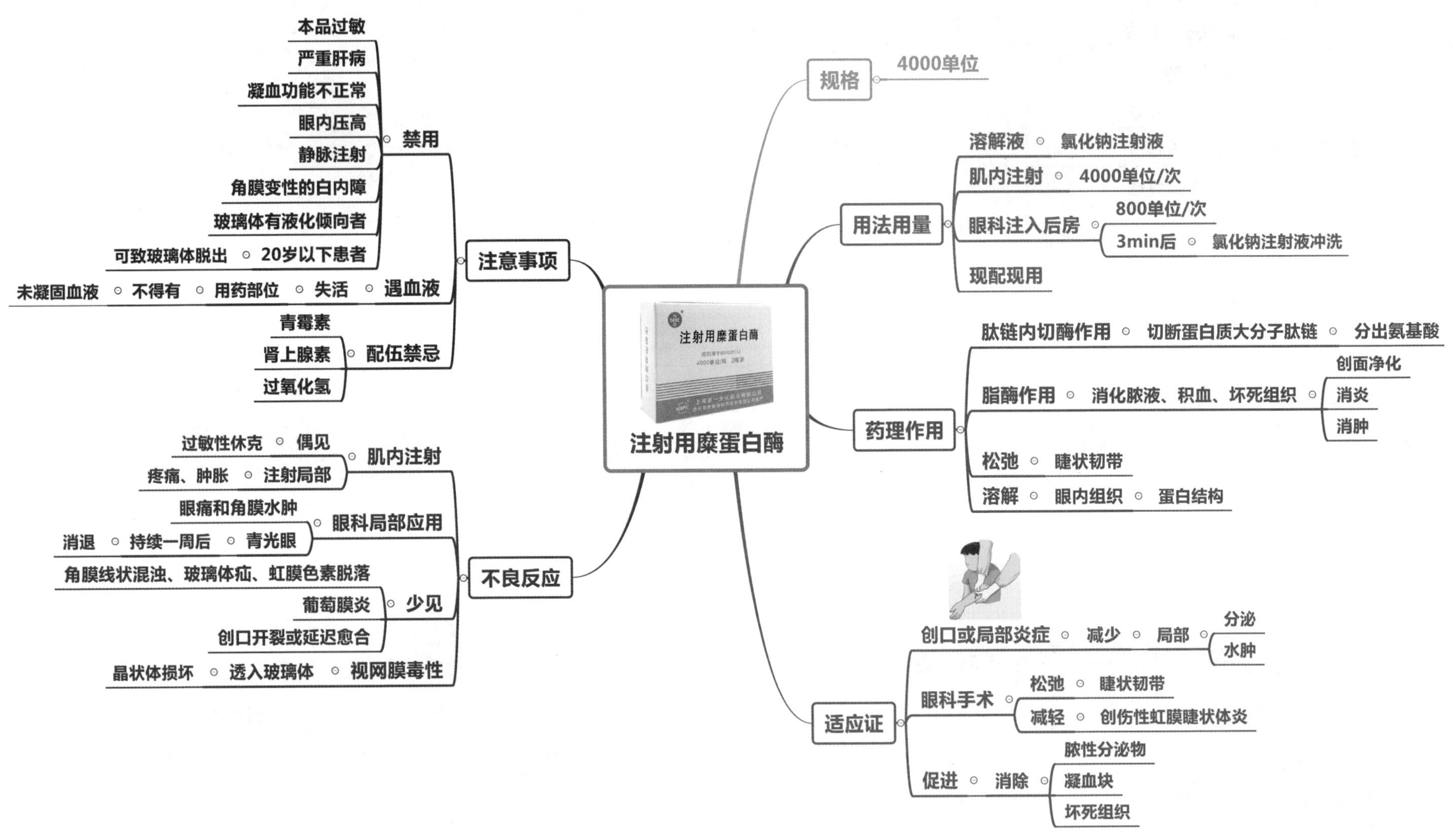
注射用糜蛋白酶
规格
4000单位
用法用量
溶解液
氯化钠注射液
肌内注射
4000单位/次
眼科注入后房
800单位/次
3min后
氯化钠注射液冲洗
现配现用
药理作用
肽链内切酶作用
切断蛋白质大分子肽链
分出氨基酸
脂酶作用
消化脓液、积血、坏死组织
创面净化
消炎
消肿
松弛
睫状韧带
溶解
眼内组织
蛋白结构
适应证
创口或局部炎症
减少
局部
分泌
水肿
眼科手术
松弛
睫状韧带
减轻
创伤性虹膜睫状体炎
促进
消除
脓性分泌物
凝血块
坏死组织
注意事项
禁用
本品过敏
严重肝病
凝血功能不正常
眼内压高
静脉注射
角膜变性的白内障
玻璃体有液化倾向者
20岁以下患者
可致玻璃体脱出
遇血液
失活
用药部位
不得有
未凝固血液
配伍禁忌
青霉素
肾上腺素
过氧化氢
不良反应
肌内注射
偶见
过敏性休克
注射局部
疼痛、肿胀
眼科局部应用
眼痛和角膜水肿
青光眼
持续一周后
消退
少见
角膜线状混浊、玻璃体疝、虹膜色素脱落
葡萄膜炎
创口开裂或延迟愈合
视网膜毒性
透入玻璃体
晶状体损坏

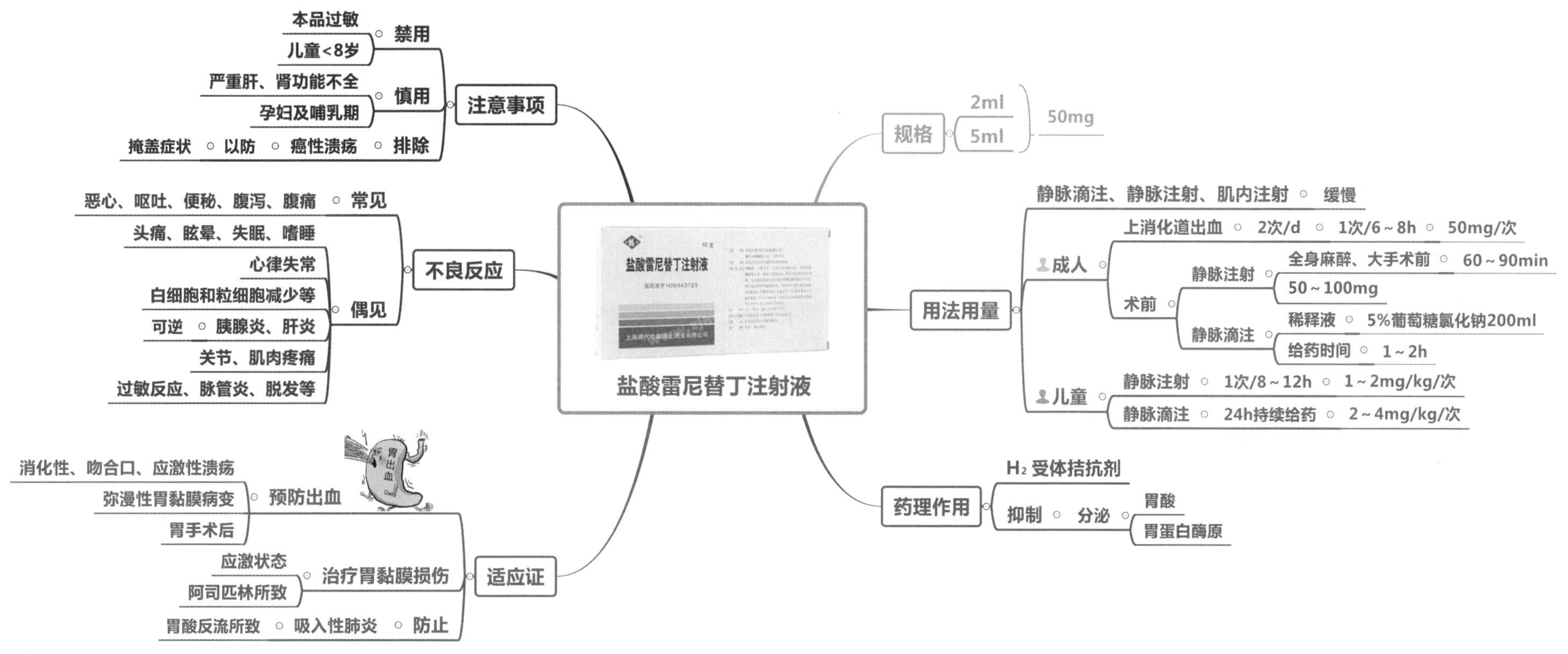

盐酸雷尼替丁注射液
注意事项
禁用
本品过敏
儿童<8岁
慎用
严重肝、肾功能不全
孕妇及哺乳期
排除
癌性溃疡
以防
掩盖症状
不良反应
常见
恶心、呕吐、便秘、腹泻、腹痛
偶见
头痛、眩晕、失眠、嗜睡
心律失常
白细胞和粒细胞减少等
可逆
胰腺炎、肝炎
关节、肌肉疼痛
过敏反应、脉管炎、脱发等
适应证
预防出血
消化性、吻合口、应激性溃疡
弥漫性胃黏膜病变
胃手术后
胃出血
治疗胃黏膜损伤
应激状态
阿司匹林所致
防止
吸入性肺炎
胃酸反流所致
规格
2ml
5ml
50mg
用法用量
静脉滴注、静脉注射、肌内注射
缓慢
成人
上消化道出血
2次/d
1次/6～8h
50mg/次
术前
静脉注射
全身麻醉、大手术前
60～90min
50～100mg
静脉滴注
稀释液
5%葡萄糖氯化钠200ml
给药时间
1～2h
儿童
静脉注射
1次/8～12h
1～2mg/kg/次
静脉滴注
24h持续给药
2～4mg/kg/次
药理作用
H₂ 受体拮抗剂
抑制
分泌
胃酸
胃蛋白酶原

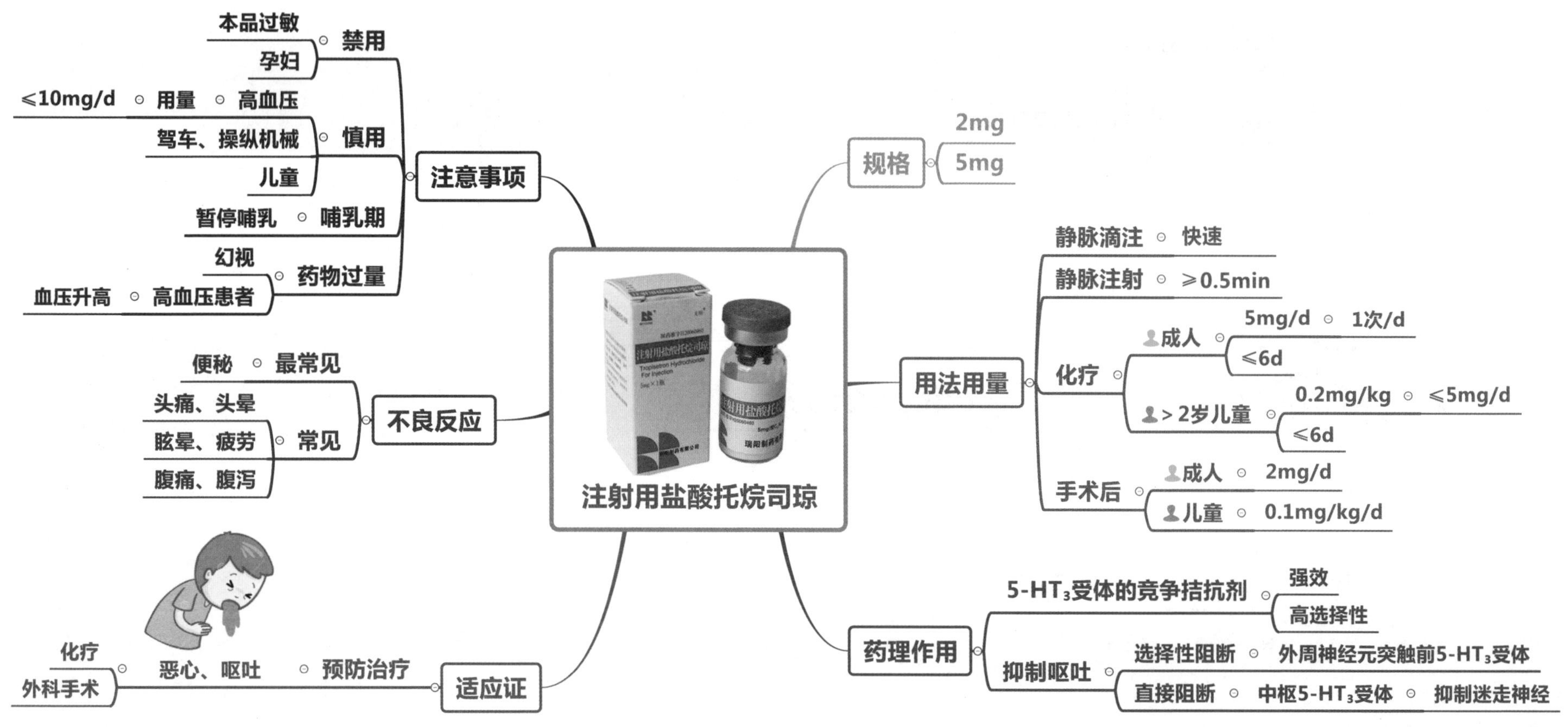
注射用盐酸托烷司琼
注意事项
禁用
本品过敏
孕妇
慎用
高血压
用量
≤10mg/d
驾车、操纵机械
儿童
哺乳期
暂停哺乳
药物过量
幻视
高血压患者
血压升高
不良反应
最常见
便秘
常见
头痛、头晕
眩晕、疲劳
腹痛、腹泻
适应证
预防治疗
恶心、呕吐
化疗
外科手术
规格
2mg
5mg
用法用量
静脉滴注
快速
静脉注射
≥0.5min
化疗
成人
5mg/d
1次/d
≤6d
> 2岁儿童
0.2mg/kg
≤5mg/d
≤6d
手术后
成人
2mg/d
儿童
0.1mg/kg/d
药理作用
5-HT3受体的竞争拮抗剂
强效
高选择性
抑制呕吐
选择性阻断
外周神经元突触前5-HT3受体
直接阻断
中枢5-HT3受体
抑制迷走神经

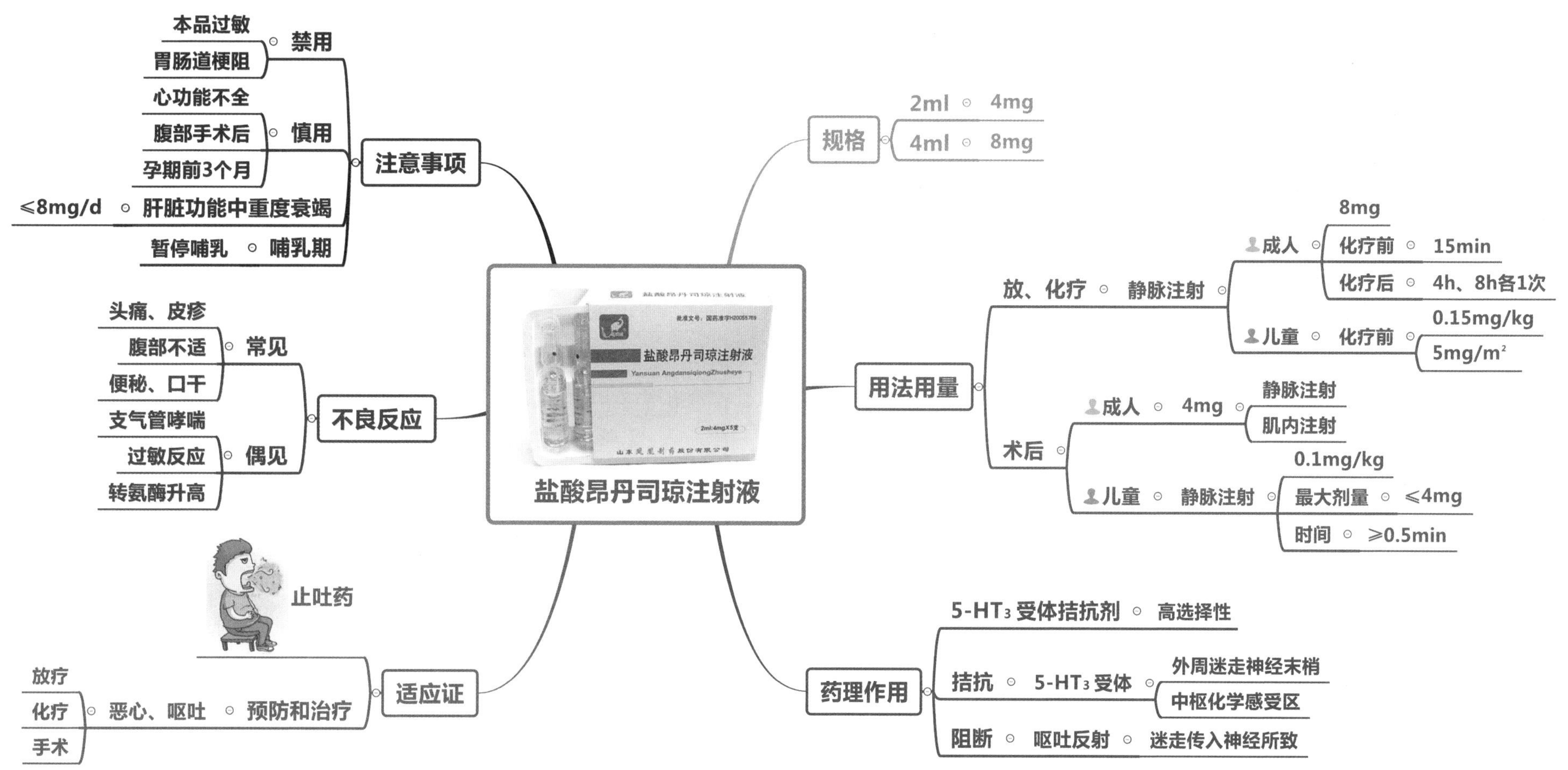
盐酸昂丹司琼注射液
规格
2ml
4mg
4ml
8mg
用法用量
放、化疗
静脉注射
成人
8mg
化疗前
15min
化疗后
4h、8h各1次
儿童
化疗前
0.15mg/kg
5mg/m²
术后
成人
4mg
静脉注射
肌内注射
儿童
静脉注射
0.1mg/kg
最大剂量
≤4mg
时间
≥0.5min
药理作用
5-HT3受体拮抗剂
高选择性
拮抗
5-HT3受体
外周迷走神经末梢
中枢化学感受区
阻断
呕吐反射
迷走传入神经所致
注意事项
禁用
本品过敏
胃肠道梗阻
慎用
心功能不全
腹部手术后
孕期前3个月
肝脏功能中重度衰竭
≤8mg/d
哺乳期
暂停哺乳
不良反应
常见
头痛、皮疹
腹部不适
便秘、口干
偶见
支气管哮喘
过敏反应
转氨酶升高
适应证
止吐药
预防和治疗
恶心、呕吐
放疗
化疗
手术

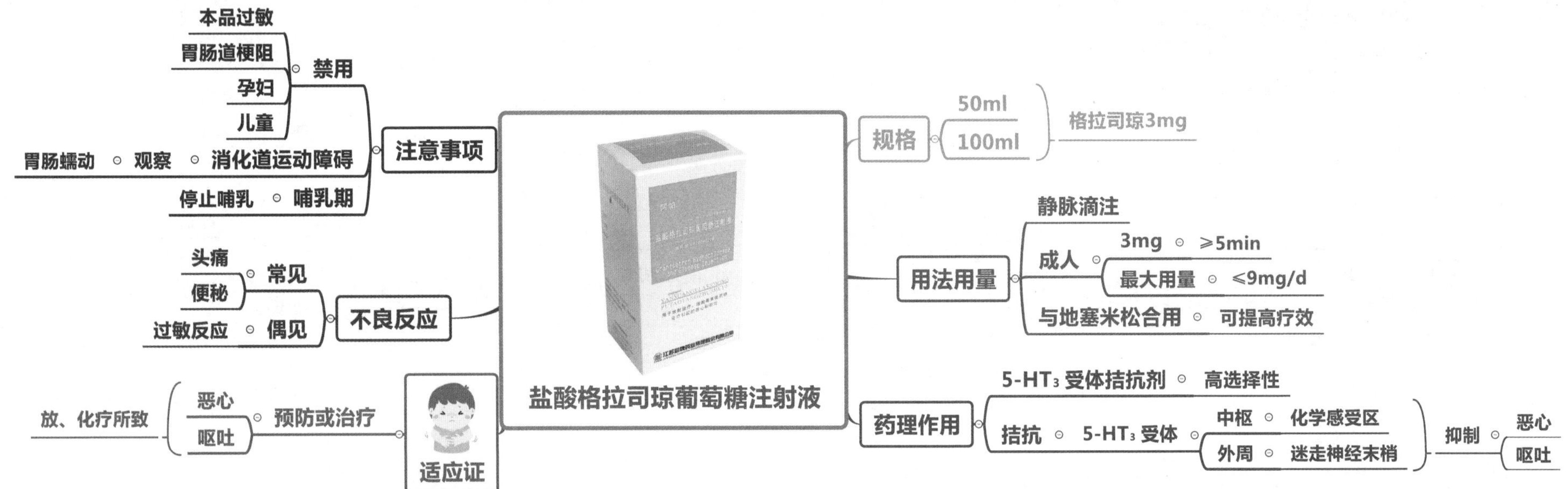
盐酸格拉司琼葡萄糖注射液
注意事项
禁用
本品过敏
胃肠道梗阻
孕妇
儿童
消化道运动障碍
观察
胃肠蠕动
哺乳期
停止哺乳
不良反应
常见
头痛
便秘
偶见
过敏反应
适应证
预防或治疗
恶心
呕吐
放、化疗所致
规格
50ml
100ml
格拉司琼3mg
用法用量
静脉滴注
成人
3mg
≥5min
最大用量
≤9mg/d
与地塞米松合用
可提高疗效
药理作用
5-HT3 受体拮抗剂
高选择性
拮抗
5-HT3 受体
中枢
化学感受区
外周
迷走神经末梢
抑制
恶心
呕吐

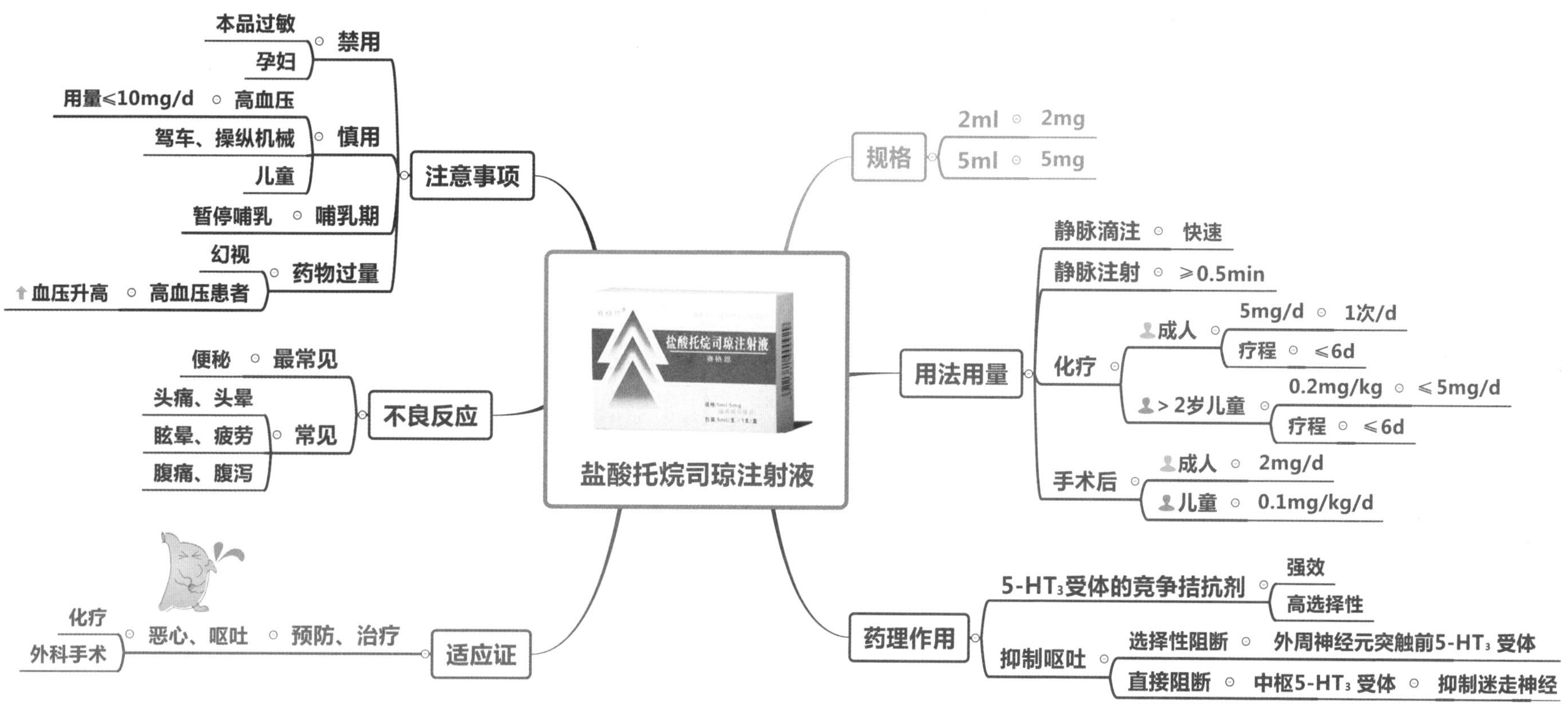
盐酸托烷司琼注射液
注意事项
禁用
本品过敏
孕妇
慎用
高血压
用量≤10mg/d
驾车、操纵机械
儿童
哺乳期
暂停哺乳
药物过量
幻视
高血压患者
血压升高
不良反应
最常见
便秘
常见
头痛、头晕
眩晕、疲劳
腹痛、腹泻
适应证
预防、治疗
恶心、呕吐
化疗
外科手术
规格
2ml
2mg
5ml
5mg
用法用量
静脉滴注
快速
静脉注射
≥0.5min
化疗
成人
5mg/d
1次/d
疗程
≤6d
> 2岁儿童
0.2mg/kg
≤5mg/d
疗程
≤6d
手术后
成人
2mg/d
儿童
0.1mg/kg/d
药理作用
5-HT₃受体的竞争拮抗剂
强效
高选择性
抑制呕吐
选择性阻断
外周神经元突触前5-HT₃受体
直接阻断
中枢5-HT₃受体
抑制迷走神经

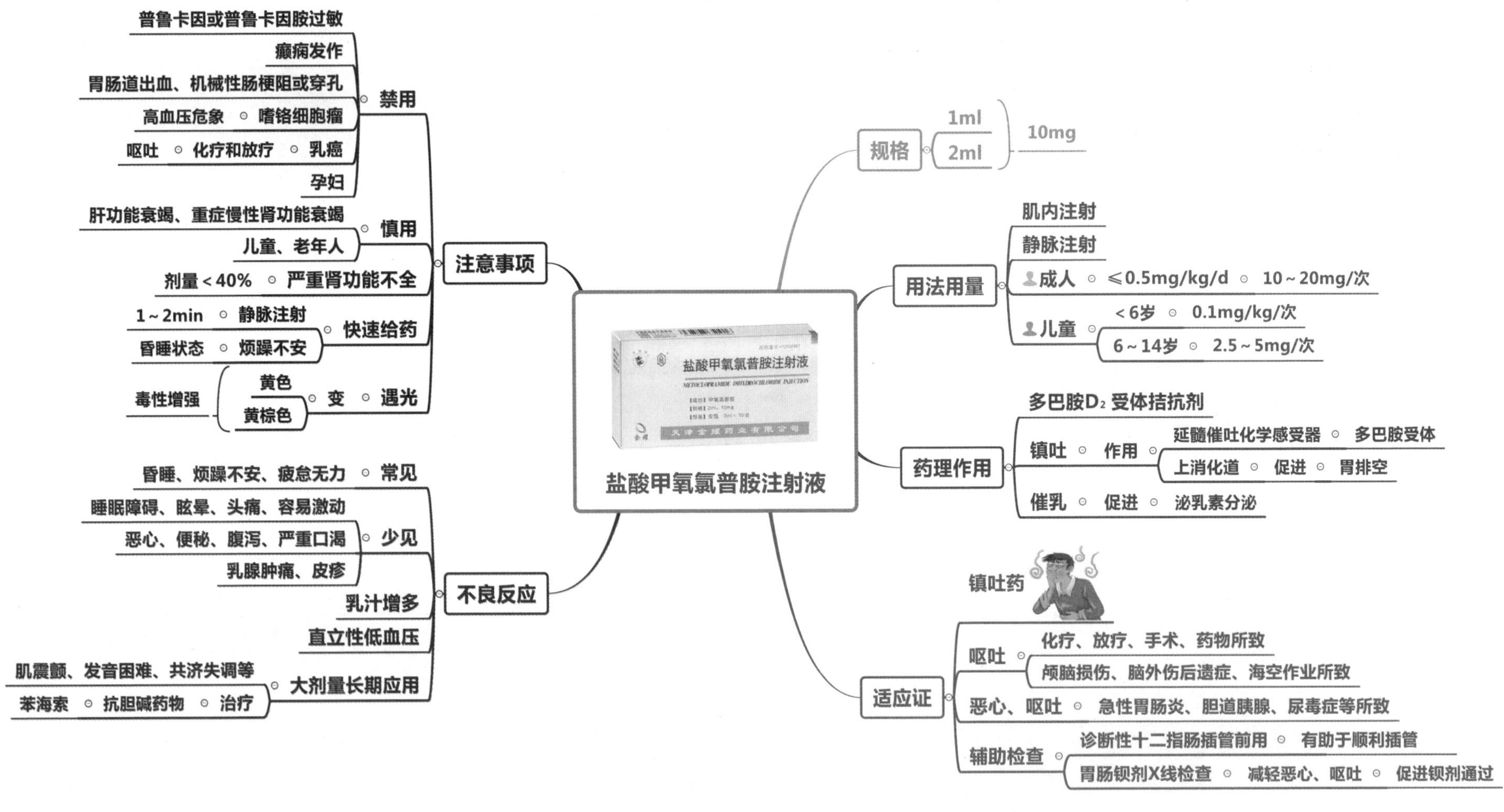
盐酸甲氧氯普胺注射液
注意事项
禁用
普鲁卡因或普鲁卡因胺过敏
癫痫发作
胃肠道出血、机械性肠梗阻或穿孔
高血压危象 嗜铬细胞瘤
呕吐 化疗和放疗 乳癌
孕妇
慎用
肝功能衰竭、重症慢性肾功能衰竭
儿童、老年人
剂量＜40% 严重肾功能不全
快速给药
1～2min 静脉注射
昏睡状态 烦躁不安
遇光
变
黄色
黄棕色
毒性增强
不良反应
常见
昏睡、烦躁不安、疲怠无力
少见
睡眠障碍、眩晕、头痛、容易激动
恶心、便秘、腹泻、严重口渴
乳腺肿痛、皮疹
乳汁增多
直立性低血压
大剂量长期应用
肌震颤、发音困难、共济失调等
治疗 抗胆碱药物 苯海索
规格
1ml
2ml
10mg
用法用量
肌内注射
静脉注射
成人 ≤0.5mg/kg/d 10～20mg/次
儿童
＜6岁 0.1mg/kg/次
6～14岁 2.5～5mg/次
药理作用
多巴胺D2 受体拮抗剂
镇吐 作用
延髓催吐化学感受器 多巴胺受体
上消化道 促进 胃排空
催乳 促进 泌乳素分泌
适应证
镇吐药
呕吐
化疗、放疗、手术、药物所致
颅脑损伤、脑外伤后遗症、海空作业所致
恶心、呕吐 急性胃肠炎、胆道胰腺、尿毒症等所致
辅助检查
诊断性十二指肠插管前用 有助于顺利插管
胃肠钡剂X线检查 减轻恶心、呕吐 促进钡剂通过

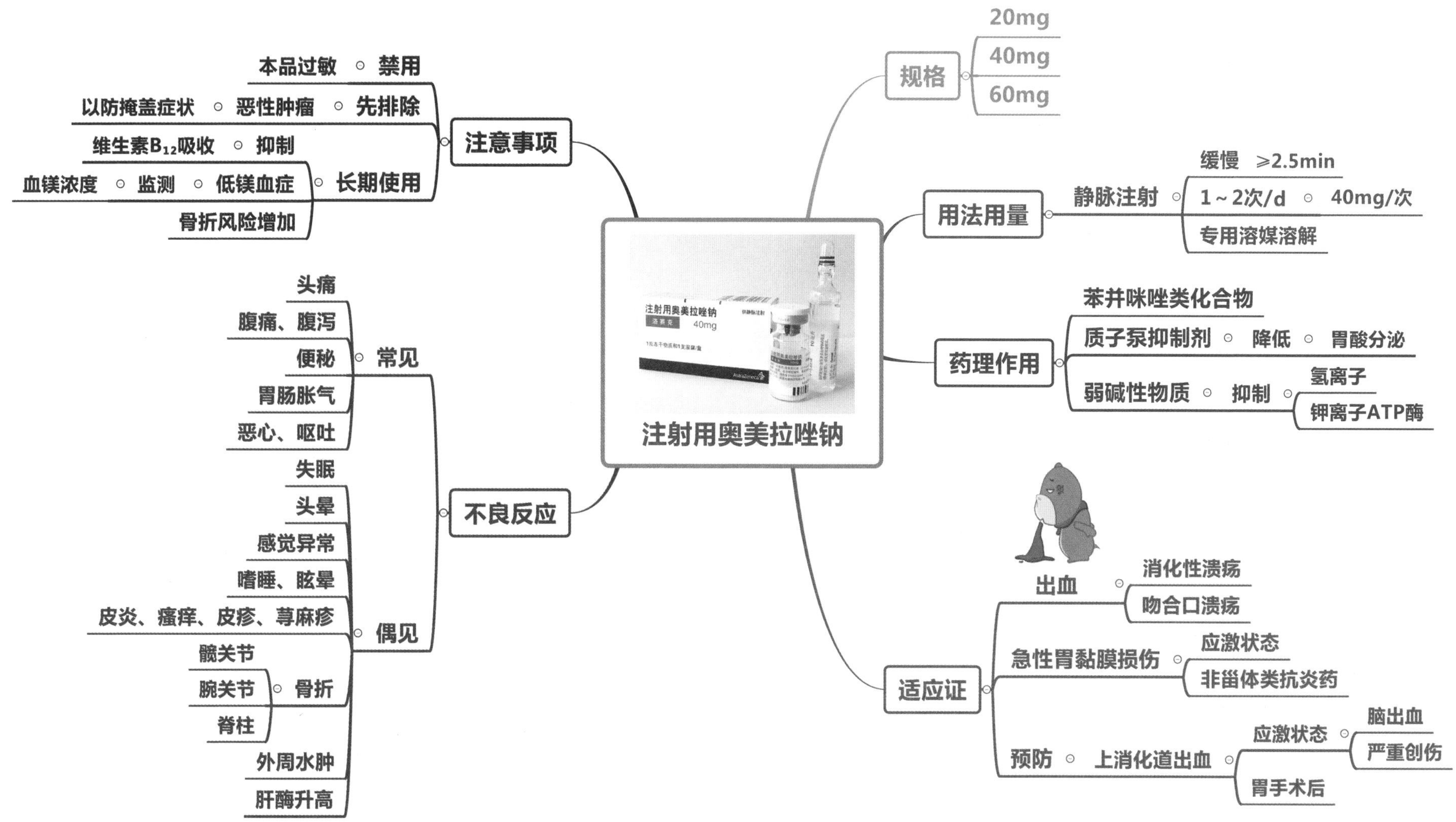
注射用奥美拉唑钠
规格
20mg
40mg
60mg
用法用量
静脉注射
缓慢 ≥2.5min
1～2次/d
40mg/次
专用溶媒溶解
药理作用
苯并咪唑类化合物
质子泵抑制剂
降低
胃酸分泌
弱碱性物质
抑制
氢离子
钾离子ATP酶
适应证
出血
消化性溃疡
吻合口溃疡
急性胃黏膜损伤
应激状态
非甾体类抗炎药
预防
上消化道出血
应激状态
脑出血
严重创伤
胃手术后
注意事项
禁用
本品过敏
先排除
恶性肿瘤
以防掩盖症状
长期使用
抑制
维生素B12吸收
低镁血症
监测
血镁浓度
骨折风险增加
不良反应
常见
头痛
腹痛、腹泻
便秘
胃肠胀气
恶心、呕吐
偶见
失眠
头晕
感觉异常
嗜睡、眩晕
皮炎、瘙痒、皮疹、荨麻疹
骨折
髋关节
腕关节
脊柱
外周水肿
肝酶升高

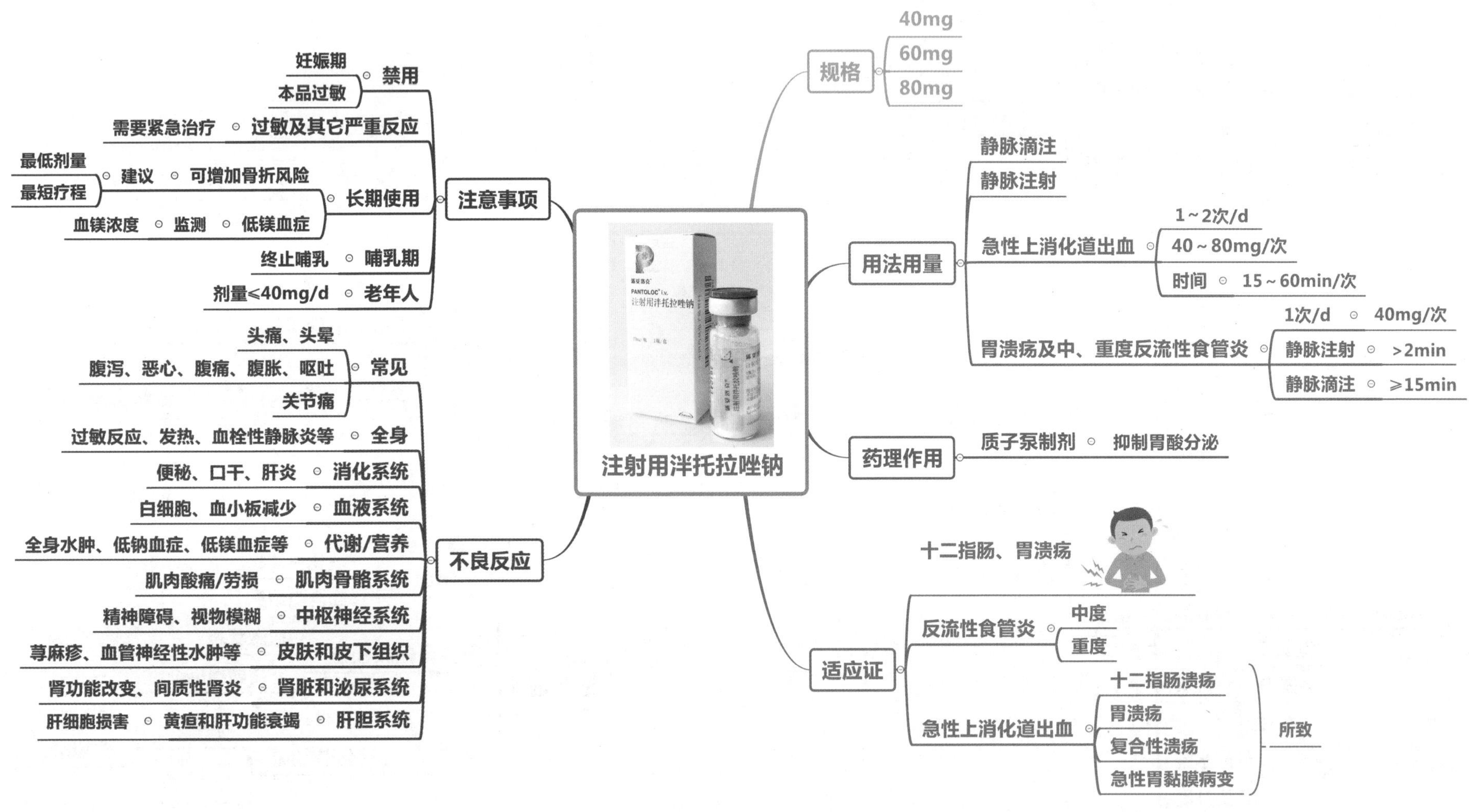
注射用泮托拉唑钠
规格
40mg
60mg
80mg
用法用量
静脉滴注
静脉注射
急性上消化道出血
1～2次/d
40～80mg/次
时间 15～60min/次
胃溃疡及中、重度反流性食管炎
1次/d 40mg/次
静脉注射 ＞2min
静脉滴注 ≥15min
药理作用
质子泵制剂 抑制胃酸分泌
适应证
十二指肠、胃溃疡
反流性食管炎
中度
重度
急性上消化道出血
十二指肠溃疡
胃溃疡
复合性溃疡
急性胃黏膜病变
所致
注意事项
禁用
妊娠期
本品过敏
过敏及其它严重反应 需要紧急治疗
长期使用
可增加骨折风险 建议
最低剂量
最短疗程
低镁血症 监测 血镁浓度
哺乳期 终止哺乳
老年人 剂量≤40mg/d
不良反应
常见
头痛、头晕
腹泻、恶心、腹痛、腹胀、呕吐
关节痛
全身 过敏反应、发热、血栓性静脉炎等
消化系统 便秘、口干、肝炎
血液系统 白细胞、血小板减少
代谢/营养 全身水肿、低钠血症、低镁血症等
肌肉骨骼系统 肌肉酸痛/劳损
中枢神经系统 精神障碍、视物模糊
皮肤和皮下组织 荨麻疹、血管神经性水肿等
肾脏和泌尿系统 肾功能改变、间质性肾炎
肝胆系统 黄疸和肝功能衰竭 肝细胞损害

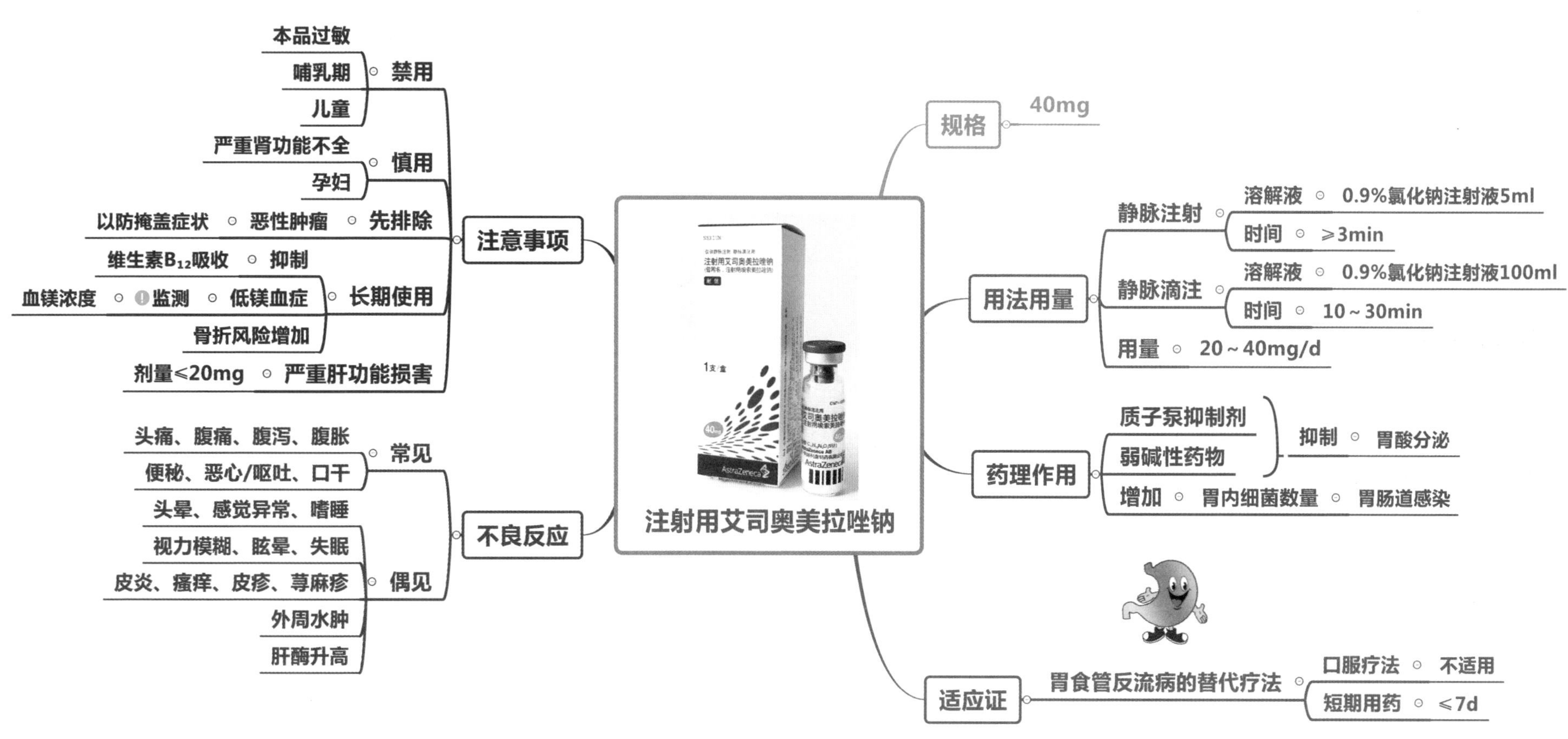
注射用艾司奥美拉唑钠
注意事项
禁用
本品过敏
哺乳期
儿童
慎用
严重肾功能不全
孕妇
先排除
恶性肿瘤
以防掩盖症状
长期使用
抑制
维生素B_{12}吸收
低镁血症
监测
血镁浓度
骨折风险增加
严重肝功能损害
剂量≤20mg
不良反应
常见
头痛、腹痛、腹泻、腹胀
便秘、恶心/呕吐、口干
偶见
头晕、感觉异常、嗜睡
视力模糊、眩晕、失眠
皮炎、瘙痒、皮疹、荨麻疹
外周水肿
肝酶升高
规格
40mg
用法用量
静脉注射
溶解液
0.9%氯化钠注射液5ml
时间
≥3min
静脉滴注
溶解液
0.9%氯化钠注射液100ml
时间
10～30min
用量
20～40mg/d
药理作用
质子泵抑制剂
弱碱性药物
抑制
胃酸分泌
增加
胃内细菌数量
胃肠道感染
适应证
胃食管反流病的替代疗法
口服疗法
不适用
短期用药
≤7d

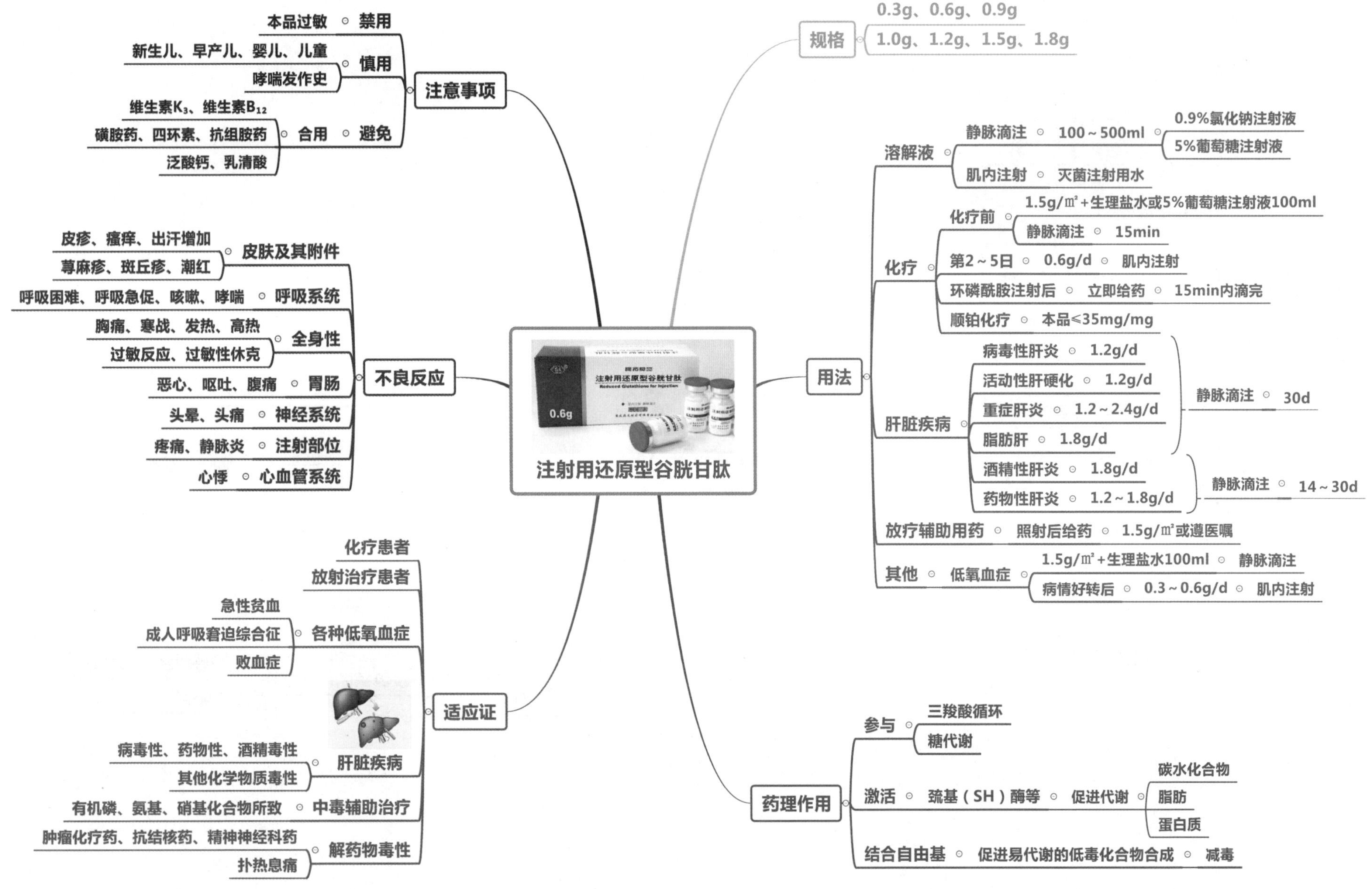
注射用还原型谷胱甘肽
0.6g
注射用还原型谷胱甘肽
Reduced Glutathione for Injection
规格
0.3g、0.6g、0.9g
1.0g、1.2g、1.5g、1.8g
用法
溶解液
静脉滴注
100～500ml
0.9%氯化钠注射液
5%葡萄糖注射液
肌内注射
灭菌注射用水
化疗
化疗前
1.5g/㎡+生理盐水或5%葡萄糖注射液100ml
静脉滴注
15min
第2～5日
0.6g/d
肌内注射
环磷酰胺注射后
立即给药
15min内滴完
顺铂化疗
本品≤35mg/mg
肝脏疾病
病毒性肝炎
1.2g/d
活动性肝硬化
1.2g/d
重症肝炎
1.2～2.4g/d
脂肪肝
1.8g/d
静脉滴注
30d
酒精性肝炎
1.8g/d
药物性肝炎
1.2～1.8g/d
静脉滴注
14～30d
放疗辅助用药
照射后给药
1.5g/㎡或遵医嘱
其他
低氧血症
1.5g/㎡+生理盐水100ml
静脉滴注
病情好转后
0.3～0.6g/d
肌内注射
药理作用
参与
三羧酸循环
糖代谢
激活
巯基（SH）酶等
促进代谢
碳水化合物
脂肪
蛋白质
结合自由基
促进易代谢的低毒化合物合成
减毒
注意事项
禁用
本品过敏
慎用
新生儿、早产儿、婴儿、儿童
哮喘发作史
避免
合用
维生素K3、维生素B12
磺胺药、四环素、抗组胺药
泛酸钙、乳清酸
不良反应
皮肤及其附件
皮疹、瘙痒、出汗增加
荨麻疹、斑丘疹、潮红
呼吸系统
呼吸困难、呼吸急促、咳嗽、哮喘
全身性
胸痛、寒战、发热、高热
过敏反应、过敏性休克
胃肠
恶心、呕吐、腹痛
神经系统
头晕、头痛
注射部位
疼痛、静脉炎
心血管系统
心悸
适应证
化疗患者
放射治疗患者
各种低氧血症
急性贫血
成人呼吸窘迫综合征
败血症
肝脏疾病
病毒性、药物性、酒精毒性
其他化学物质毒性
中毒辅助治疗
有机磷、氨基、硝基化合物所致
解药物毒性
肿瘤化疗药、抗结核药、精神神经科药
扑热息痛

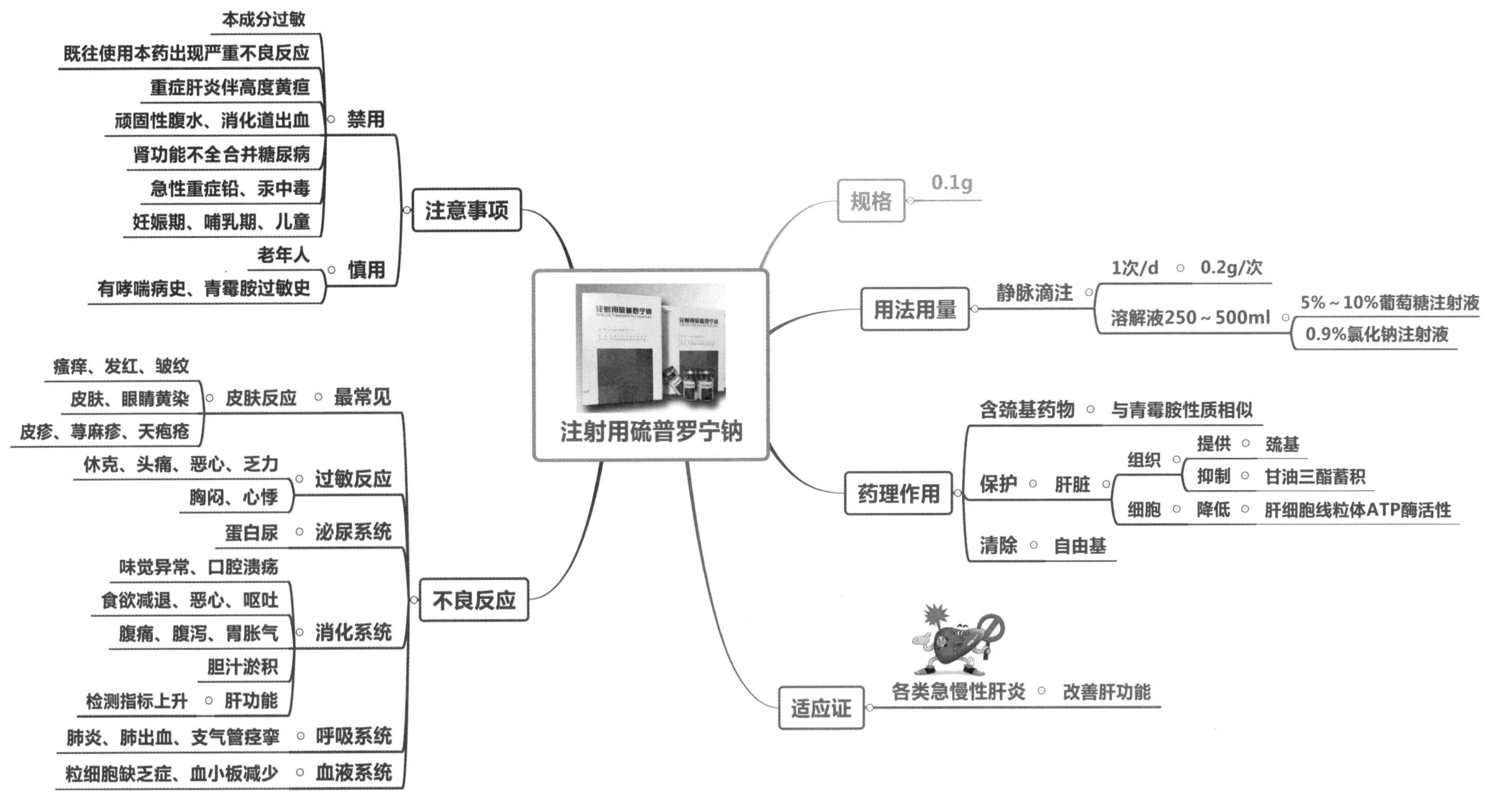
注射用硫普罗宁钠
规格
0.1g
用法用量
静脉滴注
1次/d
0.2g/次
溶解液250～500ml
5%～10%葡萄糖注射液
0.9%氯化钠注射液
药理作用
含巯基药物
与青霉胺性质相似
保护
肝脏
组织
提供
巯基
抑制
甘油三酯蓄积
细胞
降低
肝细胞线粒体ATP酶活性
清除
自由基
适应证
各类急慢性肝炎
改善肝功能
注意事项
禁用
本成分过敏
既往使用本药出现严重不良反应
重症肝炎伴高度黄疸
顽固性腹水、消化道出血
肾功能不全合并糖尿病
急性重症铅、汞中毒
妊娠期、哺乳期、儿童
慎用
老年人
有哮喘病史、青霉胺过敏史
不良反应
最常见
皮肤反应
瘙痒、发红、皱纹
皮肤、眼睛黄染
皮疹、荨麻疹、天疱疮
过敏反应
休克、头痛、恶心、乏力
胸闷、心悸
泌尿系统
蛋白尿
消化系统
味觉异常、口腔溃疡
食欲减退、恶心、呕吐
腹痛、腹泻、胃胀气
胆汁淤积
肝功能
检测指标上升
呼吸系统
肺炎、肺出血、支气管痉挛
血液系统
粒细胞缺乏症、血小板减少

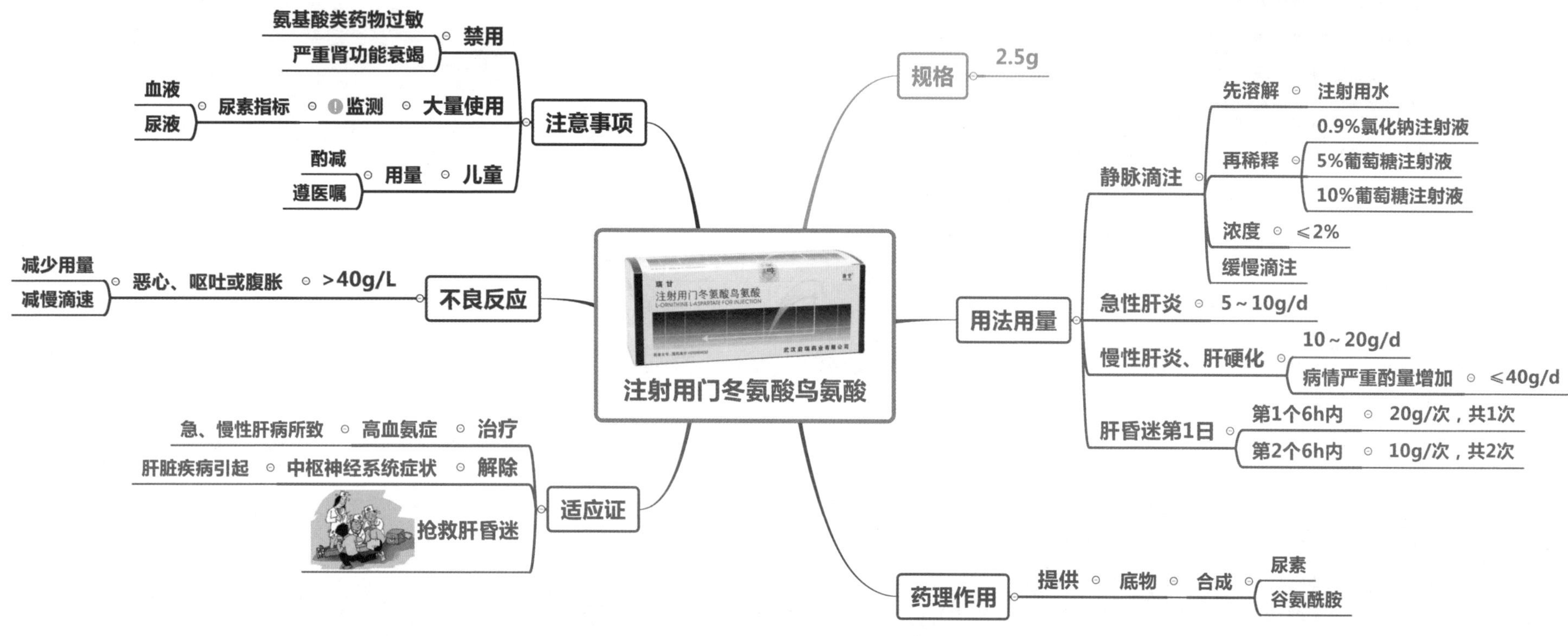
注射用门冬氨酸鸟氨酸
规格
2.5g
用法用量
静脉滴注
先溶解
注射用水
再稀释
0.9%氯化钠注射液
5%葡萄糖注射液
10%葡萄糖注射液
浓度
≤2%
缓慢滴注
急性肝炎
5~10g/d
慢性肝炎、肝硬化
10~20g/d
病情严重酌量增加
≤40g/d
肝昏迷第1日
第1个6h内
20g/次，共1次
第2个6h内
10g/次，共2次
药理作用
提供
底物
合成
尿素
谷氨酰胺
注意事项
禁用
氨基酸类药物过敏
严重肾功能衰竭
大量使用
监测
尿素指标
血液
尿液
儿童
用量
酌减
遵医嘱
不良反应
>40g/L
恶心、呕吐或腹胀
减少用量
减慢滴速
适应证
治疗
高血氨症
急、慢性肝病所致
解除
中枢神经系统症状
肝脏疾病引起
抢救肝昏迷

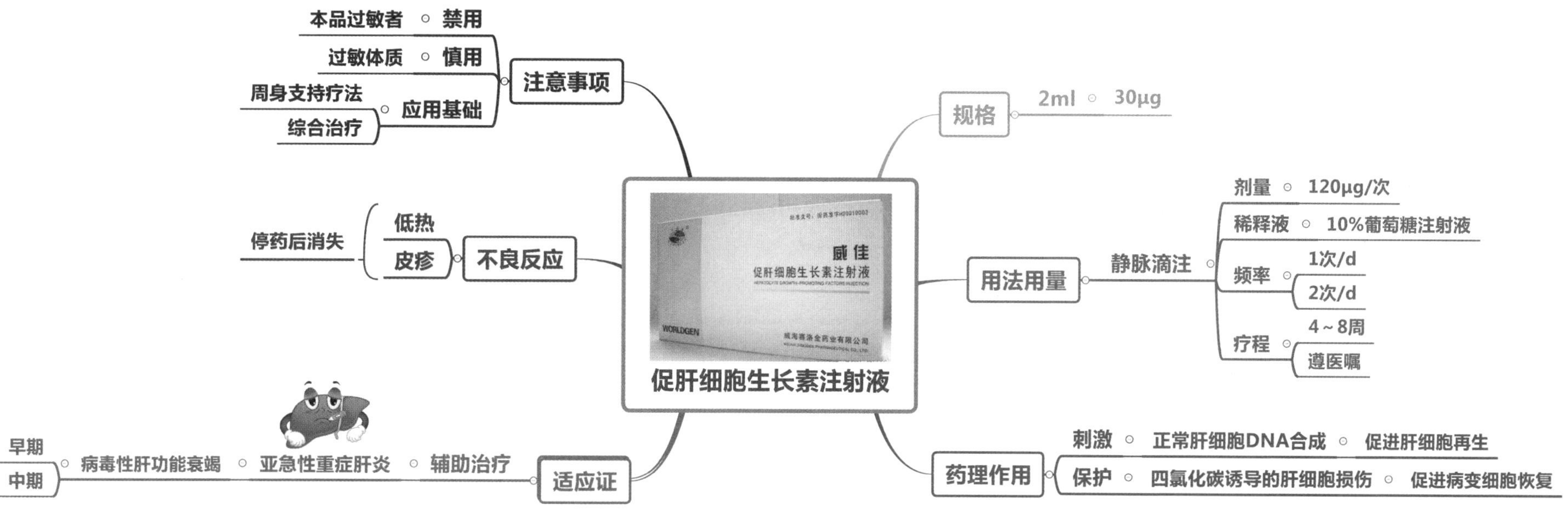
促肝细胞生长素注射液
威佳
促肝细胞生长素注射液
WORLDGEN
注意事项
本品过敏者
禁用
过敏体质
慎用
周身支持疗法
综合治疗
应用基础
不良反应
低热
皮疹
停药后消失
适应证
辅助治疗
亚急性重症肝炎
病毒性肝功能衰竭
早期
中期
规格
2ml
30μg
用法用量
静脉滴注
剂量
120μg/次
稀释液
10%葡萄糖注射液
频率
1次/d
2次/d
疗程
4～8周
遵医嘱
药理作用
刺激
正常肝细胞DNA合成
促进肝细胞再生
保护
四氯化碳诱导的肝细胞损伤
促进病变细胞恢复

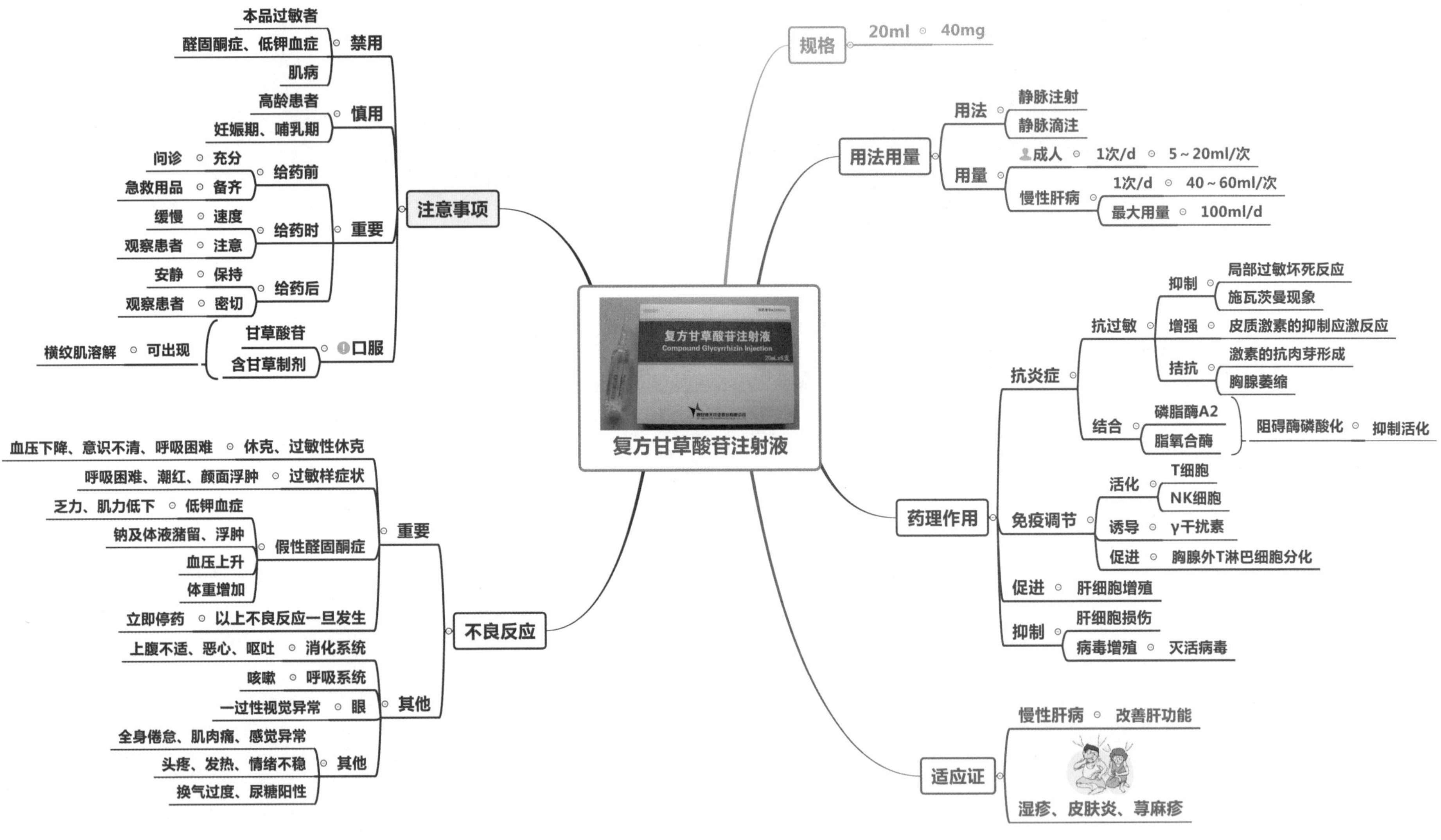
复方甘草酸苷注射液
Compound Glycyrrhizin Injection
20mL×5支
规格
20ml
40mg
用法用量
用法
静脉注射
静脉滴注
用量
成人
1次/d
5～20ml/次
慢性肝病
1次/d
40～60ml/次
最大用量
100ml/d
药理作用
抗炎症
抗过敏
抑制
局部过敏坏死反应
施瓦茨曼现象
增强
皮质激素的抑制应激反应
拮抗
激素的抗肉芽形成
胸腺萎缩
结合
磷脂酶A2
脂氧合酶
阻碍酶磷酸化
抑制活化
免疫调节
活化
T细胞
NK细胞
诱导
γ干扰素
促进
胸腺外T淋巴细胞分化
促进
肝细胞增殖
抑制
肝细胞损伤
病毒增殖
灭活病毒
适应证
慢性肝病
改善肝功能
湿疹、皮肤炎、荨麻疹
注意事项
禁用
本品过敏者
醛固酮症、低钾血症
肌病
慎用
高龄患者
妊娠期、哺乳期
重要
给药前
问诊
充分
急救用品
备齐
给药时
缓慢
速度
观察患者
注意
给药后
安静
保持
观察患者
密切
口服
甘草酸苷
含甘草制剂
横纹肌溶解
可出现
不良反应
重要
血压下降、意识不清、呼吸困难
休克、过敏性休克
呼吸困难、潮红、颜面浮肿
过敏样症状
乏力、肌力低下
低钾血症
钠及体液潴留、浮肿
血压上升
体重增加
假性醛固酮症
立即停药
以上不良反应一旦发生
其他
上腹不适、恶心、呕吐
消化系统
咳嗽
呼吸系统
一过性视觉异常
眼
全身倦怠、肌肉痛、感觉异常
头疼、发热、情绪不稳
换气过度、尿糖阳性
其他

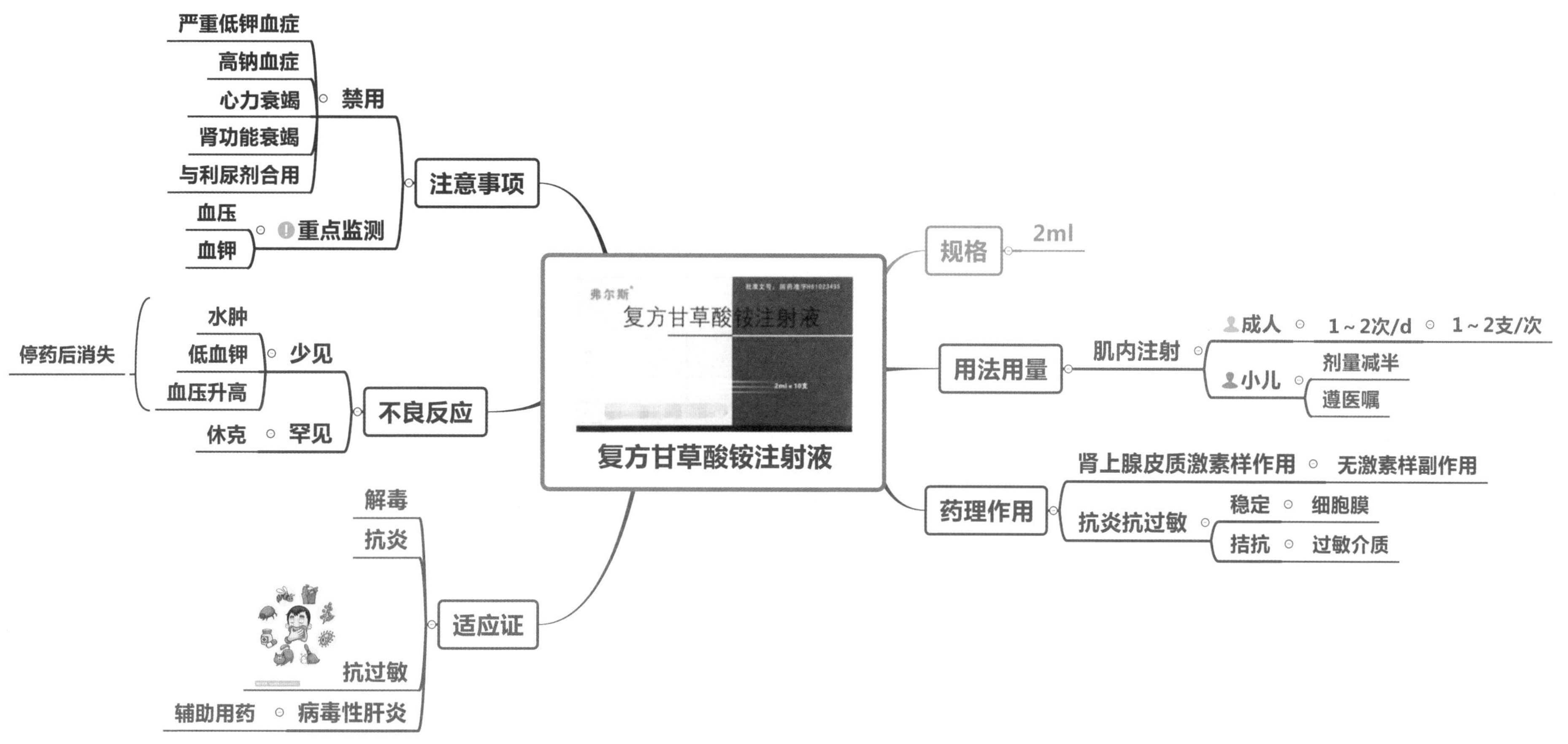

复方甘草酸铵注射液
弗尔斯
复方甘草酸铵注射液
2ml×10支
注意事项
禁用
严重低钾血症
高钠血症
心力衰竭
肾功能衰竭
与利尿剂合用
重点监测
血压
血钾
不良反应
少见
水肿
低血钾
血压升高
停药后消失
罕见
休克
适应证
解毒
抗炎
抗过敏
病毒性肝炎
辅助用药
规格
2ml
用法用量
肌内注射
成人
1～2次/d
1～2支/次
小儿
剂量减半
遵医嘱
药理作用
肾上腺皮质激素样作用
无激素样副作用
抗炎抗过敏
稳定
细胞膜
拮抗
过敏介质

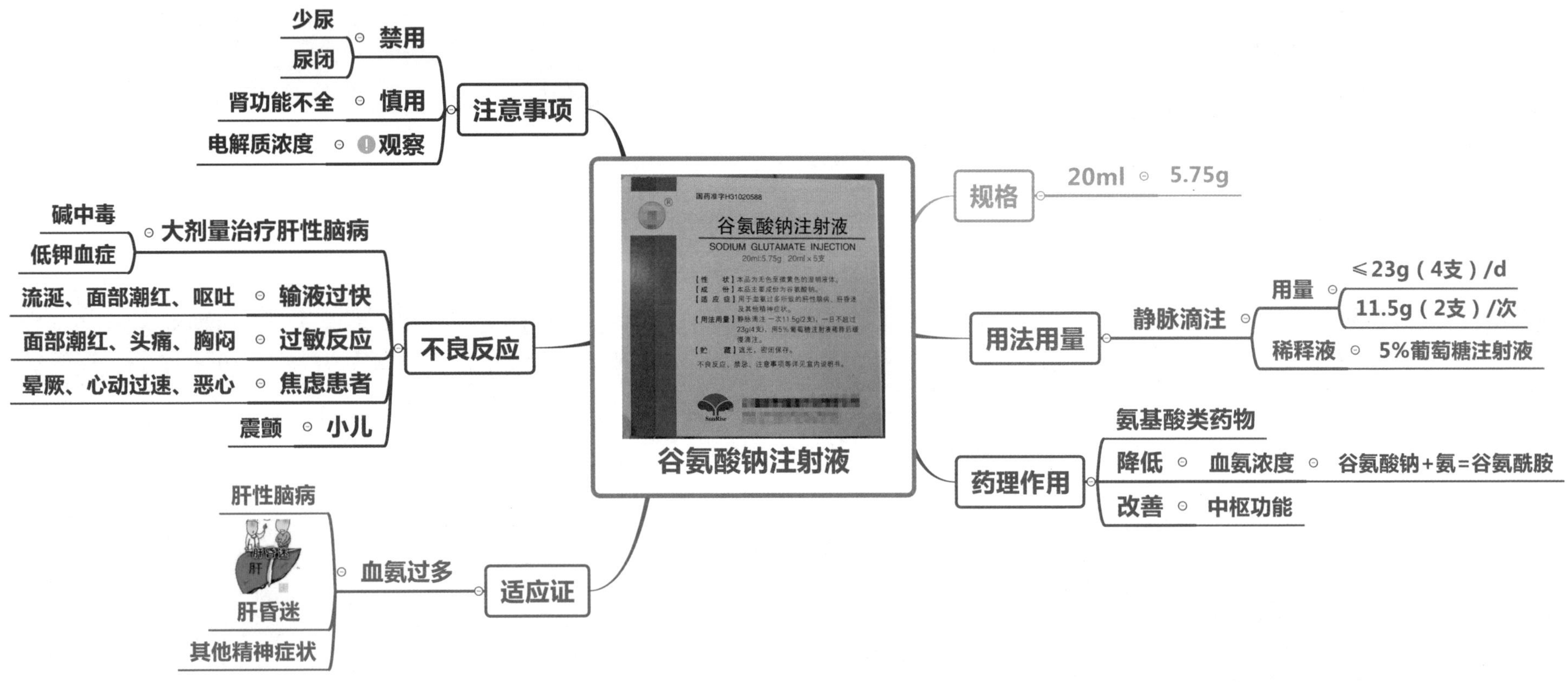
谷氨酸钠注射液
规格
20ml
5.75g
用法用量
静脉滴注
用量
≤23g（4支）/d
11.5g（2支）/次
稀释液
5%葡萄糖注射液
药理作用
氨基酸类药物
降低
血氨浓度
谷氨酸钠+氨=谷氨酰胺
改善
中枢功能
注意事项
禁用
少尿
尿闭
慎用
肾功能不全
观察
电解质浓度
不良反应
大剂量治疗肝性脑病
碱中毒
低钾血症
输液过快
流涎、面部潮红、呕吐
过敏反应
面部潮红、头痛、胸闷
焦虑患者
晕厥、心动过速、恶心
小儿
震颤
适应证
血氨过多
肝性脑病
肝昏迷
其他精神症状
肝
国药准字H31020588
谷氨酸钠注射液
SODIUM GLUTAMATE INJECTION
20ml:5.75g 20ml×5支
SunRise

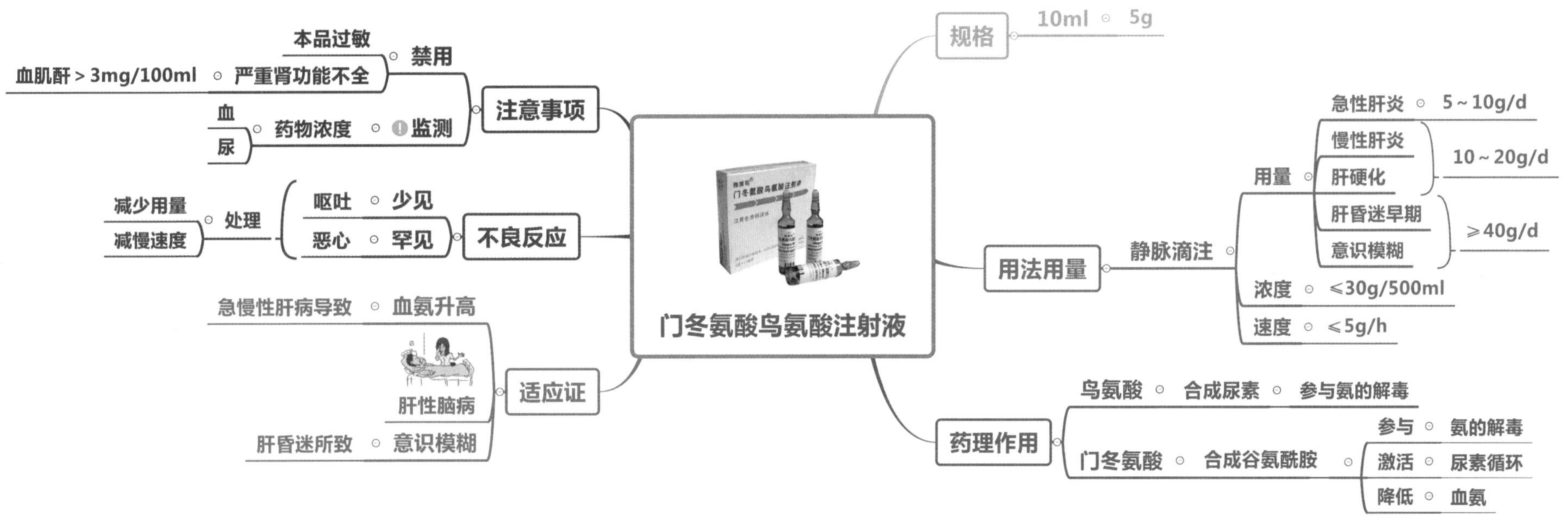

门冬氨酸鸟氨酸注射液
规格
10ml
5g
用法用量
静脉滴注
用量
急性肝炎
5～10g/d
慢性肝炎
肝硬化
10～20g/d
肝昏迷早期
意识模糊
≥40g/d
浓度
≤30g/500ml
速度
≤5g/h
药理作用
鸟氨酸
合成尿素
参与氨的解毒
门冬氨酸
合成谷氨酰胺
参与
氨的解毒
激活
尿素循环
降低
血氨
注意事项
禁用
本品过敏
严重肾功能不全
血肌酐＞3mg/100ml
监测
药物浓度
血
尿
不良反应
呕吐
少见
恶心
罕见
处理
减少用量
减慢速度
适应证
急慢性肝病导致
血氨升高
肝性脑病
肝昏迷所致
意识模糊

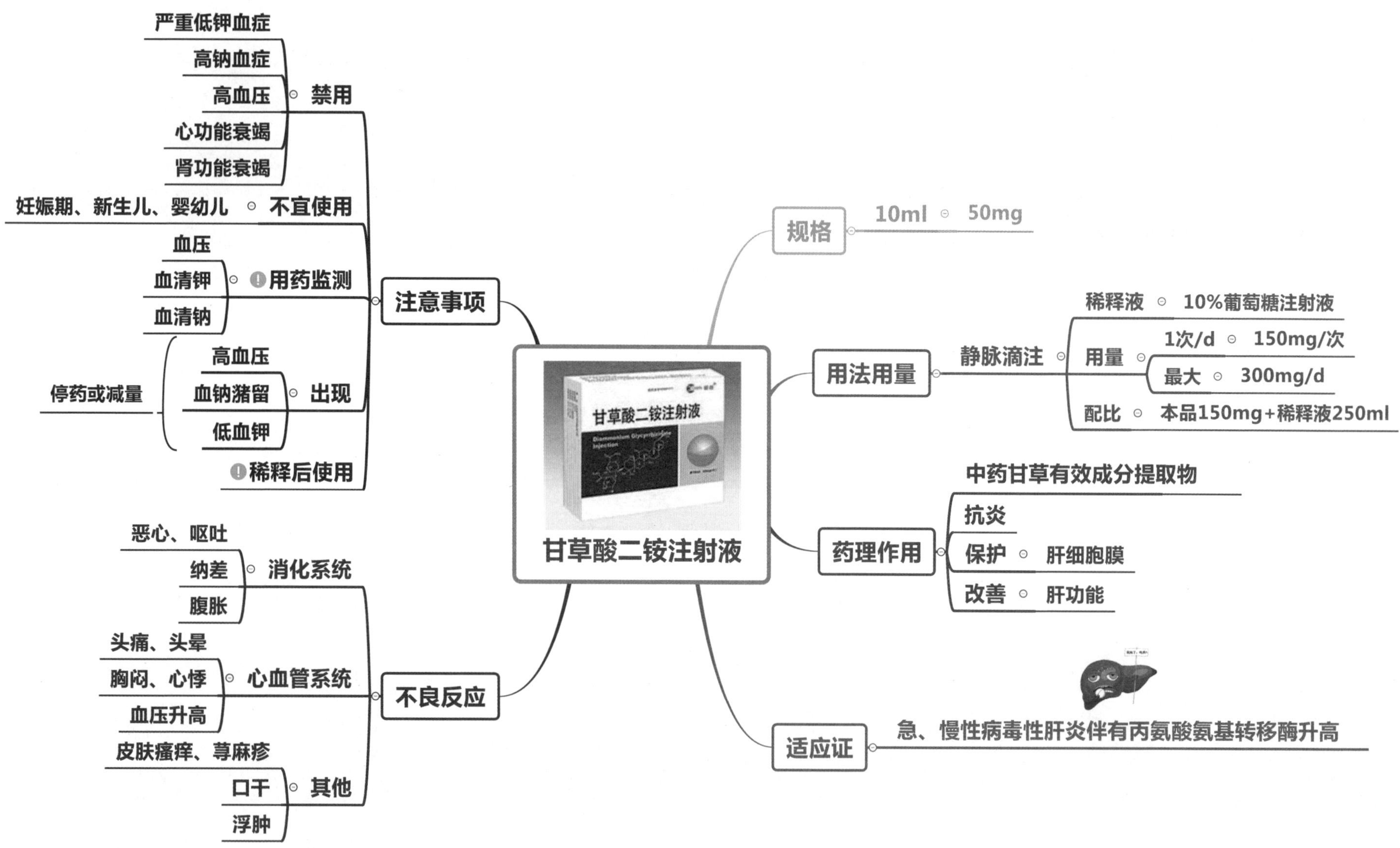
甘草酸二铵注射液
Diammonium Glycyrrhizinate Injection
甘草酸二铵注射液
规格
10ml
50mg
用法用量
静脉滴注
稀释液
10%葡萄糖注射液
用量
1次/d
150mg/次
最大
300mg/d
配比
本品150mg+稀释液250ml
药理作用
中药甘草有效成分提取物
抗炎
保护
肝细胞膜
改善
肝功能
适应证
急、慢性病毒性肝炎伴有丙氨酸氨基转移酶升高
注意事项
禁用
严重低钾血症
高钠血症
高血压
心功能衰竭
肾功能衰竭
不宜使用
妊娠期、新生儿、婴幼儿
用药监测
血压
血清钾
血清钠
出现
高血压
血钠潴留
低血钾
停药或减量
稀释后使用
不良反应
消化系统
恶心、呕吐
纳差
腹胀
心血管系统
头痛、头晕
胸闷、心悸
血压升高
其他
皮肤瘙痒、荨麻疹
口干
浮肿

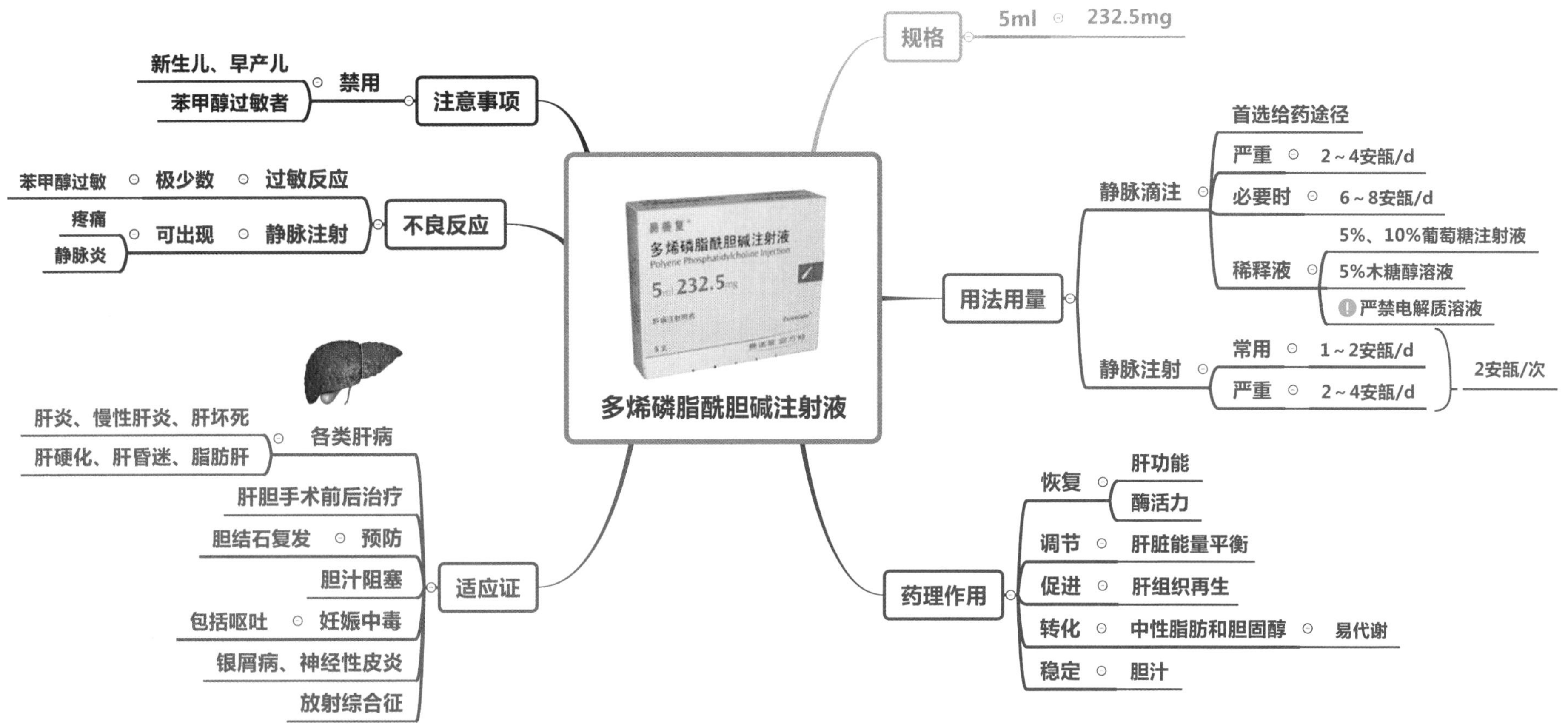
多烯磷脂酰胆碱注射液
规格
5ml
232.5mg
用法用量
静脉滴注
首选给药途径
严重
2～4安瓿/d
必要时
6～8安瓿/d
稀释液
5%、10%葡萄糖注射液
5%木糖醇溶液
严禁电解质溶液
静脉注射
常用
1～2安瓿/d
严重
2～4安瓿/d
2安瓿/次
药理作用
恢复
肝功能
酶活力
调节
肝脏能量平衡
促进
肝组织再生
转化
中性脂肪和胆固醇
易代谢
稳定
胆汁
注意事项
禁用
新生儿、早产儿
苯甲醇过敏者
不良反应
过敏反应
极少数
苯甲醇过敏
静脉注射
可出现
疼痛
静脉炎
适应证
各类肝病
肝炎、慢性肝炎、肝坏死
肝硬化、肝昏迷、脂肪肝
肝胆手术前后治疗
预防
胆结石复发
胆汁阻塞
妊娠中毒
包括呕吐
银屑病、神经性皮炎
放射综合征

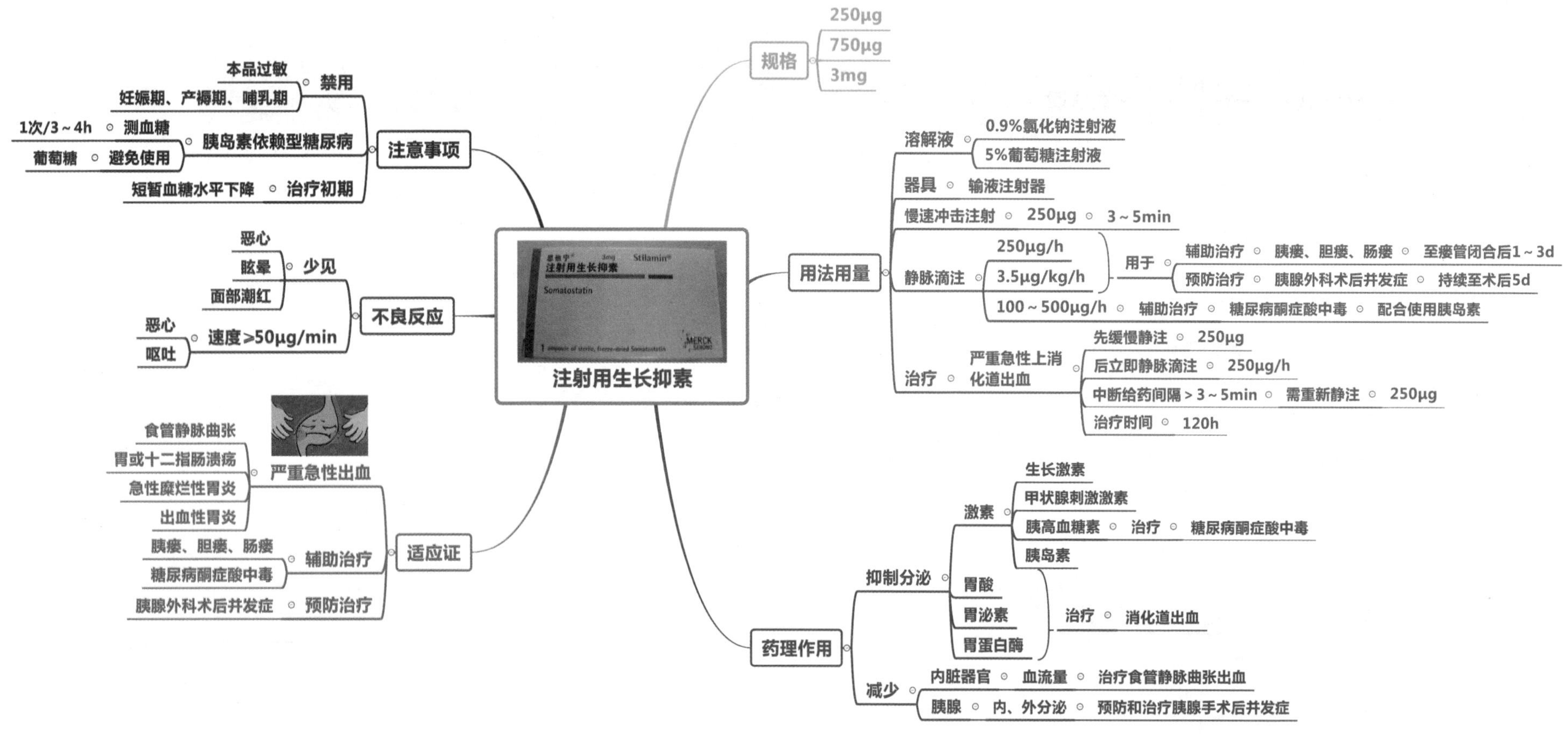
注射用生长抑素
思他宁® 3mg Stilamin®
注射用生长抑素
Somatostatin
MERCK SERONO
规格
250μg
750μg
3mg
用法用量
溶解液
0.9%氯化钠注射液
5%葡萄糖注射液
器具 输液注射器
慢速冲击注射 250μg 3～5min
静脉滴注
250μg/h
3.5μg/kg/h
用于
辅助治疗 胰瘘、胆瘘、肠瘘 至瘘管闭合后1～3d
预防治疗 胰腺外科术后并发症 持续至术后5d
100～500μg/h 辅助治疗 糖尿病酮症酸中毒 配合使用胰岛素
治疗
严重急性上消化道出血
先缓慢静注 250μg
后立即静脉滴注 250μg/h
中断给药间隔＞3～5min 需重新静注 250μg
治疗时间 120h
药理作用
抑制分泌
激素
生长激素
甲状腺刺激激素
胰高血糖素 治疗 糖尿病酮症酸中毒
胰岛素
胃酸
胃泌素
胃蛋白酶
治疗 消化道出血
减少
内脏器官 血流量 治疗食管静脉曲张出血
胰腺 内、外分泌 预防和治疗胰腺手术后并发症
注意事项
禁用
本品过敏
妊娠期、产褥期、哺乳期
胰岛素依赖型糖尿病
测血糖 1次/3～4h
避免使用 葡萄糖
治疗初期 短暂血糖水平下降
不良反应
少见
恶心
眩晕
面部潮红
速度＞50μg/min
恶心
呕吐
适应证
严重急性出血
食管静脉曲张
胃或十二指肠溃疡
急性糜烂性胃炎
出血性胃炎
辅助治疗
胰瘘、胆瘘、肠瘘
糖尿病酮症酸中毒
预防治疗 胰腺外科术后并发症

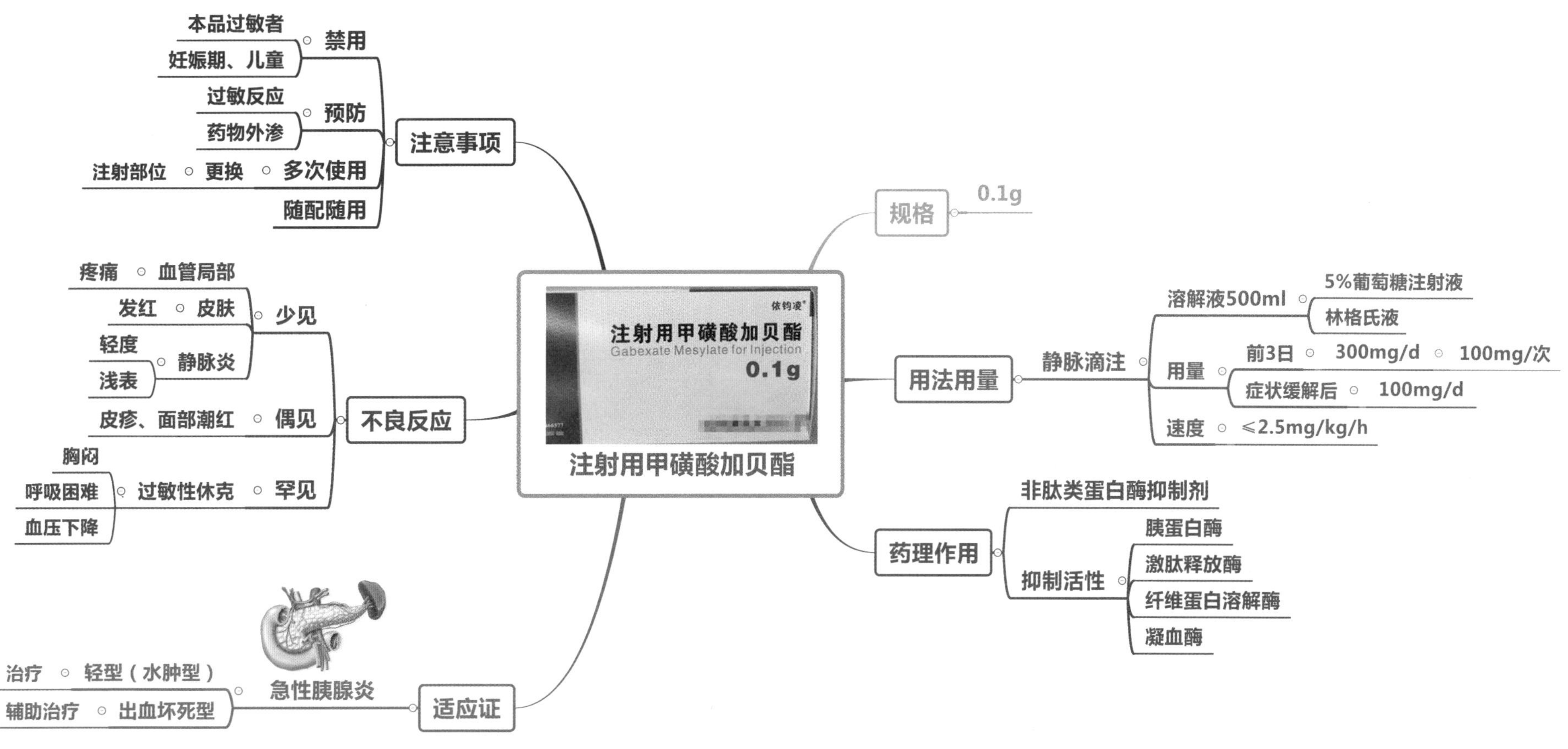
注射用甲磺酸加贝酯
依钓凌
注射用甲磺酸加贝酯
Gabexate Mesylate for Injection
0.1g
注意事项
禁用
本品过敏者
妊娠期、儿童
预防
过敏反应
药物外渗
多次使用
更换
注射部位
随配随用
不良反应
少见
血管局部
疼痛
皮肤
发红
静脉炎
轻度
浅表
偶见
皮疹、面部潮红
罕见
过敏性休克
胸闷
呼吸困难
血压下降
适应证
急性胰腺炎
轻型（水肿型）
治疗
出血坏死型
辅助治疗
规格
0.1g
用法用量
静脉滴注
溶解液500ml
5%葡萄糖注射液
林格氏液
用量
前3日
300mg/d
100mg/次
症状缓解后
100mg/d
速度
≤2.5mg/kg/h
药理作用
非肽类蛋白酶抑制剂
抑制活性
胰蛋白酶
激肽释放酶
纤维蛋白溶解酶
凝血酶

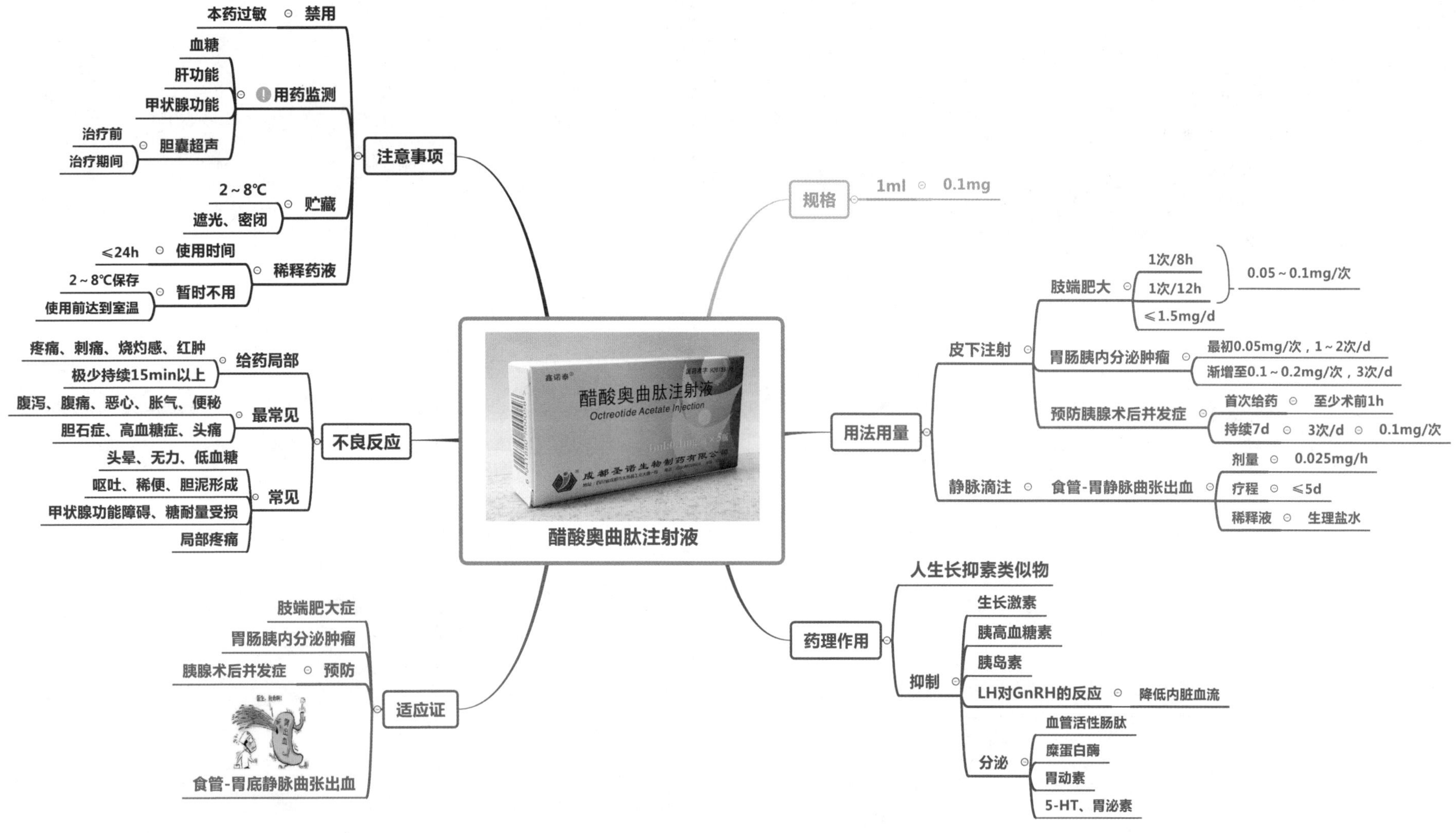
醋酸奥曲肽注射液
Octreotide Acetate Injection
成都圣诺生物制药有限公司
醋酸奥曲肽注射液
注意事项
禁用
本药过敏
用药监测
血糖
肝功能
甲状腺功能
胆囊超声
治疗前
治疗期间
贮藏
2～8℃
遮光、密闭
稀释药液
使用时间
≤24h
暂时不用
2～8℃保存
使用前达到室温
不良反应
给药局部
疼痛、刺痛、烧灼感、红肿
极少持续15min以上
最常见
腹泻、腹痛、恶心、胀气、便秘
胆石症、高血糖症、头痛
常见
头晕、无力、低血糖
呕吐、稀便、胆泥形成
甲状腺功能障碍、糖耐量受损
局部疼痛
适应证
肢端肥大症
胃肠胰内分泌肿瘤
预防
胰腺术后并发症
食管-胃底静脉曲张出血
规格
1ml
0.1mg
用法用量
皮下注射
肢端肥大
1次/8h
1次/12h
0.05～0.1mg/次
≤1.5mg/d
胃肠胰内分泌肿瘤
最初0.05mg/次，1～2次/d
渐增至0.1～0.2mg/次，3次/d
预防胰腺术后并发症
首次给药
至少术前1h
持续7d
3次/d
0.1mg/次
静脉滴注
食管-胃静脉曲张出血
剂量
0.025mg/h
疗程
≤5d
稀释液
生理盐水
药理作用
人生长抑素类似物
抑制
生长激素
胰高血糖素
胰岛素
LH对GnRH的反应
降低内脏血流
分泌
血管活性肠肽
糜蛋白酶
胃动素
5-HT、胃泌素

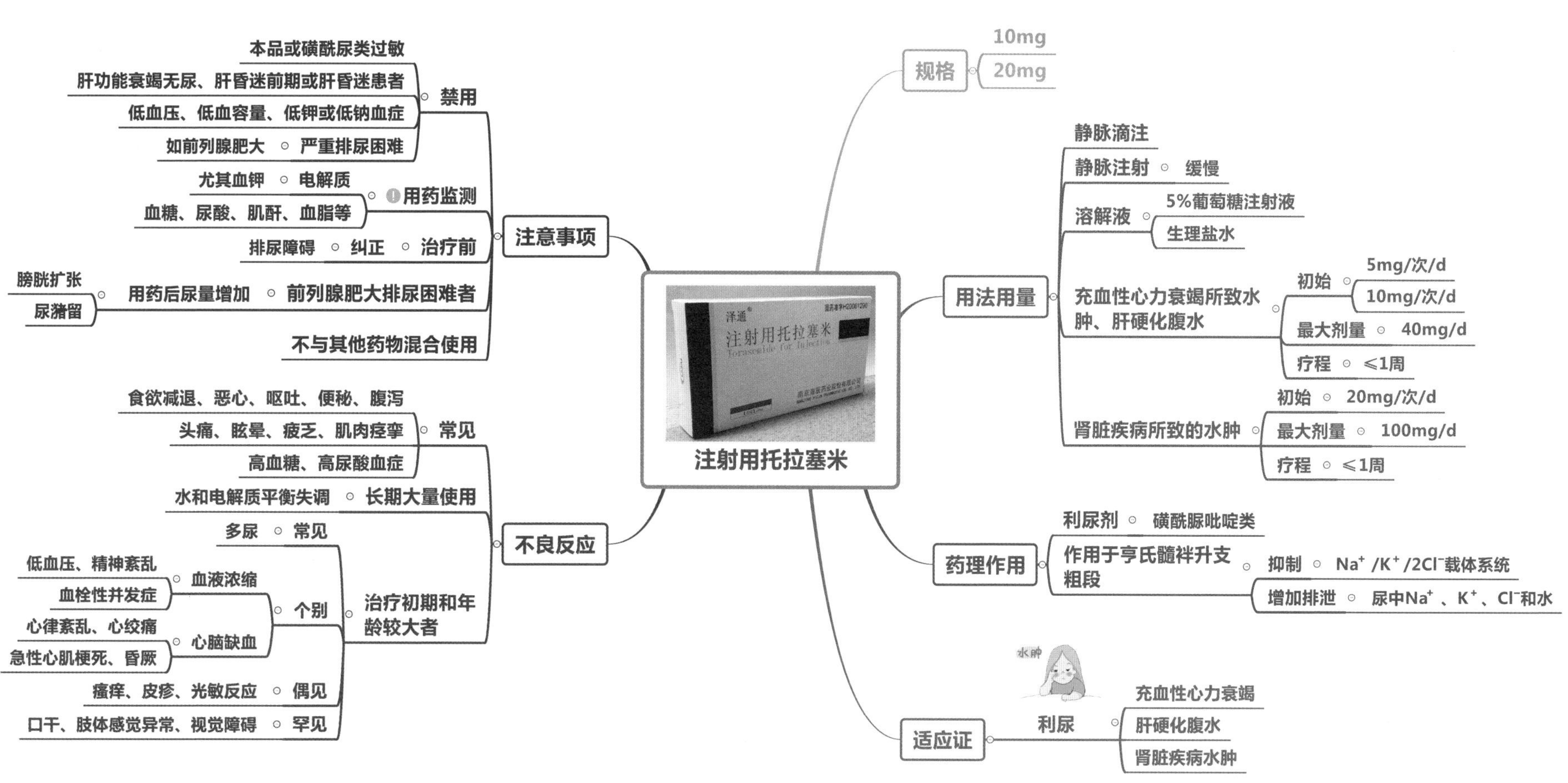
注射用托拉塞米
泽通
注射用托拉塞米
Torasemide for Injection
规格
10mg
20mg
用法用量
静脉滴注
静脉注射 缓慢
溶解液
5%葡萄糖注射液
生理盐水
充血性心力衰竭所致水肿、肝硬化腹水
初始
5mg/次/d
10mg/次/d
最大剂量 40mg/d
疗程 ≤1周
肾脏疾病所致的水肿
初始 20mg/次/d
最大剂量 100mg/d
疗程 ≤1周
药理作用
利尿剂 磺酰脲吡啶类
作用于亨氏髓袢升支粗段
抑制 Na⁺/K⁺/2Cl⁻载体系统
增加排泄 尿中Na⁺、K⁺、Cl⁻和水
适应证
利尿
充血性心力衰竭
肝硬化腹水
肾脏疾病水肿
水肿
注意事项
禁用
本品或磺酰尿类过敏
肝功能衰竭无尿、肝昏迷前期或肝昏迷患者
低血压、低血容量、低钾或低钠血症
如前列腺肥大 严重排尿困难
用药监测
尤其血钾 电解质
血糖、尿酸、肌酐、血脂等
排尿障碍 纠正 治疗前
前列腺肥大排尿困难者 用药后尿量增加
膀胱扩张
尿潴留
不与其他药物混合使用
不良反应
常见
食欲减退、恶心、呕吐、便秘、腹泻
头痛、眩晕、疲乏、肌肉痉挛
高血糖、高尿酸血症
长期大量使用 水和电解质平衡失调
治疗初期和年龄较大者
常见 多尿
个别
血液浓缩
低血压、精神紊乱
血栓性并发症
心脑缺血
心律紊乱、心绞痛
急性心肌梗死、昏厥
偶见 瘙痒、皮疹、光敏反应
罕见 口干、肢体感觉异常、视觉障碍

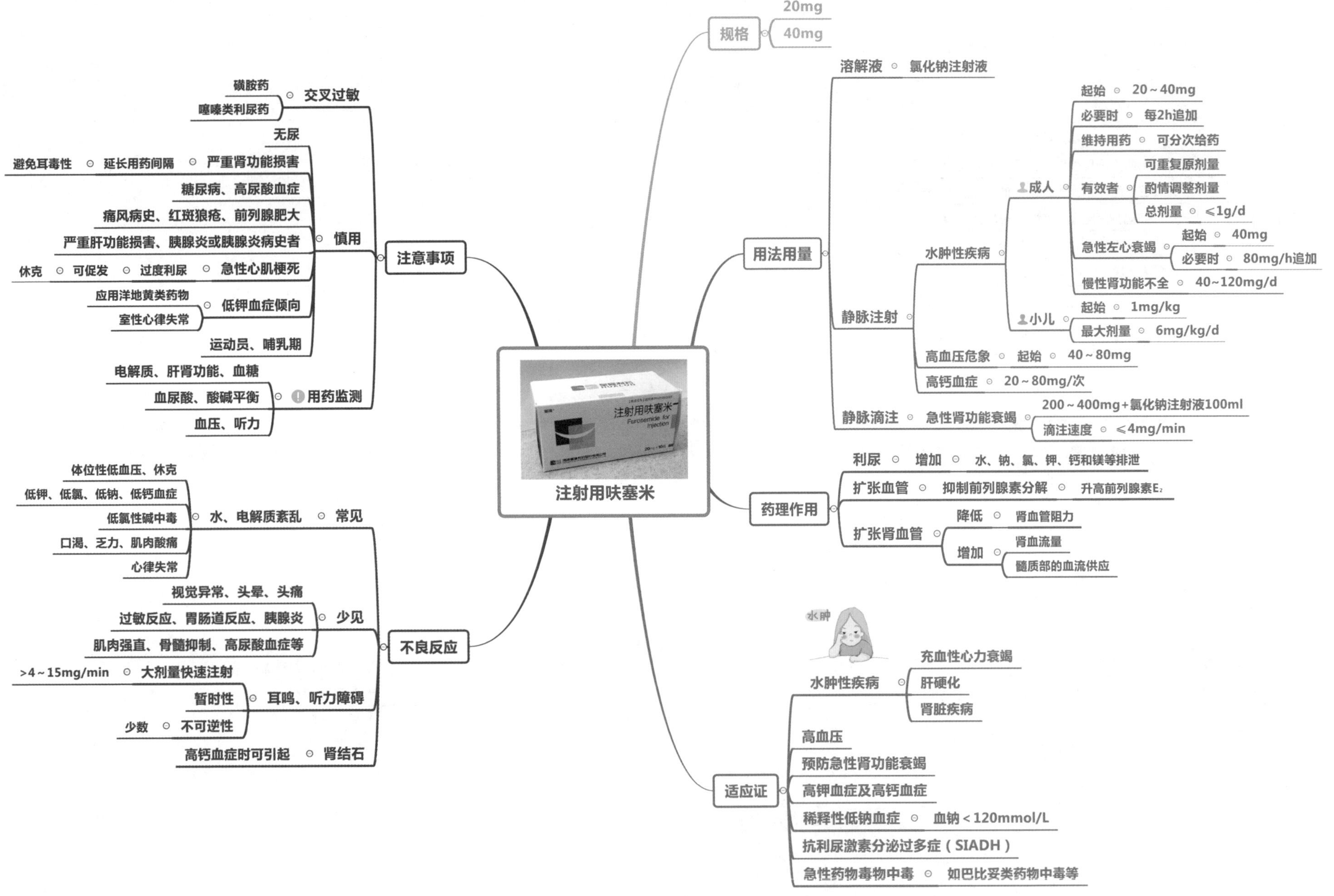

注射用呋塞米
注射用呋塞米
Furosemide for Injection
规格
20mg
40mg
用法用量
溶解液
氯化钠注射液
静脉注射
水肿性疾病
成人
起始
20～40mg
必要时
每2h追加
维持用药
可分次给药
有效者
可重复原剂量
酌情调整剂量
总剂量
≤1g/d
急性左心衰竭
起始
40mg
必要时
80mg/h追加
慢性肾功能不全
40~120mg/d
小儿
起始
1mg/kg
最大剂量
6mg/kg/d
高血压危象
起始
40～80mg
高钙血症
20～80mg/次
静脉滴注
急性肾功能衰竭
200～400mg+氯化钠注射液100ml
滴注速度
≤4mg/min
药理作用
利尿
增加
水、钠、氯、钾、钙和镁等排泄
扩张血管
抑制前列腺素分解
升高前列腺素E2
扩张肾血管
降低
肾血管阻力
增加
肾血流量
髓质部的血流供应
适应证
水肿
水肿性疾病
充血性心力衰竭
肝硬化
肾脏疾病
高血压
预防急性肾功能衰竭
高钾血症及高钙血症
稀释性低钠血症
血钠＜120mmol/L
抗利尿激素分泌过多症（SIADH）
急性药物毒物中毒
如巴比妥类药物中毒等
注意事项
交叉过敏
磺胺药
噻嗪类利尿药
慎用
无尿
严重肾功能损害
延长用药间隔
避免耳毒性
糖尿病、高尿酸血症
痛风病史、红斑狼疮、前列腺肥大
严重肝功能损害、胰腺炎或胰腺炎病史者
急性心肌梗死
过度利尿
可促发
休克
低钾血症倾向
应用洋地黄类药物
室性心律失常
运动员、哺乳期
用药监测
电解质、肝肾功能、血糖
血尿酸、酸碱平衡
血压、听力
不良反应
常见
水、电解质紊乱
体位性低血压、休克
低钾、低氯、低钠、低钙血症
低氯性碱中毒
口渴、乏力、肌肉酸痛
心律失常
少见
视觉异常、头晕、头痛
过敏反应、胃肠道反应、胰腺炎
肌肉强直、骨髓抑制、高尿酸血症等
耳鸣、听力障碍
大剂量快速注射
>4～15mg/min
暂时性
不可逆性
少数
肾结石
高钙血症时可引起

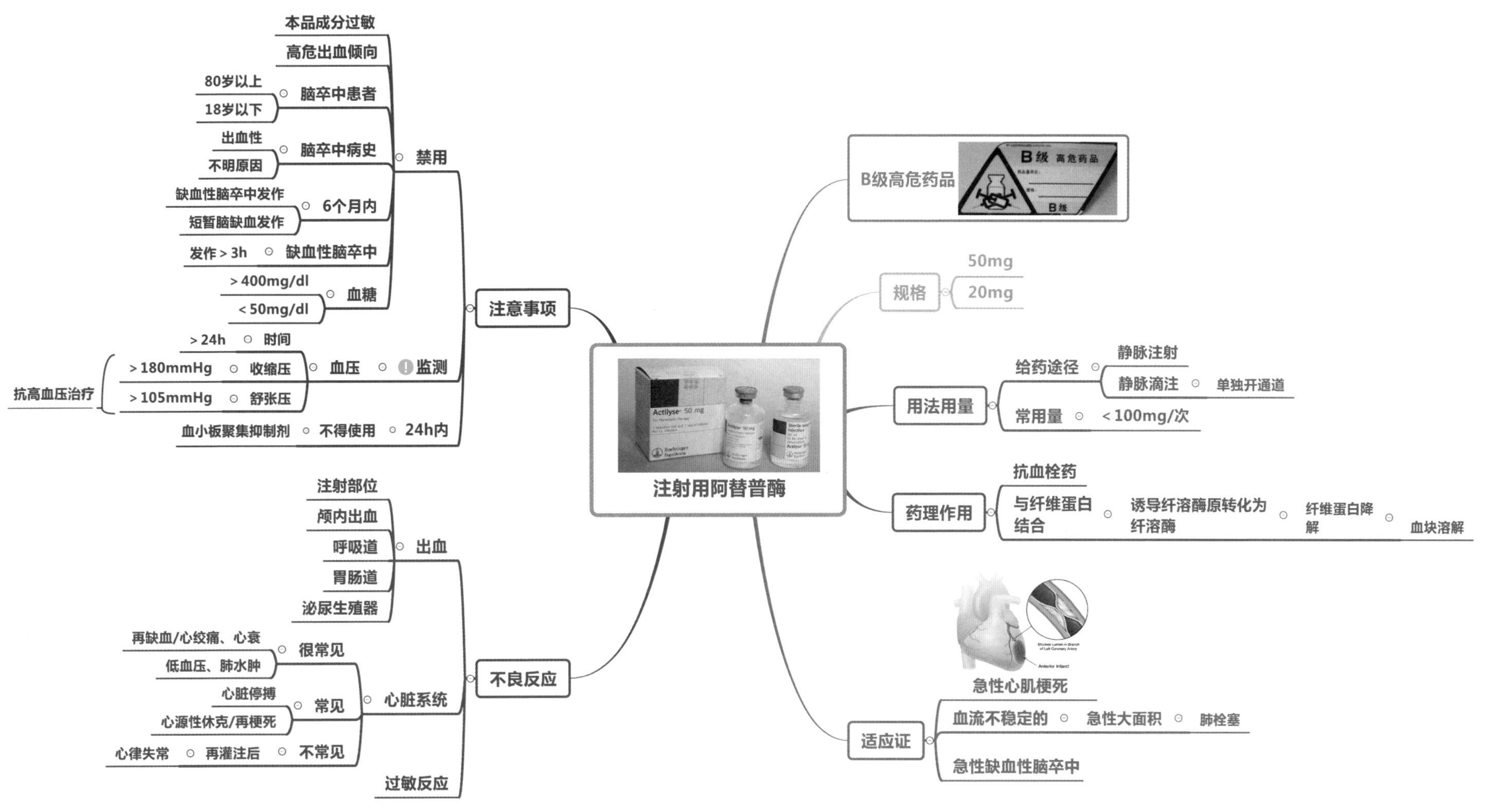
注射用阿替普酶
注意事项
禁用
本品成分过敏
高危出血倾向
脑卒中患者
80岁以上
18岁以下
脑卒中病史
出血性
不明原因
6个月内
缺血性脑卒中发作
短暂脑缺血发作
缺血性脑卒中
发作＞3h
血糖
＞400mg/dl
＜50mg/dl
监测
血压
时间
＞24h
收缩压
＞180mmHg
舒张压
＞105mmHg
抗高血压治疗
24h内
不得使用
血小板聚集抑制剂
不良反应
出血
注射部位
颅内出血
呼吸道
胃肠道
泌尿生殖器
心脏系统
很常见
再缺血/心绞痛、心衰
低血压、肺水肿
常见
心脏停搏
心源性休克/再梗死
不常见
再灌注后
心律失常
过敏反应
B级高危药品
规格
50mg
20mg
用法用量
给药途径
静脉注射
静脉滴注
单独开通道
常用量
＜100mg/次
药理作用
抗血栓药
与纤维蛋白结合
诱导纤溶酶原转化为纤溶酶
纤维蛋白降解
血块溶解
适应证
急性心肌梗死
血流不稳定的
急性大面积
肺栓塞
急性缺血性脑卒中

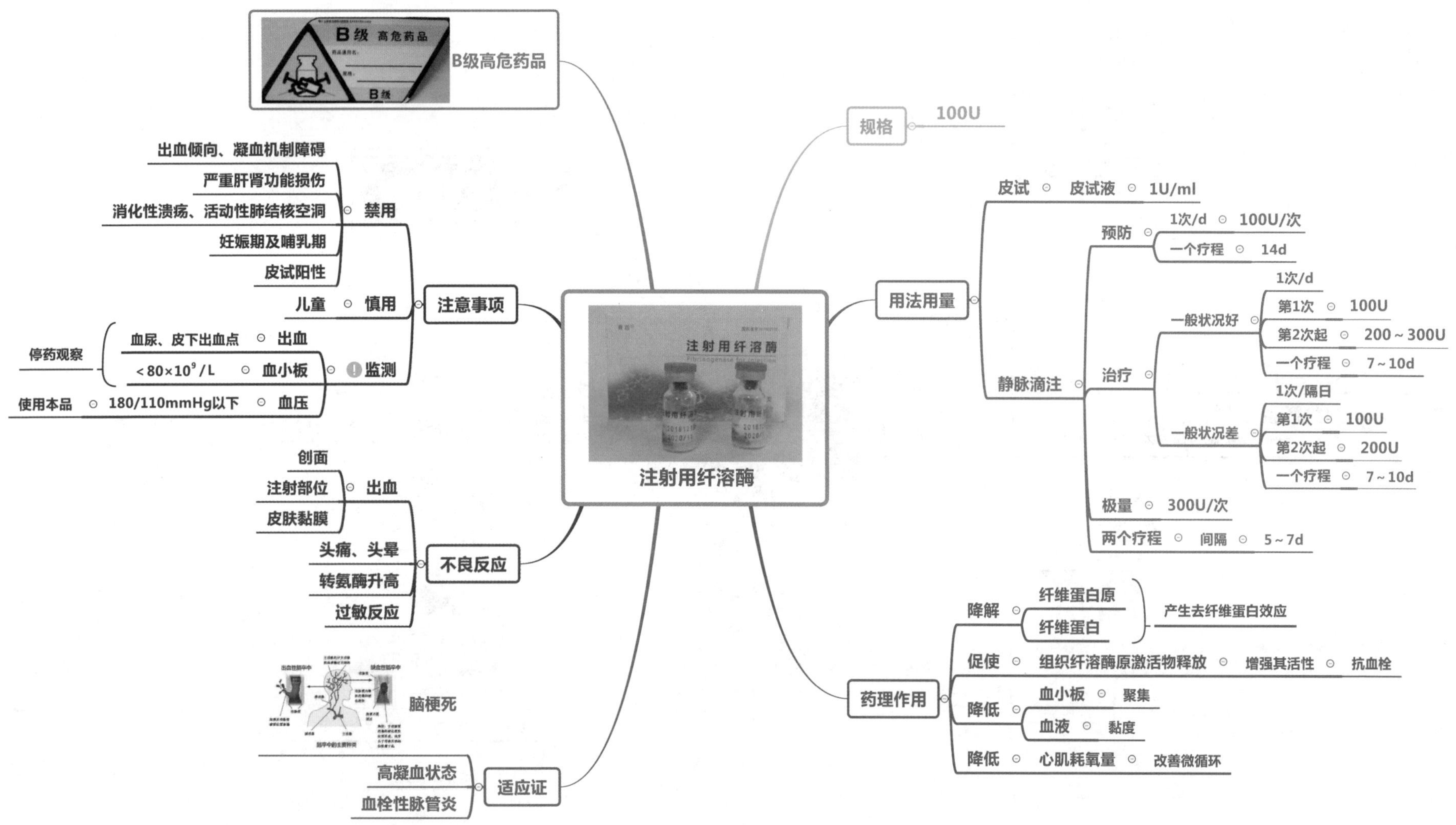
注射用纤溶酶
B级高危药品
B级 高危药品
规格
100U
用法用量
皮试
皮试液
1U/ml
静脉滴注
预防
1次/d
100U/次
一个疗程
14d
治疗
一般状况好
1次/d
第1次
100U
第2次起
200~300U
一个疗程
7~10d
一般状况差
1次/隔日
第1次
100U
第2次起
200U
一个疗程
7~10d
极量
300U/次
两个疗程
间隔
5~7d
药理作用
降解
纤维蛋白原
纤维蛋白
产生去纤维蛋白效应
促使
组织纤溶酶原激活物释放
增强其活性
抗血栓
降低
血小板
聚集
血液
黏度
降低
心肌耗氧量
改善微循环
注意事项
禁用
出血倾向、凝血机制障碍
严重肝肾功能损伤
消化性溃疡、活动性肺结核空洞
妊娠期及哺乳期
皮试阳性
慎用
儿童
监测
出血
血尿、皮下出血点
血小板
<80×10⁹/L
停药观察
血压
180/110mmHg以下
使用本品
不良反应
出血
创面
注射部位
皮肤黏膜
头痛、头晕
转氨酶升高
过敏反应
适应证
脑梗死
高凝血状态
血栓性脉管炎

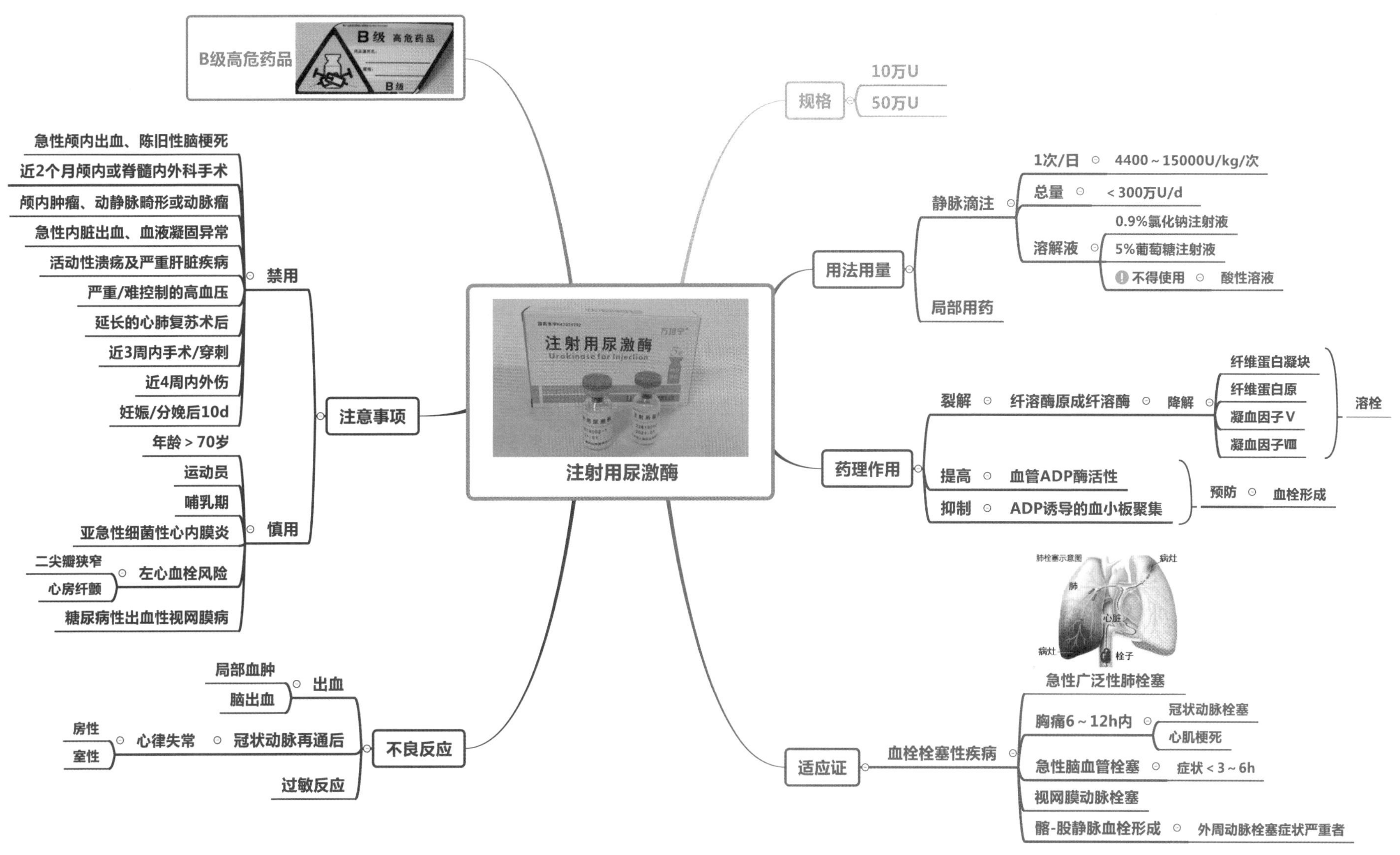
注射用尿激酶
B级高危药品
B级 高危药品
B级
注射用尿激酶
Urokinase for Injection
规格
10万U
50万U
用法用量
静脉滴注
1次/日
4400～15000U/kg/次
总量
< 300万U/d
溶解液
0.9%氯化钠注射液
5%葡萄糖注射液
不得使用
酸性溶液
局部用药
药理作用
裂解
纤溶酶原成纤溶酶
降解
纤维蛋白凝块
纤维蛋白原
凝血因子Ⅴ
凝血因子Ⅷ
溶栓
提高
血管ADP酶活性
抑制
ADP诱导的血小板聚集
预防
血栓形成
适应证
血栓栓塞性疾病
肺栓塞示意图
病灶
肺
心脏
栓子
急性广泛性肺栓塞
胸痛6～12h内
冠状动脉栓塞
心肌梗死
急性脑血管栓塞
症状 < 3～6h
视网膜动脉栓塞
髂-股静脉血栓形成
外周动脉栓塞症状严重者
注意事项
禁用
急性颅内出血、陈旧性脑梗死
近2个月颅内或脊髓内外科手术
颅内肿瘤、动静脉畸形或动脉瘤
急性内脏出血、血液凝固异常
活动性溃疡及严重肝脏疾病
严重/难控制的高血压
延长的心肺复苏术后
近3周内手术/穿刺
近4周内外伤
妊娠/分娩后10d
慎用
年龄 > 70岁
运动员
哺乳期
亚急性细菌性心内膜炎
左心血栓风险
二尖瓣狭窄
心房纤颤
糖尿病性出血性视网膜病
不良反应
出血
局部血肿
脑出血
冠状动脉再通后
心律失常
房性
室性
过敏反应

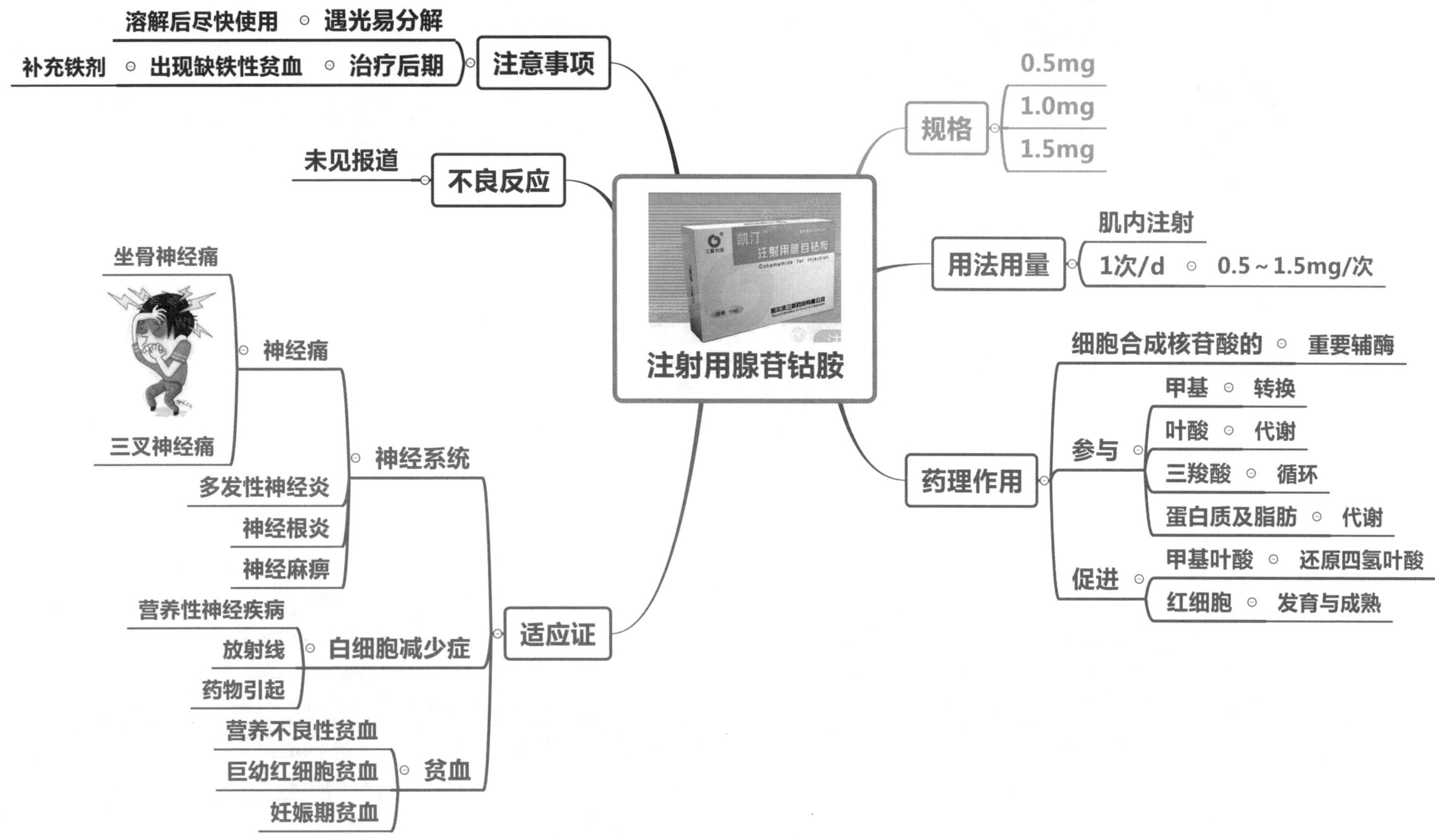
注射用腺苷钴胺
凯汀
注射用腺苷钴胺
Cobamamide for Injection
注意事项
遇光易分解
溶解后尽快使用
治疗后期
出现缺铁性贫血
补充铁剂
不良反应
未见报道
适应证
神经系统
神经痛
坐骨神经痛
三叉神经痛
多发性神经炎
神经根炎
神经麻痹
营养性神经疾病
白细胞减少症
放射线
药物引起
贫血
营养不良性贫血
巨幼红细胞贫血
妊娠期贫血
规格
0.5mg
1.0mg
1.5mg
用法用量
肌内注射
1次/d
0.5～1.5mg/次
药理作用
细胞合成核苷酸的
重要辅酶
参与
甲基
转换
叶酸
代谢
三羧酸
循环
蛋白质及脂肪
代谢
促进
甲基叶酸
还原四氢叶酸
红细胞
发育与成熟

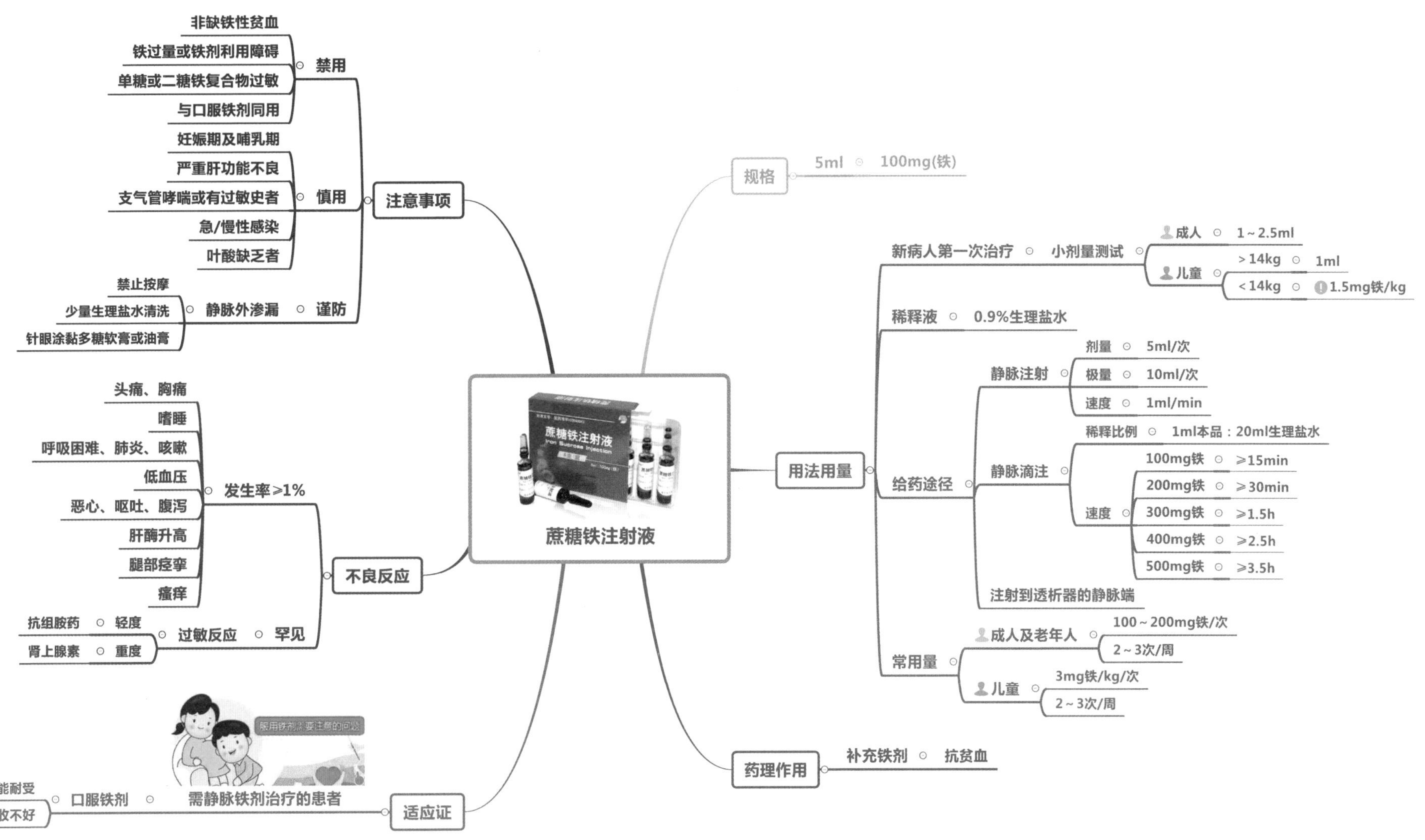
蔗糖铁注射液
规格
5ml
100mg(铁)
用法用量
新病人第一次治疗
小剂量测试
成人
1～2.5ml
儿童
>14kg
1ml
<14kg
1.5mg铁/kg
稀释液
0.9%生理盐水
给药途径
静脉注射
剂量
5ml/次
极量
10ml/次
速度
1ml/min
静脉滴注
稀释比例
1ml本品：20ml生理盐水
速度
100mg铁
≥15min
200mg铁
≥30min
300mg铁
≥1.5h
400mg铁
≥2.5h
500mg铁
≥3.5h
注射到透析器的静脉端
常用量
成人及老年人
100～200mg铁/次
2～3次/周
儿童
3mg铁/kg/次
2～3次/周
药理作用
补充铁剂
抗贫血
注意事项
禁用
非缺铁性贫血
铁过量或铁剂利用障碍
单糖或二糖铁复合物过敏
与口服铁剂同用
慎用
妊娠期及哺乳期
严重肝功能不良
支气管哮喘或有过敏史者
急/慢性感染
叶酸缺乏者
谨防
静脉外渗漏
禁止按摩
少量生理盐水清洗
针眼涂黏多糖软膏或油膏
不良反应
发生率>1%
头痛、胸痛
嗜睡
呼吸困难、肺炎、咳嗽
低血压
恶心、呕吐、腹泻
肝酶升高
腿部痉挛
瘙痒
罕见
过敏反应
轻度
抗组胺药
重度
肾上腺素
适应证
需静脉铁剂治疗的患者
口服铁剂
不能耐受
吸收不好
服用铁剂需要注意的问题

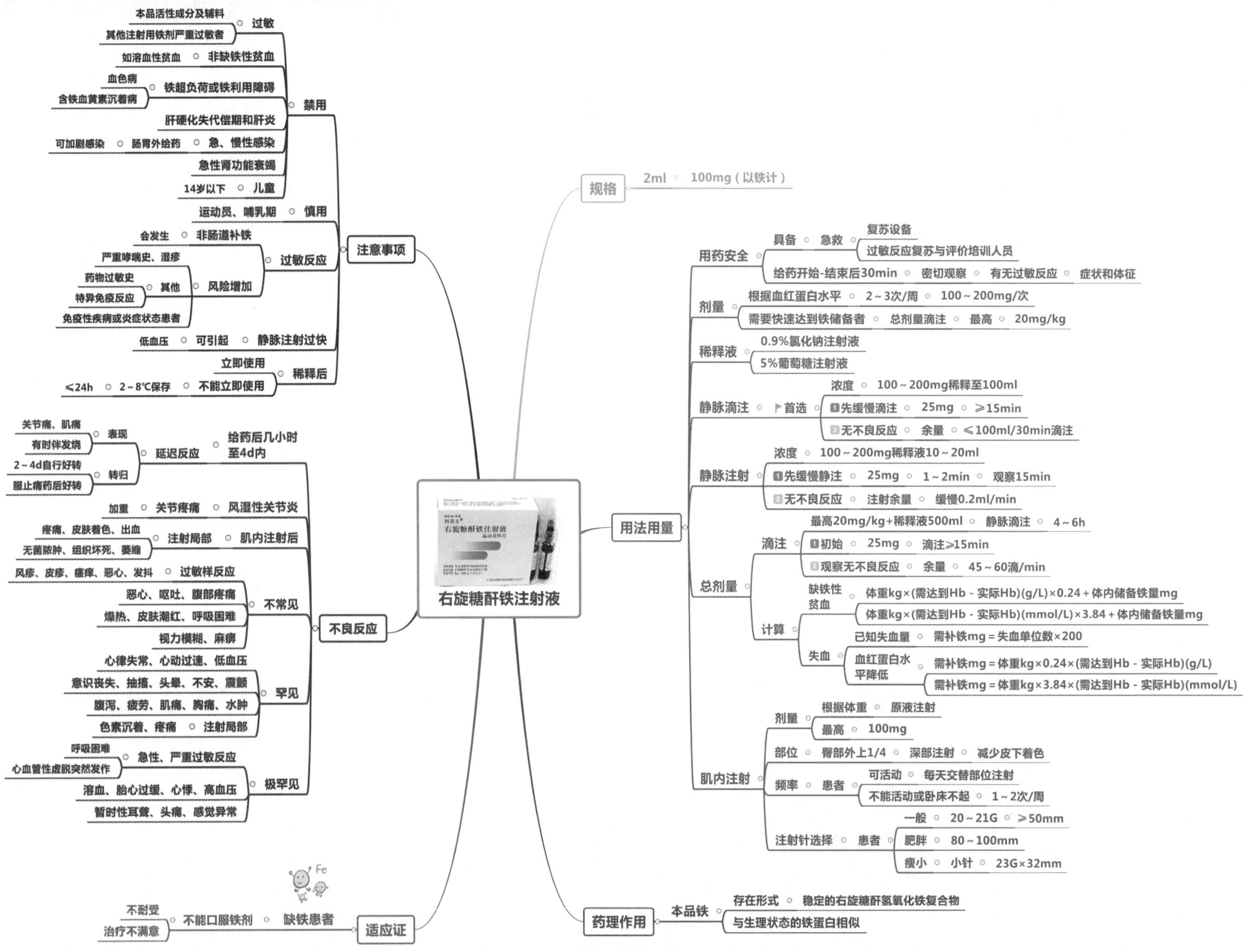
右旋糖酐铁注射液
注意事项
禁用
过敏
本品活性成分及辅料
其他注射用铁剂严重过敏者
非缺铁性贫血
如溶血性贫血
铁超负荷或铁利用障碍
血色病
含铁血黄素沉着病
肝硬化失代偿期和肝炎
急、慢性感染
肠胃外给药
可加剧感染
急性肾功能衰竭
儿童
14岁以下
慎用
运动员、哺乳期
过敏反应
非肠道补铁
会发生
风险增加
严重哮喘史、湿疹
其他
药物过敏史
特异免疫反应
免疫性疾病或炎症状态患者
静脉注射过快
可引起
低血压
稀释后
立即使用
不能立即使用
2～8℃保存
≤24h
不良反应
延迟反应
给药后几小时至4d内
表现
关节痛、肌痛
有时伴发烧
转归
2～4d自行好转
服止痛药后好转
风湿性关节炎
关节疼痛
加重
肌内注射后
注射局部
疼痛、皮肤着色、出血
无菌脓肿、组织坏死、萎缩
不常见
过敏样反应
风疹、皮疹、瘙痒、恶心、发抖
恶心、呕吐、腹部疼痛
燥热、皮肤潮红、呼吸困难
视力模糊、麻痹
罕见
心律失常、心动过速、低血压
意识丧失、抽搐、头晕、不安、震颤
腹泻、疲劳、肌痛、胸痛、水肿
注射局部
色素沉着、疼痛
极罕见
急性、严重过敏反应
呼吸困难
心血管性虚脱突然发作
溶血、胎心过缓、心悸、高血压
暂时性耳聋、头痛、感觉异常
适应证
缺铁患者
不能口服铁剂
不耐受
治疗不满意
Fe
规格
2ml
100mg（以铁计）
用法用量
用药安全
具备
急救
复苏设备
过敏反应复苏与评价培训人员
给药开始-结束后30min
密切观察
有无过敏反应
症状和体征
剂量
根据血红蛋白水平
2～3次/周
100～200mg/次
需要快速达到铁储备者
总剂量滴注
最高
20mg/kg
稀释液
0.9%氯化钠注射液
5%葡萄糖注射液
静脉滴注
首选
浓度
100～200mg稀释至100ml
1 先缓慢滴注
25mg
≥15min
2 无不良反应
余量
≤100ml/30min滴注
静脉注射
浓度
100～200mg稀释液10～20ml
1 先缓慢静注
25mg
1～2min
观察15min
2 无不良反应
注射余量
缓慢0.2ml/min
总剂量
滴注
最高20mg/kg+稀释液500ml
静脉滴注
4～6h
1 初始
25mg
滴注≥15min
2 观察无不良反应
余量
45～60滴/min
计算
缺铁性贫血
体重kg×(需达到Hb－实际Hb)(g/L)×0.24＋体内储备铁量mg
体重kg×(需达到Hb－实际Hb)(mmol/L)×3.84＋体内储备铁量mg
失血
已知失血量
需补铁mg＝失血单位数×200
血红蛋白水平降低
需补铁mg＝体重kg×0.24×(需达到Hb－实际Hb)(g/L)
需补铁mg＝体重kg×3.84×(需达到Hb－实际Hb)(mmol/L)
肌内注射
剂量
根据体重
原液注射
最高
100mg
部位
臀部外上1/4
深部注射
减少皮下着色
频率
患者
可活动
每天交替部位注射
不能活动或卧床不起
1～2次/周
注射针选择
患者
一般
20～21G
≥50mm
肥胖
80～100mm
瘦小
小针
23G×32mm
药理作用
本品铁
存在形式
稳定的右旋糖酐氢氧化铁复合物
与生理状态的铁蛋白相似

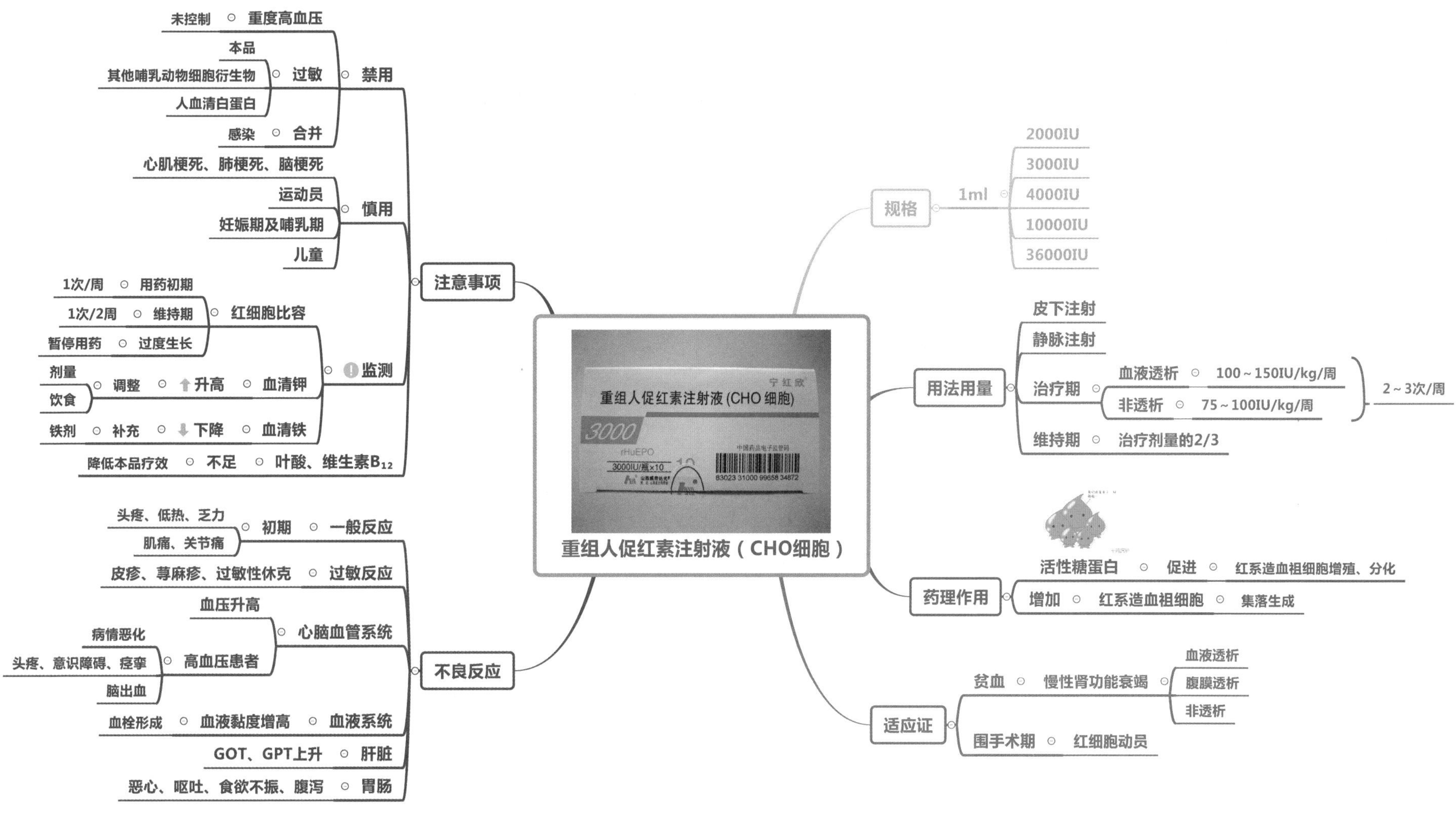
重组人促红素注射液（CHO细胞）
宁红欣
重组人促红素注射液(CHO细胞)
3000
rHuEPO
3000IU/瓶×10
注意事项
禁用
重度高血压
未控制
过敏
本品
其他哺乳动物细胞衍生物
人血清白蛋白
合并
感染
慎用
心肌梗死、肺梗死、脑梗死
运动员
妊娠期及哺乳期
儿童
监测
红细胞比容
用药初期
1次/周
维持期
1次/2周
过度生长
暂停用药
血清钾
升高
调整
剂量
饮食
血清铁
下降
补充
铁剂
叶酸、维生素B_{12}
不足
降低本品疗效
不良反应
一般反应
初期
头疼、低热、乏力
肌痛、关节痛
过敏反应
皮疹、荨麻疹、过敏性休克
心脑血管系统
血压升高
高血压患者
病情恶化
头疼、意识障碍、痉挛
脑出血
血液系统
血液黏度增高
血栓形成
肝脏
GOT、GPT上升
胃肠
恶心、呕吐、食欲不振、腹泻
规格
1ml
2000IU
3000IU
4000IU
10000IU
36000IU
用法用量
皮下注射
静脉注射
治疗期
血液透析
100～150IU/kg/周
非透析
75～100IU/kg/周
2～3次/周
维持期
治疗剂量的2/3
药理作用
活性糖蛋白
促进
红系造血祖细胞增殖、分化
增加
红系造血祖细胞
集落生成
适应证
贫血
慢性肾功能衰竭
血液透析
腹膜透析
非透析
围手术期
红细胞动员

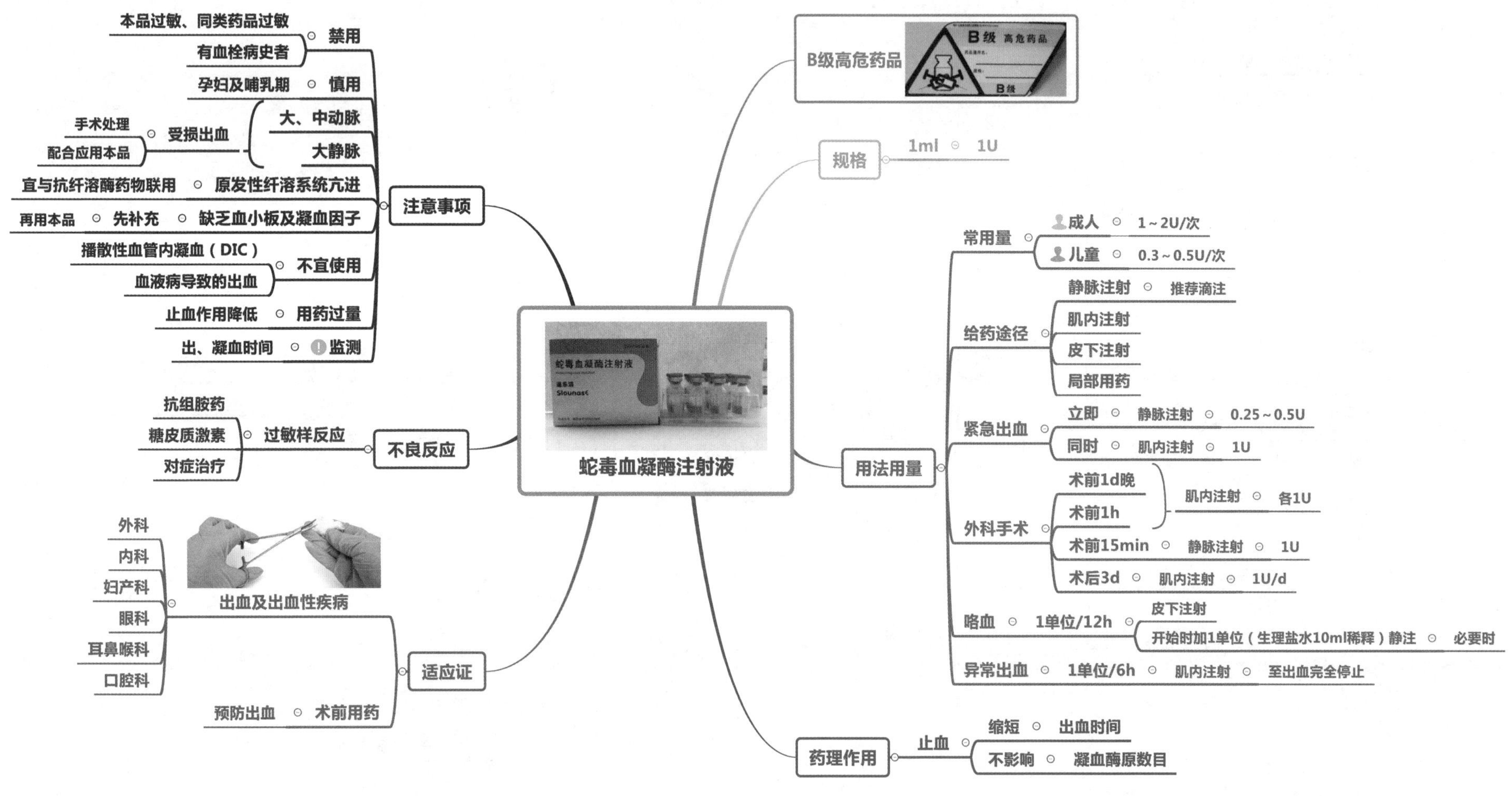
蛇毒血凝酶注射液
B级高危药品
规格
1ml
1U
用法用量
常用量
成人
1～2U/次
儿童
0.3～0.5U/次
给药途径
静脉注射
推荐滴注
肌内注射
皮下注射
局部用药
紧急出血
立即
静脉注射
0.25～0.5U
同时
肌内注射
1U
外科手术
术前1d晚
术前1h
肌内注射
各1U
术前15min
静脉注射
1U
术后3d
肌内注射
1U/d
咯血
1单位/12h
皮下注射
开始时加1单位（生理盐水10ml稀释）静注
必要时
异常出血
1单位/6h
肌内注射
至出血完全停止
药理作用
止血
缩短
出血时间
不影响
凝血酶原数目
注意事项
禁用
本品过敏、同类药品过敏
有血栓病史者
慎用
孕妇及哺乳期
大、中动脉
大静脉
受损出血
手术处理
配合应用本品
原发性纤溶系统亢进
宜与抗纤溶酶药物联用
缺乏血小板及凝血因子
先补充
再用本品
不宜使用
播散性血管内凝血（DIC）
血液病导致的出血
用药过量
止血作用降低
监测
出、凝血时间
不良反应
过敏样反应
抗组胺药
糖皮质激素
对症治疗
适应证
出血及出血性疾病
外科
内科
妇产科
眼科
耳鼻喉科
口腔科
术前用药
预防出血

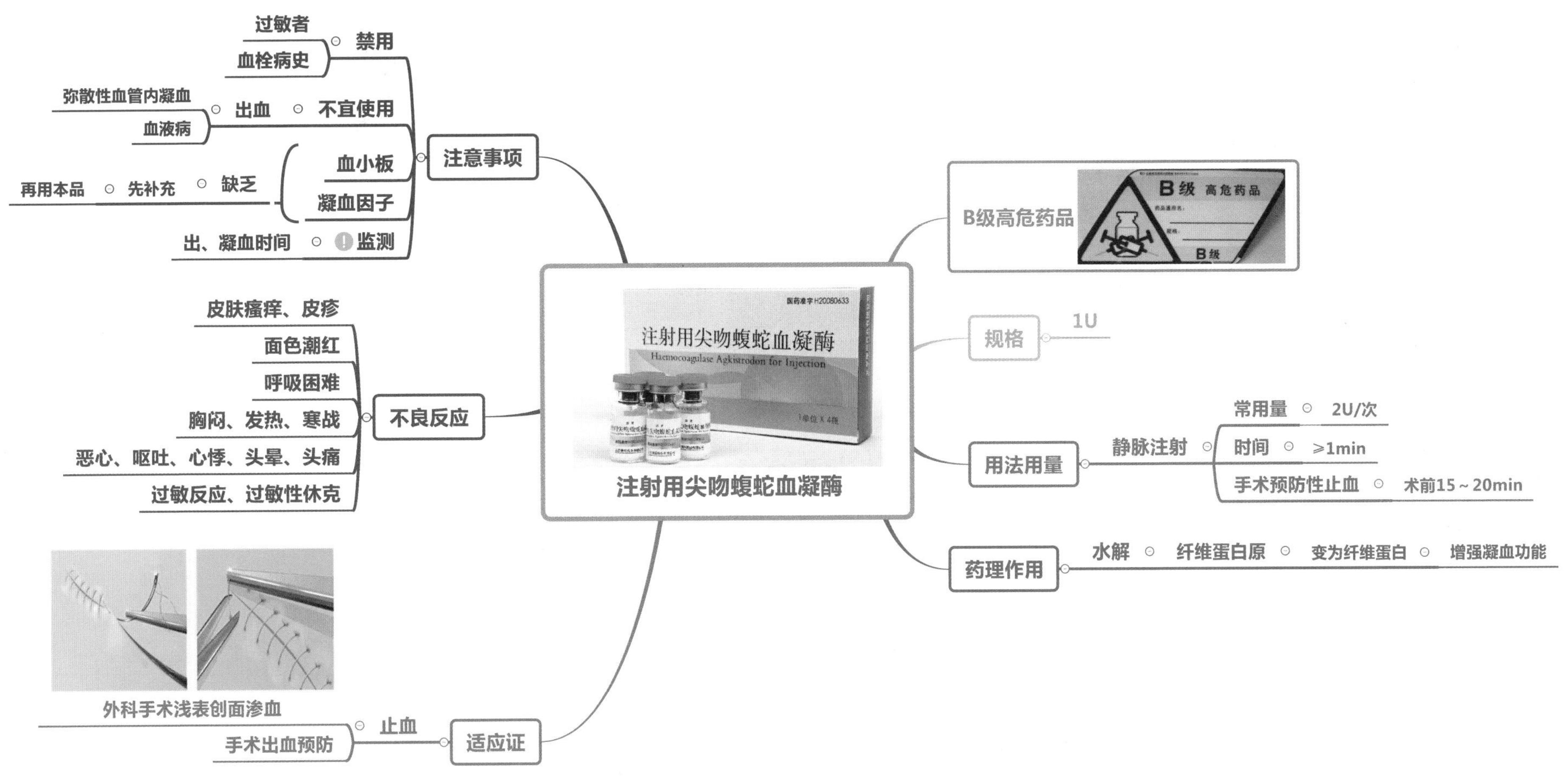
注射用尖吻蝮蛇血凝酶
国药准字H20080633
注射用尖吻蝮蛇血凝酶
Haemocoagulase Agkistrodon for Injection
1单位×4瓶
注意事项
禁用
过敏者
血栓病史
不宜使用
出血
弥散性血管内凝血
血液病
血小板
凝血因子
缺乏
先补充
再用本品
监测
出、凝血时间
不良反应
皮肤瘙痒、皮疹
面色潮红
呼吸困难
胸闷、发热、寒战
恶心、呕吐、心悸、头晕、头痛
过敏反应、过敏性休克
适应证
止血
外科手术浅表创面渗血
手术出血预防
B级高危药品
B级 高危药品
B级
规格
1U
用法用量
静脉注射
常用量
2U/次
时间
≥1min
手术预防性止血
术前15～20min
药理作用
水解
纤维蛋白原
变为纤维蛋白
增强凝血功能

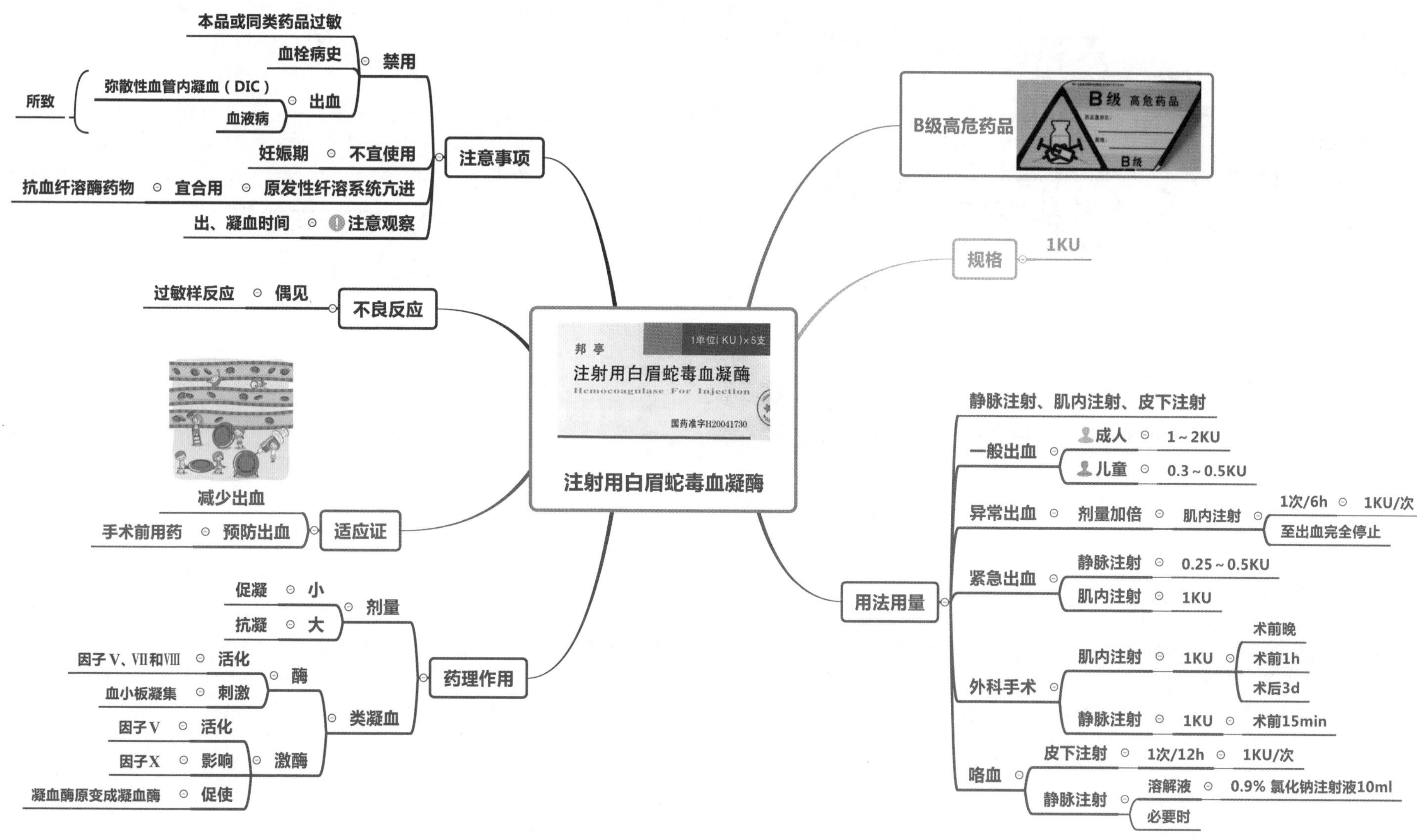
注射用白眉蛇毒血凝酶
邦亭
1单位(KU)×5支
注射用白眉蛇毒血凝酶
Hemocoagulase For Injection
国药准字H20041730
B级高危药品
B级 高危药品
B级
规格
1KU
注意事项
禁用
本品或同类药品过敏
血栓病史
出血
弥散性血管内凝血(DIC)
血液病
所致
不宜使用
妊娠期
原发性纤溶系统亢进
宜合用
抗血纤溶酶药物
注意观察
出、凝血时间
不良反应
偶见
过敏样反应
适应证
减少出血
预防出血
手术前用药
药理作用
剂量
小
促凝
大
抗凝
类凝血
酶
活化
因子V、VII和VIII
刺激
血小板凝集
激酶
活化
因子V
影响
因子X
促使
凝血酶原变成凝血酶
用法用量
静脉注射、肌内注射、皮下注射
一般出血
成人
1～2KU
儿童
0.3～0.5KU
异常出血
剂量加倍
肌内注射
1次/6h
1KU/次
至出血完全停止
紧急出血
静脉注射
0.25～0.5KU
肌内注射
1KU
外科手术
肌内注射
1KU
术前晚
术前1h
术后3d
静脉注射
1KU
术前15min
咯血
皮下注射
1次/12h
1KU/次
静脉注射
溶解液
0.9% 氯化钠注射液10ml
必要时

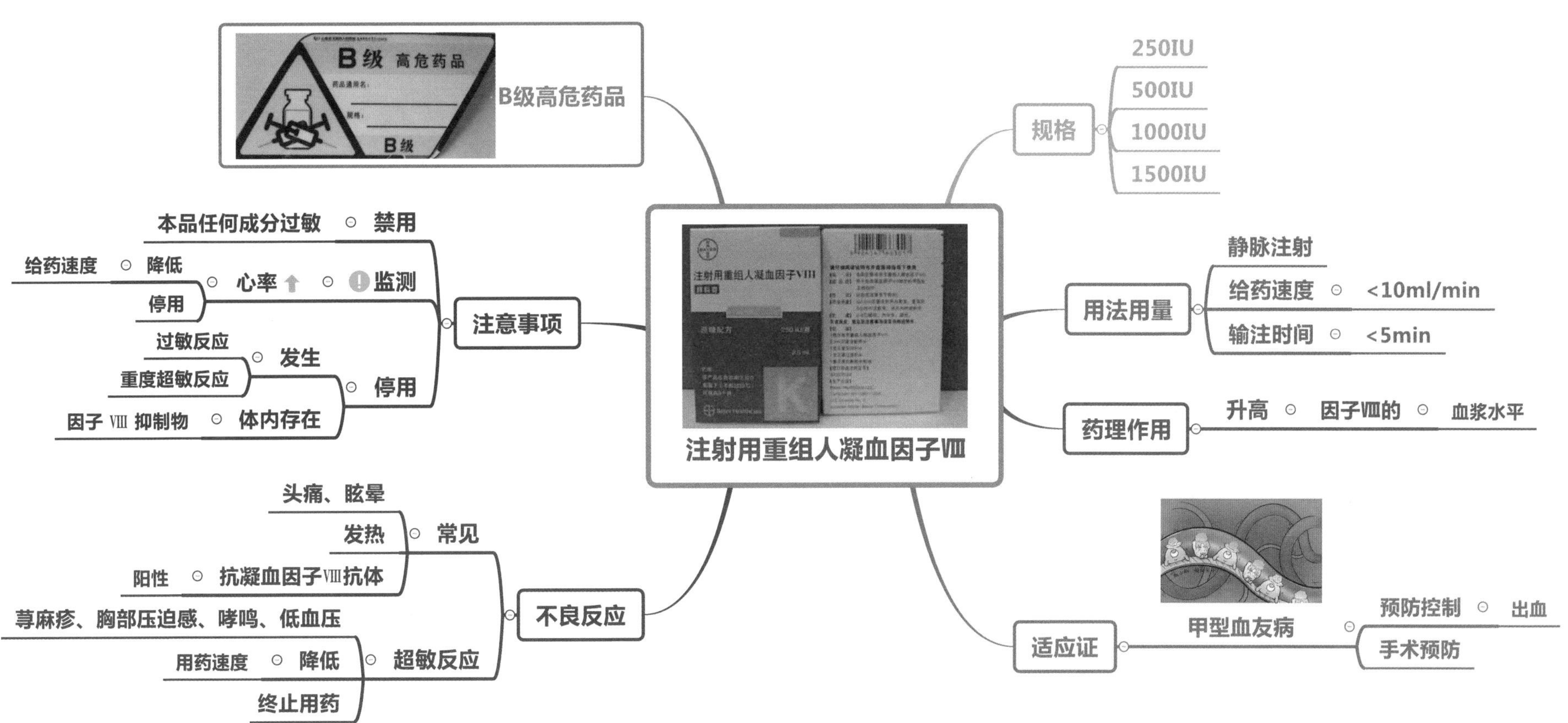

注射用重组人凝血因子Ⅷ
B级 高危药品
B级
B级高危药品
规格
250IU
500IU
1000IU
1500IU
用法用量
静脉注射
给药速度
<10ml/min
输注时间
<5min
药理作用
升高
因子Ⅷ的
血浆水平
适应证
甲型血友病
预防控制
出血
手术预防
注意事项
禁用
本品任何成分过敏
监测
心率
降低
给药速度
停用
停用
发生
过敏反应
重度超敏反应
体内存在
因子Ⅷ抑制物
不良反应
常见
头痛、眩晕
发热
抗凝血因子Ⅷ抗体
阳性
超敏反应
荨麻疹、胸部压迫感、哮鸣、低血压
降低
用药速度
终止用药

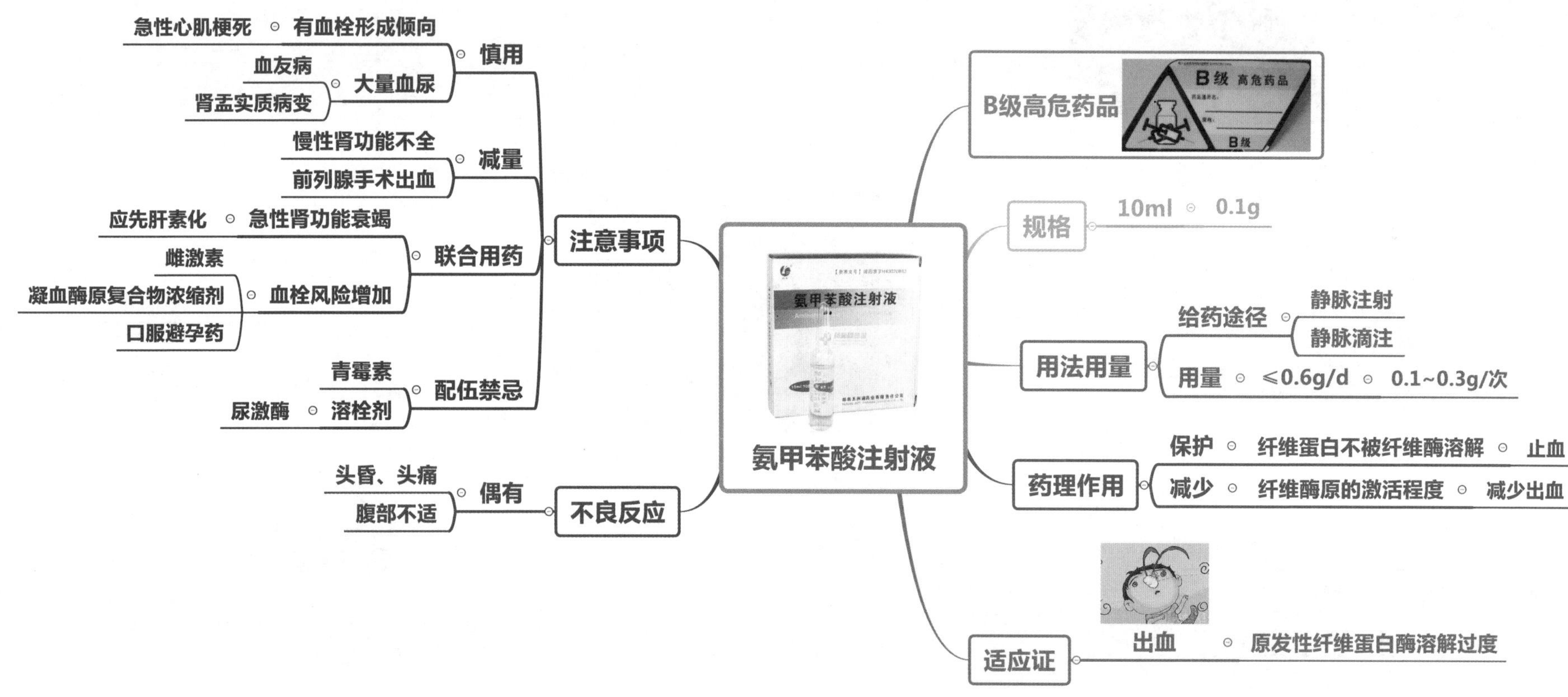
氨甲苯酸注射液
注意事项
慎用
有血栓形成倾向
急性心肌梗死
大量血尿
血友病
肾盂实质病变
减量
慢性肾功能不全
前列腺手术出血
联合用药
急性肾功能衰竭
应先肝素化
血栓风险增加
雌激素
凝血酶原复合物浓缩剂
口服避孕药
配伍禁忌
青霉素
溶栓剂
尿激酶
不良反应
偶有
头昏、头痛
腹部不适
B级高危药品
B级 高危药品
B级
规格
10ml
0.1g
用法用量
给药途径
静脉注射
静脉滴注
用量
≤0.6g/d
0.1~0.3g/次
药理作用
保护
纤维蛋白不被纤维酶溶解
止血
减少
纤维酶原的激活程度
减少出血
适应证
出血
原发性纤维蛋白酶溶解过度

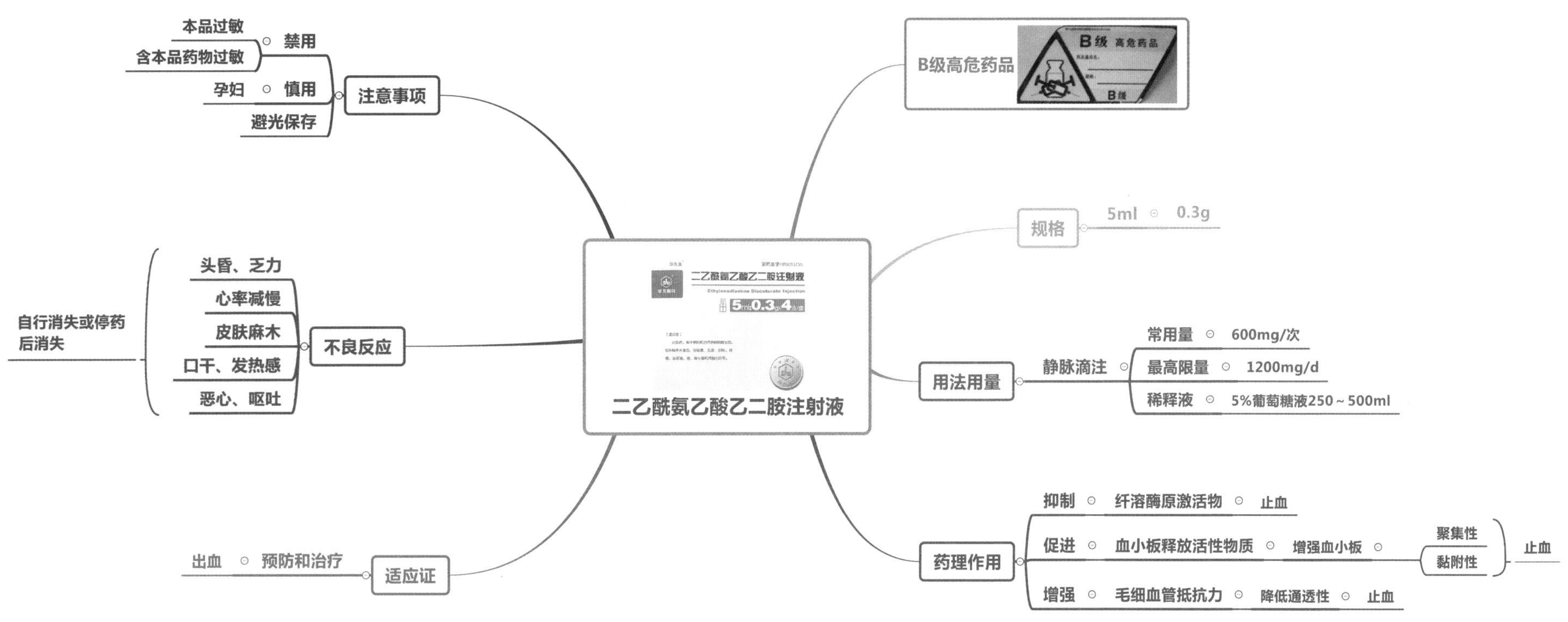
二乙酰氨乙酸乙二胺注射液
注意事项
禁用
本品过敏
含本品药物过敏
慎用
孕妇
避光保存
不良反应
头昏、乏力
心率减慢
皮肤麻木
口干、发热感
恶心、呕吐
自行消失或停药后消失
适应证
出血
预防和治疗
B级高危药品
B级 高危药品
规格
5ml
0.3g
用法用量
静脉滴注
常用量
600mg/次
最高限量
1200mg/d
稀释液
5%葡萄糖液250～500ml
药理作用
抑制
纤溶酶原激活物
止血
促进
血小板释放活性物质
增强血小板
聚集性
黏附性
止血
增强
毛细血管抵抗力
降低通透性
止血

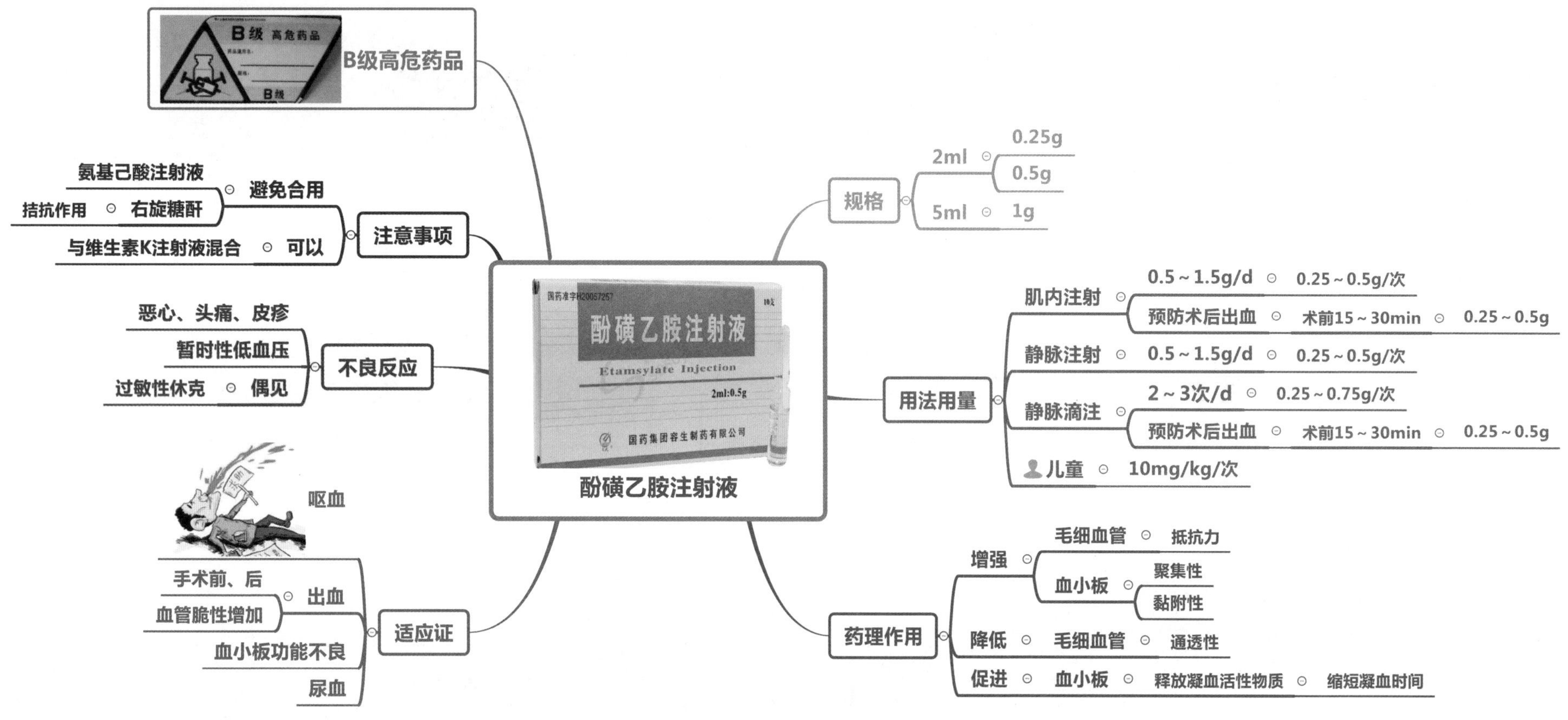
酚磺乙胺注射液
国药准字H20057257
酚磺乙胺注射液
Etamsylate Injection
2ml:0.5g
国药集团容生制药有限公司
B级 高危药品
B级高危药品
规格
2ml
0.25g
0.5g
5ml
1g
用法用量
肌内注射
0.5～1.5g/d
0.25～0.5g/次
预防术后出血
术前15～30min
0.25～0.5g
静脉注射
0.5～1.5g/d
0.25～0.5g/次
静脉滴注
2～3次/d
0.25～0.75g/次
预防术后出血
术前15～30min
0.25～0.5g
儿童
10mg/kg/次
药理作用
增强
毛细血管
抵抗力
血小板
聚集性
黏附性
降低
毛细血管
通透性
促进
血小板
释放凝血活性物质
缩短凝血时间
注意事项
避免合用
氨基己酸注射液
右旋糖酐
拮抗作用
可以
与维生素K注射液混合
不良反应
恶心、头痛、皮疹
暂时性低血压
偶见
过敏性休克
适应证
呕血
出血
手术前、后
血管脆性增加
血小板功能不良
尿血

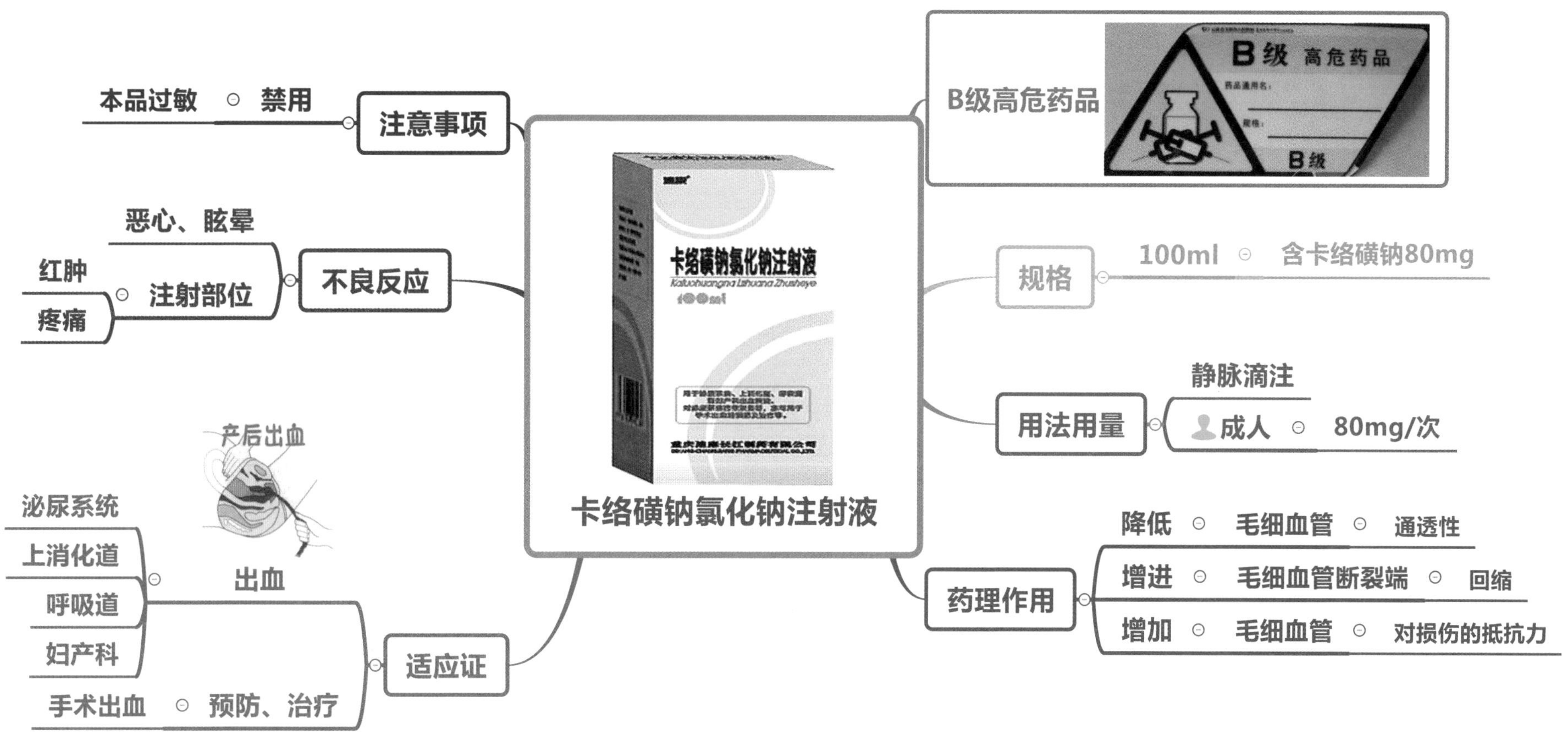

卡络磺钠氯化钠注射液
注意事项
本品过敏
禁用
不良反应
恶心、眩晕
注射部位
红肿
疼痛
适应证
出血
泌尿系统
上消化道
呼吸道
妇产科
产后出血
手术出血
预防、治疗
B级高危药品
B级 高危药品
B级
规格
100ml
含卡络磺钠80mg
用法用量
静脉滴注
成人
80mg/次
药理作用
降低
毛细血管
通透性
增进
毛细血管断裂端
回缩
增加
毛细血管
对损伤的抵抗力

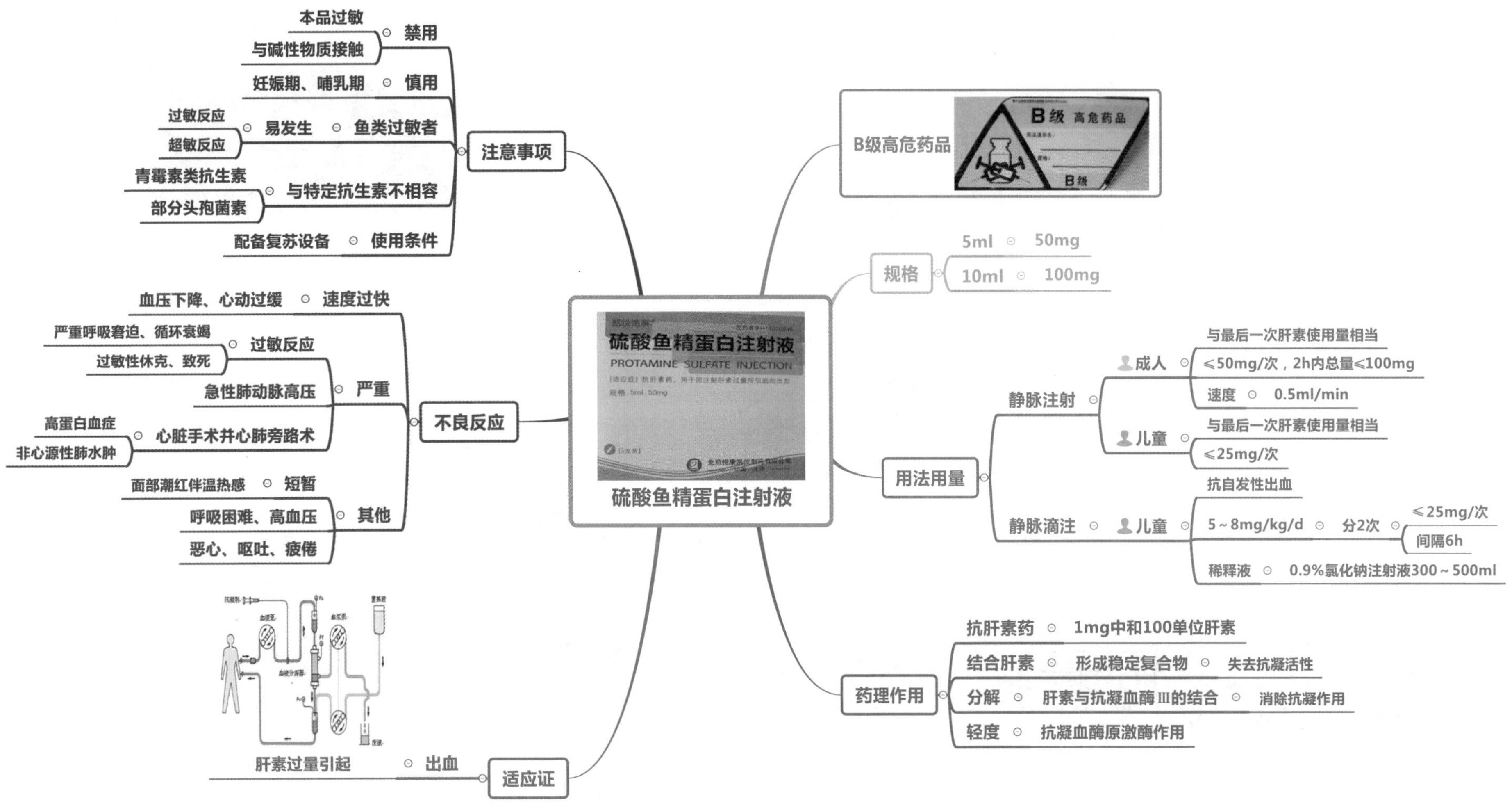
硫酸鱼精蛋白注射液
PROTAMINE SULFATE INJECTION
硫酸鱼精蛋白注射液
注意事项
禁用
本品过敏
与碱性物质接触
慎用
妊娠期、哺乳期
鱼类过敏者
易发生
过敏反应
超敏反应
与特定抗生素不相容
青霉素类抗生素
部分头孢菌素
使用条件
配备复苏设备
不良反应
速度过快
血压下降、心动过缓
严重
过敏反应
严重呼吸窘迫、循环衰竭
过敏性休克、致死
急性肺动脉高压
心脏手术并心肺旁路术
高蛋白血症
非心源性肺水肿
其他
短暂
面部潮红伴温热感
呼吸困难、高血压
恶心、呕吐、疲倦
适应证
出血
肝素过量引起
B级高危药品
B级 高危药品
B级
规格
5ml 50mg
10ml 100mg
用法用量
静脉注射
成人
与最后一次肝素使用量相当
≤50mg/次，2h内总量≤100mg
速度 0.5ml/min
儿童
与最后一次肝素使用量相当
≤25mg/次
静脉滴注
儿童
抗自发性出血
5～8mg/kg/d
分2次
≤25mg/次
间隔6h
稀释液 0.9%氯化钠注射液300～500ml
药理作用
抗肝素药 1mg中和100单位肝素
结合肝素 形成稳定复合物 失去抗凝活性
分解 肝素与抗凝血酶Ⅲ的结合 消除抗凝作用
轻度 抗凝血酶原激酶作用

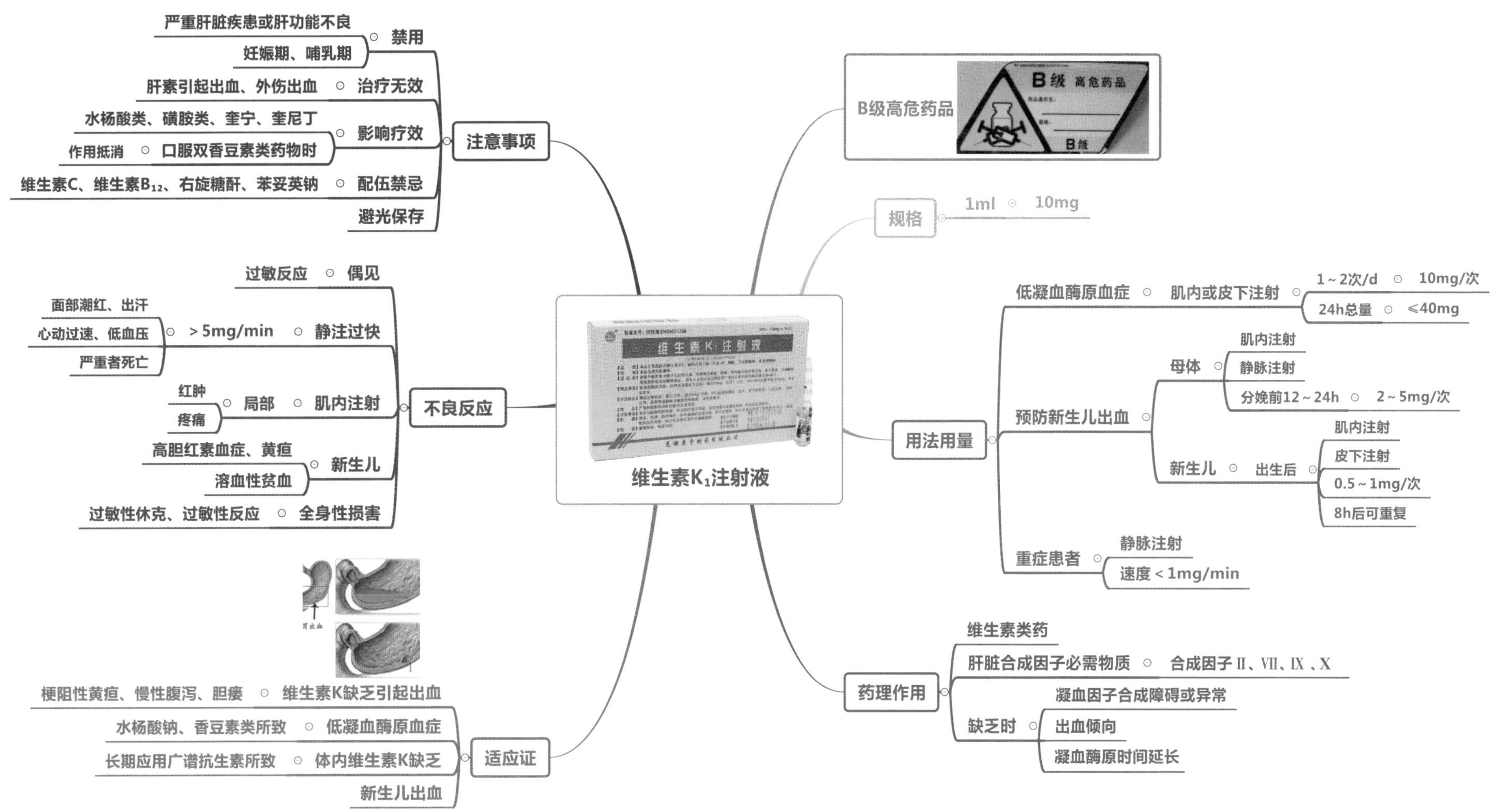
维生素K₁注射液
注意事项
禁用
严重肝脏疾患或肝功能不良
妊娠期、哺乳期
治疗无效
肝素引起出血、外伤出血
影响疗效
水杨酸类、磺胺类、奎宁、奎尼丁
口服双香豆素类药物时
作用抵消
配伍禁忌
维生素C、维生素B12、右旋糖酐、苯妥英钠
避光保存
不良反应
偶见
过敏反应
静注过快
＞5mg/min
面部潮红、出汗
心动过速、低血压
严重者死亡
肌内注射
局部
红肿
疼痛
新生儿
高胆红素血症、黄疸
溶血性贫血
全身性损害
过敏性休克、过敏性反应
适应证
维生素K缺乏引起出血
梗阻性黄疸、慢性腹泻、胆瘘
低凝血酶原血症
水杨酸钠、香豆素类所致
体内维生素K缺乏
长期应用广谱抗生素所致
新生儿出血
B级高危药品
B级 高危药品
规格
1ml
10mg
用法用量
低凝血酶原血症
肌内或皮下注射
1～2次/d
10mg/次
24h总量
≤40mg
预防新生儿出血
母体
肌内注射
静脉注射
分娩前12～24h
2～5mg/次
新生儿
出生后
肌内注射
皮下注射
0.5～1mg/次
8h后可重复
重症患者
静脉注射
速度＜1mg/min
药理作用
维生素类药
肝脏合成因子必需物质
合成因子Ⅱ、Ⅶ、Ⅸ、Ⅹ
缺乏时
凝血因子合成障碍或异常
出血倾向
凝血酶原时间延长

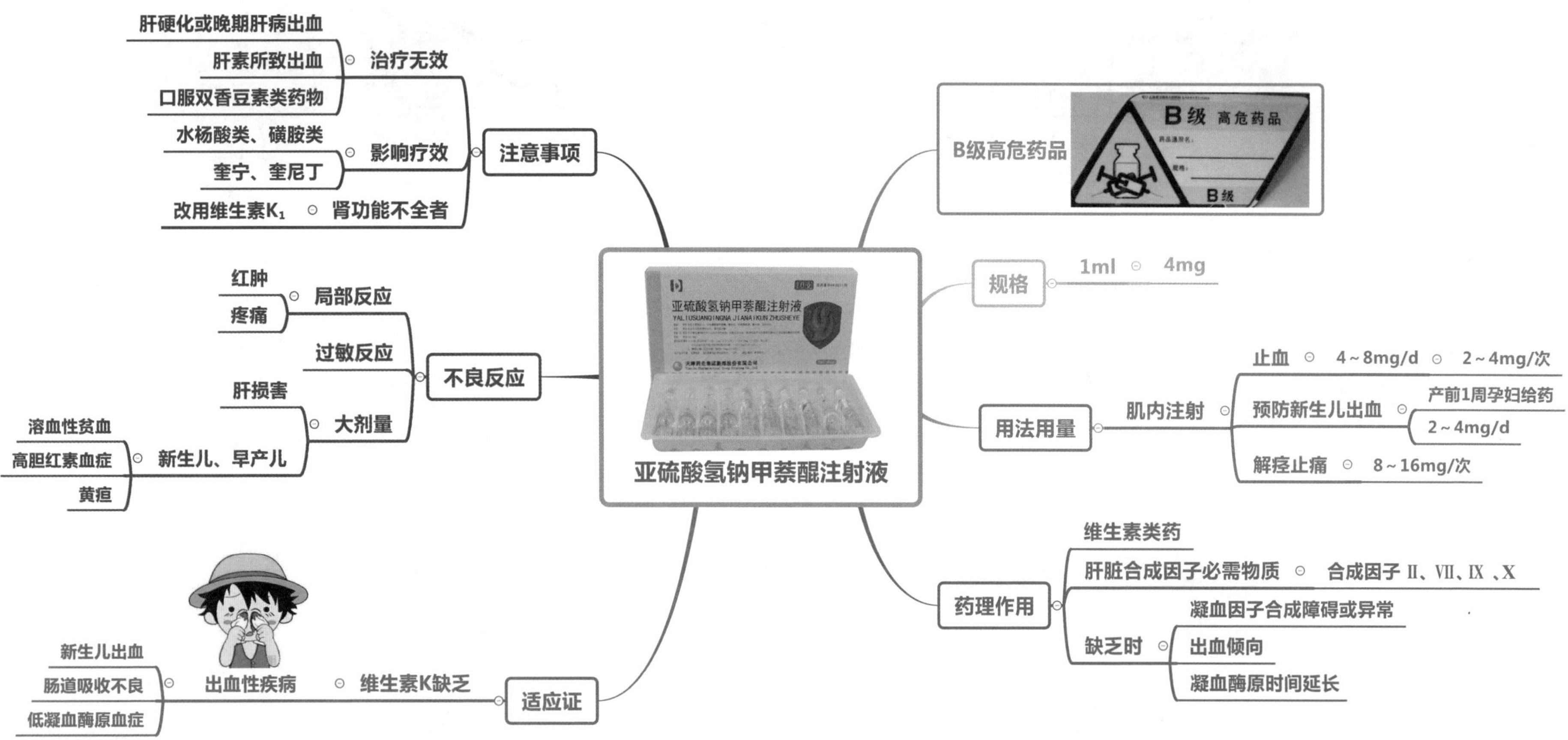
亚硫酸氢钠甲萘醌注射液
注意事项
治疗无效
肝硬化或晚期肝病出血
肝素所致出血
口服双香豆素类药物
影响疗效
水杨酸类、磺胺类
奎宁、奎尼丁
肾功能不全者
改用维生素K_1
不良反应
局部反应
红肿
疼痛
过敏反应
大剂量
肝损害
新生儿、早产儿
溶血性贫血
高胆红素血症
黄疸
适应证
维生素K缺乏
出血性疾病
新生儿出血
肠道吸收不良
低凝血酶原血症
B级高危药品
B级 高危药品
B级
规格
1ml
4mg
用法用量
肌内注射
止血
4～8mg/d
2～4mg/次
预防新生儿出血
产前1周孕妇给药
2～4mg/d
解痉止痛
8～16mg/次
药理作用
维生素类药
肝脏合成因子必需物质
合成因子Ⅱ、Ⅶ、Ⅸ、Ⅹ
缺乏时
凝血因子合成障碍或异常
出血倾向
凝血酶原时间延长

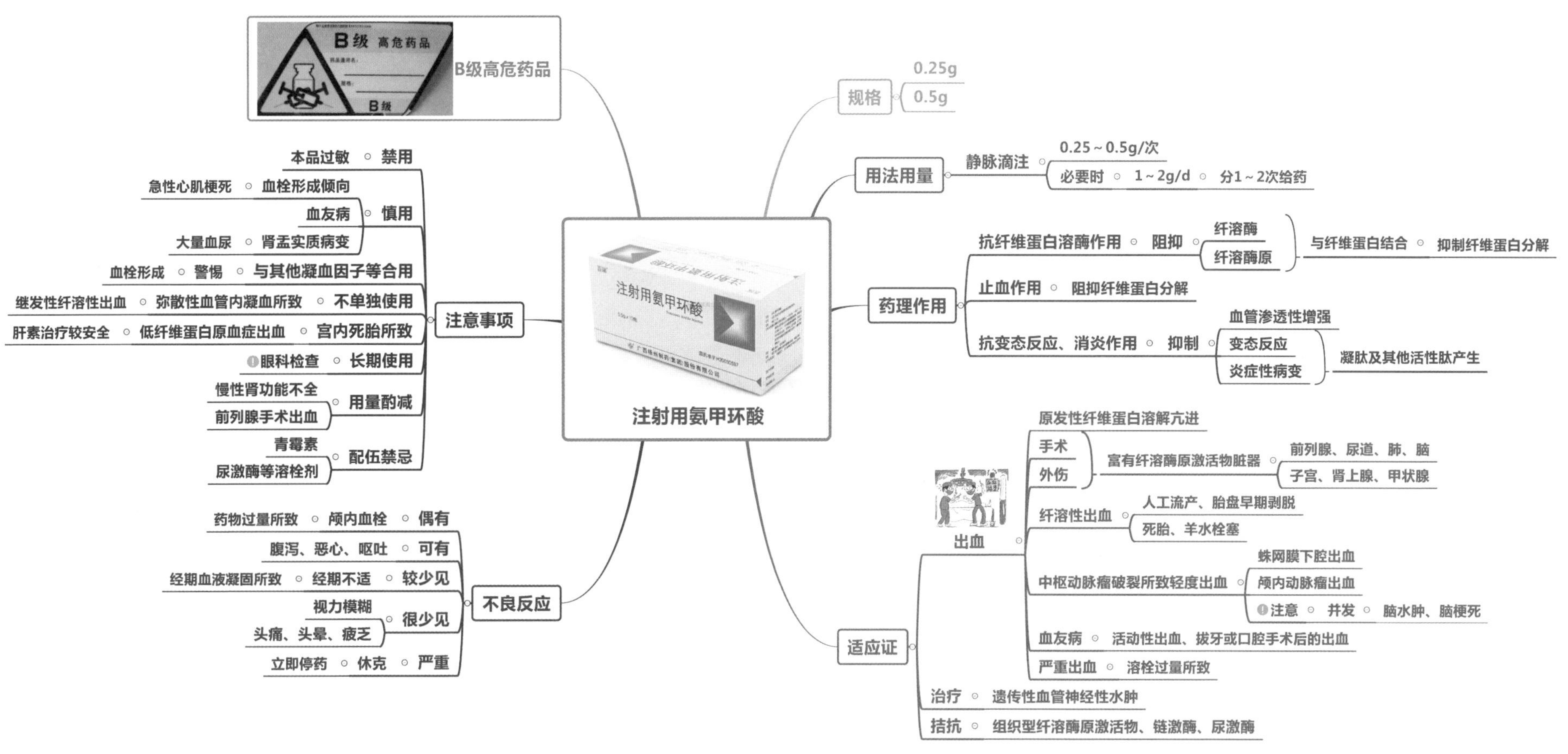
注射用氨甲环酸
B级高危药品
规格
0.25g
0.5g
用法用量
静脉滴注
0.25～0.5g/次
必要时 1～2g/d 分1～2次给药
药理作用
抗纤维蛋白溶酶作用 阻抑 纤溶酶 纤溶酶原 与纤维蛋白结合 抑制纤维蛋白分解
止血作用 阻抑纤维蛋白分解
抗变态反应、消炎作用 抑制 血管渗透性增强 变态反应 炎症性病变 凝肽及其他活性肽产生
适应证
出血
原发性纤维蛋白溶解亢进
手术 外伤 富有纤溶酶原激活物脏器 前列腺、尿道、肺、脑 子宫、肾上腺、甲状腺
纤溶性出血 人工流产、胎盘早期剥脱 死胎、羊水栓塞
中枢动脉瘤破裂所致轻度出血 蛛网膜下腔出血 颅内动脉瘤出血 注意 并发 脑水肿、脑梗死
血友病 活动性出血、拔牙或口腔手术后的出血
严重出血 溶栓过量所致
治疗 遗传性血管神经性水肿
拮抗 组织型纤溶酶原激活物、链激酶、尿激酶
注意事项
禁用 本品过敏
慎用 血栓形成倾向 急性心肌梗死
慎用 血友病
慎用 肾盂实质病变 大量血尿
与其他凝血因子等合用 警惕 血栓形成
不单独使用 弥散性血管内凝血所致 继发性纤溶性出血
宫内死胎所致 低纤维蛋白原血症出血 肝素治疗较安全
长期使用 眼科检查
用量酌减 慢性肾功能不全 前列腺手术出血
配伍禁忌 青霉素 尿激酶等溶栓剂
不良反应
偶有 颅内血栓 药物过量所致
可有 腹泻、恶心、呕吐
较少见 经期不适 经期血液凝固所致
很少见 视力模糊 头痛、头晕、疲乏
严重 休克 立即停药

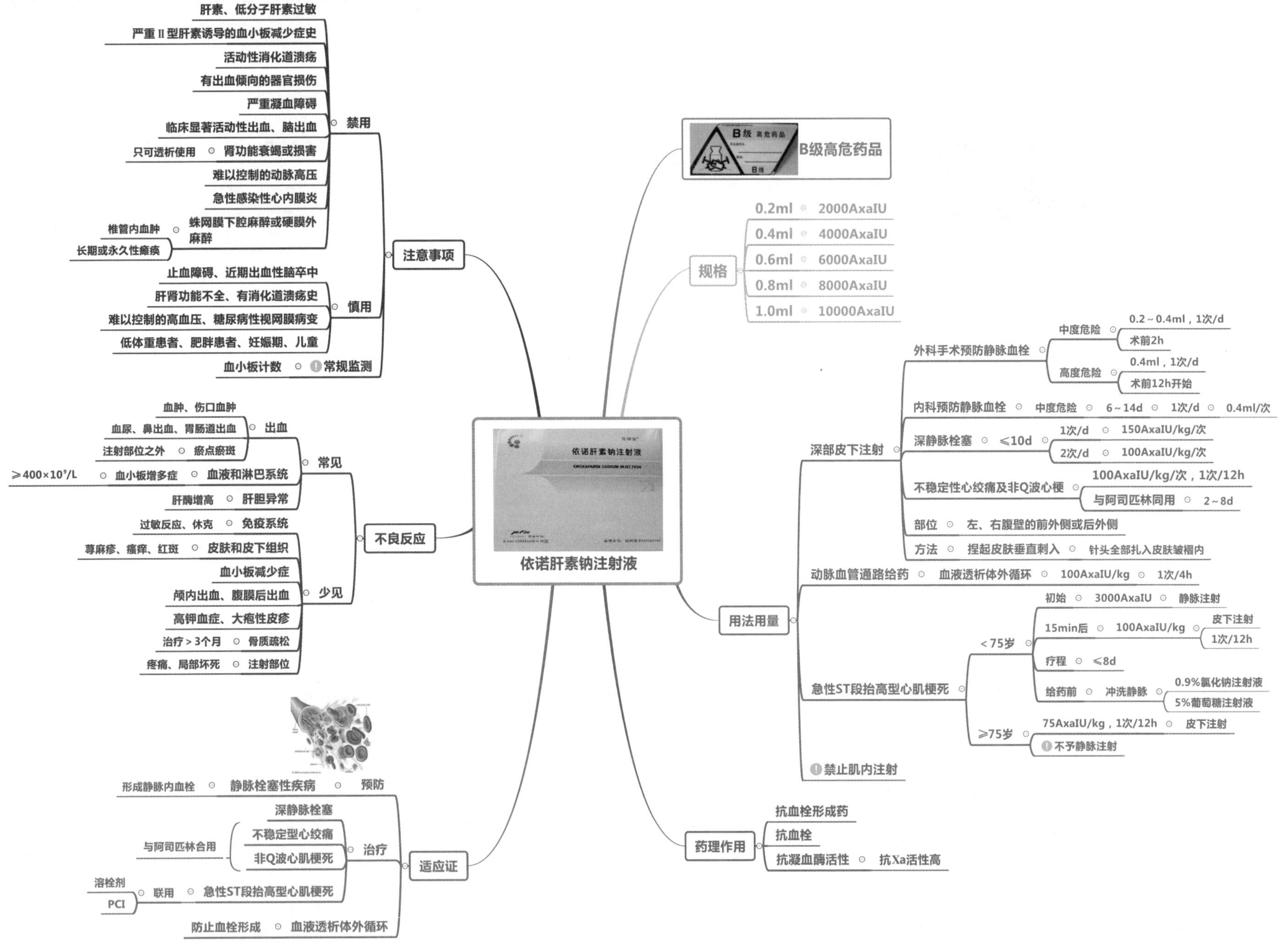
依诺肝素钠注射液
B级高危药品
规格
0.2ml 2000AxaIU
0.4ml 4000AxaIU
0.6ml 6000AxaIU
0.8ml 8000AxaIU
1.0ml 10000AxaIU
用法用量
深部皮下注射
外科手术预防静脉血栓
中度危险 0.2～0.4ml，1次/d 术前2h
高度危险 0.4ml，1次/d 术前12h开始
内科预防静脉血栓 中度危险 6～14d 1次/d 0.4ml/次
深静脉栓塞 ≤10d
1次/d 150AxaIU/kg/次
2次/d 100AxaIU/kg/次
不稳定性心绞痛及非Q波心梗
100AxaIU/kg/次，1次/12h
与阿司匹林同用 2～8d
部位 左、右腹壁的前外侧或后外侧
方法 捏起皮肤垂直刺入 针头全部扎入皮肤皱褶内
动脉血管通路给药 血液透析体外循环 100AxaIU/kg 1次/4h
急性ST段抬高型心肌梗死
＜75岁
初始 3000AxaIU 静脉注射
15min后 100AxaIU/kg 皮下注射 1次/12h
疗程 ≤8d
给药前 冲洗静脉 0.9%氯化钠注射液 5%葡萄糖注射液
≥75岁
75AxaIU/kg，1次/12h 皮下注射
不予静脉注射
禁止肌内注射
药理作用
抗血栓形成药
抗血栓
抗凝血酶活性 抗Xa活性高
注意事项
禁用
肝素、低分子肝素过敏
严重Ⅱ型肝素诱导的血小板减少症史
活动性消化道溃疡
有出血倾向的器官损伤
严重凝血障碍
临床显著活动性出血、脑出血
肾功能衰竭或损害 只可透析使用
难以控制的动脉高压
急性感染性心内膜炎
蛛网膜下腔麻醉或硬膜外麻醉 椎管内血肿 长期或永久性瘫痪
慎用
止血障碍、近期出血性脑卒中
肝肾功能不全、有消化道溃疡史
难以控制的高血压、糖尿病性视网膜病变
低体重患者、肥胖患者、妊娠期、儿童
常规监测 血小板计数
不良反应
常见
出血
血肿、伤口血肿
血尿、鼻出血、胃肠道出血
瘀点瘀斑 注射部位之外
血液和淋巴系统 血小板增多症 ≥400×10⁹/L
肝胆异常 肝酶增高
少见
免疫系统 过敏反应、休克
皮肤和皮下组织 荨麻疹、瘙痒、红斑
血小板减少症
颅内出血、腹膜后出血
高钾血症、大疱性皮疹
骨质疏松 治疗＞3个月
注射部位 疼痛、局部坏死
适应证
预防 静脉栓塞性疾病 形成静脉内血栓
治疗
深静脉栓塞
不稳定型心绞痛
非Q波心肌梗死
与阿司匹林合用
急性ST段抬高型心肌梗死 联用 溶栓剂 PCI
血液透析体外循环 防止血栓形成

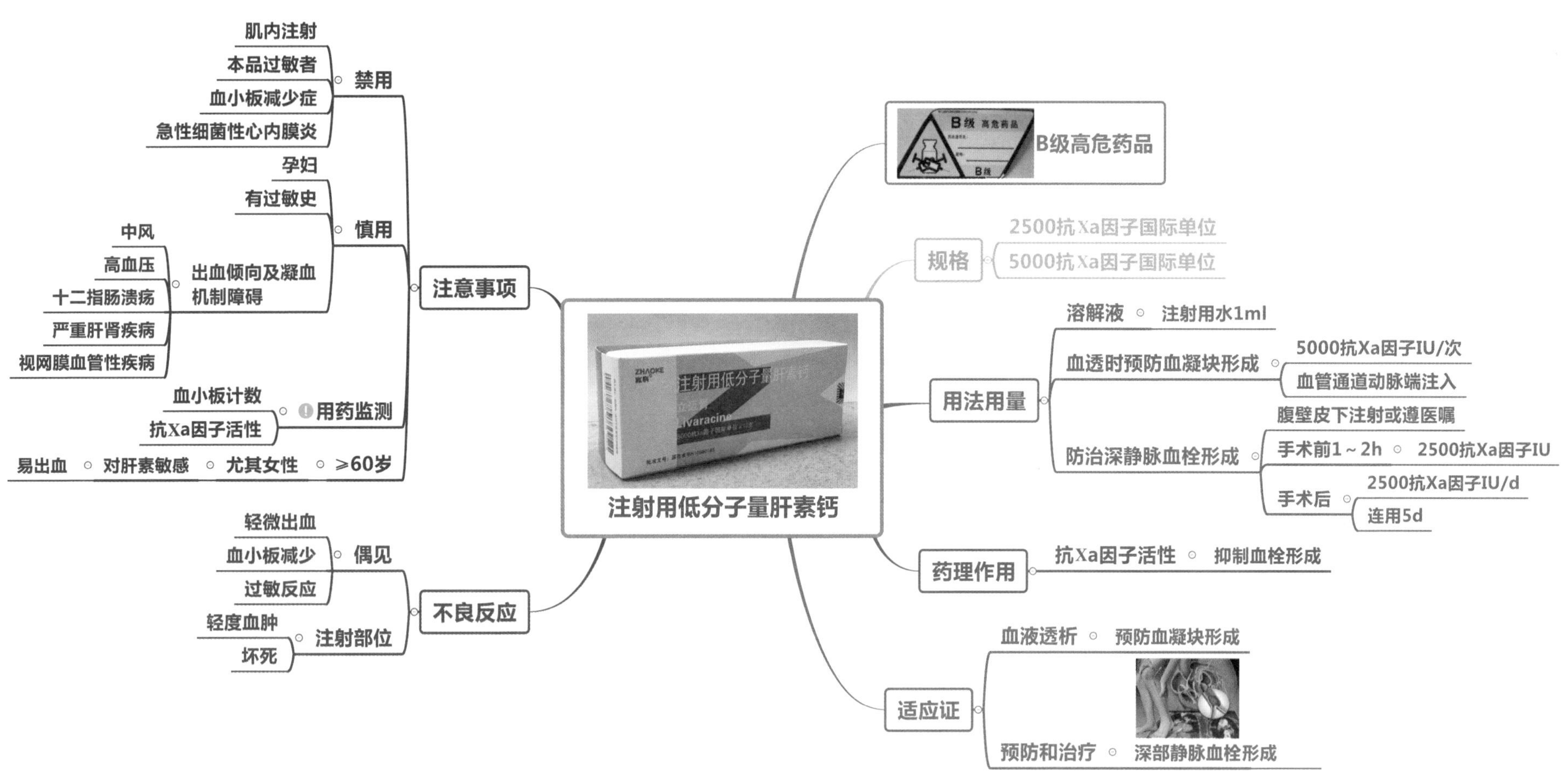

注射用低分子量肝素钙
B级高危药品
规格
2500抗Xa因子国际单位
5000抗Xa因子国际单位
用法用量
溶解液
注射用水1ml
血透时预防血凝块形成
5000抗Xa因子IU/次
血管通道动脉端注入
防治深静脉血栓形成
腹壁皮下注射或遵医嘱
手术前1～2h
2500抗Xa因子IU
手术后
2500抗Xa因子IU/d
连用5d
药理作用
抗Xa因子活性
抑制血栓形成
适应证
血液透析
预防血凝块形成
预防和治疗
深部静脉血栓形成
注意事项
禁用
肌内注射
本品过敏者
血小板减少症
急性细菌性心内膜炎
慎用
孕妇
有过敏史
出血倾向及凝血机制障碍
中风
高血压
十二指肠溃疡
严重肝肾疾病
视网膜血管性疾病
用药监测
血小板计数
抗Xa因子活性
≥60岁
尤其女性
对肝素敏感
易出血
不良反应
偶见
轻微出血
血小板减少
过敏反应
注射部位
轻度血肿
坏死

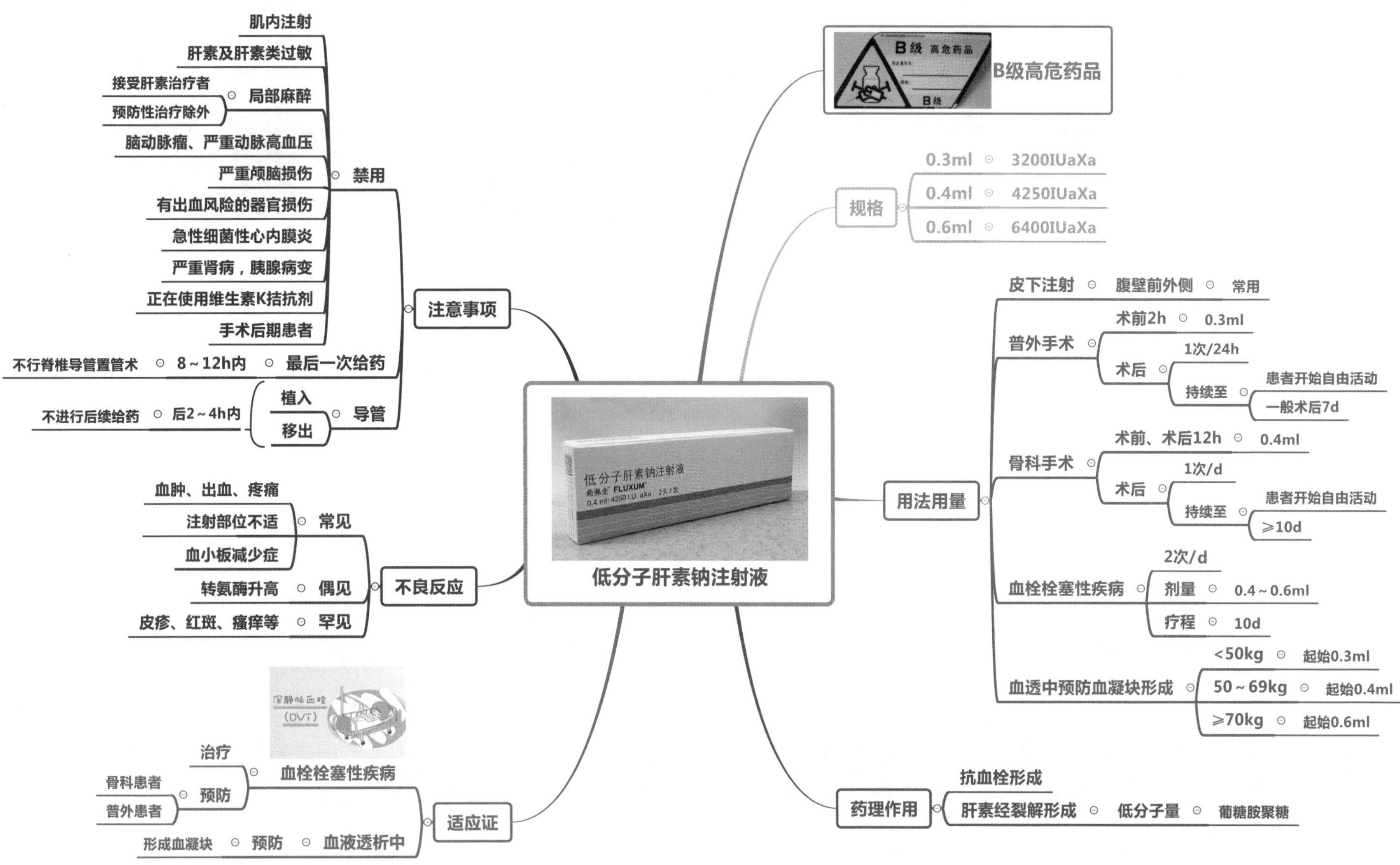
低分子肝素钠注射液
低分子肝素钠注射液
希弗全 FLUXUM
0.4 ml 4250 I.U. aXa
B级 高危药品
B级
B级高危药品
规格
0.3ml 3200IUaXa
0.4ml 4250IUaXa
0.6ml 6400IUaXa
用法用量
皮下注射 腹壁前外侧 常用
普外手术
术前2h 0.3ml
术后 1次/24h
持续至 患者开始自由活动
一般术后7d
骨科手术
术前、术后12h 0.4ml
术后 1次/d
持续至 患者开始自由活动
≥10d
血栓栓塞性疾病
2次/d
剂量 0.4～0.6ml
疗程 10d
血透中预防血凝块形成
<50kg 起始0.3ml
50～69kg 起始0.4ml
≥70kg 起始0.6ml
药理作用
抗血栓形成
肝素经裂解形成 低分子量 葡糖胺聚糖
注意事项
禁用
肌内注射
肝素及肝素类过敏
局部麻醉 接受肝素治疗者
预防性治疗除外
脑动脉瘤、严重动脉高血压
严重颅脑损伤
有出血风险的器官损伤
急性细菌性心内膜炎
严重肾病，胰腺病变
正在使用维生素K拮抗剂
手术后期患者
最后一次给药 8～12h内 不行脊椎导管置管术
导管
植入
移出 后2～4h内 不进行后续给药
不良反应
常见
血肿、出血、疼痛
注射部位不适
血小板减少症
偶见 转氨酶升高
罕见 皮疹、红斑、瘙痒等
适应证
血栓栓塞性疾病
治疗
预防 骨科患者
普外患者
深静脉血栓
(DVT)
血液透析中 预防 形成血凝块

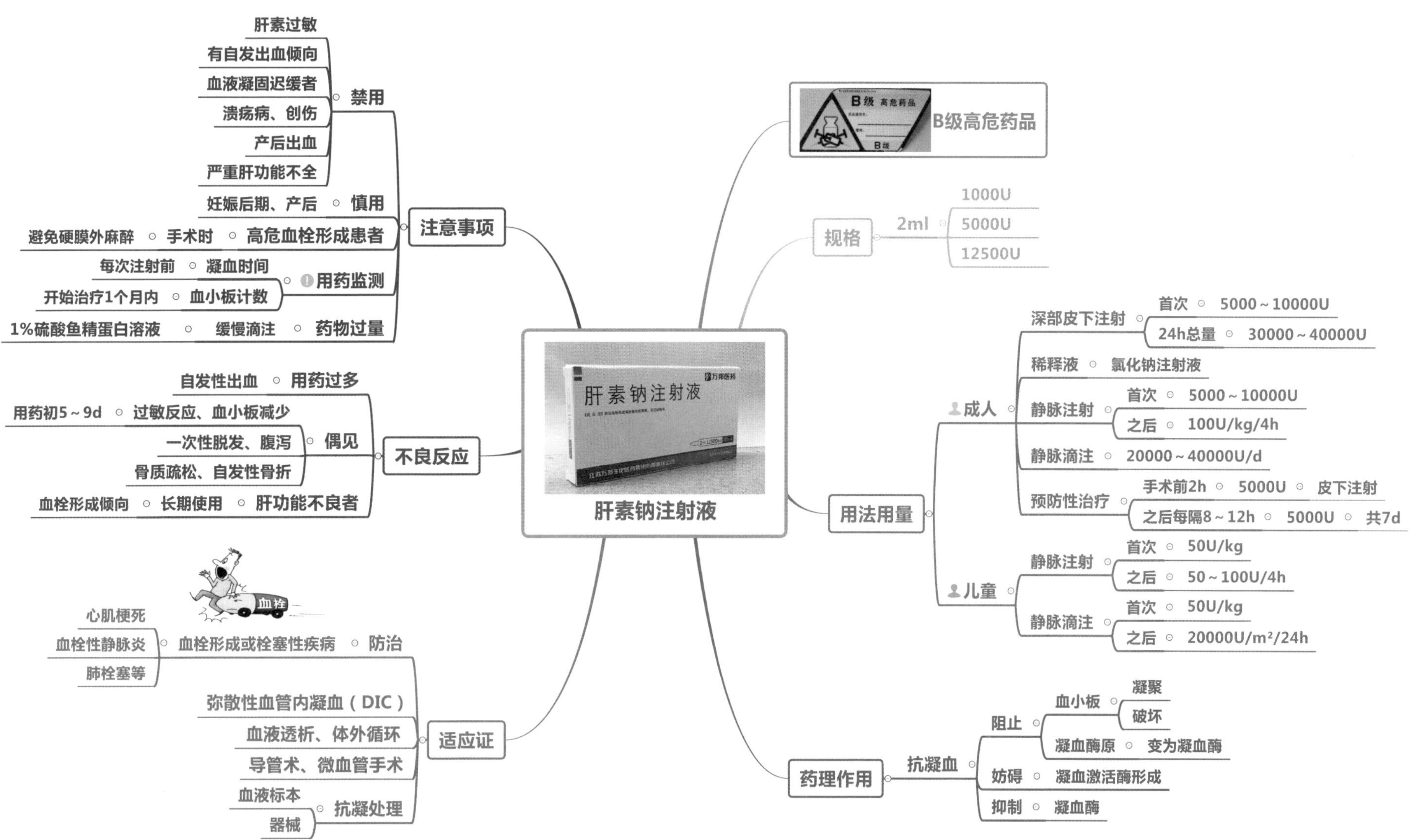
肝素钠注射液
B级高危药品
B级 高危药品
规格
2ml
1000U
5000U
12500U
用法用量
成人
深部皮下注射
首次 5000～10000U
24h总量 30000～40000U
稀释液 氯化钠注射液
静脉注射
首次 5000～10000U
之后 100U/kg/4h
静脉滴注 20000～40000U/d
预防性治疗
手术前2h 5000U 皮下注射
之后每隔8～12h 5000U 共7d
儿童
静脉注射
首次 50U/kg
之后 50～100U/4h
静脉滴注
首次 50U/kg
之后 20000U/m²/24h
药理作用
抗凝血
阻止
血小板
凝聚
破坏
凝血酶原 变为凝血酶
妨碍 凝血激活酶形成
抑制 凝血酶
注意事项
禁用
肝素过敏
有自发出血倾向
血液凝固迟缓者
溃疡病、创伤
产后出血
严重肝功能不全
慎用 妊娠后期、产后
高危血栓形成患者 手术时 避免硬膜外麻醉
用药监测
凝血时间 每次注射前
血小板计数 开始治疗1个月内
药物过量 缓慢滴注 1%硫酸鱼精蛋白溶液
不良反应
用药过多 自发性出血
偶见
过敏反应、血小板减少 用药初5～9d
一次性脱发、腹泻
骨质疏松、自发性骨折
肝功能不良者 长期使用 血栓形成倾向
适应证
防治 血栓形成或栓塞性疾病
心肌梗死
血栓性静脉炎
肺栓塞等
弥散性血管内凝血（DIC）
血液透析、体外循环
导管术、微血管手术
抗凝处理
血液标本
器械
血栓

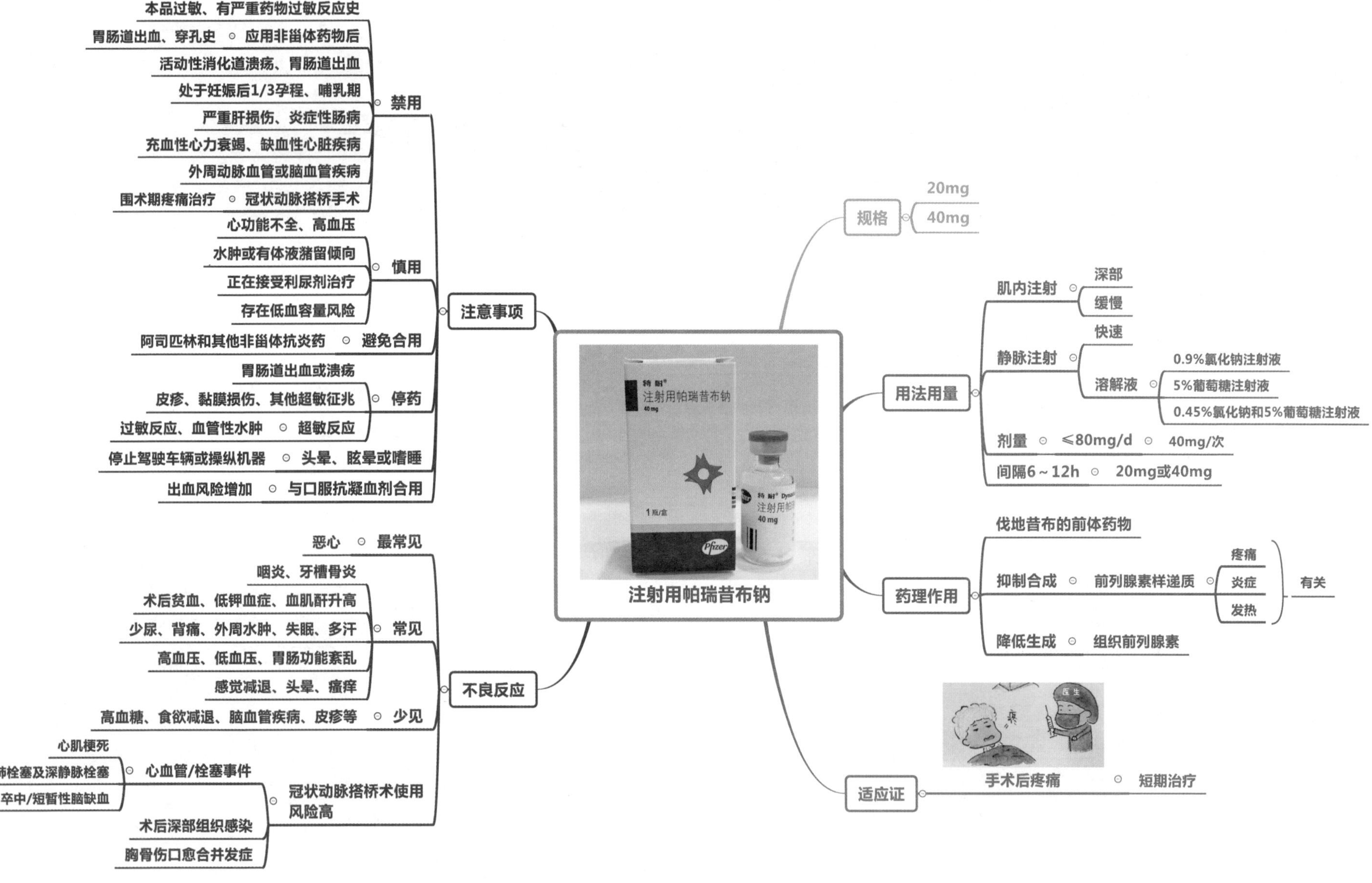
注射用帕瑞昔布钠
规格
20mg
40mg
用法用量
肌内注射
深部
缓慢
静脉注射
快速
溶解液
0.9%氯化钠注射液
5%葡萄糖注射液
0.45%氯化钠和5%葡萄糖注射液
剂量
≤80mg/d
40mg/次
间隔6～12h
20mg或40mg
药理作用
伐地昔布的前体药物
抑制合成
前列腺素样递质
疼痛
炎症
发热
有关
降低生成
组织前列腺素
适应证
手术后疼痛
短期治疗
注意事项
禁用
本品过敏、有严重药物过敏反应史
应用非甾体药物后
胃肠道出血、穿孔史
活动性消化道溃疡、胃肠道出血
处于妊娠后1/3孕程、哺乳期
严重肝损伤、炎症性肠病
充血性心力衰竭、缺血性心脏疾病
外周动脉血管或脑血管疾病
冠状动脉搭桥手术
围术期疼痛治疗
慎用
心功能不全、高血压
水肿或有体液潴留倾向
正在接受利尿剂治疗
存在低血容量风险
避免合用
阿司匹林和其他非甾体抗炎药
停药
胃肠道出血或溃疡
皮疹、黏膜损伤、其他超敏征兆
超敏反应
过敏反应、血管性水肿
头晕、眩晕或嗜睡
停止驾驶车辆或操纵机器
与口服抗凝血剂合用
出血风险增加
不良反应
最常见
恶心
常见
咽炎、牙槽骨炎
术后贫血、低钾血症、血肌酐升高
少尿、背痛、外周水肿、失眠、多汗
高血压、低血压、胃肠功能紊乱
感觉减退、头晕、瘙痒
少见
高血糖、食欲减退、脑血管疾病、皮疹等
冠状动脉搭桥术使用风险高
心血管/栓塞事件
心肌梗死
肺栓塞及深静脉栓塞
卒中/短暂性脑缺血
术后深部组织感染
胸骨伤口愈合并发症

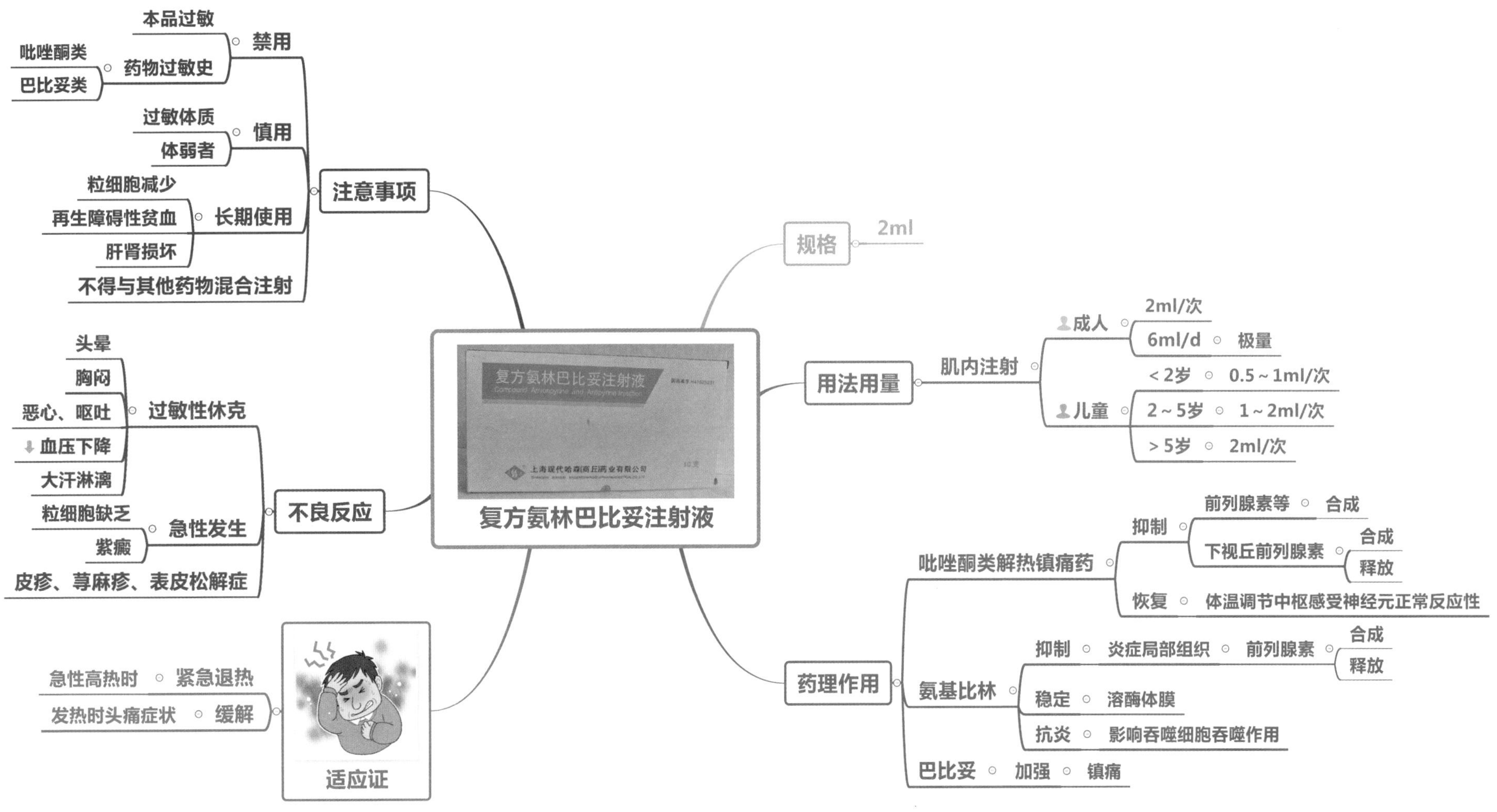
复方氨林巴比妥注射液
Compound Aminophenazone and Barbital Injection
上海现代哈森(商丘)药业有限公司
复方氨林巴比妥注射液
注意事项
禁用
本品过敏
药物过敏史
吡唑酮类
巴比妥类
慎用
过敏体质
体弱者
长期使用
粒细胞减少
再生障碍性贫血
肝肾损坏
不得与其他药物混合注射
不良反应
过敏性休克
头晕
胸闷
恶心、呕吐
血压下降
大汗淋漓
急性发生
粒细胞缺乏
紫癜
皮疹、荨麻疹、表皮松解症
适应证
急性高热时
紧急退热
发热时头痛症状
缓解
规格
2ml
用法用量
肌内注射
成人
2ml/次
6ml/d
极量
儿童
＜2岁
0.5～1ml/次
2～5岁
1～2ml/次
＞5岁
2ml/次
药理作用
吡唑酮类解热镇痛药
抑制
前列腺素等
合成
下视丘前列腺素
合成
释放
恢复
体温调节中枢感受神经元正常反应性
氨基比林
抑制
炎症局部组织
前列腺素
合成
释放
稳定
溶酶体膜
抗炎
影响吞噬细胞吞噬作用
巴比妥
加强
镇痛

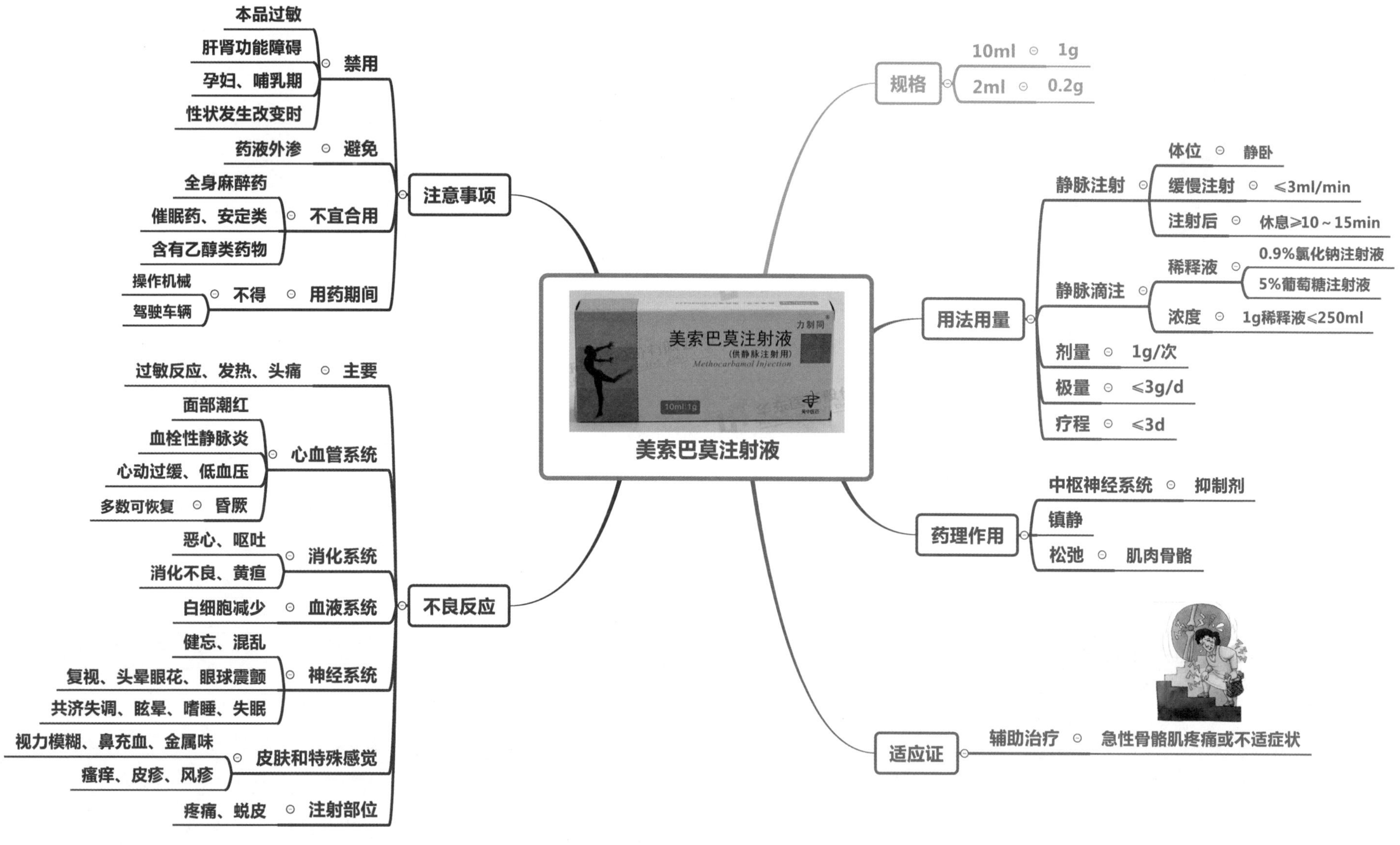
美索巴莫注射液
(供静脉注射用)
Methocarbamol Injection
力制同
10ml 1g
美索巴莫注射液
规格
10ml
1g
2ml
0.2g
用法用量
静脉注射
体位
静卧
缓慢注射
≤3ml/min
注射后
休息≥10～15min
静脉滴注
稀释液
0.9%氯化钠注射液
5%葡萄糖注射液
浓度
1g稀释液≤250ml
剂量
1g/次
极量
≤3g/d
疗程
≤3d
药理作用
中枢神经系统
抑制剂
镇静
松弛
肌肉骨骼
适应证
辅助治疗
急性骨骼肌疼痛或不适症状
注意事项
禁用
本品过敏
肝肾功能障碍
孕妇、哺乳期
性状发生改变时
避免
药液外渗
不宜合用
全身麻醉药
催眠药、安定类
含有乙醇类药物
用药期间
不得
操作机械
驾驶车辆
不良反应
主要
过敏反应、发热、头痛
心血管系统
面部潮红
血栓性静脉炎
心动过缓、低血压
昏厥
多数可恢复
消化系统
恶心、呕吐
消化不良、黄疸
血液系统
白细胞减少
神经系统
健忘、混乱
复视、头晕眼花、眼球震颤
共济失调、眩晕、嗜睡、失眠
皮肤和特殊感觉
视力模糊、鼻充血、金属味
瘙痒、皮疹、风疹
注射部位
疼痛、蜕皮

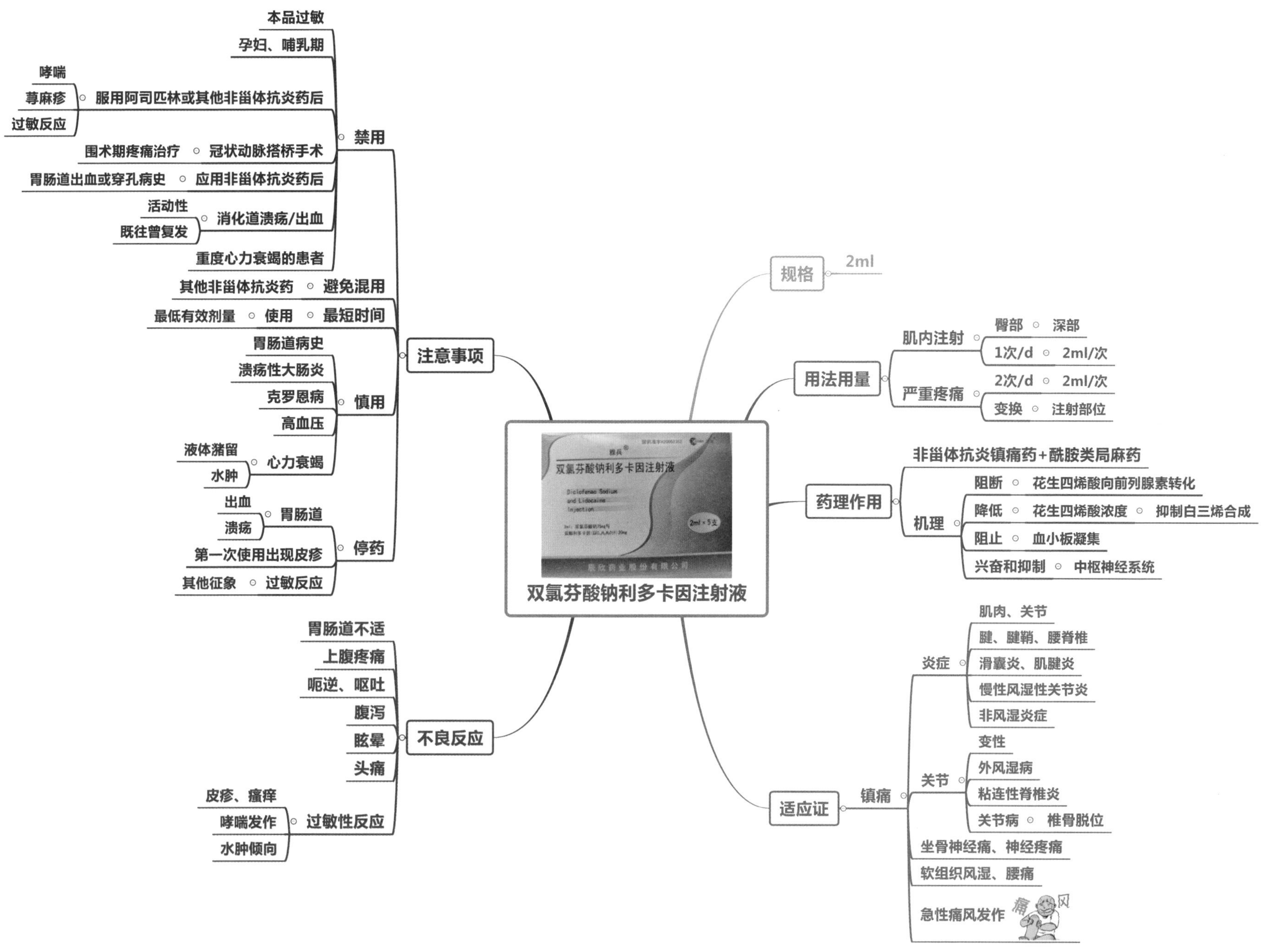
双氯芬酸钠利多卡因注射液
规格
2ml
用法用量
肌内注射
臀部
深部
1次/d
2ml/次
严重疼痛
2次/d
2ml/次
变换
注射部位
药理作用
非甾体抗炎镇痛药+酰胺类局麻药
机理
阻断
花生四烯酸向前列腺素转化
降低
花生四烯酸浓度
抑制白三烯合成
阻止
血小板凝集
兴奋和抑制
中枢神经系统
适应证
镇痛
炎症
肌肉、关节
腱、腱鞘、腰脊椎
滑囊炎、肌腱炎
慢性风湿性关节炎
非风湿炎症
关节
变性
外风湿病
粘连性脊椎炎
关节病
椎骨脱位
坐骨神经痛、神经疼痛
软组织风湿、腰痛
急性痛风发作
痛风
注意事项
禁用
本品过敏
孕妇、哺乳期
服用阿司匹林或其他非甾体抗炎药后
哮喘
荨麻疹
过敏反应
冠状动脉搭桥手术
围术期疼痛治疗
应用非甾体抗炎药后
胃肠道出血或穿孔病史
消化道溃疡/出血
活动性
既往曾复发
重度心力衰竭的患者
避免混用
其他非甾体抗炎药
最短时间
使用
最低有效剂量
慎用
胃肠道病史
溃疡性大肠炎
克罗恩病
高血压
心力衰竭
液体潴留
水肿
停药
胃肠道
出血
溃疡
第一次使用出现皮疹
过敏反应
其他征象
不良反应
胃肠道不适
上腹疼痛
呃逆、呕吐
腹泻
眩晕
头痛
过敏性反应
皮疹、瘙痒
哮喘发作
水肿倾向
双氯芬酸钠利多卡因注射液
Diclofenac Sodium and Lidocaine Injection
2ml×5支

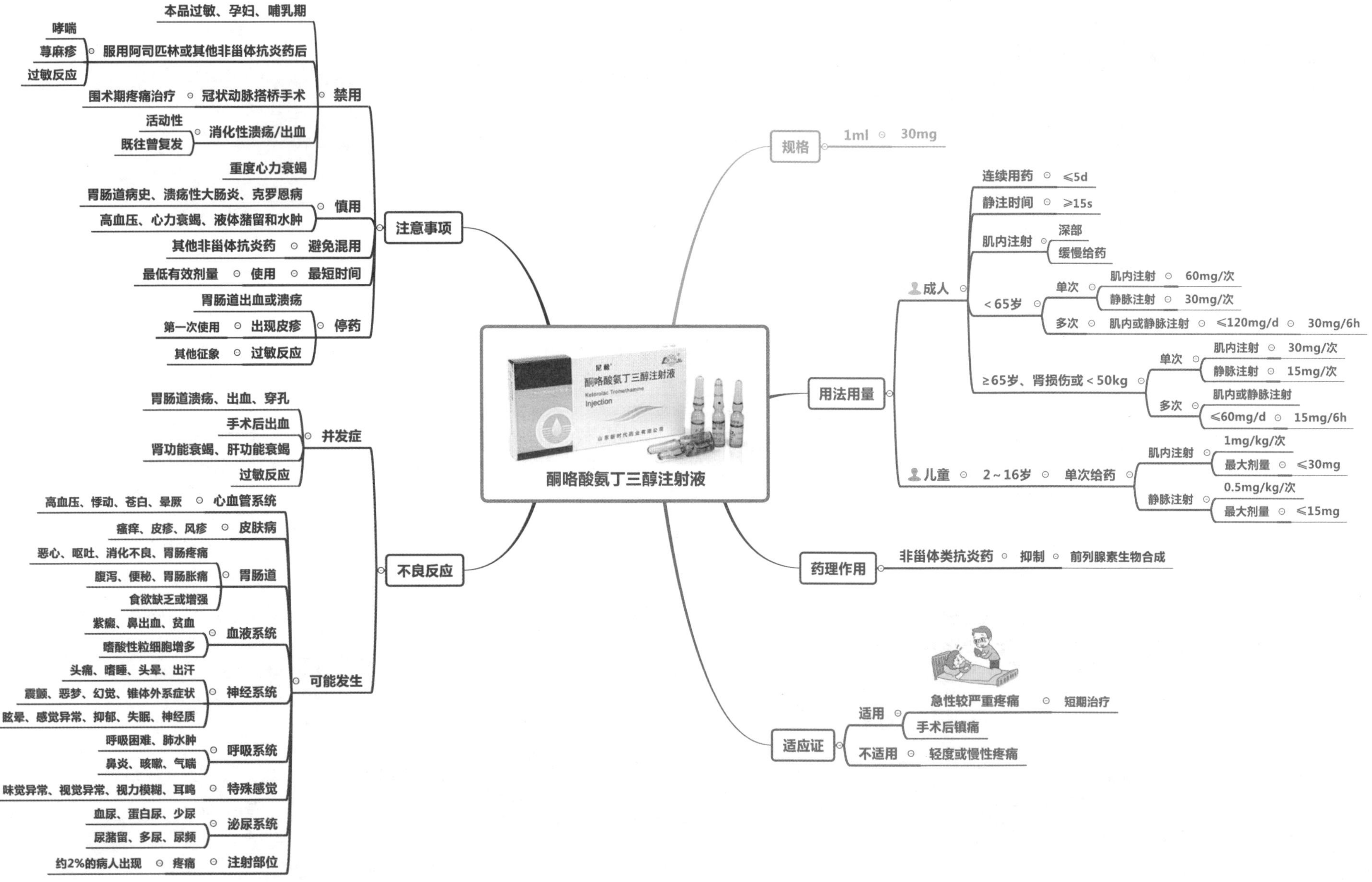
酮咯酸氨丁三醇注射液
注意事项
禁用
本品过敏、孕妇、哺乳期
服用阿司匹林或其他非甾体抗炎药后
哮喘
荨麻疹
过敏反应
冠状动脉搭桥手术
围术期疼痛治疗
消化性溃疡/出血
活动性
既往曾复发
重度心力衰竭
慎用
胃肠道病史、溃疡性大肠炎、克罗恩病
高血压、心力衰竭、液体潴留和水肿
避免混用
其他非甾体抗炎药
最短时间
使用
最低有效剂量
停药
胃肠道出血或溃疡
出现皮疹
第一次使用
过敏反应
其他征象
不良反应
并发症
胃肠道溃疡、出血、穿孔
手术后出血
肾功能衰竭、肝功能衰竭
过敏反应
可能发生
心血管系统
高血压、悸动、苍白、晕厥
皮肤病
瘙痒、皮疹、风疹
胃肠道
恶心、呕吐、消化不良、胃肠疼痛
腹泻、便秘、胃肠胀痛
食欲缺乏或增强
血液系统
紫癜、鼻出血、贫血
嗜酸性粒细胞增多
神经系统
头痛、嗜睡、头晕、出汗
震颤、恶梦、幻觉、锥体外系症状
眩晕、感觉异常、抑郁、失眠、神经质
呼吸系统
呼吸困难、肺水肿
鼻炎、咳嗽、气喘
特殊感觉
味觉异常、视觉异常、视力模糊、耳鸣
泌尿系统
血尿、蛋白尿、少尿
尿潴留、多尿、尿频
注射部位
疼痛
约2%的病人出现
规格
1ml
30mg
用法用量
成人
连续用药
≤5d
静注时间
≥15s
肌内注射
深部
缓慢给药
< 65岁
单次
肌内注射
60mg/次
静脉注射
30mg/次
多次
肌内或静脉注射
≤120mg/d
30mg/6h
≥65岁、肾损伤或< 50kg
单次
肌内注射
30mg/次
静脉注射
15mg/次
多次
肌内或静脉注射
≤60mg/d
15mg/6h
儿童
2~16岁
单次给药
肌内注射
1mg/kg/次
最大剂量
≤30mg
静脉注射
0.5mg/kg/次
最大剂量
≤15mg
药理作用
非甾体类抗炎药
抑制
前列腺素生物合成
适应证
适用
急性较严重疼痛
短期治疗
手术后镇痛
不适用
轻度或慢性疼痛
酮咯酸氨丁三醇注射液
Ketorolac Tromethamine
Injection

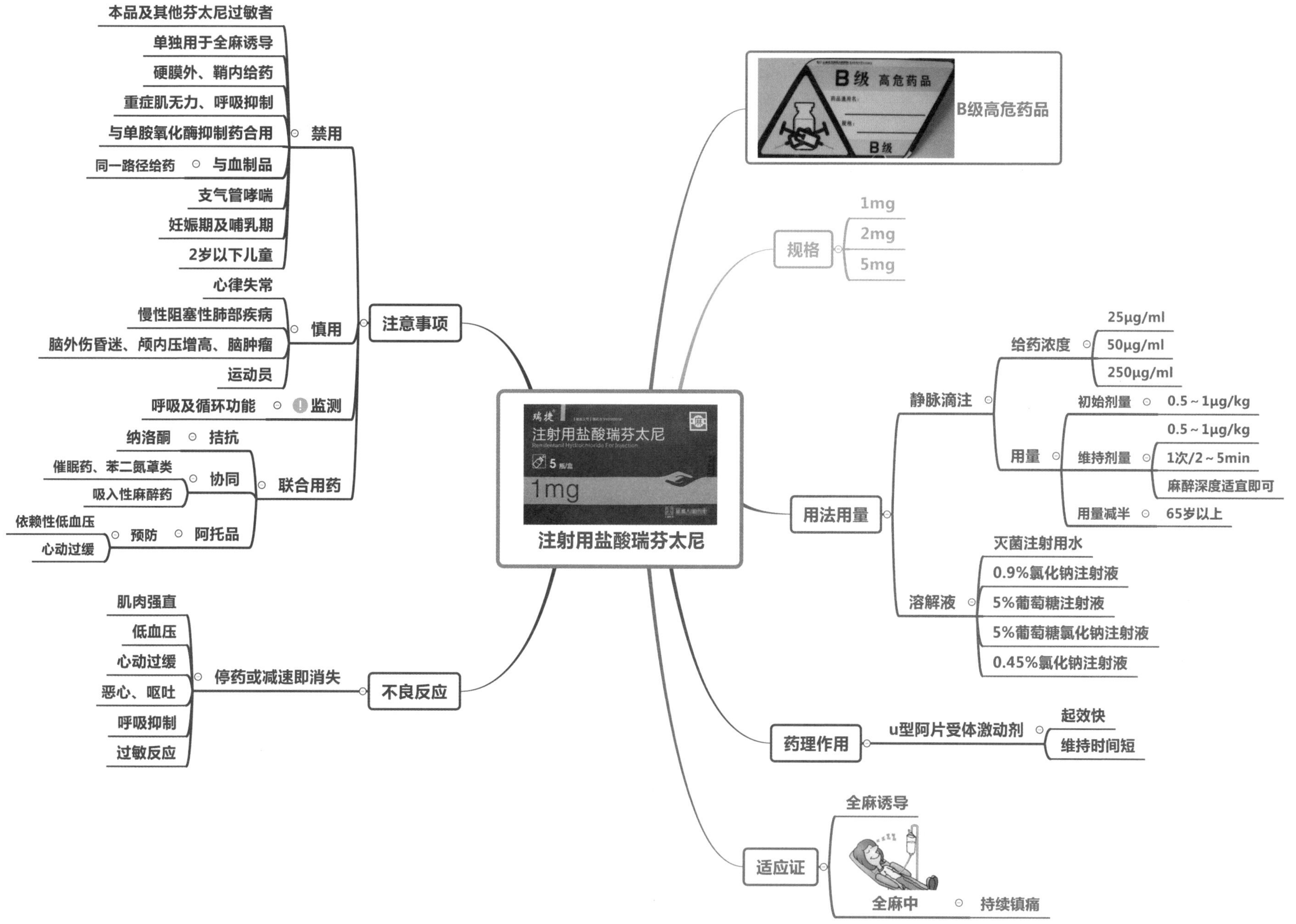
注射用盐酸瑞芬太尼
注意事项
禁用
本品及其他芬太尼过敏者
单独用于全麻诱导
硬膜外、鞘内给药
重症肌无力、呼吸抑制
与单胺氧化酶抑制药合用
与血制品
同一路径给药
支气管哮喘
妊娠期及哺乳期
2岁以下儿童
慎用
心律失常
慢性阻塞性肺部疾病
脑外伤昏迷、颅内压增高、脑肿瘤
运动员
监测
呼吸及循环功能
联合用药
拮抗
纳洛酮
协同
催眠药、苯二氮䓬类
吸入性麻醉药
阿托品
预防
依赖性低血压
心动过缓
不良反应
停药或减速即消失
肌肉强直
低血压
心动过缓
恶心、呕吐
呼吸抑制
过敏反应
B级高危药品
B级 高危药品
B级
规格
1mg
2mg
5mg
用法用量
静脉滴注
给药浓度
25μg/ml
50μg/ml
250μg/ml
用量
初始剂量
0.5～1μg/kg
维持剂量
0.5～1μg/kg
1次/2～5min
麻醉深度适宜即可
用量减半
65岁以上
溶解液
灭菌注射用水
0.9%氯化钠注射液
5%葡萄糖注射液
5%葡萄糖氯化钠注射液
0.45%氯化钠注射液
药理作用
u型阿片受体激动剂
起效快
维持时间短
适应证
全麻诱导
全麻中
持续镇痛
瑞捷
注射用盐酸瑞芬太尼
Remifentanil Hydrochloride For Injection
5 瓶/盒
1mg

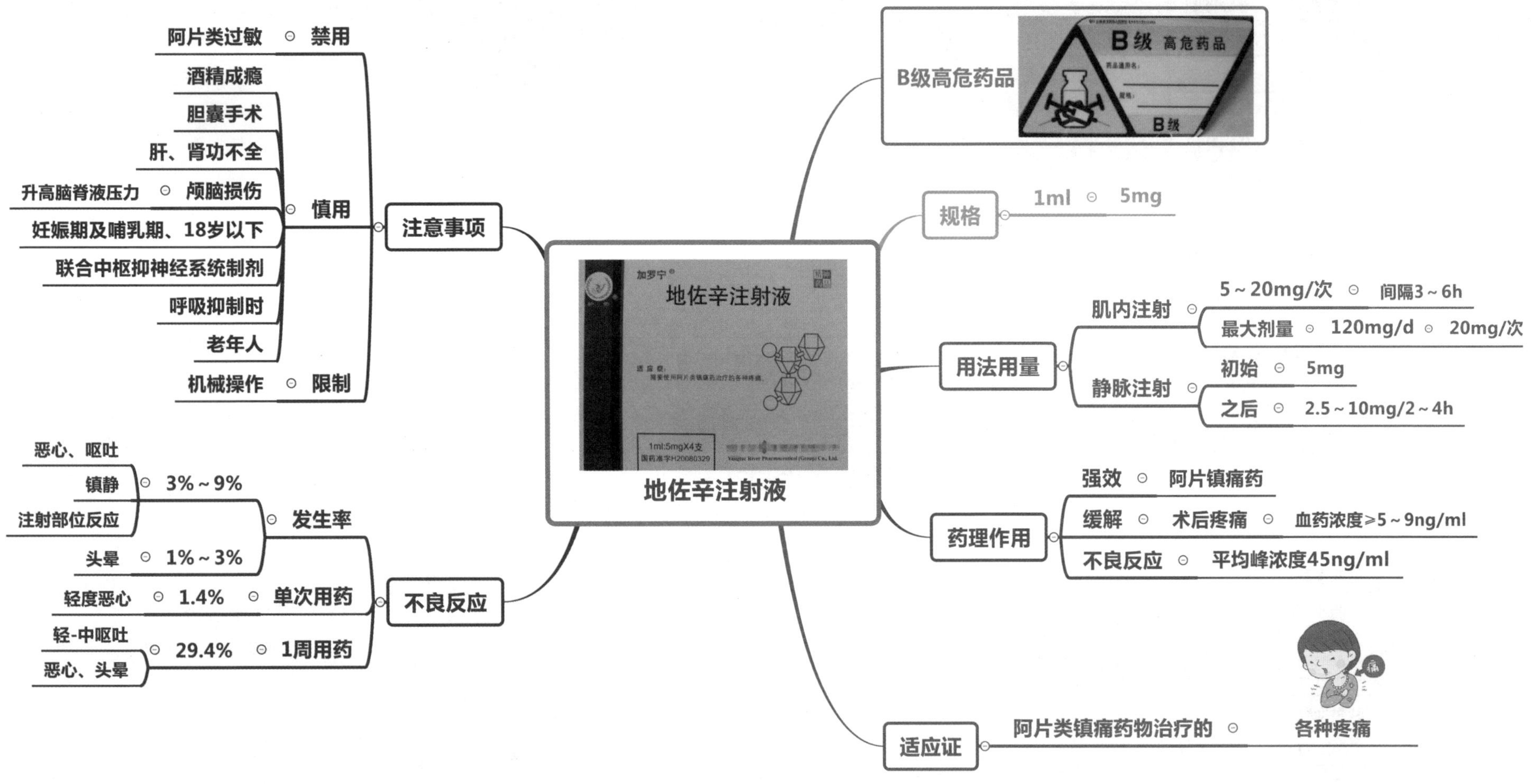
地佐辛注射液
加罗宁
地佐辛注射液
1ml:5mgX4支
国药准字H20080329
B级高危药品
B级 高危药品
B级
规格
1ml
5mg
用法用量
肌内注射
5～20mg/次
间隔3～6h
最大剂量
120mg/d
20mg/次
静脉注射
初始
5mg
之后
2.5～10mg/2～4h
药理作用
强效
阿片镇痛药
缓解
术后疼痛
血药浓度≥5～9ng/ml
不良反应
平均峰浓度45ng/ml
适应证
阿片类镇痛药物治疗的
各种疼痛
注意事项
禁用
阿片类过敏
慎用
酒精成瘾
胆囊手术
肝、肾功不全
颅脑损伤
升高脑脊液压力
妊娠期及哺乳期、18岁以下
联合中枢抑神经系统制剂
呼吸抑制时
老年人
限制
机械操作
不良反应
发生率
3%～9%
恶心、呕吐
镇静
注射部位反应
1%～3%
头晕
单次用药
1.4%
轻度恶心
1周用药
29.4%
轻-中呕吐
恶心、头晕

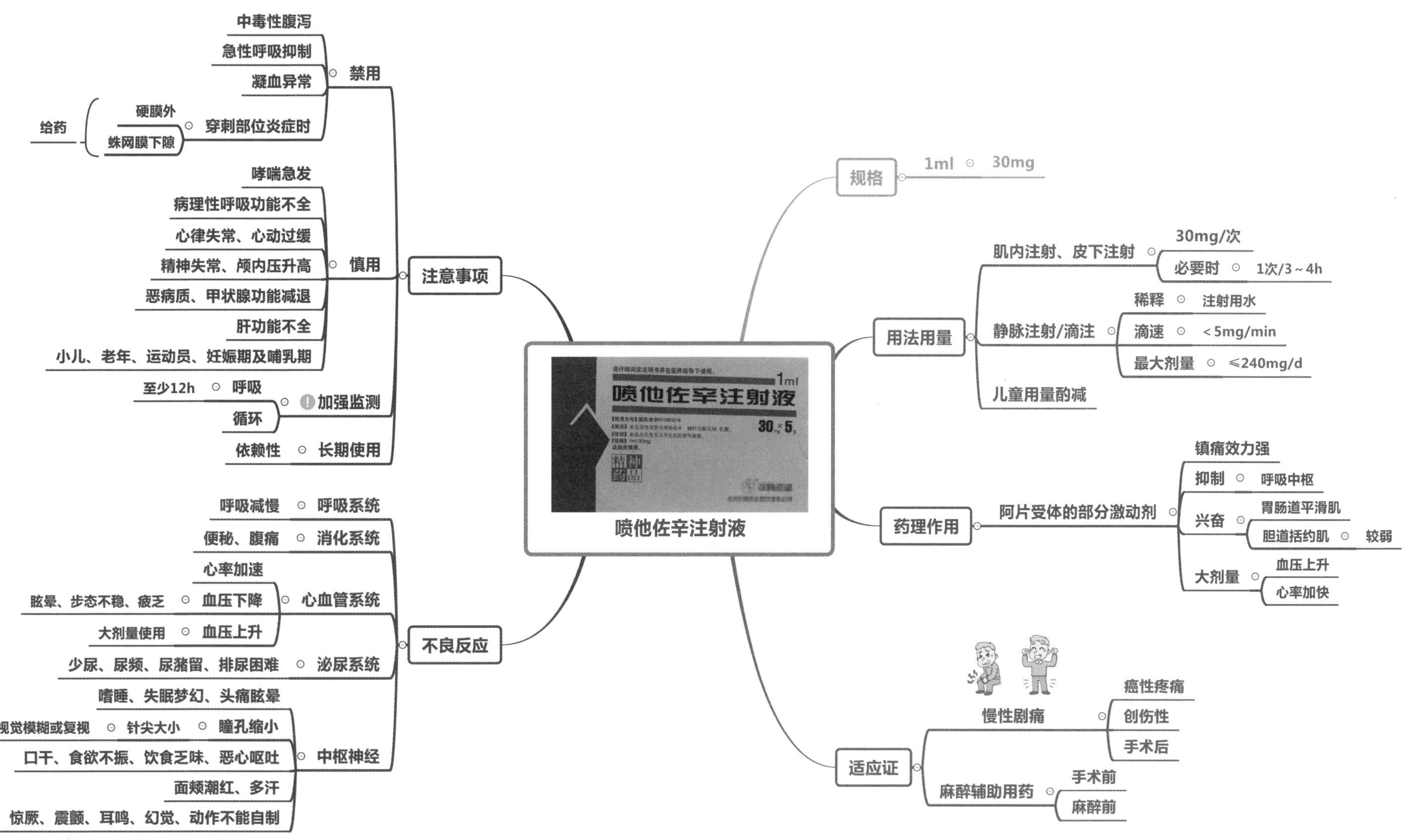

喷他佐辛注射液
请仔细阅读说明书并在医师指导下使用。
1ml
喷他佐辛注射液
30mg×5支
精神药品
规格
1ml
30mg
用法用量
肌内注射、皮下注射
30mg/次
必要时
1次/3～4h
静脉注射/滴注
稀释
注射用水
滴速
＜5mg/min
最大剂量
≤240mg/d
儿童用量酌减
药理作用
阿片受体的部分激动剂
镇痛效力强
抑制
呼吸中枢
兴奋
胃肠道平滑肌
胆道括约肌
较弱
大剂量
血压上升
心率加快
适应证
慢性剧痛
癌性疼痛
创伤性
手术后
麻醉辅助用药
手术前
麻醉前
注意事项
禁用
中毒性腹泻
急性呼吸抑制
凝血异常
穿刺部位炎症时
硬膜外
蛛网膜下隙
给药
慎用
哮喘急发
病理性呼吸功能不全
心律失常、心动过缓
精神失常、颅内压升高
恶病质、甲状腺功能减退
肝功能不全
小儿、老年、运动员、妊娠期及哺乳期
加强监测
呼吸
至少12h
循环
长期使用
依赖性
不良反应
呼吸系统
呼吸减慢
消化系统
便秘、腹痛
心血管系统
心率加速
血压下降
眩晕、步态不稳、疲乏
血压上升
大剂量使用
泌尿系统
少尿、尿频、尿潴留、排尿困难
中枢神经
嗜睡、失眠梦幻、头痛眩晕
瞳孔缩小
针尖大小
视觉模糊或复视
口干、食欲不振、饮食乏味、恶心呕吐
面颊潮红、多汗
惊厥、震颤、耳鸣、幻觉、动作不能自制

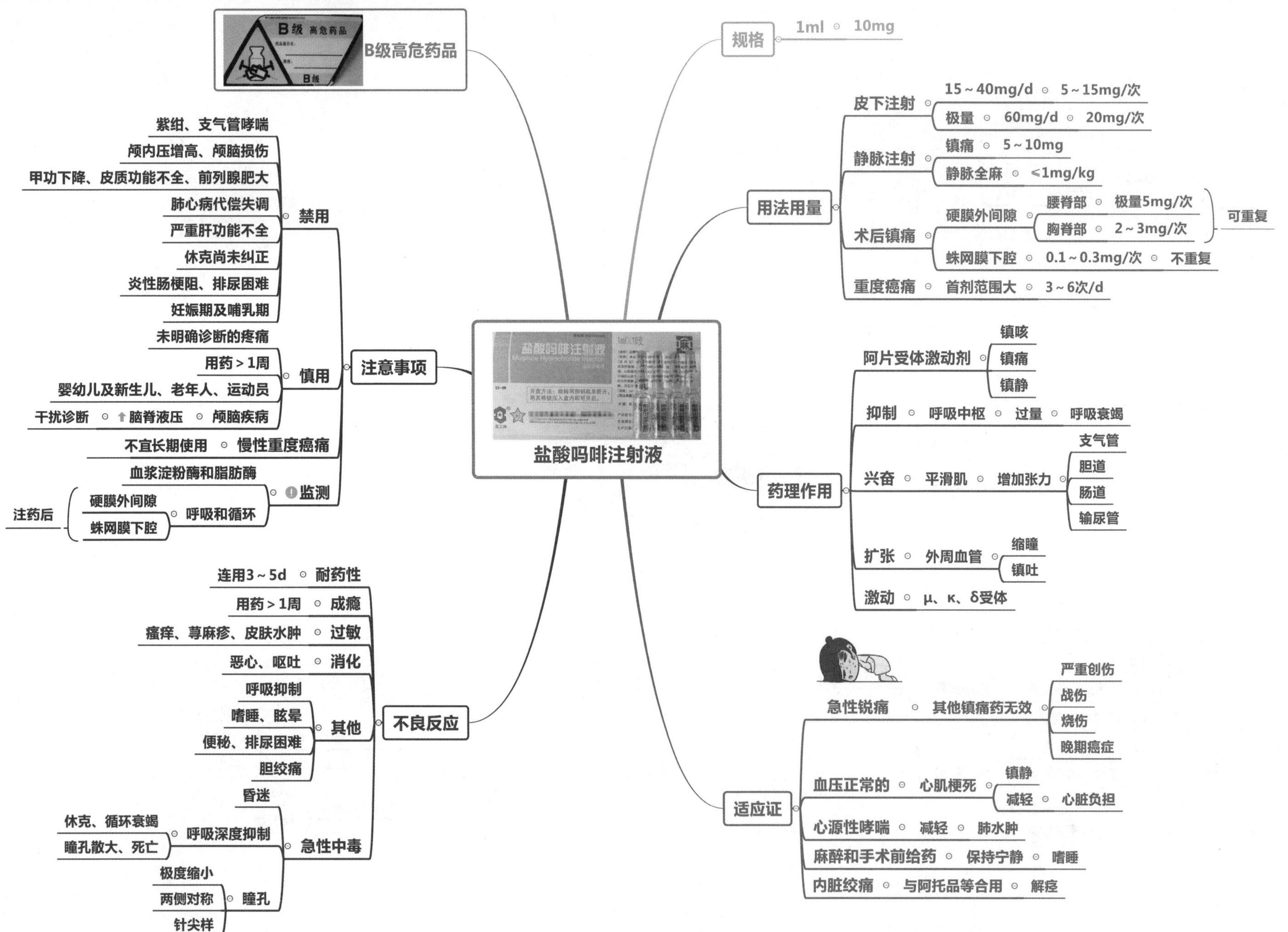
盐酸吗啡注射液
B级高危药品
B级 高危药品
规格
1ml
10mg
用法用量
皮下注射
15～40mg/d
5～15mg/次
极量
60mg/d
20mg/次
静脉注射
镇痛
5～10mg
静脉全麻
≤1mg/kg
术后镇痛
硬膜外间隙
腰脊部
极量5mg/次
胸脊部
2～3mg/次
可重复
蛛网膜下腔
0.1～0.3mg/次
不重复
重度癌痛
首剂范围大
3～6次/d
药理作用
阿片受体激动剂
镇咳
镇痛
镇静
抑制
呼吸中枢
过量
呼吸衰竭
兴奋
平滑肌
增加张力
支气管
胆道
肠道
输尿管
扩张
外周血管
缩瞳
镇吐
激动
μ、κ、δ受体
适应证
急性锐痛
其他镇痛药无效
严重创伤
战伤
烧伤
晚期癌症
血压正常的
心肌梗死
镇静
减轻
心脏负担
心源性哮喘
减轻
肺水肿
麻醉和手术前给药
保持宁静
嗜睡
内脏绞痛
与阿托品等合用
解痉
注意事项
禁用
紫绀、支气管哮喘
颅内压增高、颅脑损伤
甲功下降、皮质功能不全、前列腺肥大
肺心病代偿失调
严重肝功能不全
休克尚未纠正
炎性肠梗阻、排尿困难
妊娠期及哺乳期
慎用
未明确诊断的疼痛
用药＞1周
婴幼儿及新生儿、老年人、运动员
干扰诊断
↑脑脊液压
颅脑疾病
不宜长期使用
慢性重度癌痛
监测
血浆淀粉酶和脂肪酶
呼吸和循环
硬膜外间隙
蛛网膜下腔
注药后
不良反应
耐药性
连用3～5d
成瘾
用药＞1周
过敏
瘙痒、荨麻疹、皮肤水肿
消化
恶心、呕吐
其他
呼吸抑制
嗜睡、眩晕
便秘、排尿困难
胆绞痛
急性中毒
昏迷
呼吸深度抑制
休克、循环衰竭
瞳孔散大、死亡
瞳孔
极度缩小
两侧对称
针尖样

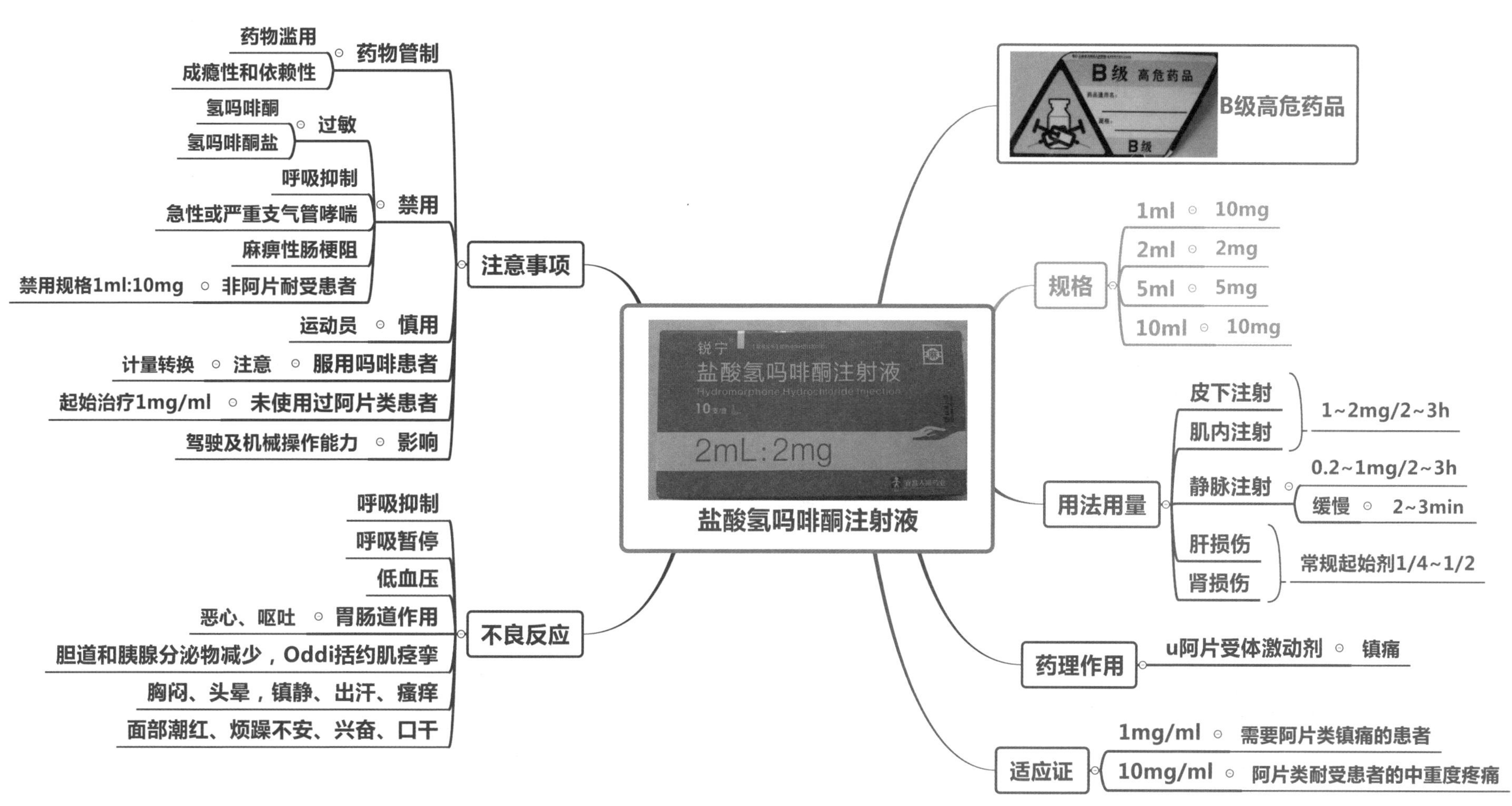
盐酸氢吗啡酮注射液
锐宁
盐酸氢吗啡酮注射液
Hydromorphone Hydrochloride Injection
2mL:2mg
B级 高危药品
B级
B级高危药品
规格
1ml 10mg
2ml 2mg
5ml 5mg
10ml 10mg
用法用量
皮下注射
肌内注射
1~2mg/2~3h
静脉注射
0.2~1mg/2~3h
缓慢 2~3min
肝损伤
肾损伤
常规起始剂1/4~1/2
药理作用
u阿片受体激动剂 镇痛
适应证
1mg/ml 需要阿片类镇痛的患者
10mg/ml 阿片类耐受患者的中重度疼痛
注意事项
药物管制
药物滥用
成瘾性和依赖性
禁用
过敏
氢吗啡酮
氢吗啡酮盐
呼吸抑制
急性或严重支气管哮喘
麻痹性肠梗阻
非阿片耐受患者
禁用规格1ml:10mg
慎用
运动员
服用吗啡患者
注意
计量转换
未使用过阿片类患者
起始治疗1mg/ml
影响
驾驶及机械操作能力
不良反应
呼吸抑制
呼吸暂停
低血压
胃肠道作用
恶心、呕吐
胆道和胰腺分泌物减少，Oddi括约肌痉挛
胸闷、头晕，镇静、出汗、瘙痒
面部潮红、烦躁不安、兴奋、口干

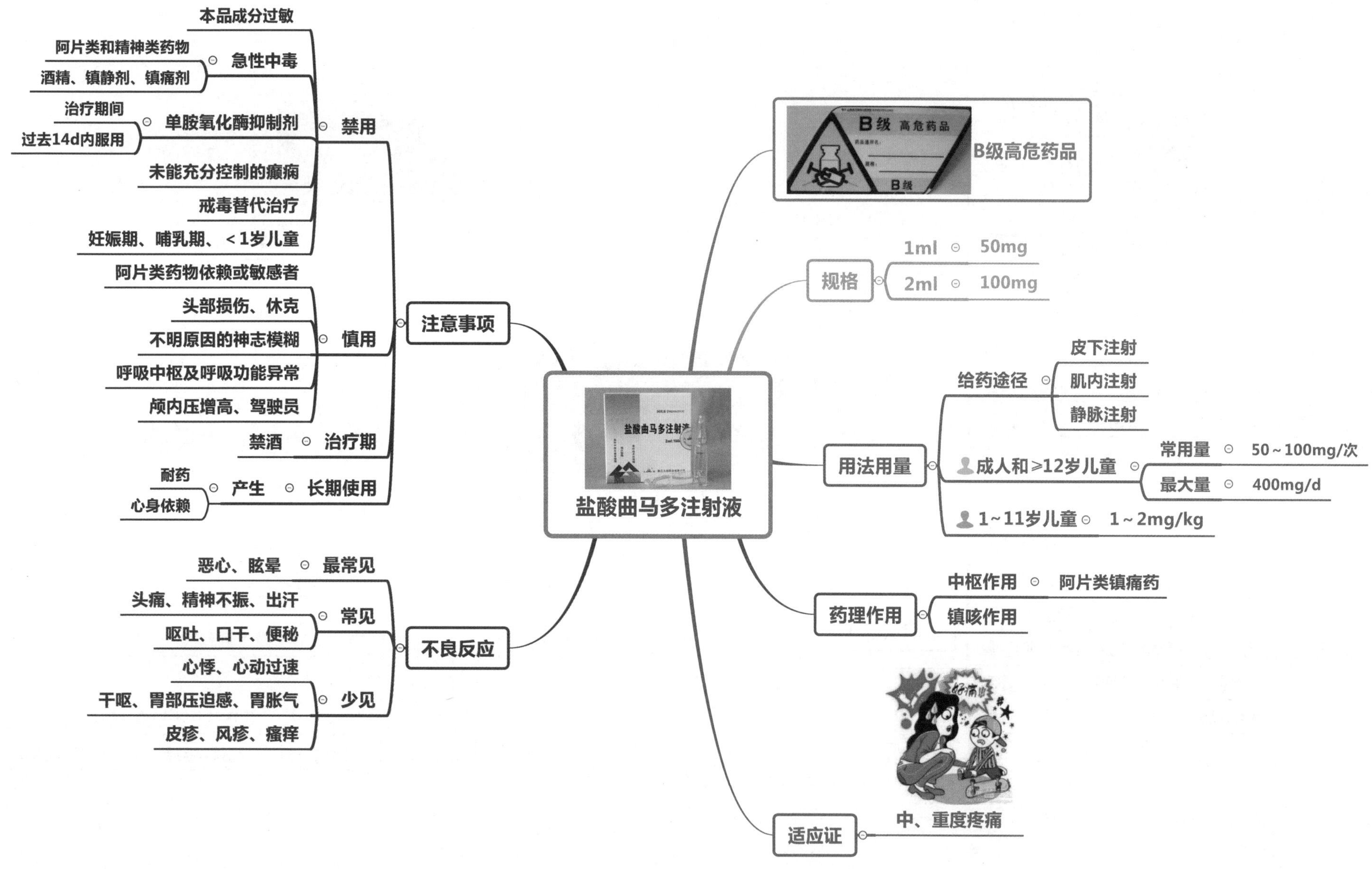

盐酸曲马多注射液
B级 高危药品
B级
B级高危药品
规格
1ml 50mg
2ml 100mg
用法用量
给药途径
皮下注射
肌内注射
静脉注射
成人和≥12岁儿童
常用量 50~100mg/次
最大量 400mg/d
1~11岁儿童 1~2mg/kg
药理作用
中枢作用 阿片类镇痛药
镇咳作用
适应证
好痛!!
中、重度疼痛
注意事项
禁用
本品成分过敏
急性中毒
阿片类和精神类药物
酒精、镇静剂、镇痛剂
单胺氧化酶抑制剂
治疗期间
过去14d内服用
未能充分控制的癫痫
戒毒替代治疗
妊娠期、哺乳期、<1岁儿童
慎用
阿片类药物依赖或敏感者
头部损伤、休克
不明原因的神志模糊
呼吸中枢及呼吸功能异常
颅内压增高、驾驶员
治疗期 禁酒
长期使用 产生
耐药
心身依赖
不良反应
最常见 恶心、眩晕
常见
头痛、精神不振、出汗
呕吐、口干、便秘
少见
心悸、心动过速
干呕、胃部压迫感、胃胀气
皮疹、风疹、瘙痒

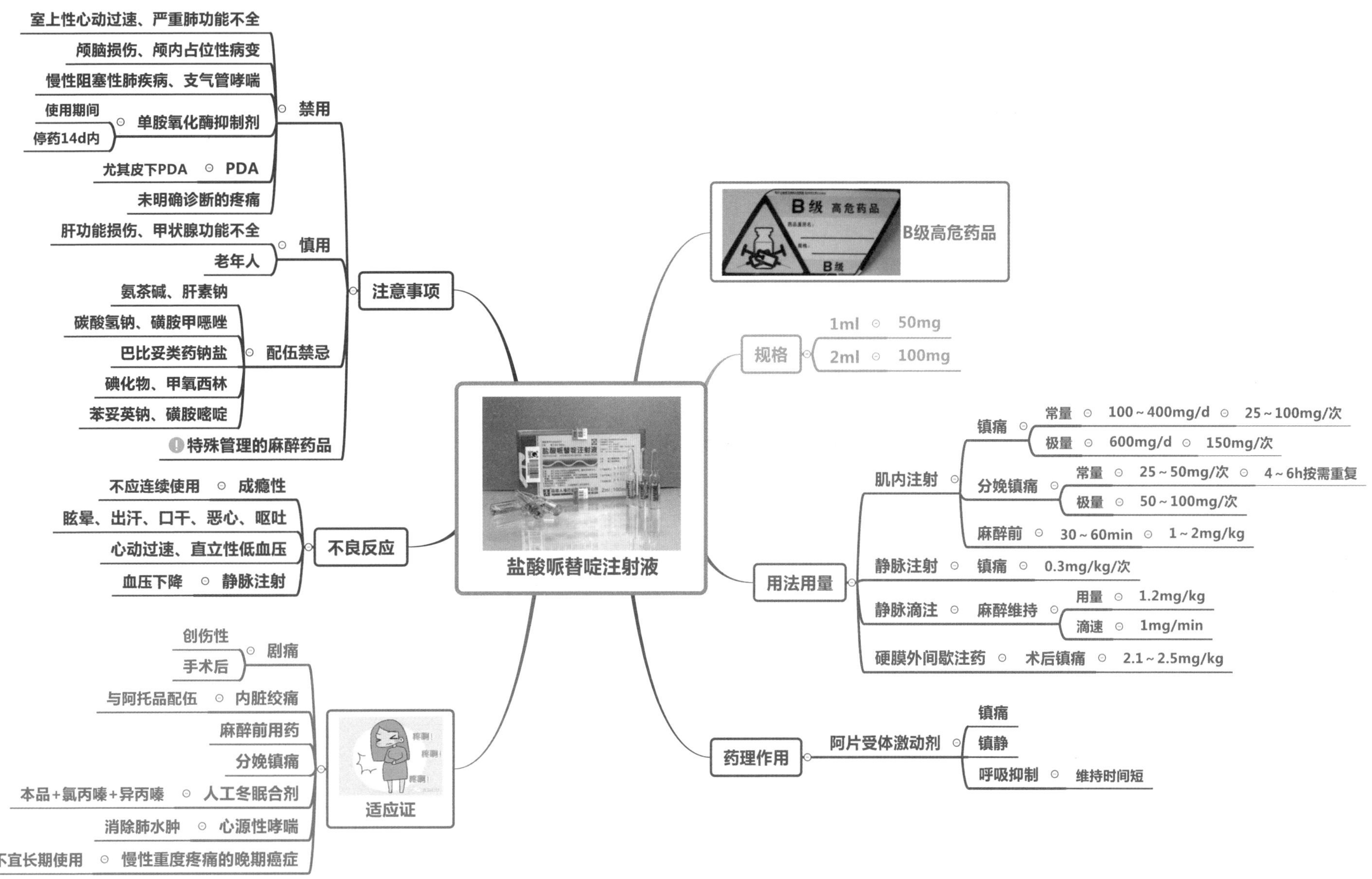

盐酸哌替啶注射液
注意事项
禁用
室上性心动过速、严重肺功能不全
颅脑损伤、颅内占位性病变
慢性阻塞性肺疾病、支气管哮喘
单胺氧化酶抑制剂
使用期间
停药14d内
PDA
尤其皮下PDA
未明确诊断的疼痛
慎用
肝功能损伤、甲状腺功能不全
老年人
配伍禁忌
氨茶碱、肝素钠
碳酸氢钠、磺胺甲噁唑
巴比妥类药钠盐
碘化物、甲氧西林
苯妥英钠、磺胺嘧啶
特殊管理的麻醉药品
不良反应
成瘾性
不应连续使用
眩晕、出汗、口干、恶心、呕吐
心动过速、直立性低血压
静脉注射
血压下降
适应证
剧痛
创伤性
手术后
内脏绞痛
与阿托品配伍
麻醉前用药
分娩镇痛
人工冬眠合剂
本品+氯丙嗪+异丙嗪
心源性哮喘
消除肺水肿
慢性重度疼痛的晚期癌症
不宜长期使用
B级高危药品
B级 高危药品
B级
规格
1ml 50mg
2ml 100mg
用法用量
肌内注射
镇痛
常量 100~400mg/d 25~100mg/次
极量 600mg/d 150mg/次
分娩镇痛
常量 25~50mg/次 4~6h按需重复
极量 50~100mg/次
麻醉前 30~60min 1~2mg/kg
静脉注射 镇痛 0.3mg/kg/次
静脉滴注 麻醉维持
用量 1.2mg/kg
滴速 1mg/min
硬膜外间歇注药 术后镇痛 2.1~2.5mg/kg
药理作用
阿片受体激动剂
镇痛
镇静
呼吸抑制 维持时间短
疼啊！
疼啊！
疼啊！
盐酸哌替啶注射液

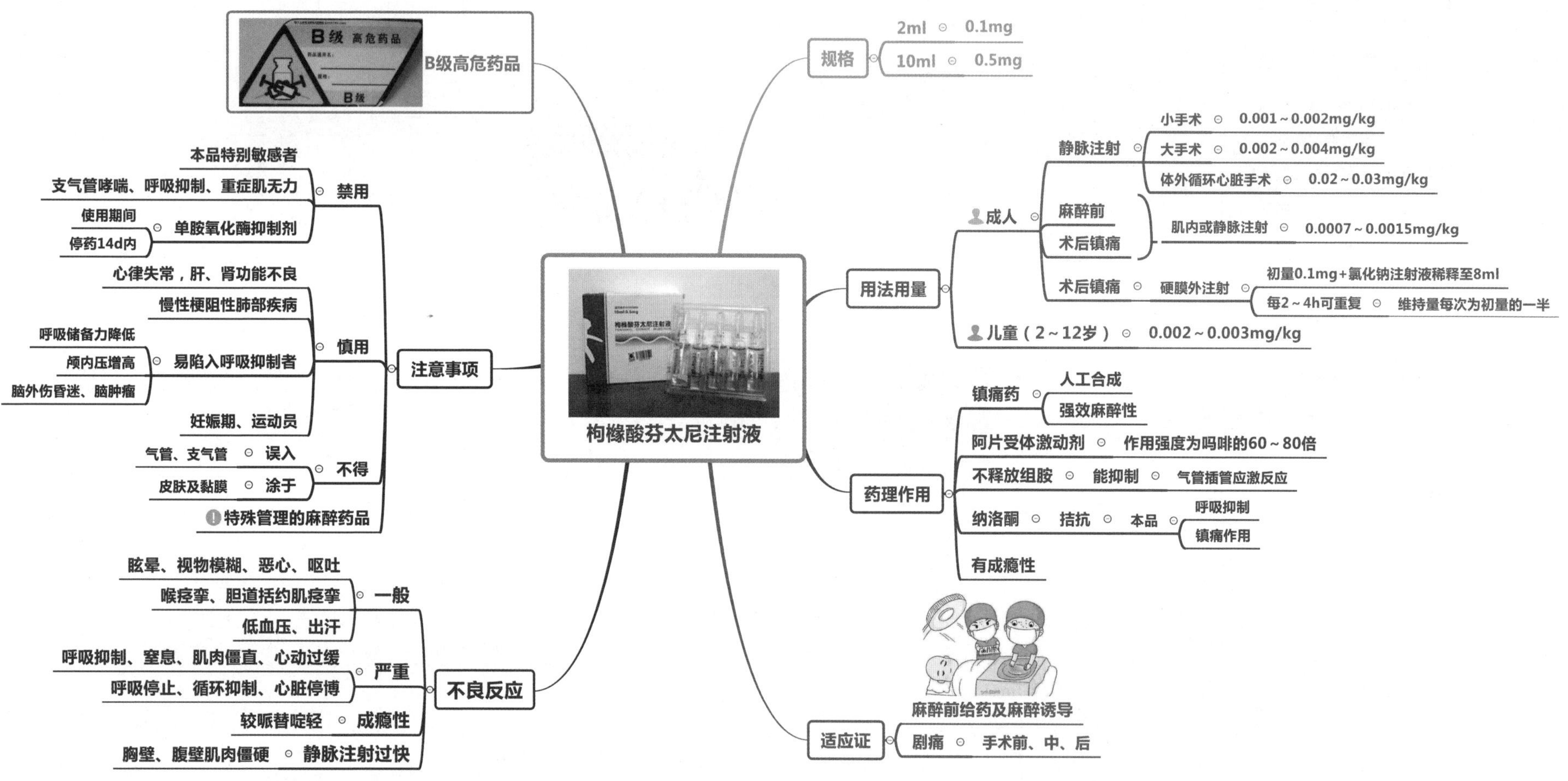
枸橼酸芬太尼注射液
B级 高危药品
B级
B级高危药品
规格
2ml 0.1mg
10ml 0.5mg
用法用量
成人
静脉注射
小手术 0.001～0.002mg/kg
大手术 0.002～0.004mg/kg
体外循环心脏手术 0.02～0.03mg/kg
麻醉前
术后镇痛
肌内或静脉注射 0.0007～0.0015mg/kg
术后镇痛 硬膜外注射
初量0.1mg+氯化钠注射液稀释至8ml
每2～4h可重复 维持量每次为初量的一半
儿童（2～12岁） 0.002～0.003mg/kg
药理作用
镇痛药
人工合成
强效麻醉性
阿片受体激动剂 作用强度为吗啡的60～80倍
不释放组胺 能抑制 气管插管应激反应
纳洛酮 拮抗 本品
呼吸抑制
镇痛作用
有成瘾性
适应证
麻醉前给药及麻醉诱导
剧痛 手术前、中、后
注意事项
禁用
本品特别敏感者
支气管哮喘、呼吸抑制、重症肌无力
单胺氧化酶抑制剂
使用期间
停药14d内
慎用
心律失常，肝、肾功能不良
慢性梗阻性肺部疾病
易陷入呼吸抑制者
呼吸储备力降低
颅内压增高
脑外伤昏迷、脑肿瘤
妊娠期、运动员
不得
气管、支气管 误入
皮肤及黏膜 涂于
特殊管理的麻醉药品
不良反应
一般
眩晕、视物模糊、恶心、呕吐
喉痉挛、胆道括约肌痉挛
低血压、出汗
严重
呼吸抑制、窒息、肌肉僵直、心动过缓
呼吸停止、循环抑制、心脏停博
较哌替啶轻 成瘾性
胸壁、腹壁肌肉僵硬 静脉注射过快

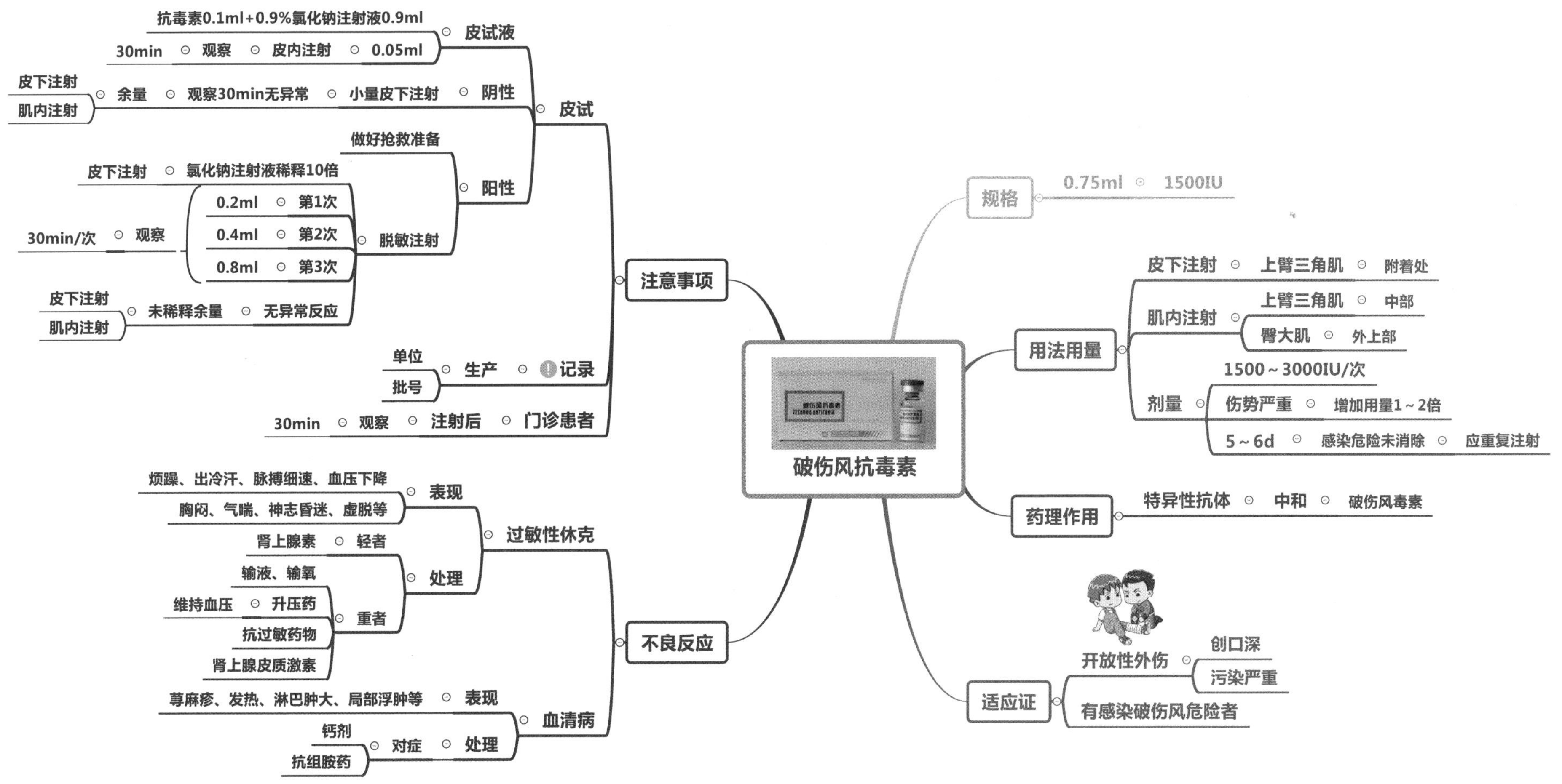
破伤风抗毒素
规格
0.75ml
1500IU
用法用量
皮下注射
上臂三角肌
附着处
肌内注射
上臂三角肌
中部
臀大肌
外上部
剂量
1500~3000IU/次
伤势严重
增加用量1~2倍
5~6d
感染危险未消除
应重复注射
药理作用
特异性抗体
中和
破伤风毒素
适应证
开放性外伤
创口深
污染严重
有感染破伤风危险者
注意事项
皮试
皮试液
抗毒素0.1ml+0.9%氯化钠注射液0.9ml
0.05ml
皮内注射
观察
30min
阴性
小量皮下注射
观察30min无异常
余量
皮下注射
肌内注射
阳性
做好抢救准备
脱敏注射
氯化钠注射液稀释10倍
皮下注射
第1次
0.2ml
第2次
0.4ml
第3次
0.8ml
观察
30min/次
无异常反应
未稀释余量
皮下注射
肌内注射
记录
生产
单位
批号
门诊患者
注射后
观察
30min
不良反应
过敏性休克
表现
烦躁、出冷汗、脉搏细速、血压下降
胸闷、气喘、神志昏迷、虚脱等
处理
轻者
肾上腺素
重者
输液、输氧
升压药
维持血压
抗过敏药物
肾上腺皮质激素
血清病
表现
荨麻疹、发热、淋巴肿大、局部浮肿等
处理
对症
钙剂
抗组胺药

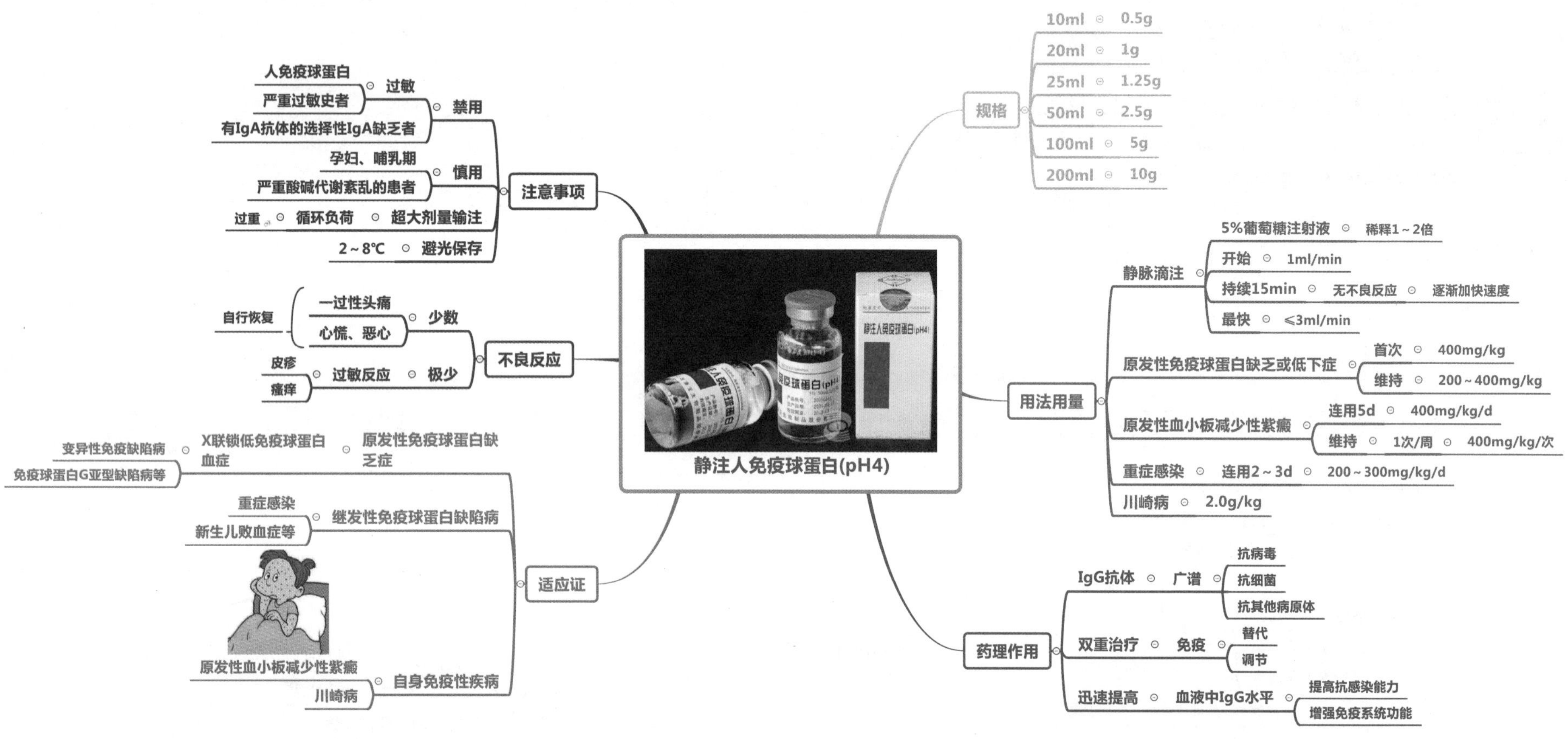
静注人免疫球蛋白(pH4)
规格
10ml 0.5g
20ml 1g
25ml 1.25g
50ml 2.5g
100ml 5g
200ml 10g
用法用量
静脉滴注
5%葡萄糖注射液 稀释1～2倍
开始 1ml/min
持续15min 无不良反应 逐渐加快速度
最快 ≤3ml/min
原发性免疫球蛋白缺乏或低下症
首次 400mg/kg
维持 200～400mg/kg
原发性血小板减少性紫癜
连用5d 400mg/kg/d
维持 1次/周 400mg/kg/次
重症感染 连用2～3d 200～300mg/kg/d
川崎病 2.0g/kg
药理作用
IgG抗体 广谱
抗病毒
抗细菌
抗其他病原体
双重治疗 免疫
替代
调节
迅速提高 血液中IgG水平
提高抗感染能力
增强免疫系统功能
注意事项
禁用
过敏
人免疫球蛋白
严重过敏史者
有IgA抗体的选择性IgA缺乏者
慎用
孕妇、哺乳期
严重酸碱代谢紊乱的患者
超大剂量输注 循环负荷 过重
避光保存 2～8℃
不良反应
少数
一过性头痛
心慌、恶心
自行恢复
极少 过敏反应
皮疹
瘙痒
适应证
原发性免疫球蛋白缺乏症
X联锁低免疫球蛋白血症
变异性免疫缺陷病
免疫球蛋白G亚型缺陷病等
继发性免疫球蛋白缺陷病
重症感染
新生儿败血症等
自身免疫性疾病
原发性血小板减少性紫癜
川崎病

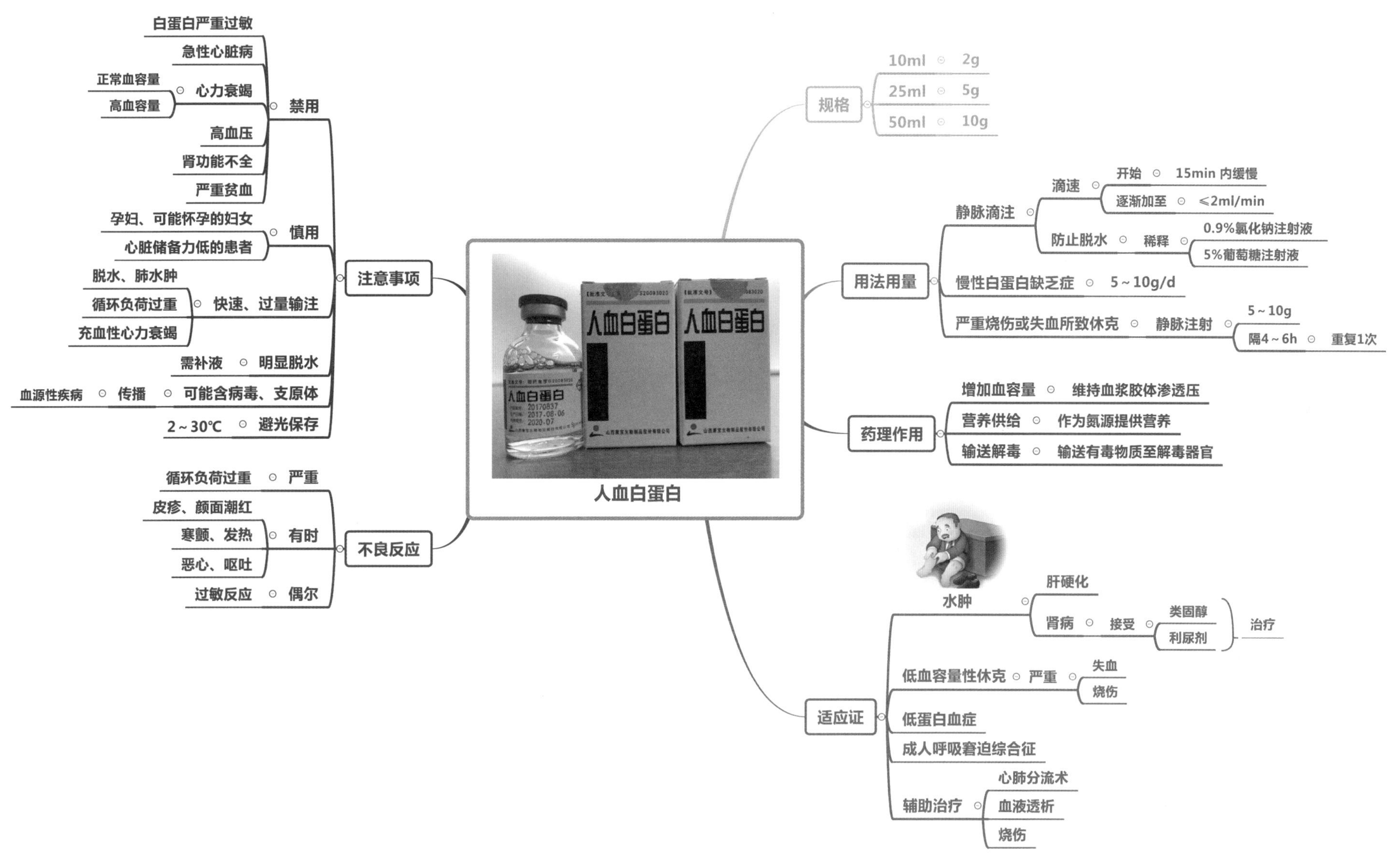
人血白蛋白
规格
10ml 2g
25ml 5g
50ml 10g
用法用量
静脉滴注
滴速
开始 15min 内缓慢
逐渐加至 ≤2ml/min
防止脱水 稀释
0.9%氯化钠注射液
5%葡萄糖注射液
慢性白蛋白缺乏症 5~10g/d
严重烧伤或失血所致休克 静脉注射
5~10g
隔4~6h 重复1次
药理作用
增加血容量 维持血浆胶体渗透压
营养供给 作为氮源提供营养
输送解毒 输送有毒物质至解毒器官
适应证
水肿
肝硬化
肾病 接受
类固醇
利尿剂
治疗
低血容量性休克 严重
失血
烧伤
低蛋白血症
成人呼吸窘迫综合征
辅助治疗
心肺分流术
血液透析
烧伤
注意事项
禁用
白蛋白严重过敏
急性心脏病
心力衰竭
正常血容量
高血容量
高血压
肾功能不全
严重贫血
慎用
孕妇、可能怀孕的妇女
心脏储备力低的患者
快速、过量输注
脱水、肺水肿
循环负荷过重
充血性心力衰竭
明显脱水 需补液
可能含病毒、支原体 传播 血源性疾病
避光保存 2~30℃
不良反应
严重 循环负荷过重
有时
皮疹、颜面潮红
寒颤、发热
恶心、呕吐
偶尔 过敏反应

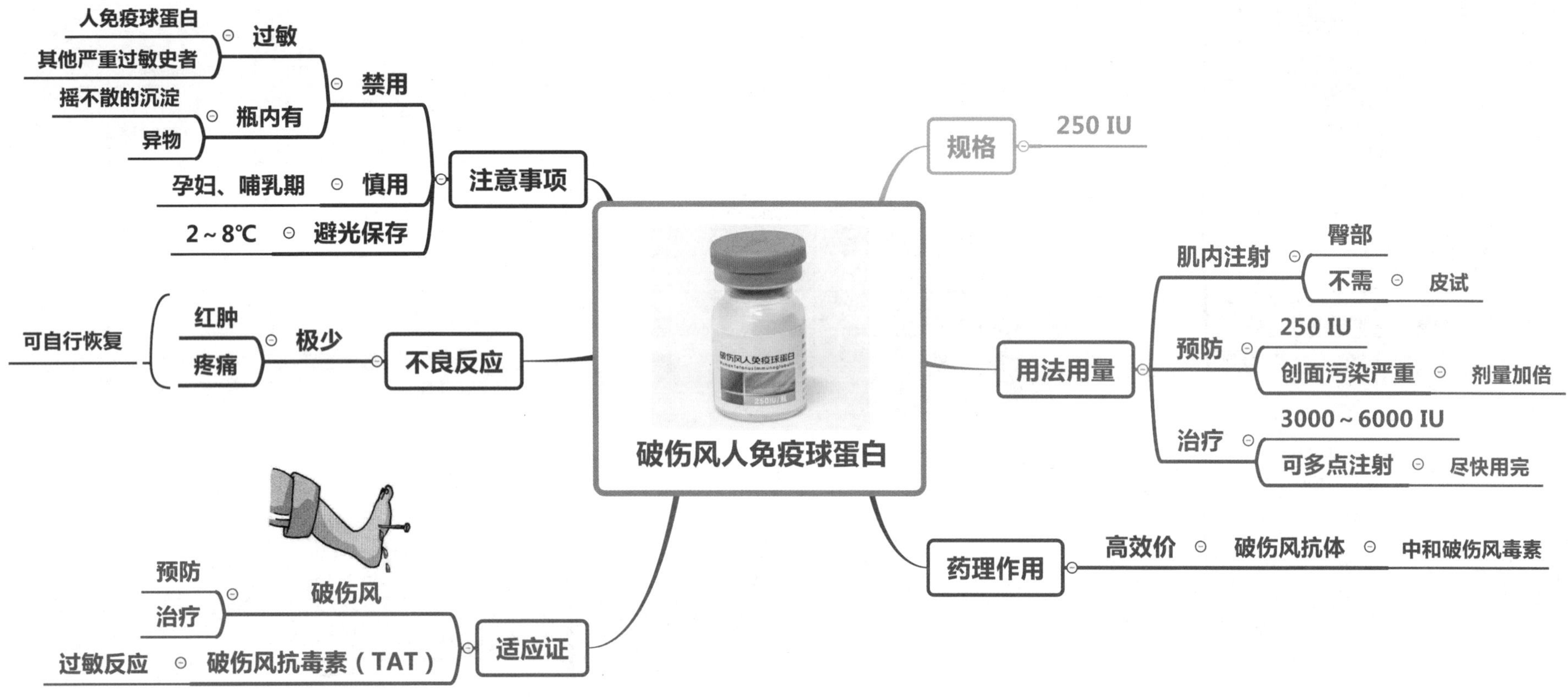
破伤风人免疫球蛋白
规格
250 IU
用法用量
肌内注射
臀部
不需
皮试
预防
250 IU
创面污染严重
剂量加倍
治疗
3000～6000 IU
可多点注射
尽快用完
药理作用
高效价
破伤风抗体
中和破伤风毒素
适应证
破伤风
预防
治疗
破伤风抗毒素（TAT）
过敏反应
不良反应
极少
红肿
疼痛
可自行恢复
注意事项
禁用
过敏
人免疫球蛋白
其他严重过敏史者
瓶内有
摇不散的沉淀
异物
慎用
孕妇、哺乳期
避光保存
2～8℃

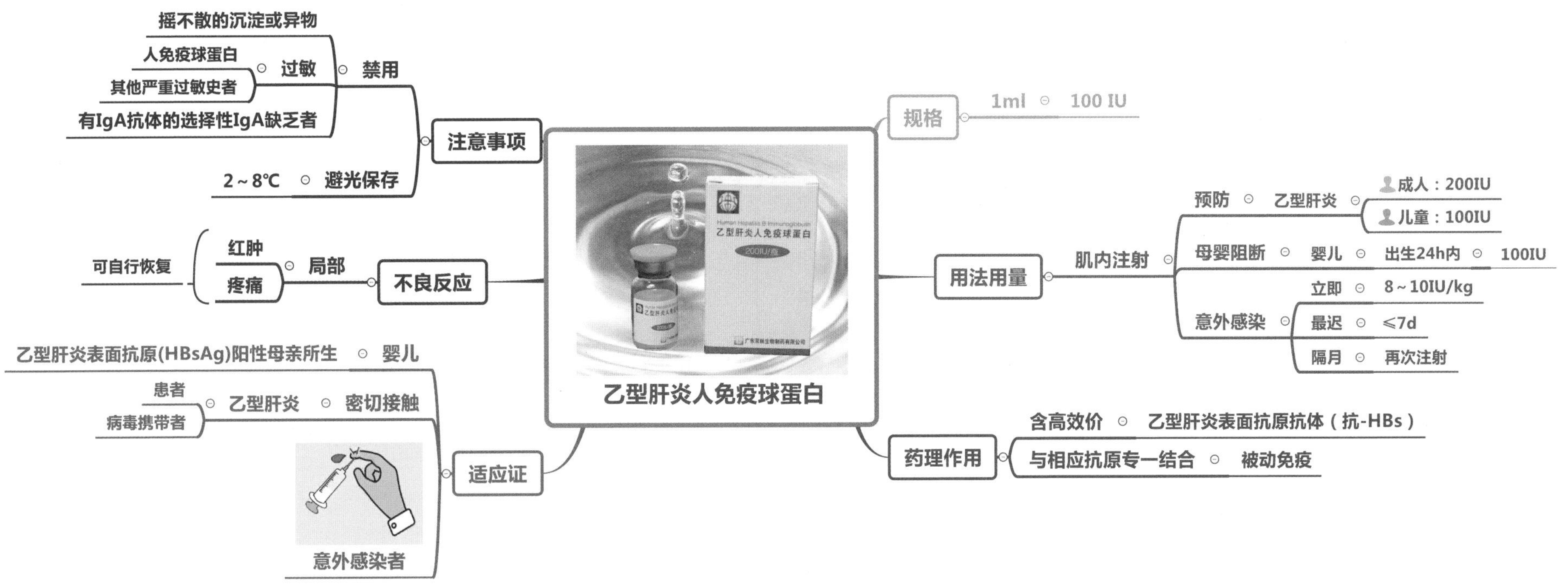
乙型肝炎人免疫球蛋白
规格
1ml
100 IU
用法用量
肌内注射
预防
乙型肝炎
成人：200IU
儿童：100IU
母婴阻断
婴儿
出生24h内
100IU
意外感染
立即
8～10IU/kg
最迟
≤7d
隔月
再次注射
药理作用
含高效价
乙型肝炎表面抗原抗体（抗-HBs）
与相应抗原专一结合
被动免疫
注意事项
禁用
摇不散的沉淀或异物
过敏
人免疫球蛋白
其他严重过敏史者
有IgA抗体的选择性IgA缺乏者
避光保存
2～8℃
不良反应
局部
红肿
疼痛
可自行恢复
适应证
婴儿
乙型肝炎表面抗原(HBsAg)阳性母亲所生
密切接触
乙型肝炎
患者
病毒携带者
意外感染者

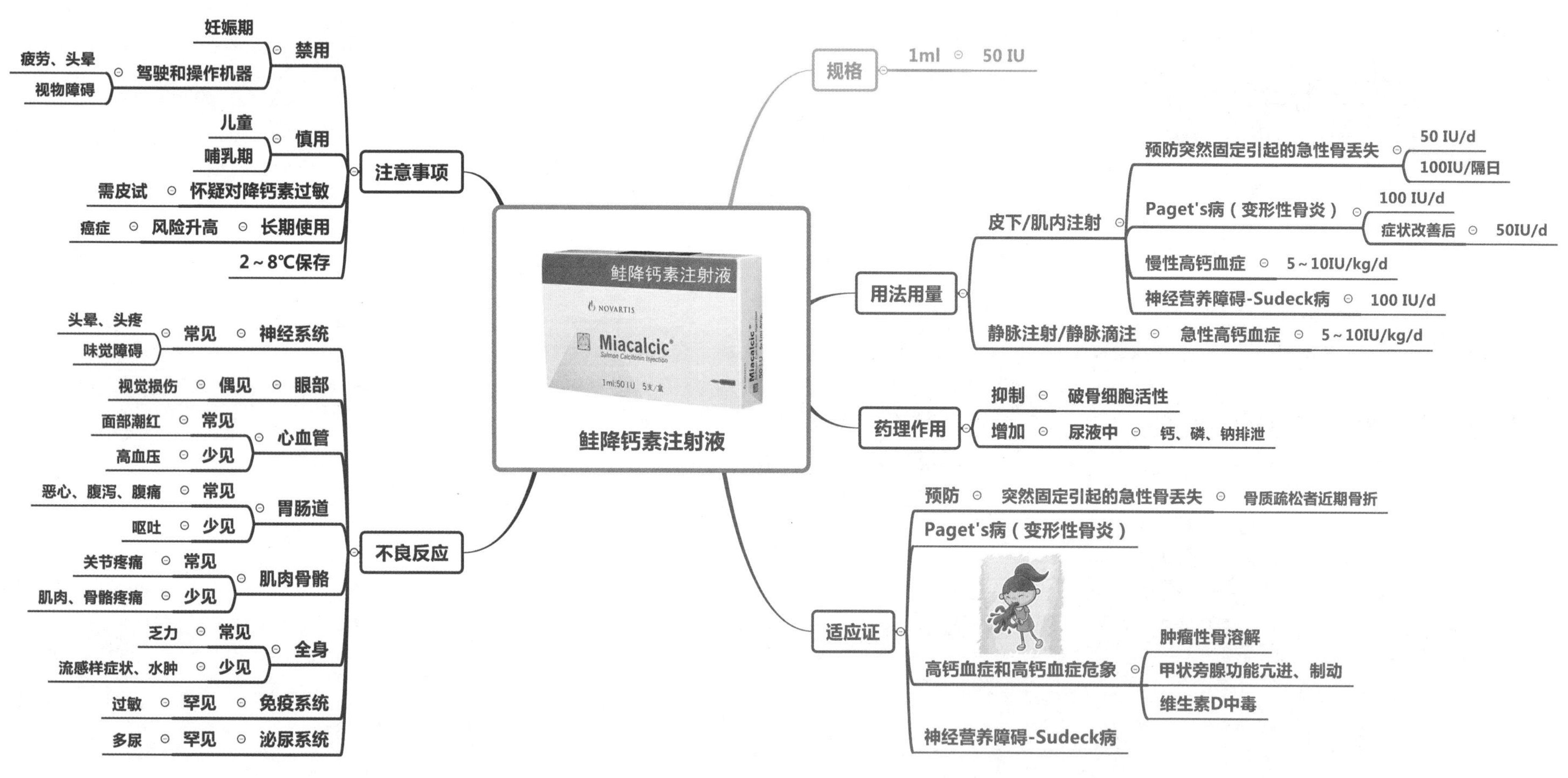

鲑降钙素注射液
注意事项
禁用
妊娠期
驾驶和操作机器
疲劳、头晕
视物障碍
慎用
儿童
哺乳期
怀疑对降钙素过敏
需皮试
长期使用
风险升高
癌症
2～8℃保存
不良反应
神经系统
常见
头晕、头疼
味觉障碍
眼部
偶见
视觉损伤
心血管
常见
面部潮红
少见
高血压
胃肠道
常见
恶心、腹泻、腹痛
少见
呕吐
肌肉骨骼
常见
关节疼痛
少见
肌肉、骨骼疼痛
全身
常见
乏力
少见
流感样症状、水肿
免疫系统
罕见
过敏
泌尿系统
罕见
多尿
规格
1ml
50 IU
用法用量
皮下/肌内注射
预防突然固定引起的急性骨丢失
50 IU/d
100IU/隔日
Paget's病（变形性骨炎）
100 IU/d
症状改善后
50IU/d
慢性高钙血症
5～10IU/kg/d
神经营养障碍-Sudeck病
100 IU/d
静脉注射/静脉滴注
急性高钙血症
5～10IU/kg/d
药理作用
抑制
破骨细胞活性
增加
尿液中
钙、磷、钠排泄
适应证
预防
突然固定引起的急性骨丢失
骨质疏松者近期骨折
Paget's病（变形性骨炎）
高钙血症和高钙血症危象
肿瘤性骨溶解
甲状旁腺功能亢进、制动
维生素D中毒
神经营养障碍-Sudeck病
鲑降钙素注射液
NOVARTIS
Miacalcic®
Salmon Calcitonin Injection
1ml:50 IU 5支/盒

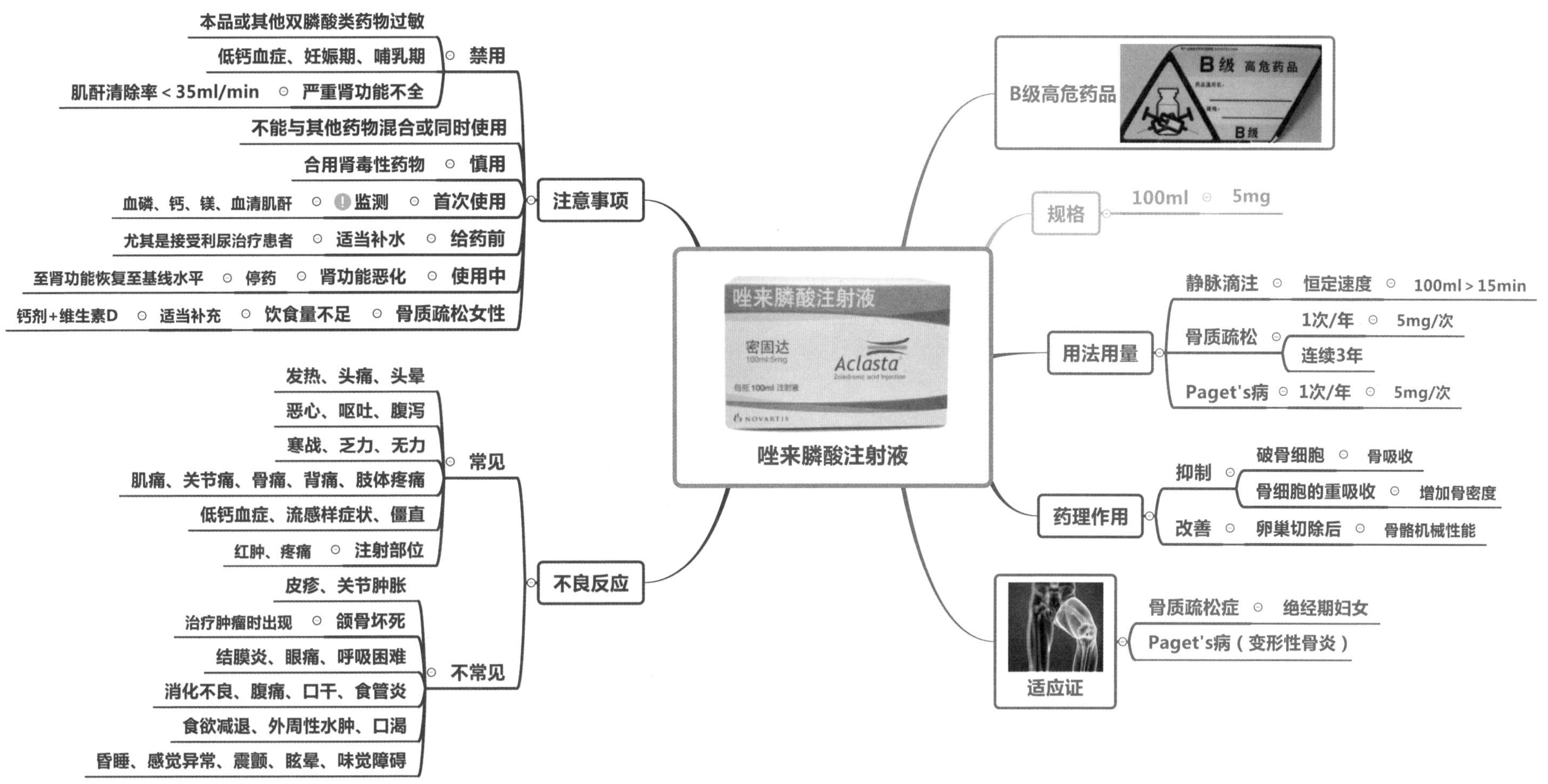

唑来膦酸注射液
唑来膦酸注射液
密固达
100ml:5mg
Aclasta
Zoledronic acid Injection
每瓶 100ml 注射液
NOVARTIS
注意事项
禁用
本品或其他双膦酸类药物过敏
低钙血症、妊娠期、哺乳期
严重肾功能不全
肌酐清除率 < 35ml/min
不能与其他药物混合或同时使用
慎用
合用肾毒性药物
首次使用
监测
血磷、钙、镁、血清肌酐
给药前
适当补水
尤其是接受利尿治疗患者
使用中
肾功能恶化
停药
至肾功能恢复至基线水平
骨质疏松女性
饮食量不足
适当补充
钙剂+维生素D
不良反应
常见
发热、头痛、头晕
恶心、呕吐、腹泻
寒战、乏力、无力
肌痛、关节痛、骨痛、背痛、肢体疼痛
低钙血症、流感样症状、僵直
注射部位
红肿、疼痛
不常见
皮疹、关节肿胀
颌骨坏死
治疗肿瘤时出现
结膜炎、眼痛、呼吸困难
消化不良、腹痛、口干、食管炎
食欲减退、外周性水肿、口渴
昏睡、感觉异常、震颤、眩晕、味觉障碍
B级高危药品
B级 高危药品
B级
规格
100ml
5mg
用法用量
静脉滴注
恒定速度
100ml > 15min
骨质疏松
1次/年
5mg/次
连续3年
Paget's病
1次/年
5mg/次
药理作用
抑制
破骨细胞
骨吸收
骨细胞的重吸收
增加骨密度
改善
卵巢切除后
骨骼机械性能
适应证
骨质疏松症
绝经期妇女
Paget's病（变形性骨炎）

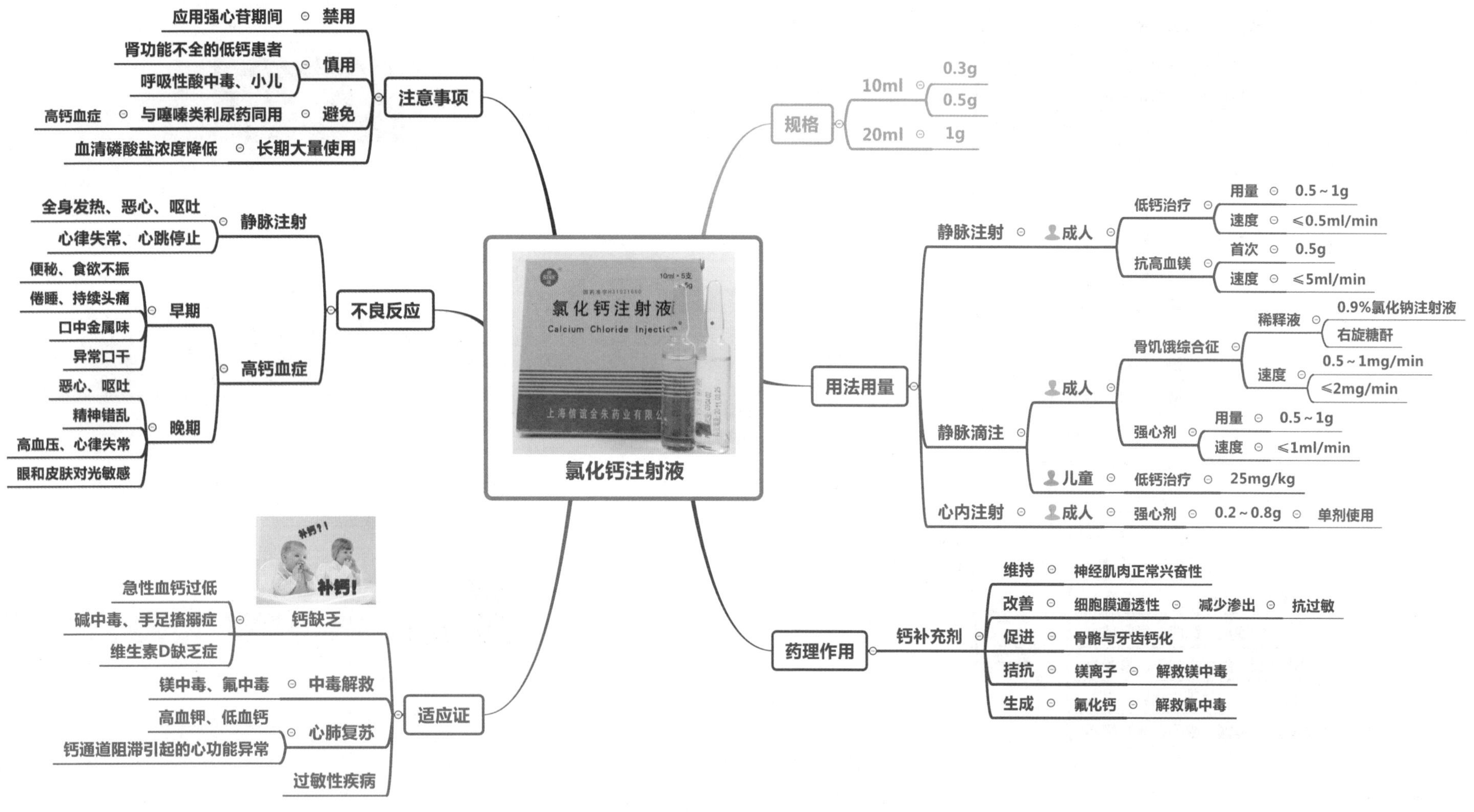
氯化钙注射液
注意事项
禁用
应用强心苷期间
慎用
肾功能不全的低钙患者
呼吸性酸中毒、小儿
避免
与噻嗪类利尿药同用
高钙血症
长期大量使用
血清磷酸盐浓度降低
不良反应
静脉注射
全身发热、恶心、呕吐
心律失常、心跳停止
高钙血症
早期
便秘、食欲不振
倦睡、持续头痛
口中金属味
异常口干
晚期
恶心、呕吐
精神错乱
高血压、心律失常
眼和皮肤对光敏感
适应证
钙缺乏
急性血钙过低
碱中毒、手足搐搦症
维生素D缺乏症
补钙？！
补钙！
中毒解救
镁中毒、氟中毒
心肺复苏
高血钾、低血钙
钙通道阻滞引起的心功能异常
过敏性疾病
规格
10ml
0.3g
0.5g
20ml
1g
用法用量
静脉注射
成人
低钙治疗
用量
0.5～1g
速度
≤0.5ml/min
抗高血镁
首次
0.5g
速度
≤5ml/min
静脉滴注
成人
骨饥饿综合征
稀释液
0.9%氯化钠注射液
右旋糖酐
速度
0.5～1mg/min
≤2mg/min
强心剂
用量
0.5～1g
速度
≤1ml/min
儿童
低钙治疗
25mg/kg
心内注射
成人
强心剂
0.2～0.8g
单剂使用
药理作用
钙补充剂
维持
神经肌肉正常兴奋性
改善
细胞膜通透性
减少渗出
抗过敏
促进
骨骼与牙齿钙化
拮抗
镁离子
解救镁中毒
生成
氟化钙
解救氟中毒
氯化钙注射液
Calcium Chloride Injection
10ml · 5支
上海信谊金朱药业有限公司

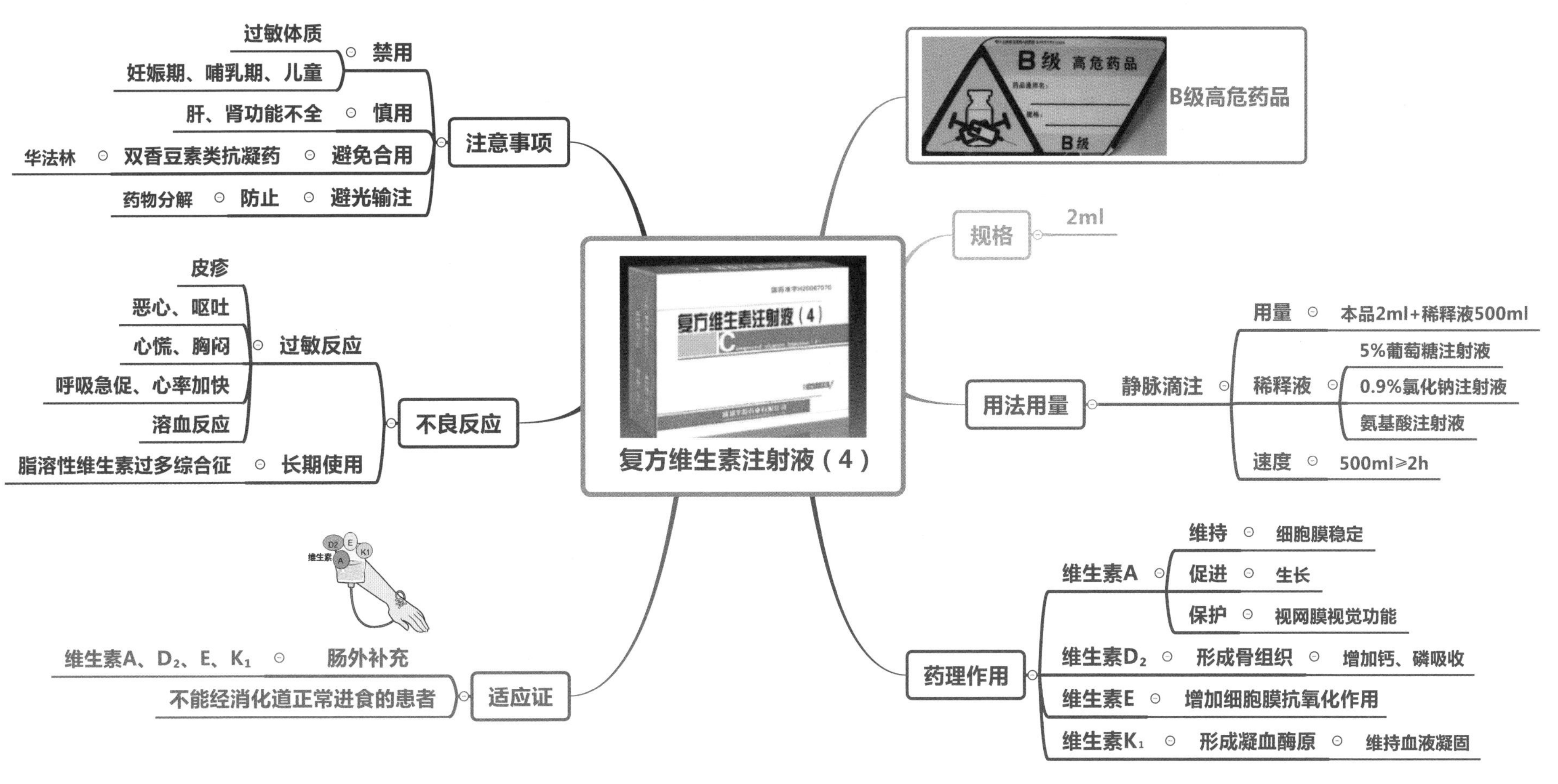
复方维生素注射液（4）
注意事项
禁用
过敏体质
妊娠期、哺乳期、儿童
慎用
肝、肾功能不全
避免合用
双香豆素类抗凝药
华法林
避光输注
防止
药物分解
不良反应
过敏反应
皮疹
恶心、呕吐
心慌、胸闷
呼吸急促、心率加快
溶血反应
长期使用
脂溶性维生素过多综合征
适应证
肠外补充
维生素A、D₂、E、K₁
不能经消化道正常进食的患者
B级高危药品
规格
2ml
用法用量
静脉滴注
用量
本品2ml+稀释液500ml
稀释液
5%葡萄糖注射液
0.9%氯化钠注射液
氨基酸注射液
速度
500ml≥2h
药理作用
维生素A
维持
细胞膜稳定
促进
生长
保护
视网膜视觉功能
维生素D₂
形成骨组织
增加钙、磷吸收
维生素E
增加细胞膜抗氧化作用
维生素K₁
形成凝血酶原
维持血液凝固

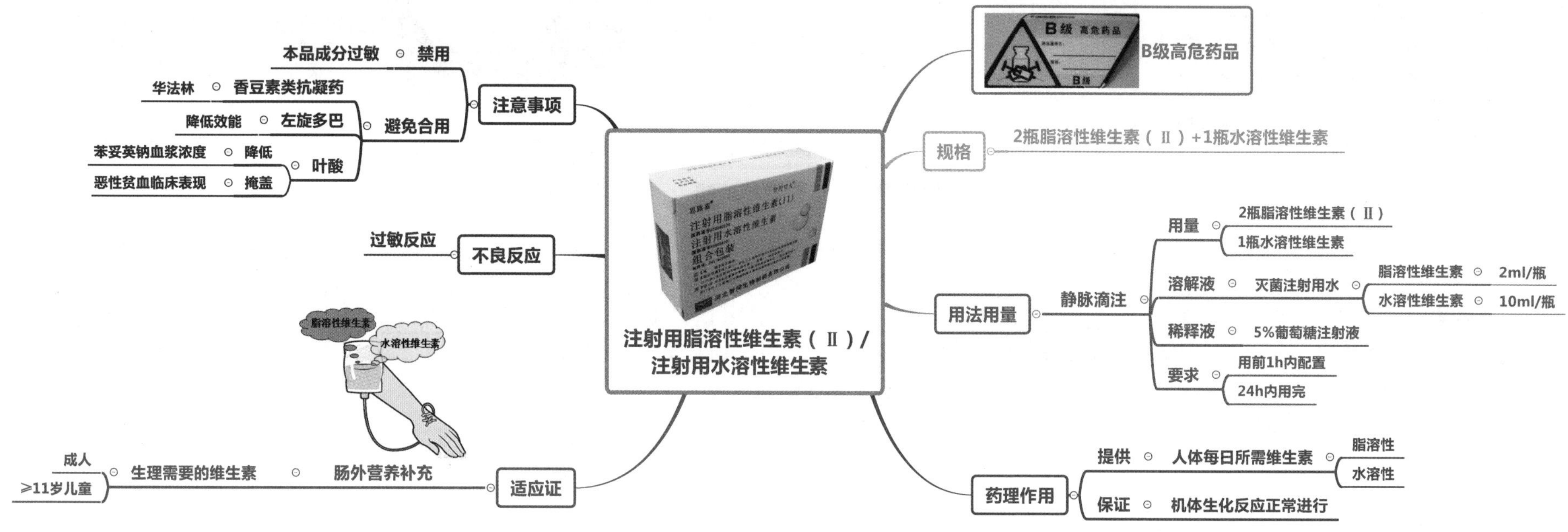
注射用脂溶性维生素（Ⅱ）/注射用水溶性维生素
注意事项
禁用
本品成分过敏
避免合用
香豆素类抗凝药
华法林
左旋多巴
降低效能
叶酸
降低
苯妥英钠血浆浓度
掩盖
恶性贫血临床表现
不良反应
过敏反应
适应证
肠外营养补充
生理需要的维生素
成人
≥11岁儿童
脂溶性维生素
水溶性维生素
B级高危药品
规格
2瓶脂溶性维生素（Ⅱ）+1瓶水溶性维生素
用法用量
静脉滴注
用量
2瓶脂溶性维生素（Ⅱ）
1瓶水溶性维生素
溶解液
灭菌注射用水
脂溶性维生素
2ml/瓶
水溶性维生素
10ml/瓶
稀释液
5%葡萄糖注射液
要求
用前1h内配置
24h内用完
药理作用
提供
人体每日所需维生素
脂溶性
水溶性
保证
机体生化反应正常进行

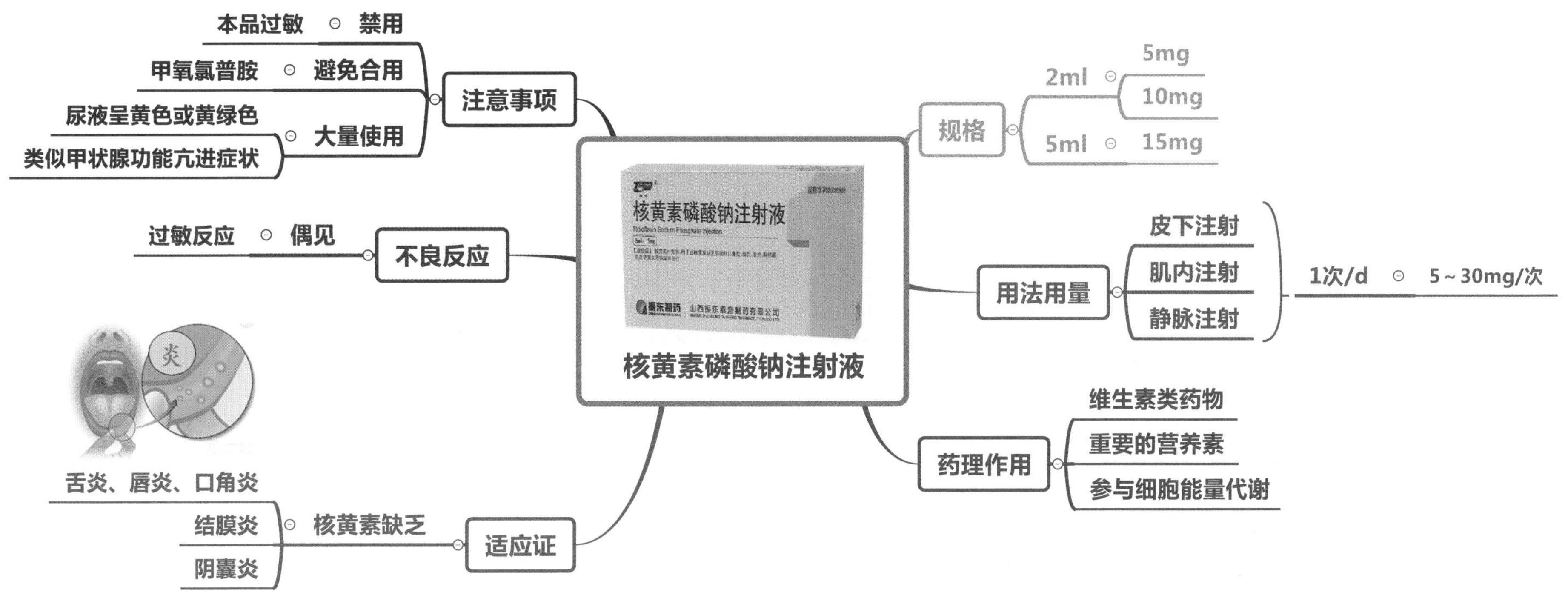
核黄素磷酸钠注射液
注意事项
本品过敏
禁用
甲氧氯普胺
避免合用
尿液呈黄色或黄绿色
类似甲状腺功能亢进症状
大量使用
不良反应
过敏反应
偶见
炎
舌炎、唇炎、口角炎
结膜炎
阴囊炎
核黄素缺乏
适应证
规格
2ml
5mg
10mg
5ml
15mg
用法用量
皮下注射
肌内注射
静脉注射
1次/d
5～30mg/次
药理作用
维生素类药物
重要的营养素
参与细胞能量代谢

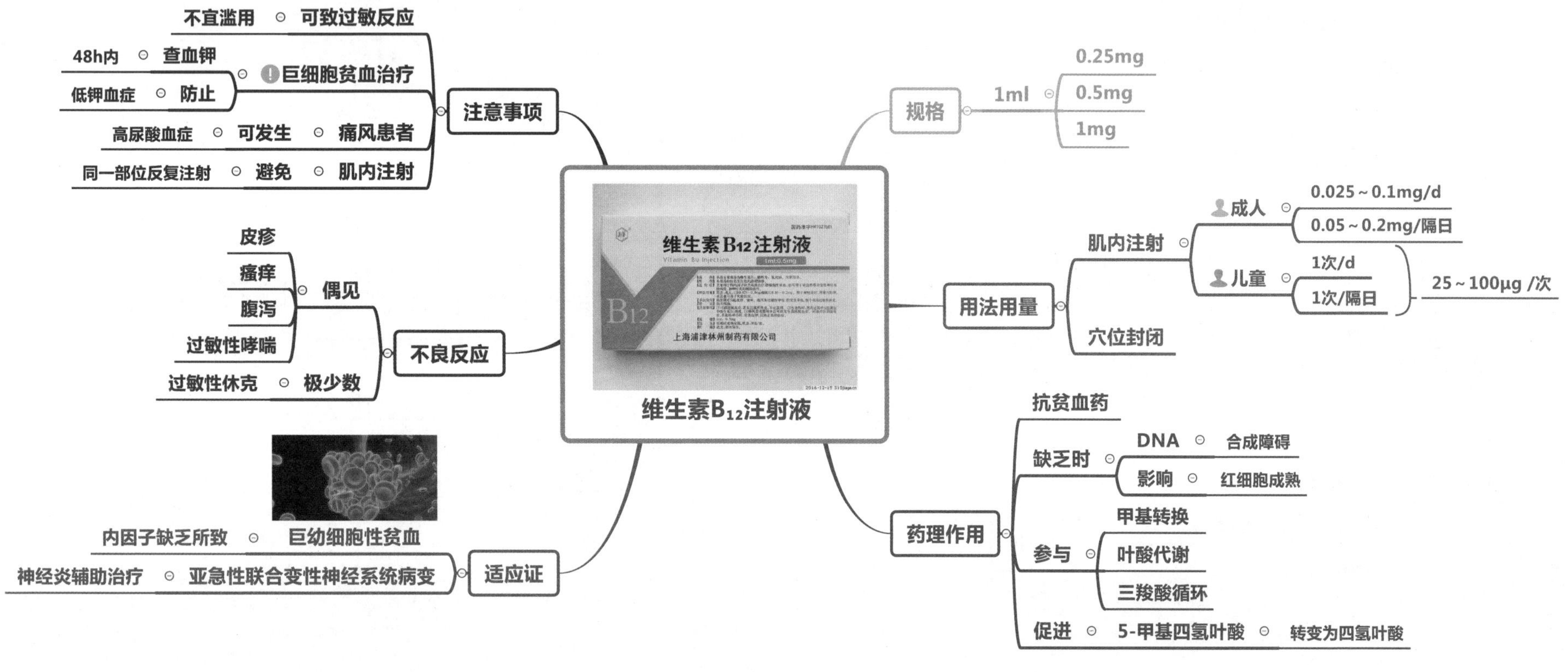
维生素B_{12}注射液
维生素B12注射液
上海浦津林州制药有限公司
注意事项
不宜滥用
可致过敏反应
巨细胞贫血治疗
查血钾
48h内
防止
低钾血症
痛风患者
可发生
高尿酸血症
肌内注射
避免
同一部位反复注射
不良反应
偶见
皮疹
瘙痒
腹泻
过敏性哮喘
极少数
过敏性休克
适应证
巨幼细胞性贫血
内因子缺乏所致
亚急性联合变性神经系统病变
神经炎辅助治疗
规格
1ml
0.25mg
0.5mg
1mg
用法用量
肌内注射
成人
0.025～0.1mg/d
0.05～0.2mg/隔日
儿童
1次/d
1次/隔日
25～100μg /次
穴位封闭
药理作用
抗贫血药
缺乏时
DNA
合成障碍
影响
红细胞成熟
参与
甲基转换
叶酸代谢
三羧酸循环
促进
5-甲基四氢叶酸
转变为四氢叶酸

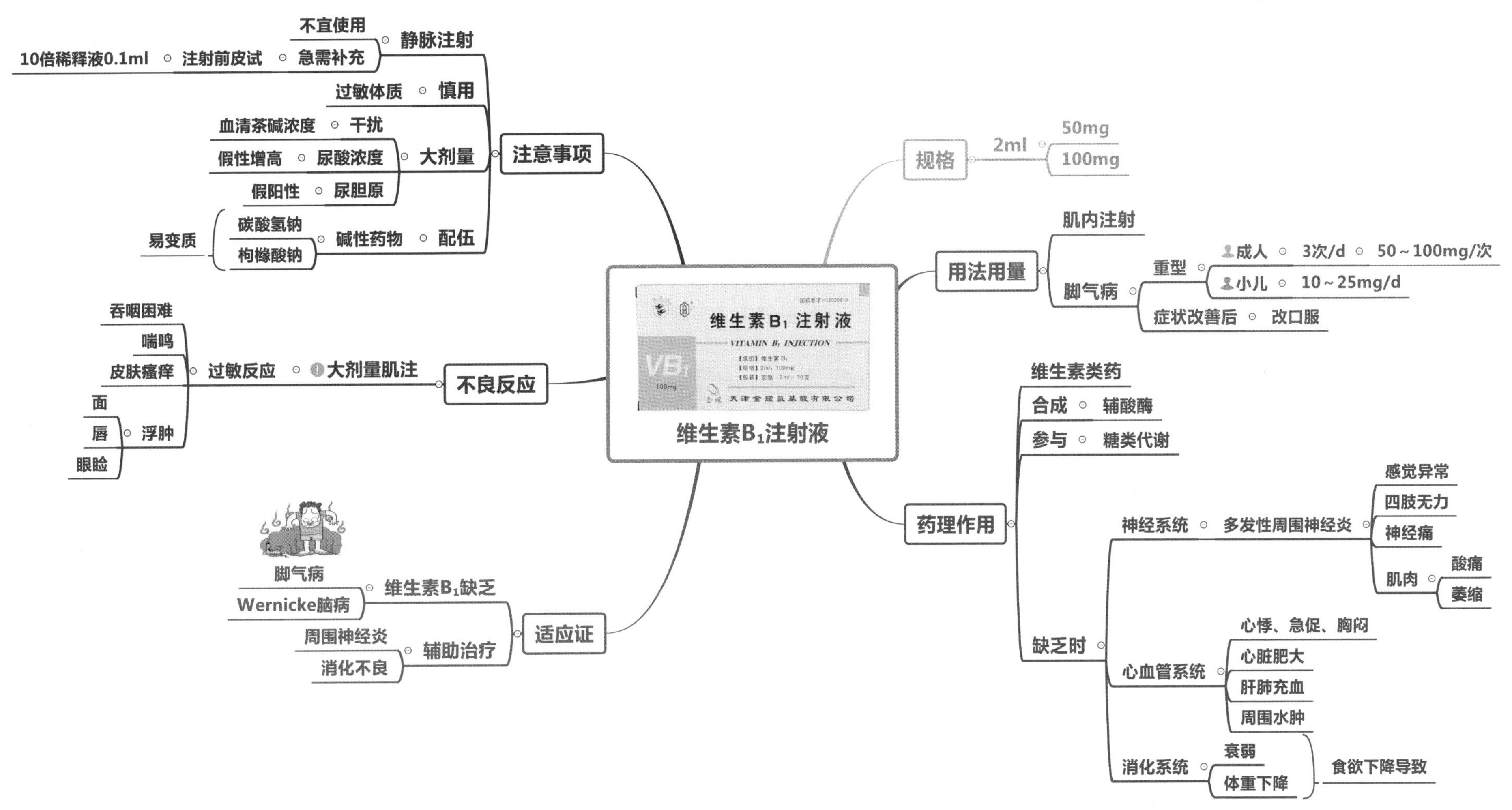
维生素B1注射液
注意事项
静脉注射
不宜使用
急需补充
注射前皮试
10倍稀释液0.1ml
慎用
过敏体质
大剂量
干扰
血清茶碱浓度
尿酸浓度
假性增高
尿胆原
假阳性
配伍
碱性药物
碳酸氢钠
枸橼酸钠
易变质
不良反应
大剂量肌注
过敏反应
吞咽困难
喘鸣
皮肤瘙痒
浮肿
面
唇
眼睑
适应证
维生素B1缺乏
脚气病
Wernicke脑病
辅助治疗
周围神经炎
消化不良
规格
2ml
50mg
100mg
用法用量
肌内注射
脚气病
重型
成人
3次/d
50～100mg/次
小儿
10～25mg/d
症状改善后
改口服
药理作用
维生素类药
合成
辅酸酶
参与
糖类代谢
缺乏时
神经系统
多发性周围神经炎
感觉异常
四肢无力
神经痛
肌肉
酸痛
萎缩
心血管系统
心悸、急促、胸闷
心脏肥大
肝肺充血
周围水肿
消化系统
衰弱
体重下降
食欲下降导致
维生素B1注射液
VITAMIN B1 INJECTION
VB1
100mg
天津金耀氨基酸有限公司

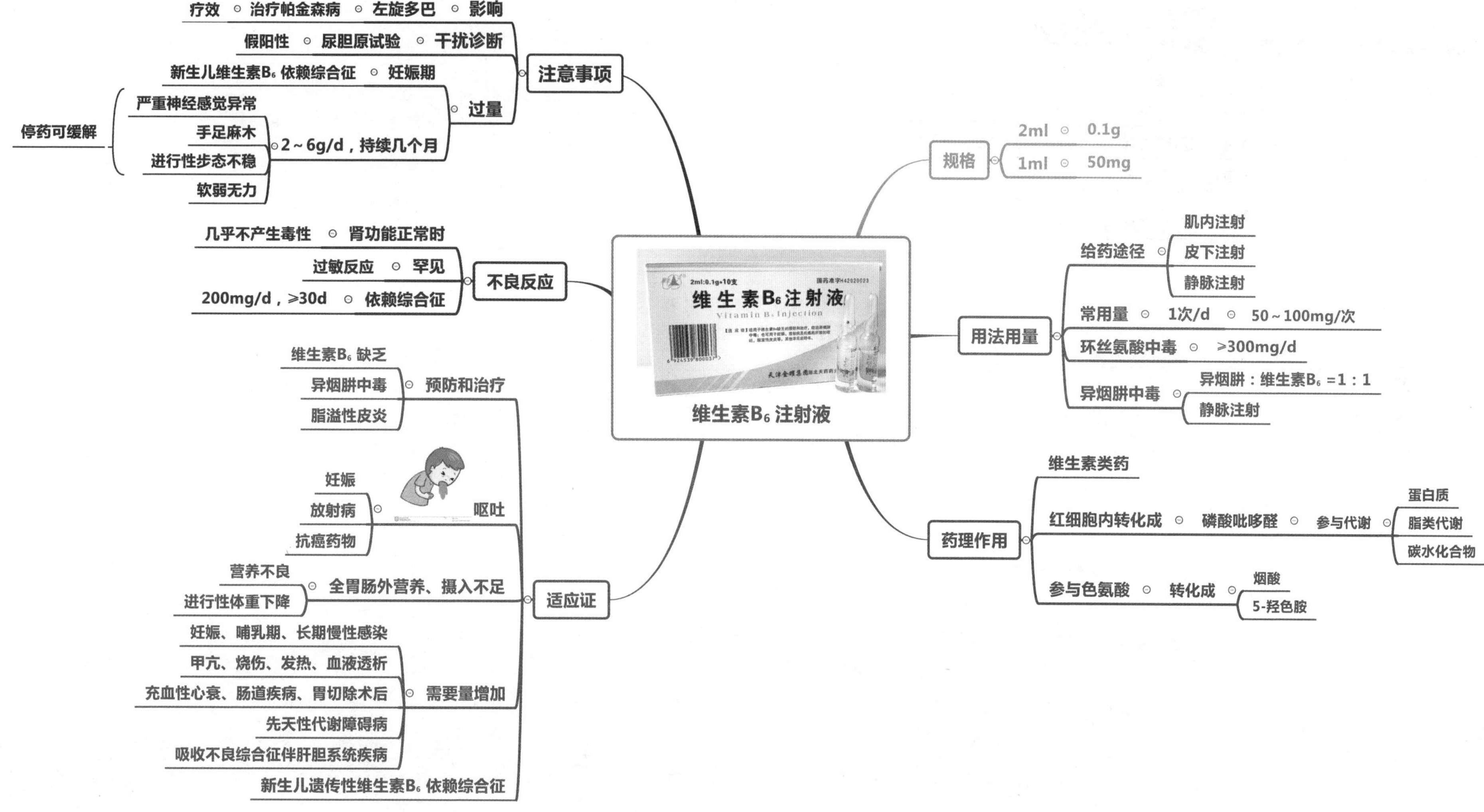

维生素B₆注射液
2ml:0.1g×10支
维生素B₆注射液
Vitamin B₆ Injection
注意事项
疗效 治疗帕金森病 左旋多巴 影响
假阳性 尿胆原试验 干扰诊断
新生儿维生素B₆依赖综合征 妊娠期
过量
2～6g/d，持续几个月
严重神经感觉异常
手足麻木
进行性步态不稳
软弱无力
停药可缓解
不良反应
几乎不产生毒性 肾功能正常时
过敏反应 罕见
200mg/d，≥30d 依赖综合征
适应证
预防和治疗
维生素B₆缺乏
异烟肼中毒
脂溢性皮炎
呕吐
妊娠
放射病
抗癌药物
全胃肠外营养、摄入不足
营养不良
进行性体重下降
需要量增加
妊娠、哺乳期、长期慢性感染
甲亢、烧伤、发热、血液透析
充血性心衰、肠道疾病、胃切除术后
先天性代谢障碍病
吸收不良综合征伴肝胆系统疾病
新生儿遗传性维生素B₆依赖综合征
规格
2ml 0.1g
1ml 50mg
用法用量
给药途径
肌内注射
皮下注射
静脉注射
常用量 1次/d 50～100mg/次
环丝氨酸中毒 ≥300mg/d
异烟肼中毒
异烟肼：维生素B₆ =1：1
静脉注射
药理作用
维生素类药
红细胞内转化成 磷酸吡哆醛 参与代谢
蛋白质
脂类代谢
碳水化合物
参与色氨酸 转化成
烟酸
5-羟色胺

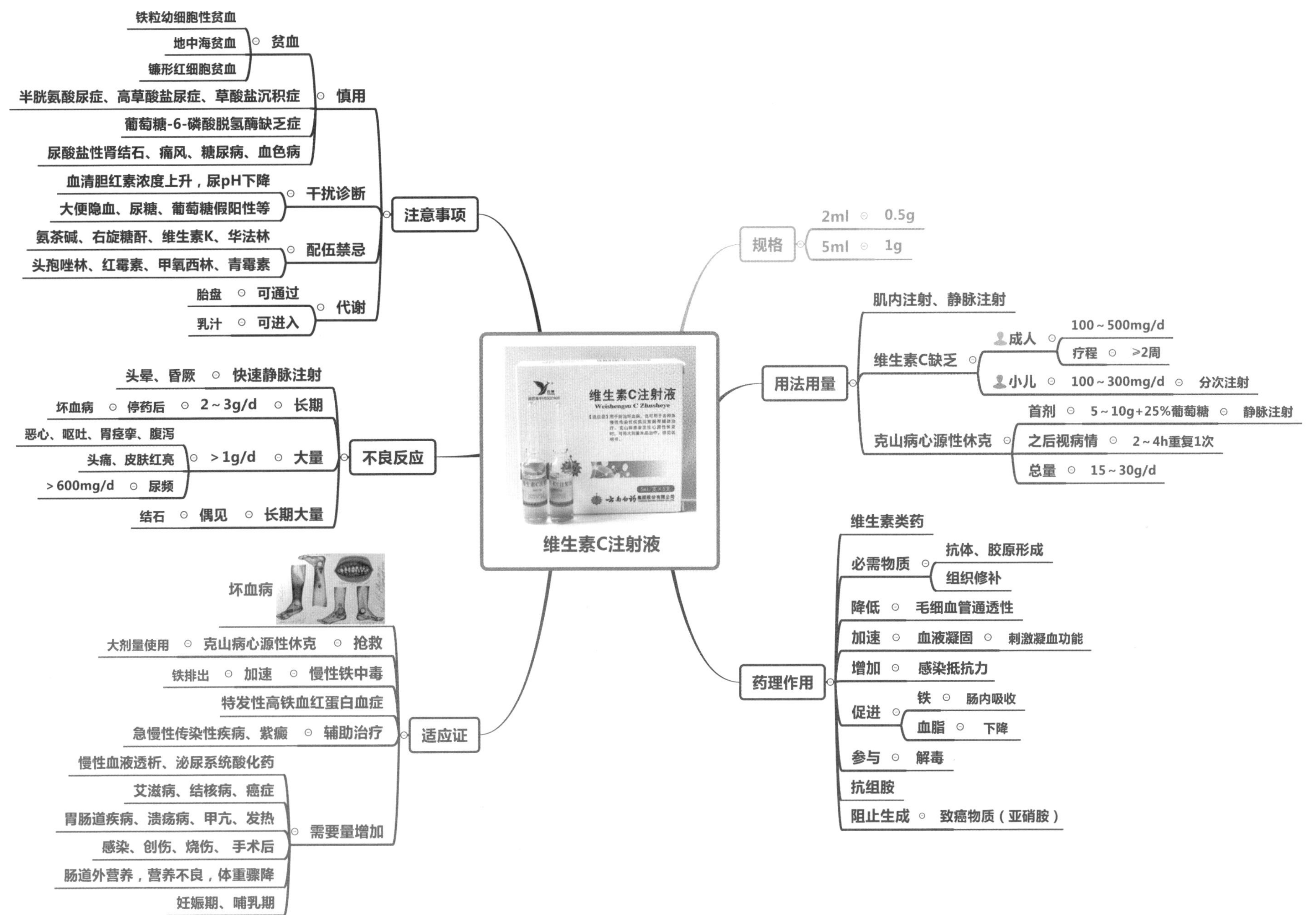
维生素C注射液
注意事项
慎用
贫血
铁粒幼细胞性贫血
地中海贫血
镰形红细胞贫血
半胱氨酸尿症、高草酸盐尿症、草酸盐沉积症
葡萄糖-6-磷酸脱氢酶缺乏症
尿酸盐性肾结石、痛风、糖尿病、血色病
干扰诊断
血清胆红素浓度上升，尿pH下降
大便隐血、尿糖、葡萄糖假阳性等
配伍禁忌
氨茶碱、右旋糖酐、维生素K、华法林
头孢唑林、红霉素、甲氧西林、青霉素
代谢
胎盘 可通过
乳汁 可进入
不良反应
快速静脉注射 头晕、昏厥
长期 2～3g/d 停药后 坏血病
大量 ＞1g/d
恶心、呕吐、胃痉挛、腹泻
头痛、皮肤红亮
尿频 ＞600mg/d
长期大量 偶见 结石
适应证
坏血病
抢救 克山病心源性休克 大剂量使用
慢性铁中毒 加速 铁排出
特发性高铁血红蛋白血症
辅助治疗 急慢性传染性疾病、紫癜
需要量增加
慢性血液透析、泌尿系统酸化药
艾滋病、结核病、癌症
胃肠道疾病、溃疡病、甲亢、发热
感染、创伤、烧伤、手术后
肠道外营养，营养不良，体重骤降
妊娠期、哺乳期
规格
2ml 0.5g
5ml 1g
用法用量
肌内注射、静脉注射
维生素C缺乏
成人 100～500mg/d
疗程 ＞2周
小儿 100～300mg/d 分次注射
克山病心源性休克
首剂 5～10g+25%葡萄糖 静脉注射
之后视病情 2～4h重复1次
总量 15～30g/d
药理作用
维生素类药
必需物质
抗体、胶原形成
组织修补
降低 毛细血管通透性
加速 血液凝固 刺激凝血功能
增加 感染抵抗力
促进
铁 肠内吸收
血脂 下降
参与 解毒
抗组胺
阻止生成 致癌物质（亚硝胺）

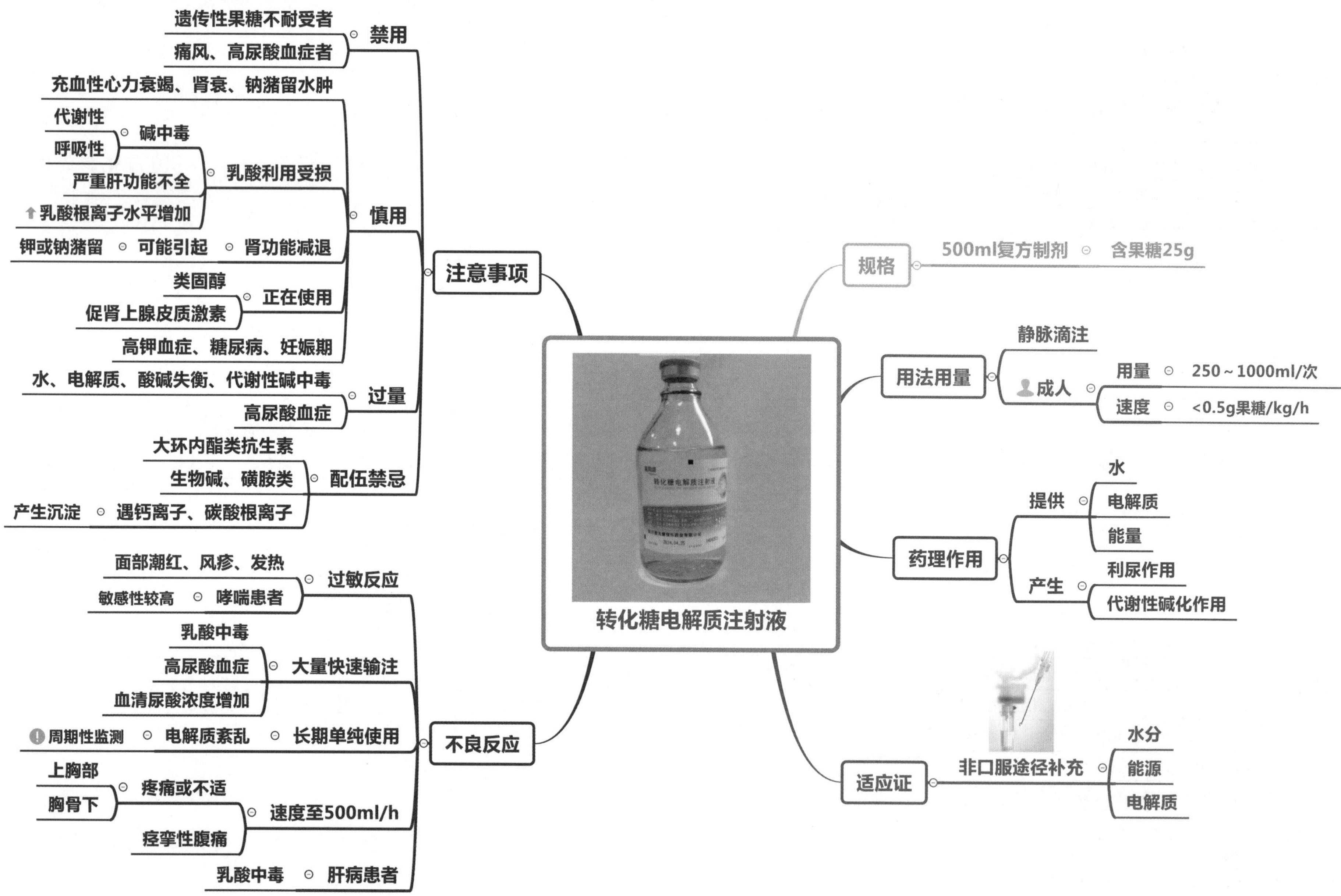
转化糖电解质注射液
注意事项
禁用
遗传性果糖不耐受者
痛风、高尿酸血症者
慎用
充血性心力衰竭、肾衰、钠潴留水肿
乳酸利用受损
碱中毒
代谢性
呼吸性
严重肝功能不全
乳酸根离子水平增加
肾功能减退
可能引起
钾或钠潴留
正在使用
类固醇
促肾上腺皮质激素
高钾血症、糖尿病、妊娠期
过量
水、电解质、酸碱失衡、代谢性碱中毒
高尿酸血症
配伍禁忌
大环内酯类抗生素
生物碱、磺胺类
遇钙离子、碳酸根离子
产生沉淀
不良反应
过敏反应
面部潮红、风疹、发热
哮喘患者
敏感性较高
大量快速输注
乳酸中毒
高尿酸血症
血清尿酸浓度增加
长期单纯使用
电解质紊乱
周期性监测
速度至500ml/h
疼痛或不适
上胸部
胸骨下
痉挛性腹痛
肝病患者
乳酸中毒
规格
500ml复方制剂
含果糖25g
用法用量
静脉滴注
成人
用量
250~1000ml/次
速度
<0.5g果糖/kg/h
药理作用
提供
水
电解质
能量
产生
利尿作用
代谢性碱化作用
适应证
非口服途径补充
水分
能源
电解质

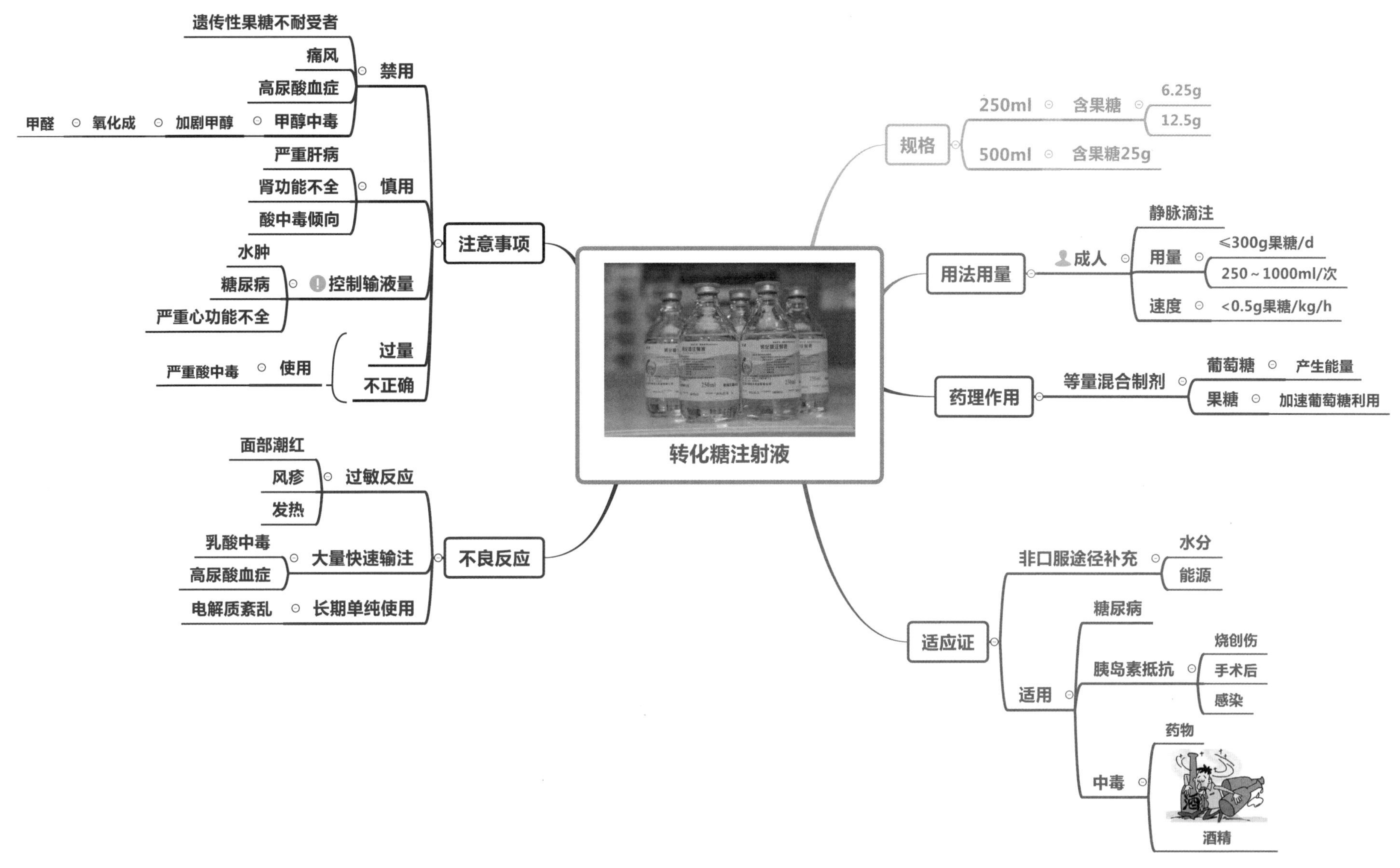
转化糖注射液
注意事项
禁用
遗传性果糖不耐受者
痛风
高尿酸血症
甲醇中毒
加剧甲醇
氧化成
甲醛
慎用
严重肝病
肾功能不全
酸中毒倾向
控制输液量
水肿
糖尿病
严重心功能不全
过量
不正确
使用
严重酸中毒
不良反应
过敏反应
面部潮红
风疹
发热
大量快速输注
乳酸中毒
高尿酸血症
长期单纯使用
电解质紊乱
规格
250ml
含果糖
6.25g
12.5g
500ml
含果糖25g
用法用量
成人
静脉滴注
用量
≤300g果糖/d
250～1000ml/次
速度
<0.5g果糖/kg/h
药理作用
等量混合制剂
葡萄糖
产生能量
果糖
加速葡萄糖利用
适应证
非口服途径补充
水分
能源
适用
糖尿病
胰岛素抵抗
烧创伤
手术后
感染
中毒
药物
酒精

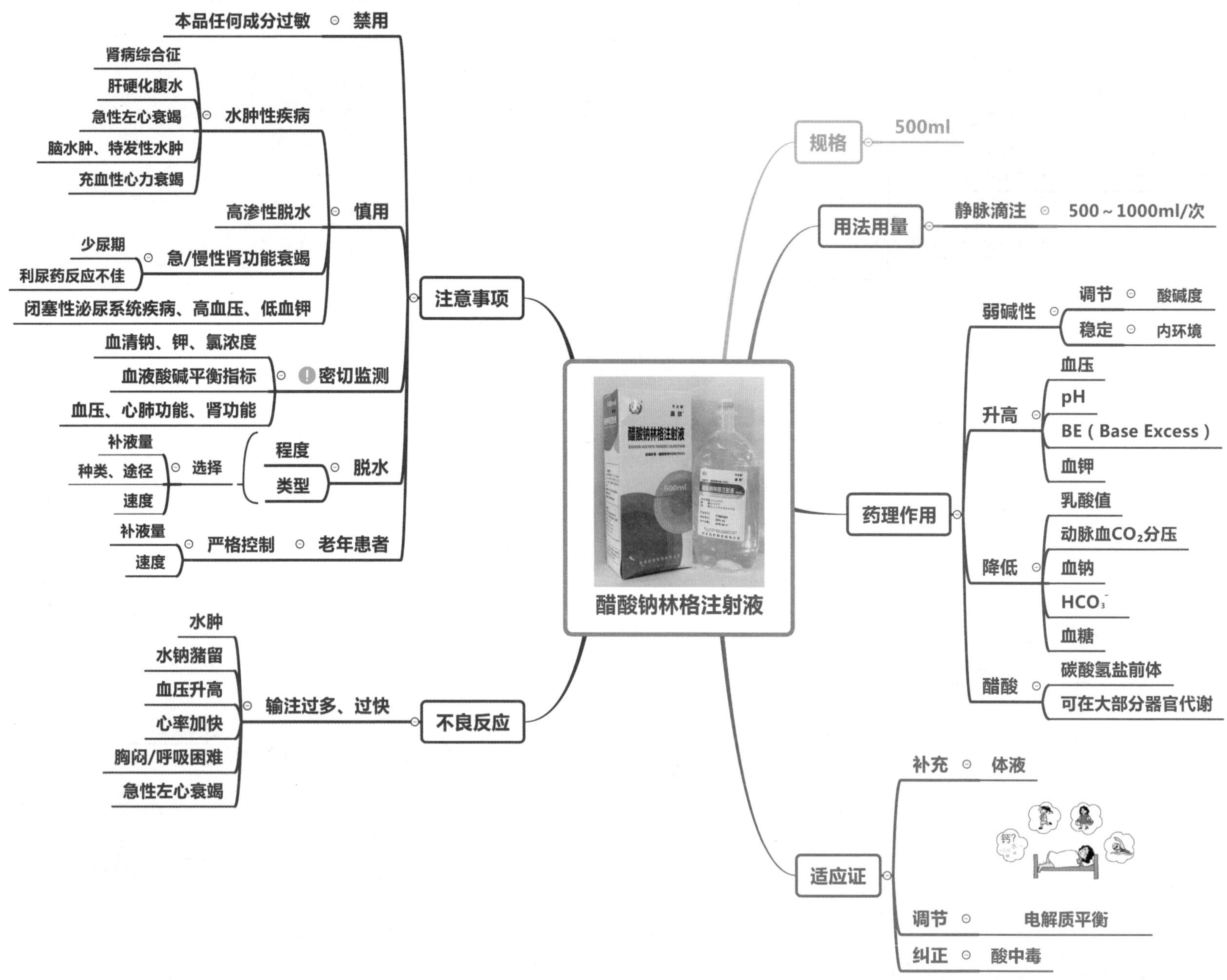
醋酸钠林格注射液
规格
500ml
用法用量
静脉滴注
500～1000ml/次
药理作用
弱碱性
调节
酸碱度
稳定
内环境
升高
血压
pH
BE（Base Excess）
血钾
降低
乳酸值
动脉血CO_2分压
血钠
HCO_3^-
血糖
醋酸
碳酸氢盐前体
可在大部分器官代谢
适应证
补充
体液
调节
电解质平衡
纠正
酸中毒
注意事项
禁用
本品任何成分过敏
慎用
水肿性疾病
肾病综合征
肝硬化腹水
急性左心衰竭
脑水肿、特发性水肿
充血性心力衰竭
高渗性脱水
急/慢性肾功能衰竭
少尿期
利尿药反应不佳
闭塞性泌尿系统疾病、高血压、低血钾
密切监测
血清钠、钾、氯浓度
血液酸碱平衡指标
血压、心肺功能、肾功能
脱水
程度
类型
选择
补液量
种类、途径
速度
老年患者
严格控制
补液量
速度
不良反应
输注过多、过快
水肿
水钠潴留
血压升高
心率加快
胸闷/呼吸困难
急性左心衰竭

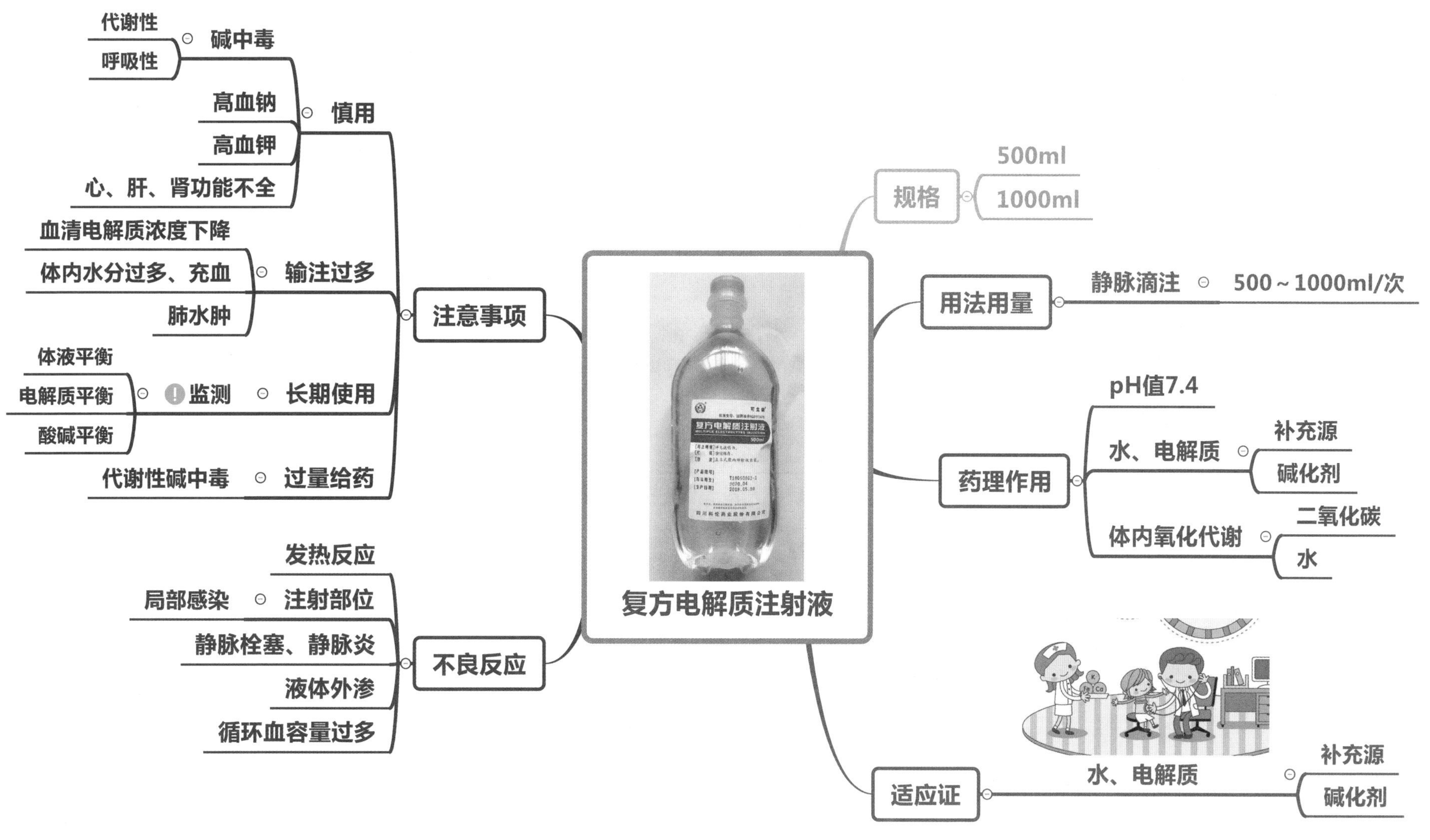
复方电解质注射液
注意事项
慎用
碱中毒
代谢性
呼吸性
高血钠
高血钾
心、肝、肾功能不全
输注过多
血清电解质浓度下降
体内水分过多、充血
肺水肿
长期使用
监测
体液平衡
电解质平衡
酸碱平衡
过量给药
代谢性碱中毒
不良反应
发热反应
注射部位
局部感染
静脉栓塞、静脉炎
液体外渗
循环血容量过多
规格
500ml
1000ml
用法用量
静脉滴注
500～1000ml/次
药理作用
pH值7.4
水、电解质
补充源
碱化剂
体内氧化代谢
二氧化碳
水
适应证
水、电解质
补充源
碱化剂

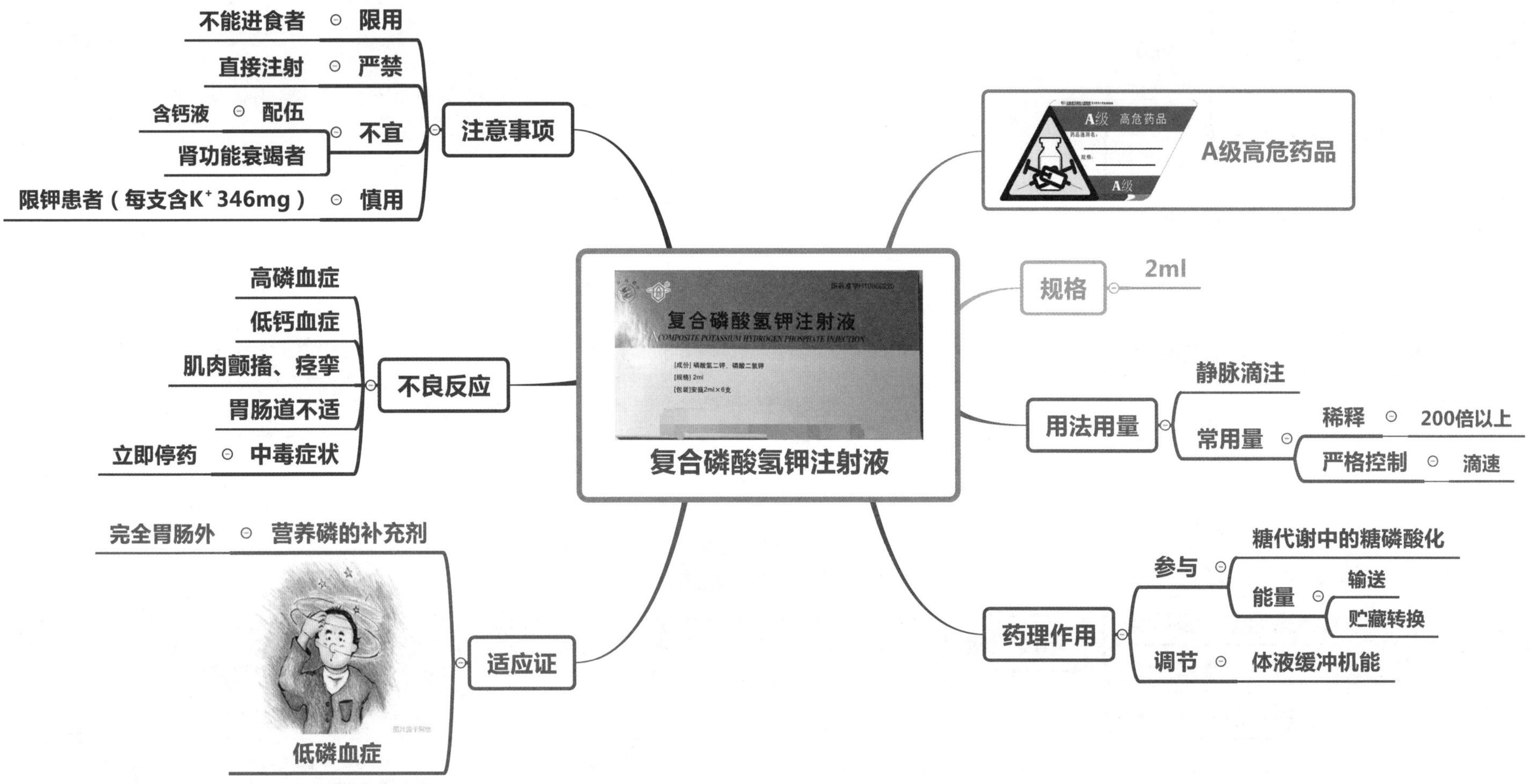
复合磷酸氢钾注射液
COMPOSITE POTASSIUM HYDROGEN PHOSPHATE INJECTION
复合磷酸氢钾注射液
注意事项
限用
不能进食者
严禁
直接注射
不宜
配伍
含钙液
肾功能衰竭者
慎用
限钾患者（每支含K⁺346mg）
不良反应
高磷血症
低钙血症
肌肉颤搐、痉挛
胃肠道不适
中毒症状
立即停药
适应证
营养磷的补充剂
完全胃肠外
低磷血症
A级 高危药品
A级
A级高危药品
规格
2ml
用法用量
静脉滴注
常用量
稀释
200倍以上
严格控制
滴速
药理作用
参与
糖代谢中的糖磷酸化
能量
输送
贮藏转换
调节
体液缓冲机能

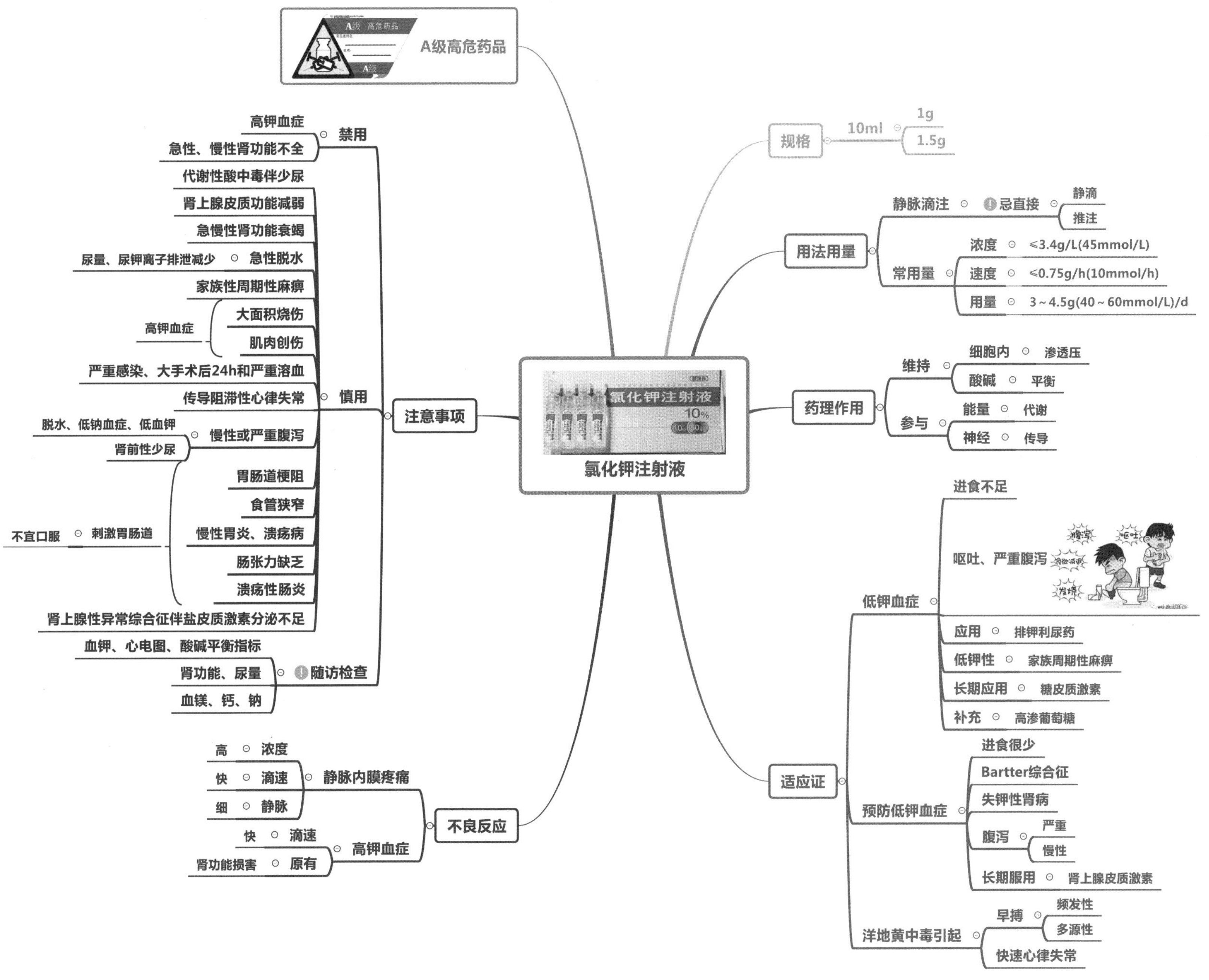
氯化钾注射液
A级高危药品
规格
10ml
1g
1.5g
用法用量
静脉滴注
忌直接
静滴
推注
常用量
浓度
≤3.4g/L(45mmol/L)
速度
≤0.75g/h(10mmol/h)
用量
3～4.5g(40～60mmol/L)/d
药理作用
维持
细胞内
渗透压
酸碱
平衡
参与
能量
代谢
神经
传导
适应证
低钾血症
进食不足
呕吐、严重腹泻
应用
排钾利尿药
低钾性
家族周期性麻痹
长期应用
糖皮质激素
补充
高渗葡萄糖
预防低钾血症
进食很少
Bartter综合征
失钾性肾病
腹泻
严重
慢性
长期服用
肾上腺皮质激素
洋地黄中毒引起
早搏
频发性
多源性
快速心律失常
注意事项
禁用
高钾血症
急性、慢性肾功能不全
慎用
代谢性酸中毒伴少尿
肾上腺皮质功能减弱
急慢性肾功能衰竭
急性脱水
尿量、尿钾离子排泄减少
家族性周期性麻痹
高钾血症
大面积烧伤
肌肉创伤
严重感染、大手术后24h和严重溶血
传导阻滞性心律失常
慢性或严重腹泻
脱水、低钠血症、低血钾
肾前性少尿
不宜口服
刺激胃肠道
胃肠道梗阻
食管狭窄
慢性胃炎、溃疡病
肠张力缺乏
溃疡性肠炎
肾上腺性异常综合征伴盐皮质激素分泌不足
随访检查
血钾、心电图、酸碱平衡指标
肾功能、尿量
血镁、钙、钠
不良反应
静脉内膜疼痛
高
浓度
快
滴速
细
静脉
高钾血症
快
滴速
肾功能损害
原有

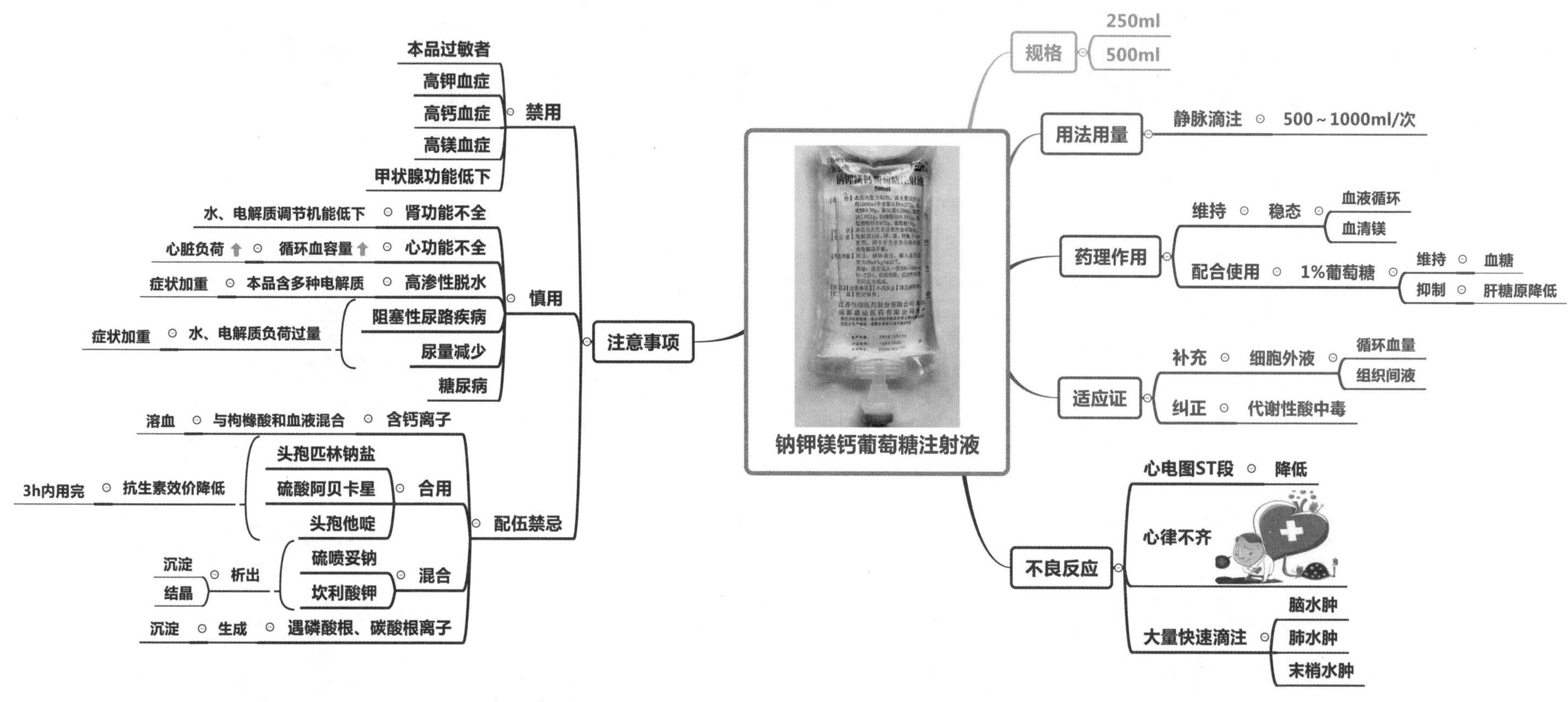
钠钾镁钙葡萄糖注射液
规格
250ml
500ml
用法用量
静脉滴注
500～1000ml/次
药理作用
维持
稳态
血液循环
血清镁
配合使用
1%葡萄糖
维持
血糖
抑制
肝糖原降低
适应证
补充
细胞外液
循环血量
组织间液
纠正
代谢性酸中毒
不良反应
心电图ST段
降低
心律不齐
大量快速滴注
脑水肿
肺水肿
末梢水肿
注意事项
禁用
本品过敏者
高钾血症
高钙血症
高镁血症
甲状腺功能低下
慎用
肾功能不全
水、电解质调节机能低下
心功能不全
循环血容量
心脏负荷
高渗性脱水
本品含多种电解质
症状加重
阻塞性尿路疾病
尿量减少
水、电解质负荷过量
症状加重
糖尿病
配伍禁忌
含钙离子
与枸橼酸和血液混合
溶血
合用
头孢匹林钠盐
硫酸阿贝卡星
头孢他啶
抗生素效价降低
3h内用完
混合
硫喷妥钠
坎利酸钾
析出
沉淀
结晶
遇磷酸根、碳酸根离子
生成
沉淀

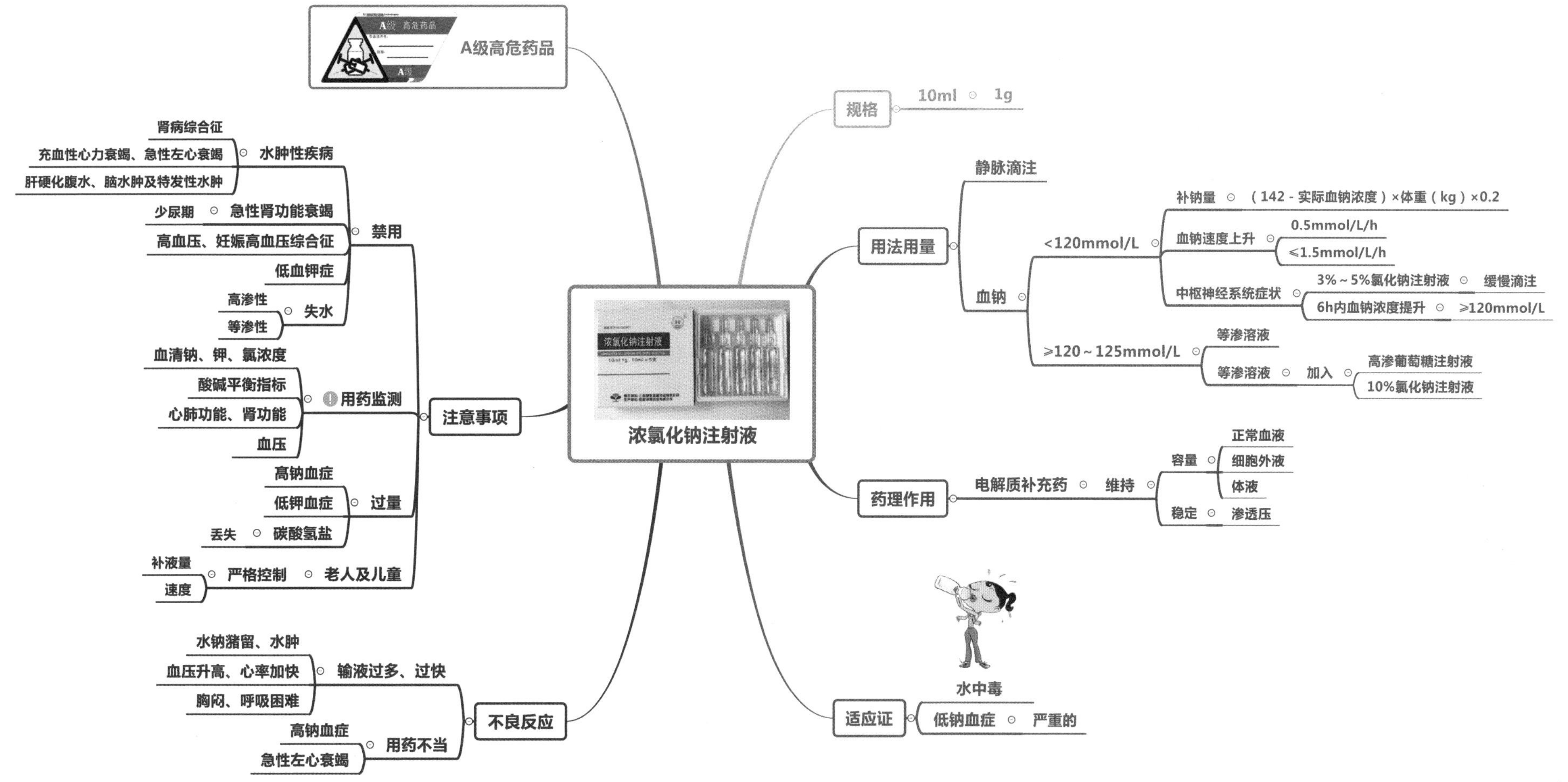
浓氯化钠注射液
A级高危药品
规格
10ml
1g
用法用量
静脉滴注
血钠
<120mmol/L
补钠量
（142 - 实际血钠浓度）×体重（kg）×0.2
血钠速度上升
0.5mmol/L/h
≤1.5mmol/L/h
中枢神经系统症状
3%～5%氯化钠注射液
缓慢滴注
6h内血钠浓度提升
≥120mmol/L
≥120～125mmol/L
等渗溶液
等渗溶液
加入
高渗葡萄糖注射液
10%氯化钠注射液
药理作用
电解质补充药
维持
容量
正常血液
细胞外液
体液
稳定
渗透压
适应证
低钠血症
严重的
水中毒
注意事项
禁用
水肿性疾病
肾病综合征
充血性心力衰竭、急性左心衰竭
肝硬化腹水、脑水肿及特发性水肿
急性肾功能衰竭
少尿期
高血压、妊娠高血压综合征
低血钾症
失水
高渗性
等渗性
用药监测
血清钠、钾、氯浓度
酸碱平衡指标
心肺功能、肾功能
血压
过量
高钠血症
低钾血症
碳酸氢盐
丢失
老人及儿童
严格控制
补液量
速度
不良反应
输液过多、过快
水钠潴留、水肿
血压升高、心率加快
胸闷、呼吸困难
用药不当
高钠血症
急性左心衰竭

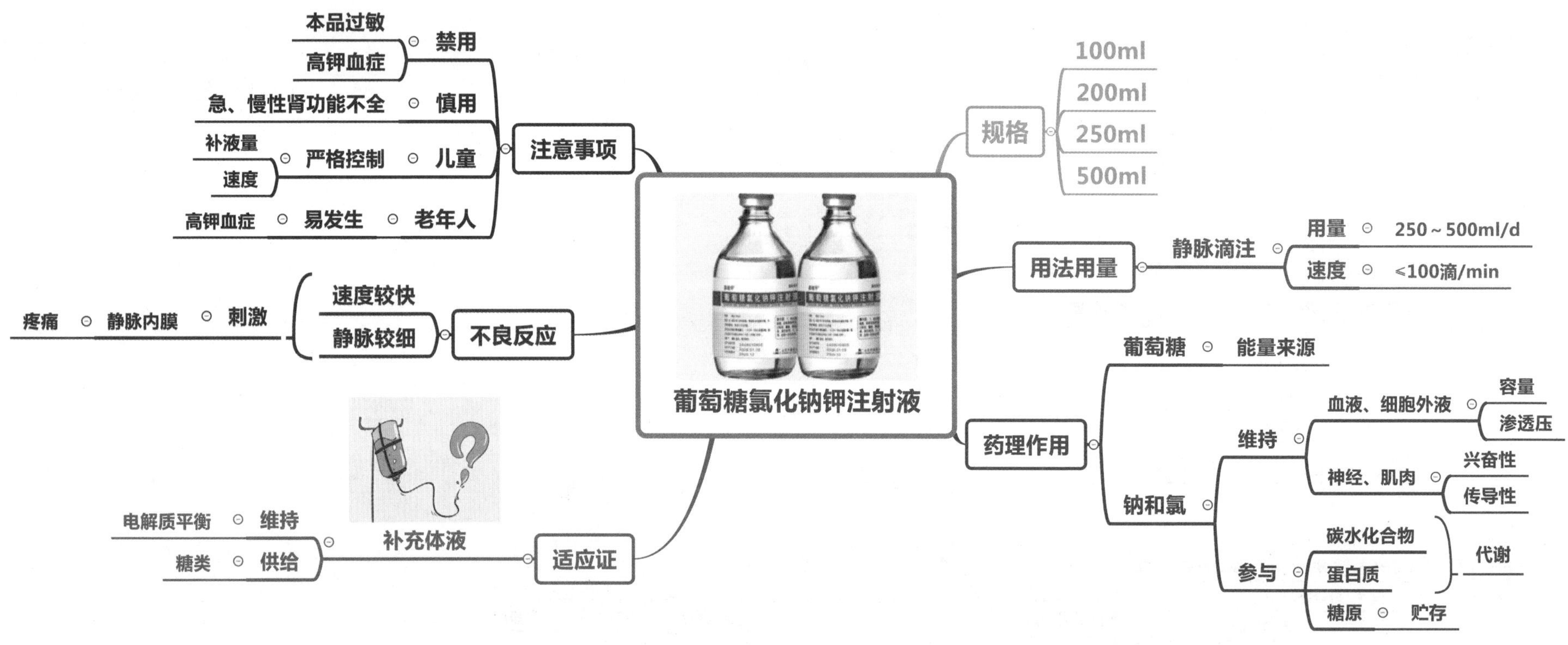
葡萄糖氯化钠钾注射液
注意事项
禁用
本品过敏
高钾血症
慎用
急、慢性肾功能不全
儿童
严格控制
补液量
速度
老年人
易发生
高钾血症
不良反应
速度较快
静脉较细
刺激
静脉内膜
疼痛
适应证
补充体液
维持
电解质平衡
供给
糖类
规格
100ml
200ml
250ml
500ml
用法用量
静脉滴注
用量
250～500ml/d
速度
<100滴/min
药理作用
葡萄糖
能量来源
钠和氯
维持
血液、细胞外液
容量
渗透压
神经、肌肉
兴奋性
传导性
参与
碳水化合物
蛋白质
代谢
糖原
贮存

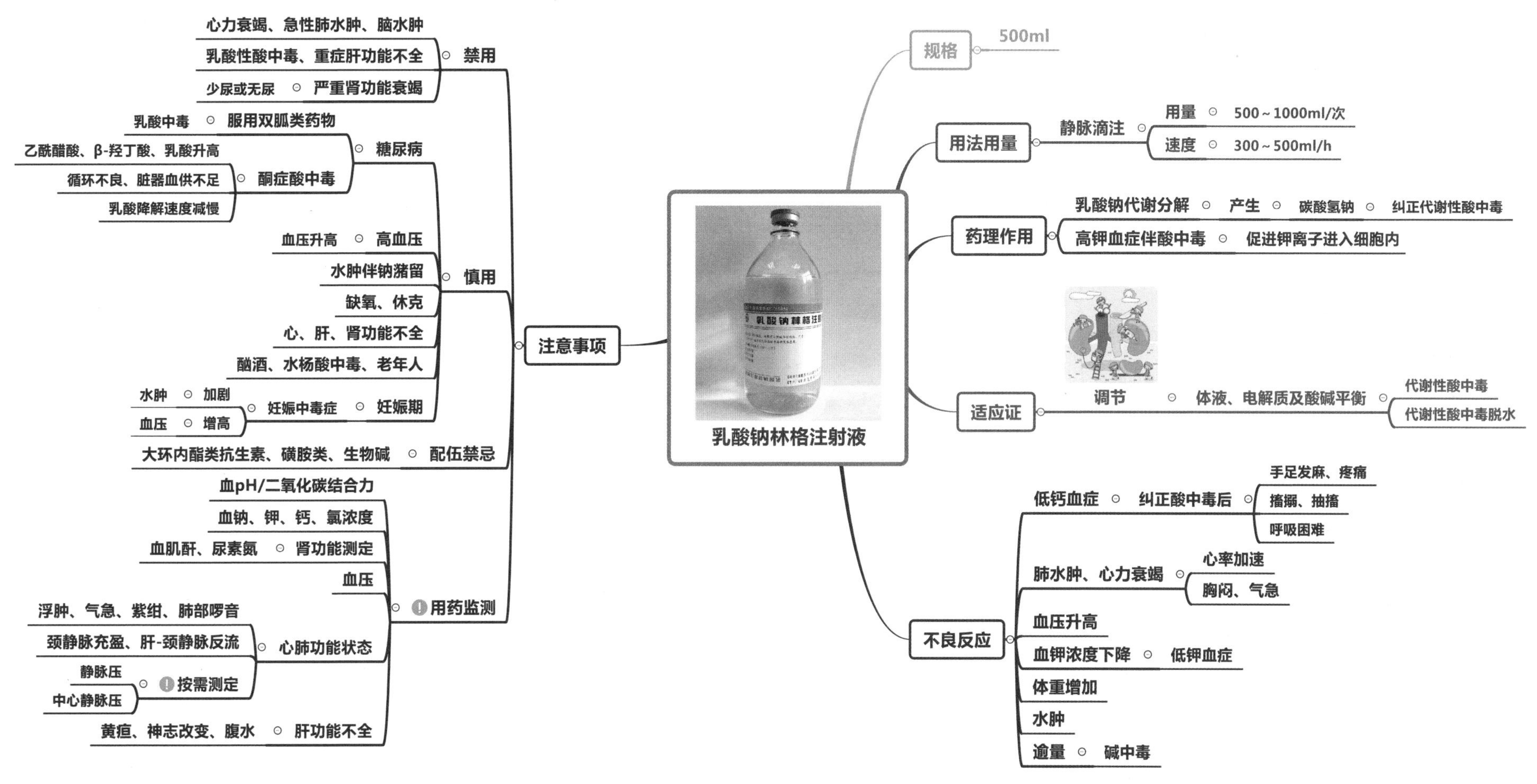
乳酸钠林格注射液
规格
500ml
用法用量
静脉滴注
用量
500～1000ml/次
速度
300～500ml/h
药理作用
乳酸钠代谢分解
产生
碳酸氢钠
纠正代谢性酸中毒
高钾血症伴酸中毒
促进钾离子进入细胞内
适应证
调节
体液、电解质及酸碱平衡
代谢性酸中毒
代谢性酸中毒脱水
不良反应
低钙血症
纠正酸中毒后
手足发麻、疼痛
搐搦、抽搐
呼吸困难
肺水肿、心力衰竭
心率加速
胸闷、气急
血压升高
血钾浓度下降
低钾血症
体重增加
水肿
逾量
碱中毒
注意事项
禁用
心力衰竭、急性肺水肿、脑水肿
乳酸性酸中毒、重症肝功能不全
严重肾功能衰竭
少尿或无尿
慎用
糖尿病
服用双胍类药物
乳酸中毒
酮症酸中毒
乙酰醋酸、β-羟丁酸、乳酸升高
循环不良、脏器血供不足
乳酸降解速度减慢
高血压
血压升高
水肿伴钠潴留
缺氧、休克
心、肝、肾功能不全
酗酒、水杨酸中毒、老年人
妊娠期
妊娠中毒症
加剧
水肿
增高
血压
配伍禁忌
大环内酯类抗生素、磺胺类、生物碱
用药监测
血pH/二氧化碳结合力
血钠、钾、钙、氯浓度
肾功能测定
血肌酐、尿素氮
血压
心肺功能状态
浮肿、气急、紫绀、肺部啰音
颈静脉充盈、肝-颈静脉反流
按需测定
静脉压
中心静脉压
肝功能不全
黄疸、神志改变、腹水

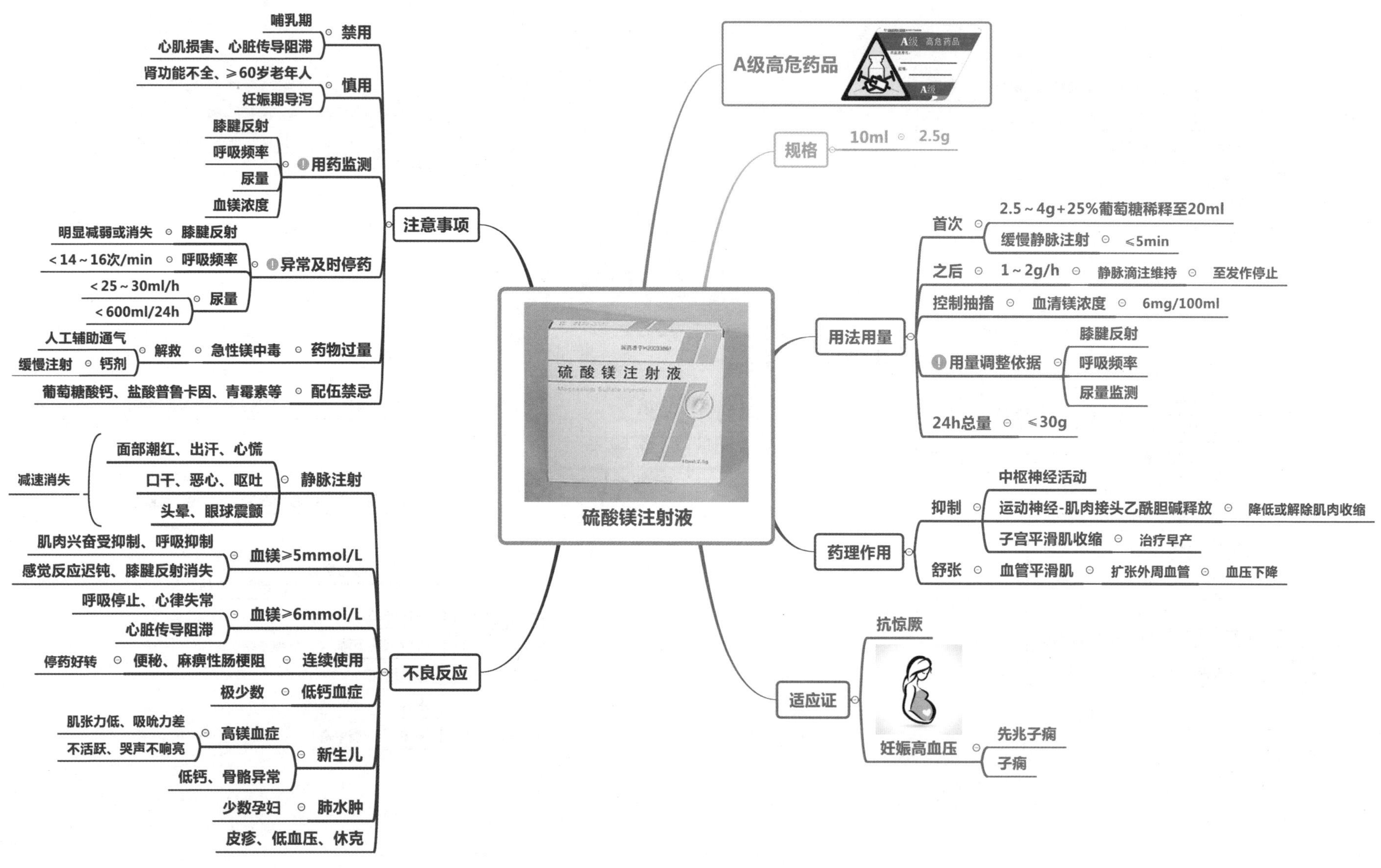
硫酸镁注射液
A级高危药品
规格
10ml
2.5g
用法用量
首次
2.5～4g+25%葡萄糖稀释至20ml
缓慢静脉注射
≤5min
之后
1～2g/h
静脉滴注维持
至发作停止
控制抽搐
血清镁浓度
6mg/100ml
用量调整依据
膝腱反射
呼吸频率
尿量监测
24h总量
≤30g
药理作用
抑制
中枢神经活动
运动神经-肌肉接头乙酰胆碱释放
降低或解除肌肉收缩
子宫平滑肌收缩
治疗早产
舒张
血管平滑肌
扩张外周血管
血压下降
适应证
抗惊厥
妊娠高血压
先兆子痫
子痫
注意事项
禁用
哺乳期
心肌损害、心脏传导阻滞
慎用
肾功能不全、≥60岁老年人
妊娠期导泻
用药监测
膝腱反射
呼吸频率
尿量
血镁浓度
异常及时停药
膝腱反射
明显减弱或消失
呼吸频率
<14～16次/min
尿量
<25～30ml/h
<600ml/24h
药物过量
急性镁中毒
解救
人工辅助通气
钙剂
缓慢注射
配伍禁忌
葡萄糖酸钙、盐酸普鲁卡因、青霉素等
不良反应
静脉注射
面部潮红、出汗、心慌
口干、恶心、呕吐
头晕、眼球震颤
减速消失
血镁≥5mmol/L
肌肉兴奋受抑制、呼吸抑制
感觉反应迟钝、膝腱反射消失
血镁≥6mmol/L
呼吸停止、心律失常
心脏传导阻滞
连续使用
便秘、麻痹性肠梗阻
停药好转
低钙血症
极少数
新生儿
高镁血症
肌张力低、吸吮力差
不活跃、哭声不响亮
低钙、骨骼异常
肺水肿
少数孕妇
皮疹、低血压、休克

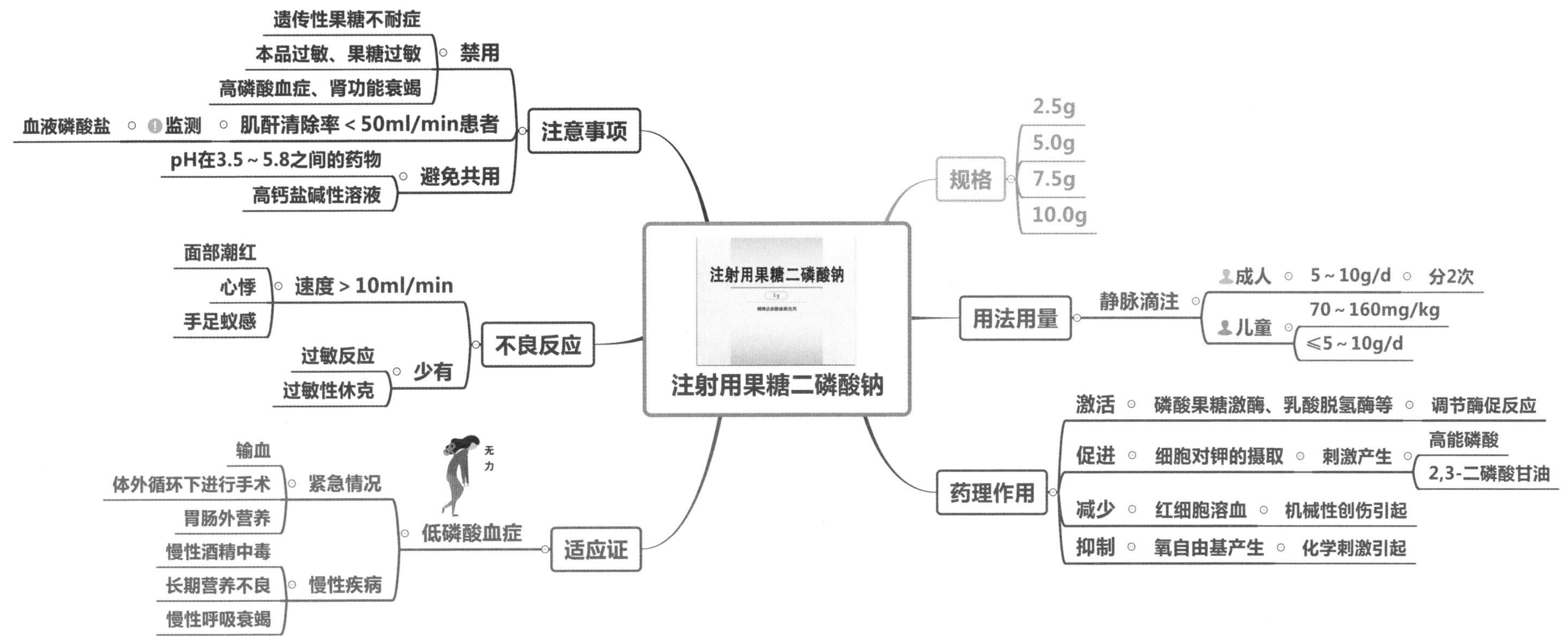
注射用果糖二磷酸钠
注意事项
禁用
遗传性果糖不耐症
本品过敏、果糖过敏
高磷酸血症、肾功能衰竭
肌酐清除率＜50ml/min患者
监测
血液磷酸盐
避免共用
pH在3.5～5.8之间的药物
高钙盐碱性溶液
不良反应
速度＞10ml/min
面部潮红
心悸
手足蚁感
少有
过敏反应
过敏性休克
适应证
低磷酸血症
紧急情况
输血
体外循环下进行手术
胃肠外营养
慢性疾病
慢性酒精中毒
长期营养不良
慢性呼吸衰竭
无力
规格
2.5g
5.0g
7.5g
10.0g
用法用量
静脉滴注
成人
5～10g/d
分2次
儿童
70～160mg/kg
≤5～10g/d
药理作用
激活
磷酸果糖激酶、乳酸脱氢酶等
调节酶促反应
促进
细胞对钾的摄取
刺激产生
高能磷酸
2,3-二磷酸甘油
减少
红细胞溶血
机械性创伤引起
抑制
氧自由基产生
化学刺激引起

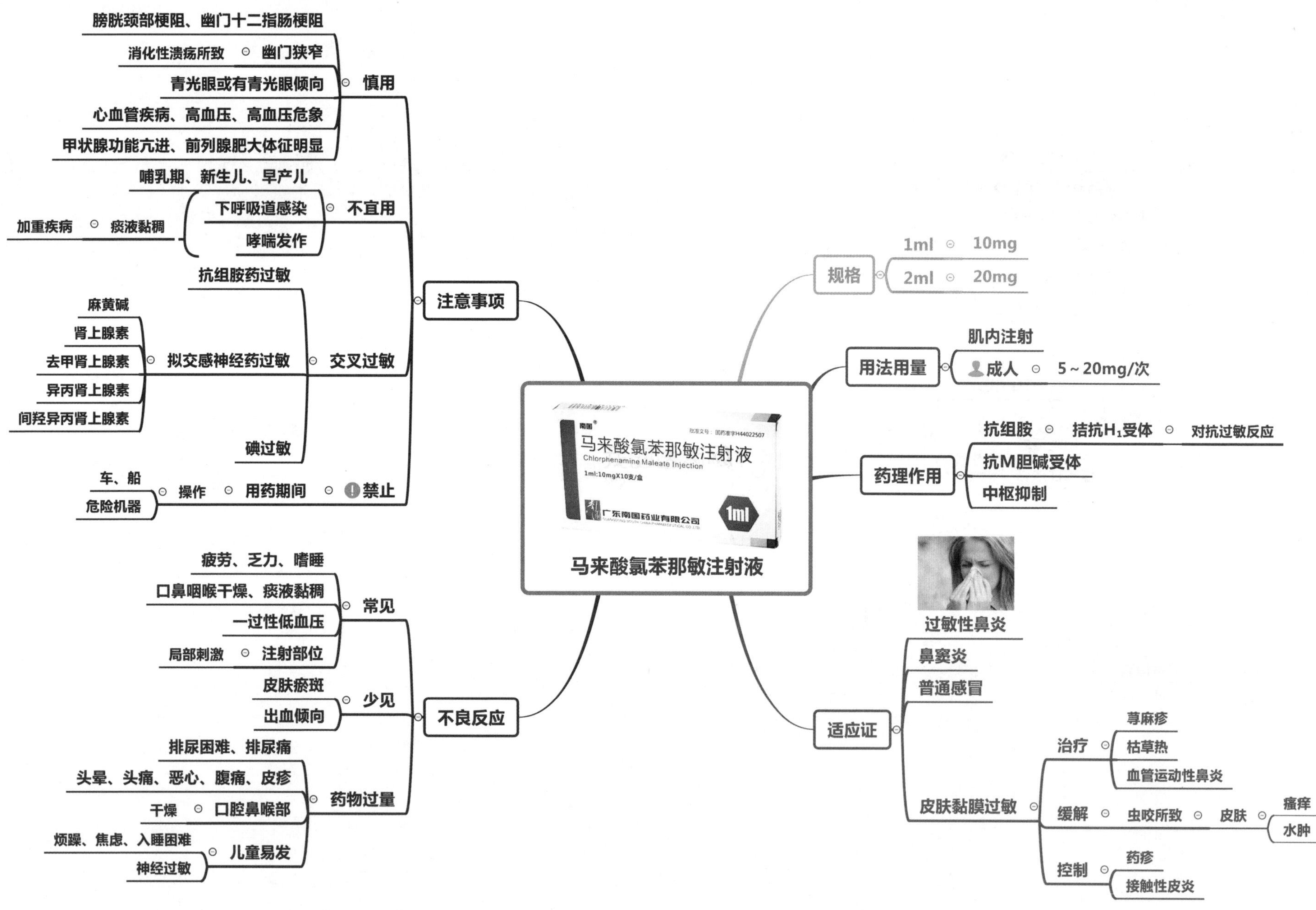
马来酸氯苯那敏注射液
南国
批准文号：国药准字H44022507
马来酸氯苯那敏注射液
Chlorphenamine Maleate Injection
1ml:10mgX10支/盒
广东南国药业有限公司
1ml
注意事项
慎用
膀胱颈部梗阻、幽门十二指肠梗阻
幽门狭窄
消化性溃疡所致
青光眼或有青光眼倾向
心血管疾病、高血压、高血压危象
甲状腺功能亢进、前列腺肥大体征明显
不宜用
哺乳期、新生儿、早产儿
下呼吸道感染
痰液黏稠
加重疾病
哮喘发作
交叉过敏
抗组胺药过敏
拟交感神经药过敏
麻黄碱
肾上腺素
去甲肾上腺素
异丙肾上腺素
间羟异丙肾上腺素
碘过敏
禁止
用药期间
操作
车、船
危险机器
不良反应
常见
疲劳、乏力、嗜睡
口鼻咽喉干燥、痰液黏稠
一过性低血压
注射部位
局部刺激
少见
皮肤瘀斑
出血倾向
药物过量
排尿困难、排尿痛
头晕、头痛、恶心、腹痛、皮疹
口腔鼻喉部
干燥
儿童易发
烦躁、焦虑、入睡困难
神经过敏
规格
1ml
10mg
2ml
20mg
用法用量
肌内注射
成人
5～20mg/次
药理作用
抗组胺
拮抗H_1受体
对抗过敏反应
抗M胆碱受体
中枢抑制
适应证
过敏性鼻炎
鼻窦炎
普通感冒
皮肤黏膜过敏
治疗
荨麻疹
枯草热
血管运动性鼻炎
缓解
虫咬所致
皮肤
瘙痒
水肿
控制
药疹
接触性皮炎

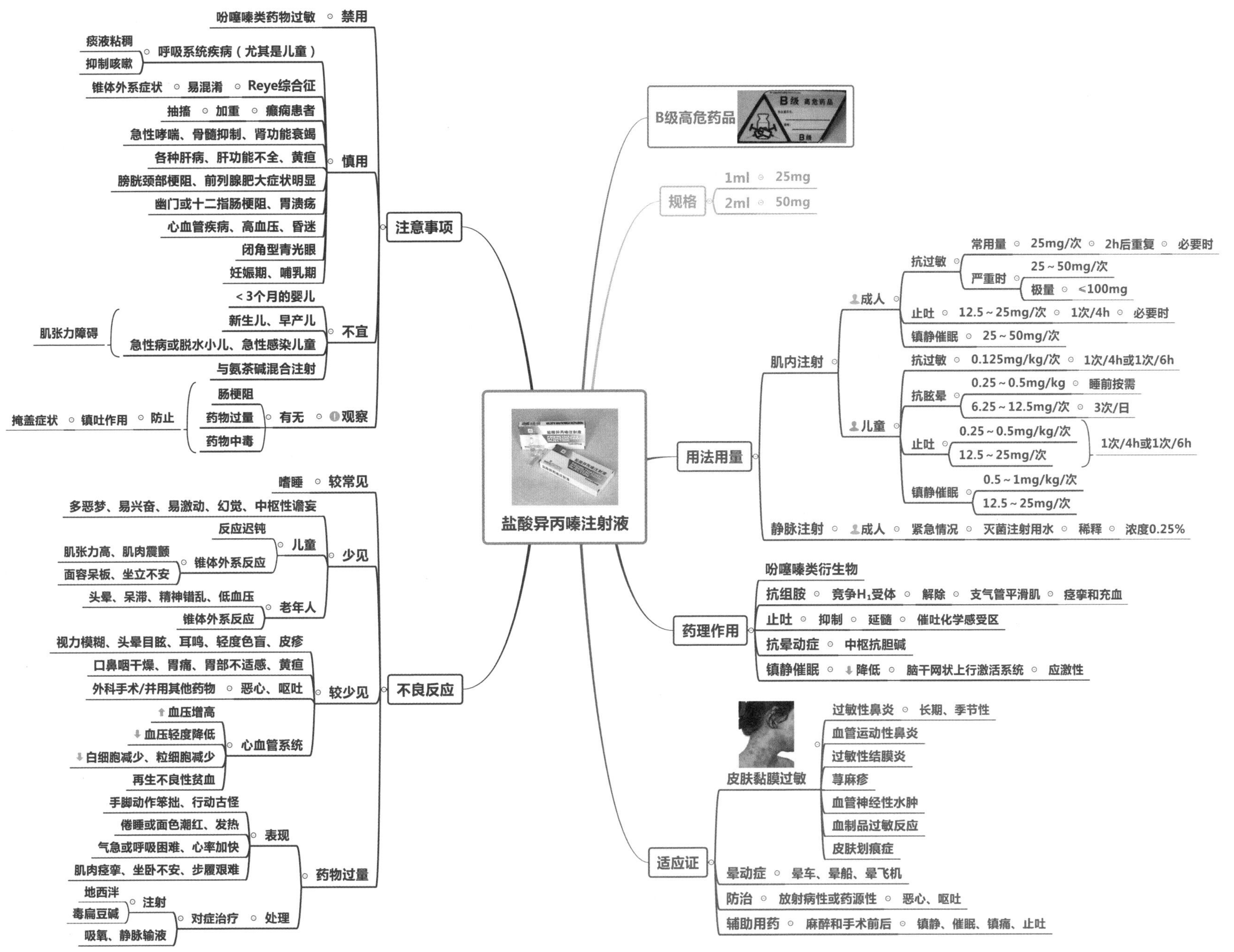
盐酸异丙嗪注射液
B级高危药品
B级 高危药品
规格
1ml 25mg
2ml 50mg
用法用量
肌内注射
成人
抗过敏
常用量 25mg/次 2h后重复 必要时
严重时 25～50mg/次
极量 ≤100mg
止吐 12.5～25mg/次 1次/4h 必要时
镇静催眠 25～50mg/次
儿童
抗过敏 0.125mg/kg/次 1次/4h或1次/6h
抗眩晕 0.25～0.5mg/kg 睡前按需
6.25～12.5mg/次 3次/日
止吐 0.25～0.5mg/kg/次
12.5～25mg/次
1次/4h或1次/6h
镇静催眠 0.5～1mg/kg/次
12.5～25mg/次
静脉注射 成人 紧急情况 灭菌注射用水 稀释 浓度0.25%
药理作用
吩噻嗪类衍生物
抗组胺 竞争H1受体 解除 支气管平滑肌 痉挛和充血
止吐 抑制 延髓 催吐化学感受区
抗晕动症 中枢抗胆碱
镇静催眠 降低 脑干网状上行激活系统 应激性
适应证
皮肤黏膜过敏
过敏性鼻炎 长期、季节性
血管运动性鼻炎
过敏性结膜炎
荨麻疹
血管神经性水肿
血制品过敏反应
皮肤划痕症
晕动症 晕车、晕船、晕飞机
防治 放射病性或药源性 恶心、呕吐
辅助用药 麻醉和手术前后 镇静、催眠、镇痛、止吐
注意事项
禁用 吩噻嗪类药物过敏
慎用
呼吸系统疾病（尤其是儿童） 痰液粘稠 抑制咳嗽
Reye综合征 易混淆 锥体外系症状
癫痫患者 加重 抽搐
急性哮喘、骨髓抑制、肾功能衰竭
各种肝病、肝功能不全、黄疸
膀胱颈部梗阻、前列腺肥大症状明显
幽门或十二指肠梗阻、胃溃疡
心血管疾病、高血压、昏迷
闭角型青光眼
妊娠期、哺乳期
不宜
＜3个月的婴儿
新生儿、早产儿
急性病或脱水小儿、急性感染儿童
肌张力障碍
与氨茶碱混合注射
观察 有无
肠梗阻
药物过量
药物中毒
防止 镇吐作用 掩盖症状
不良反应
较常见 嗜睡
少见
多恶梦、易兴奋、易激动、幻觉、中枢性谵妄
儿童 反应迟钝
锥体外系反应 肌张力高、肌肉震颤 面容呆板、坐立不安
老年人 头晕、呆滞、精神错乱、低血压 锥体外系反应
较少见
视力模糊、头晕目眩、耳鸣、轻度色盲、皮疹
口鼻咽干燥、胃痛、胃部不适感、黄疸
恶心、呕吐 外科手术/并用其他药物
心血管系统
血压增高
血压轻度降低
白细胞减少、粒细胞减少
再生不良性贫血
药物过量
表现
手脚动作笨拙、行动古怪
倦睡或面色潮红、发热
气急或呼吸困难、心率加快
肌肉痉挛、坐卧不安、步履艰难
处理 对症治疗
注射 地西泮 毒扁豆碱
吸氧、静脉输液

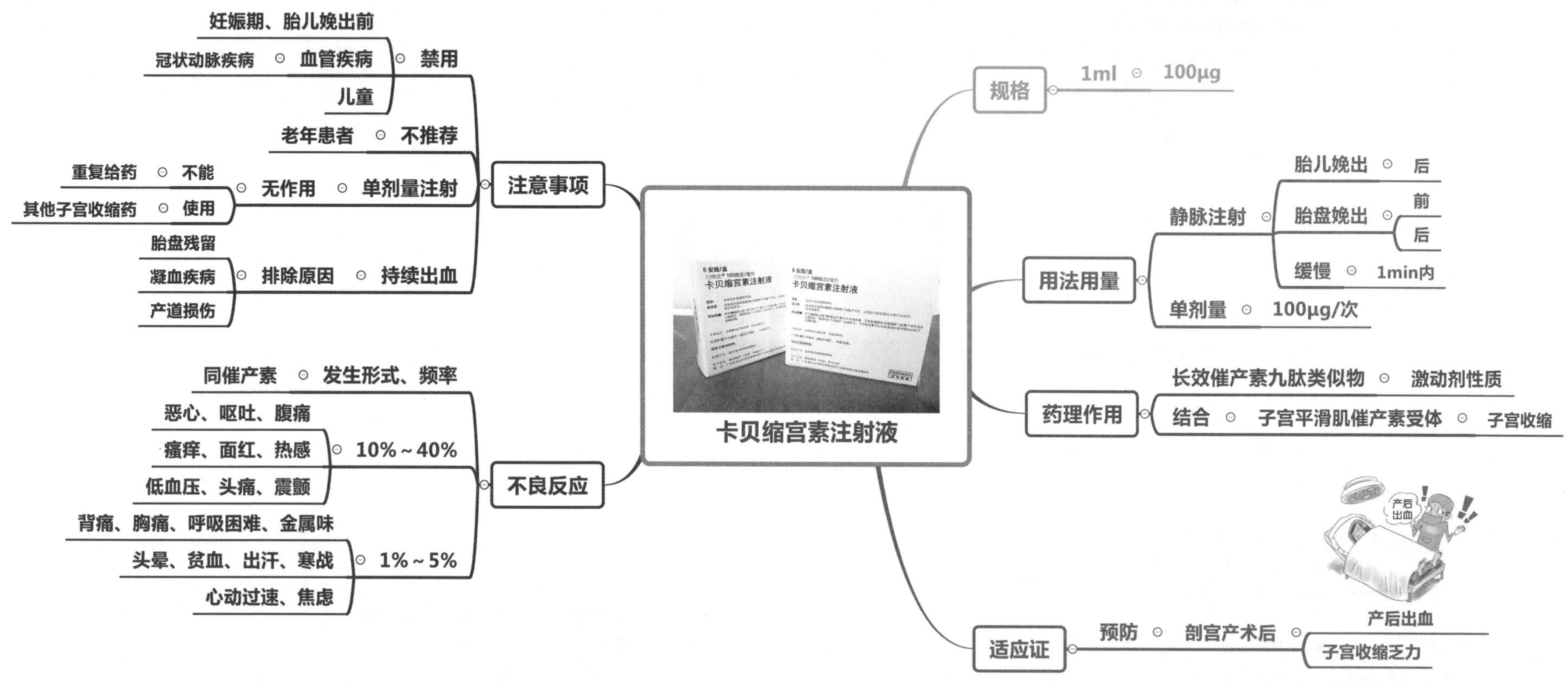

卡贝缩宫素注射液
注意事项
禁用
妊娠期、胎儿娩出前
血管疾病
冠状动脉疾病
儿童
不推荐
老年患者
单剂量注射
无作用
重复给药
不能
其他子宫收缩药
使用
持续出血
排除原因
胎盘残留
凝血疾病
产道损伤
不良反应
发生形式、频率
同催产素
10%～40%
恶心、呕吐、腹痛
瘙痒、面红、热感
低血压、头痛、震颤
1%～5%
背痛、胸痛、呼吸困难、金属味
头晕、贫血、出汗、寒战
心动过速、焦虑
规格
1ml
100μg
用法用量
静脉注射
胎儿娩出
后
胎盘娩出
前
后
缓慢
1min内
单剂量
100μg/次
药理作用
长效催产素九肽类似物
激动剂性质
结合
子宫平滑肌催产素受体
子宫收缩
适应证
预防
剖宫产术后
产后出血
子宫收缩乏力
产后出血

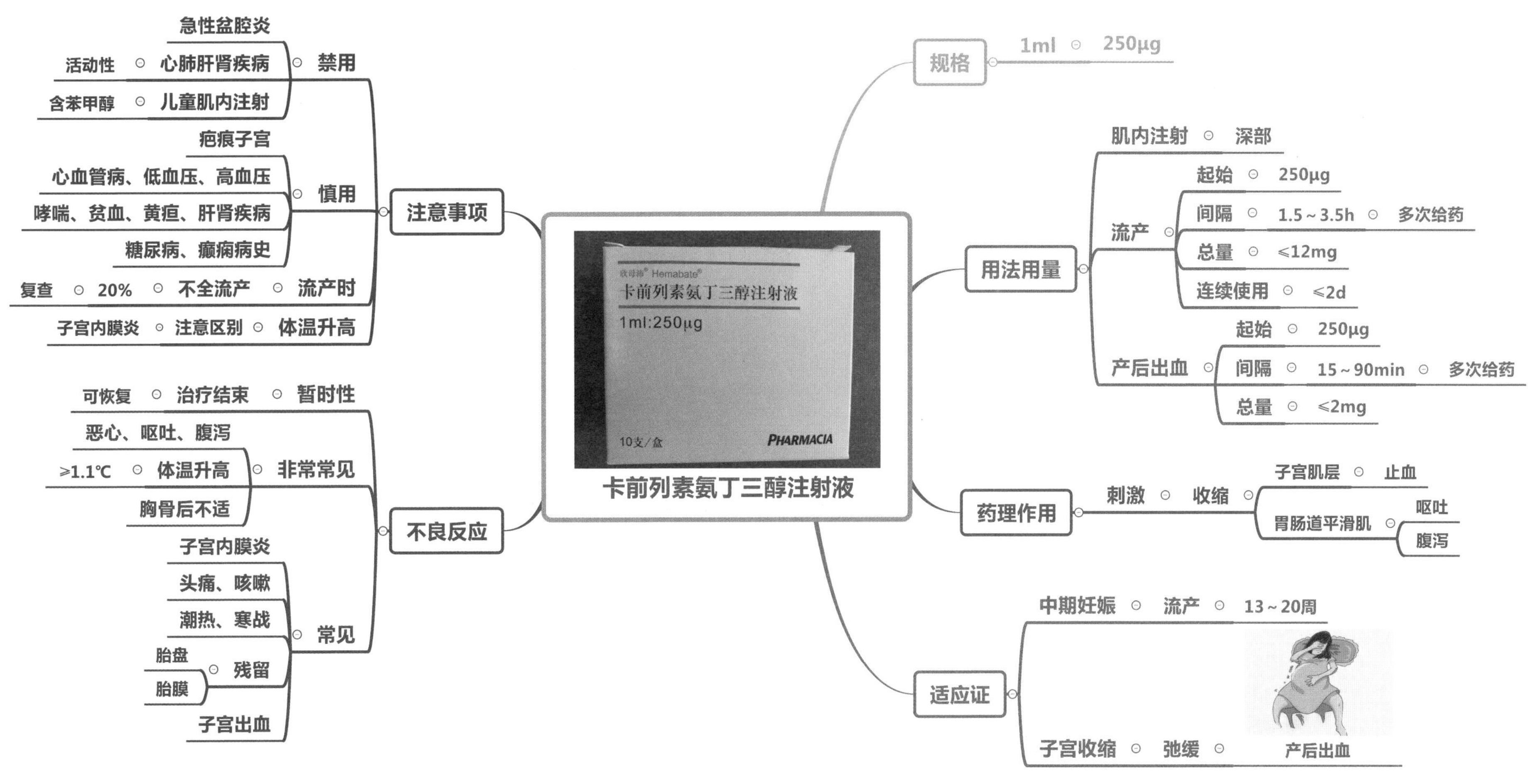

卡前列素氨丁三醇注射液
欣母沛® Hemabate®
卡前列素氨丁三醇注射液
1ml:250μg
10支/盒
PHARMACIA
注意事项
禁用
急性盆腔炎
心肺肝肾疾病 活动性
儿童肌内注射 含苯甲醇
慎用
疤痕子宫
心血管病、低血压、高血压
哮喘、贫血、黄疸、肝肾疾病
糖尿病、癫痫病史
流产时 不全流产 20% 复查
体温升高 注意区别 子宫内膜炎
不良反应
暂时性 治疗结束 可恢复
非常常见
恶心、呕吐、腹泻
体温升高 ≥1.1℃
胸骨后不适
常见
子宫内膜炎
头痛、咳嗽
潮热、寒战
残留 胎盘 胎膜
子宫出血
规格
1ml 250μg
用法用量
肌内注射 深部
流产
起始 250μg
间隔 1.5～3.5h 多次给药
总量 ≤12mg
连续使用 ≤2d
产后出血
起始 250μg
间隔 15～90min 多次给药
总量 ≤2mg
药理作用
刺激 收缩
子宫肌层 止血
胃肠道平滑肌 呕吐 腹泻
适应证
中期妊娠 流产 13～20周
子宫收缩 弛缓 产后出血

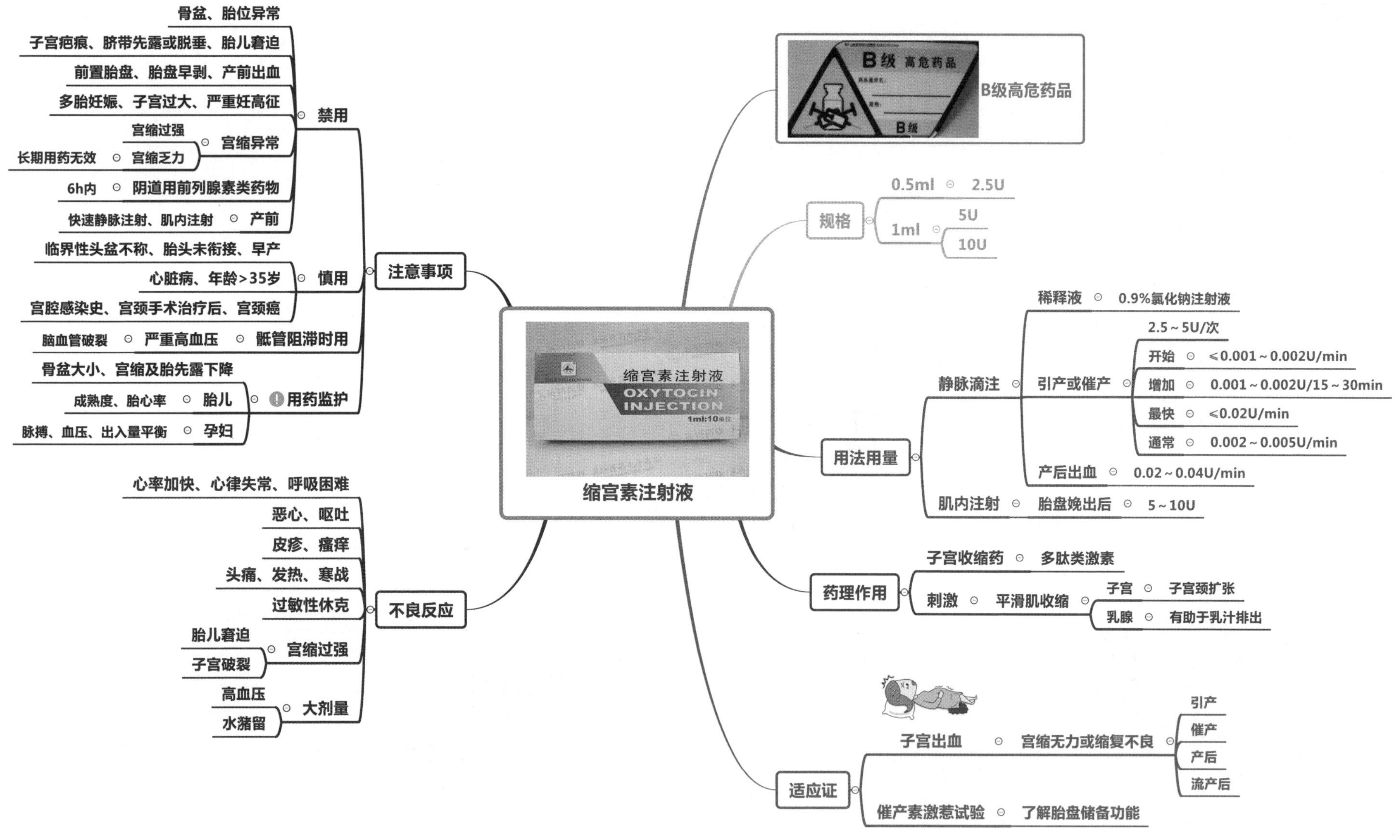
缩宫素注射液
OXYTOCIN INJECTION
1ml:10单位
缩宫素注射液
B级 高危药品
B级
B级高危药品
规格
0.5ml 2.5U
1ml 5U
10U
用法用量
静脉滴注
稀释液 0.9%氯化钠注射液
引产或催产
2.5～5U/次
开始 ≤0.001～0.002U/min
增加 0.001～0.002U/15～30min
最快 ≤0.02U/min
通常 0.002～0.005U/min
产后出血 0.02～0.04U/min
肌内注射 胎盘娩出后 5～10U
药理作用
子宫收缩药 多肽类激素
刺激 平滑肌收缩
子宫 子宫颈扩张
乳腺 有助于乳汁排出
适应证
子宫出血 宫缩无力或缩复不良
引产
催产
产后
流产后
催产素激惹试验 了解胎盘储备功能
注意事项
禁用
骨盆、胎位异常
子宫疤痕、脐带先露或脱垂、胎儿窘迫
前置胎盘、胎盘早剥、产前出血
多胎妊娠、子宫过大、严重妊高征
宫缩异常
宫缩过强
宫缩乏力 长期用药无效
阴道用前列腺素类药物 6h内
产前 快速静脉注射、肌内注射
慎用
临界性头盆不称、胎头未衔接、早产
心脏病、年龄>35岁
宫腔感染史、宫颈手术治疗后、宫颈癌
骶管阻滞时用 严重高血压 脑血管破裂
用药监护
骨盆大小、宫缩及胎先露下降
胎儿 成熟度、胎心率
孕妇 脉搏、血压、出入量平衡
不良反应
心率加快、心律失常、呼吸困难
恶心、呕吐
皮疹、瘙痒
头痛、发热、寒战
过敏性休克
宫缩过强
胎儿窘迫
子宫破裂
大剂量
高血压
水潴留

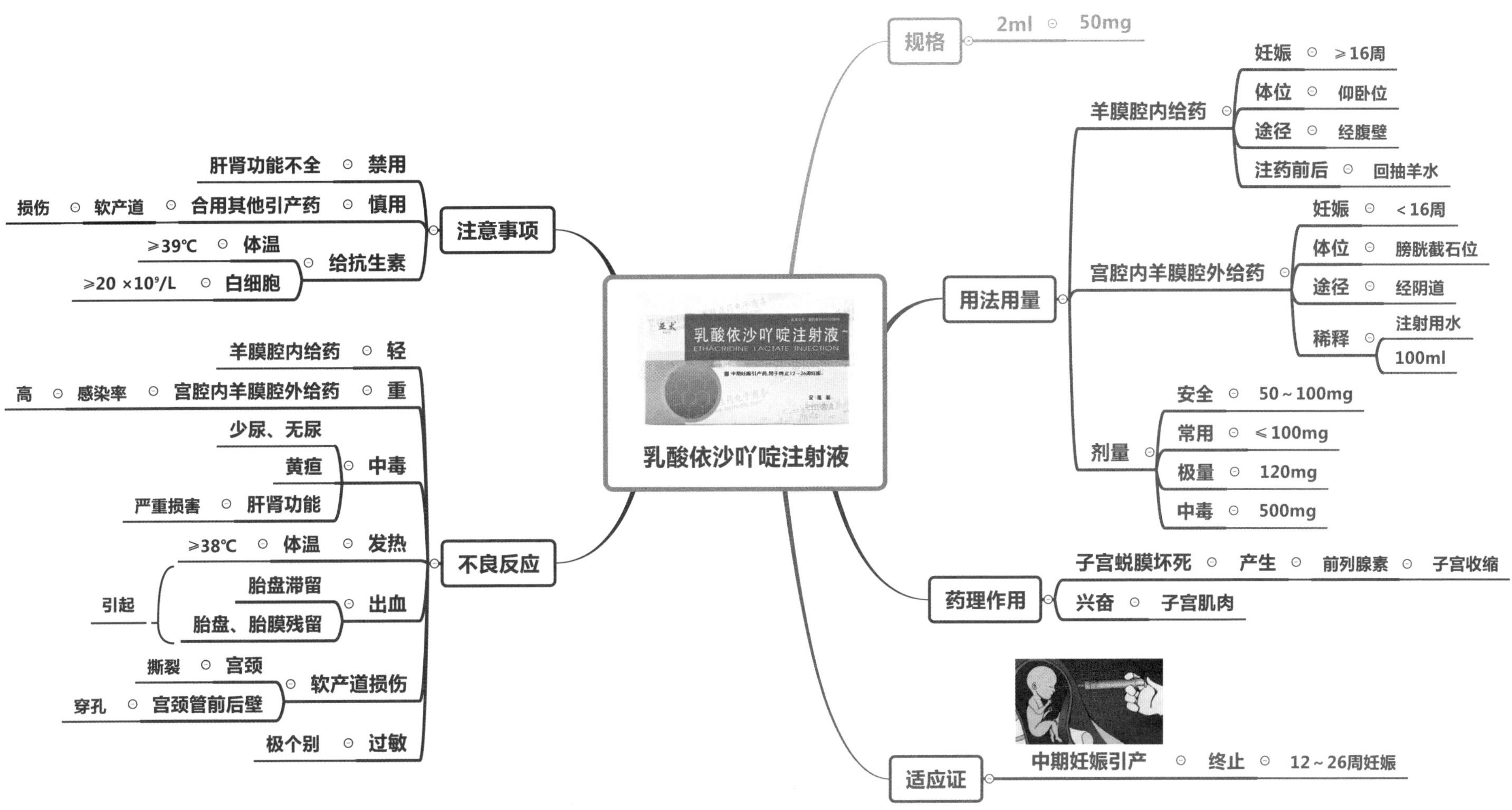
乳酸依沙吖啶注射液
规格
2ml
50mg
用法用量
羊膜腔内给药
妊娠
≥16周
体位
仰卧位
途径
经腹壁
注药前后
回抽羊水
宫腔内羊膜腔外给药
妊娠
<16周
体位
膀胱截石位
途径
经阴道
稀释
注射用水
100ml
剂量
安全
50~100mg
常用
≤100mg
极量
120mg
中毒
500mg
药理作用
子宫蜕膜坏死
产生
前列腺素
子宫收缩
兴奋
子宫肌肉
适应证
中期妊娠引产
终止
12~26周妊娠
注意事项
肝肾功能不全
禁用
损伤
软产道
合用其他引产药
慎用
≥39℃
体温
给抗生素
≥20 ×10⁹/L
白细胞
不良反应
羊膜腔内给药
轻
高
感染率
宫腔内羊膜腔外给药
重
少尿、无尿
黄疸
中毒
严重损害
肝肾功能
≥38℃
体温
发热
引起
胎盘滞留
胎盘、胎膜残留
出血
撕裂
宫颈
穿孔
宫颈管前后壁
软产道损伤
极个别
过敏

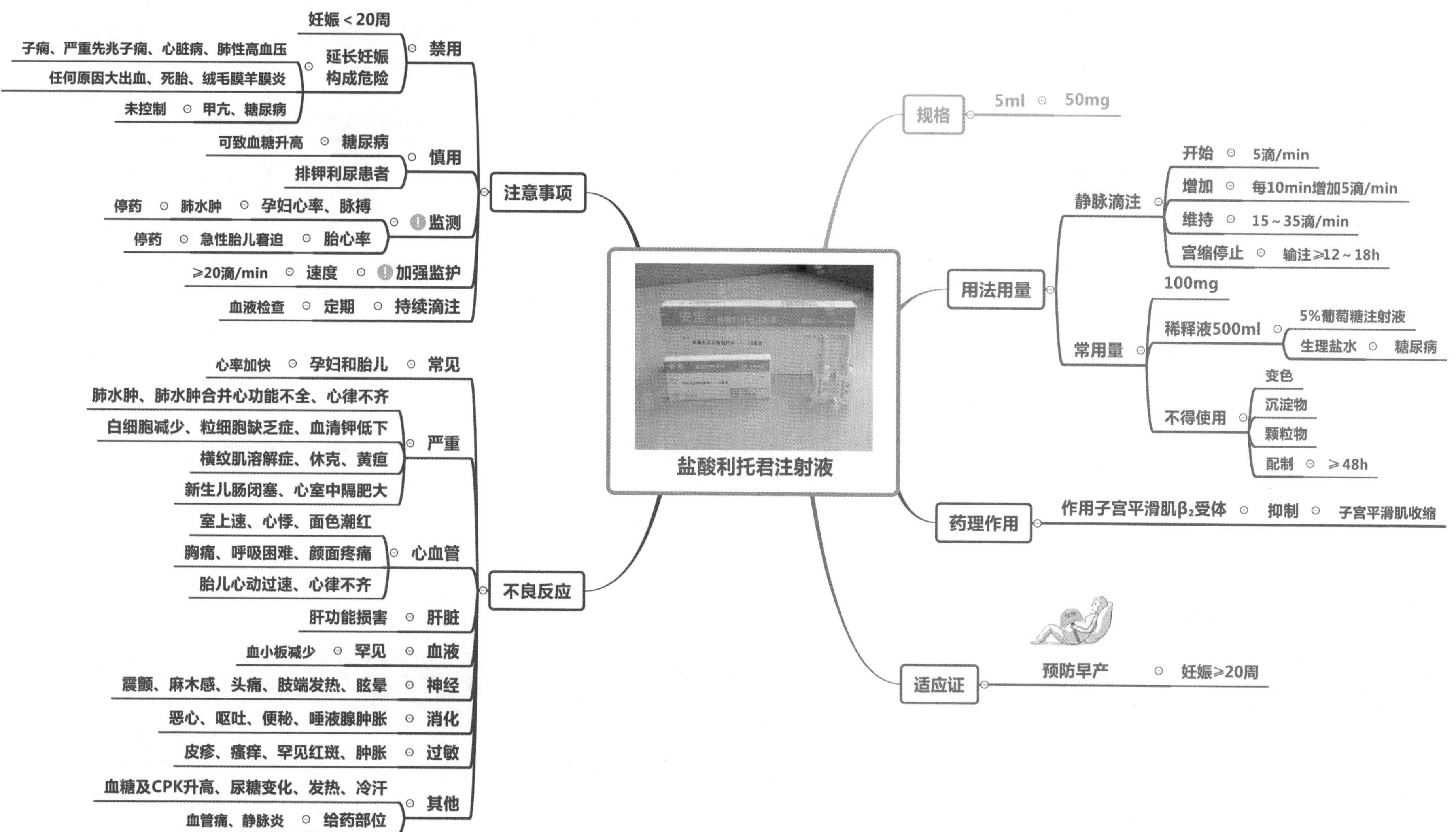
盐酸利托君注射液
规格
5ml 50mg
用法用量
静脉滴注
开始 5滴/min
增加 每10min增加5滴/min
维持 15～35滴/min
宫缩停止 输注≥12～18h
常用量
100mg
稀释液500ml
5%葡萄糖注射液
生理盐水 糖尿病
不得使用
变色
沉淀物
颗粒物
配制 ≥48h
药理作用
作用子宫平滑肌β_2受体 抑制 子宫平滑肌收缩
适应证
预防早产 妊娠≥20周
注意事项
禁用
妊娠＜20周
延长妊娠构成危险
子痫、严重先兆子痫、心脏病、肺性高血压
任何原因大出血、死胎、绒毛膜羊膜炎
未控制 甲亢、糖尿病
慎用
糖尿病 可致血糖升高
排钾利尿患者
监测
孕妇心率、脉搏 肺水肿 停药
胎心率 急性胎儿窘迫 停药
加强监护 速度 ≥20滴/min
持续滴注 定期 血液检查
不良反应
常见 孕妇和胎儿 心率加快
严重
肺水肿、肺水肿合并心功能不全、心律不齐
白细胞减少、粒细胞缺乏症、血清钾低下
横纹肌溶解症、休克、黄疸
新生儿肠闭塞、心室中隔肥大
心血管
室上速、心悸、面色潮红
胸痛、呼吸困难、颜面疼痛
胎儿心动过速、心律不齐
肝脏 肝功能损害
血液 罕见 血小板减少
神经 震颤、麻木感、头痛、肢端发热、眩晕
消化 恶心、呕吐、便秘、唾液腺肿胀
过敏 皮疹、瘙痒、罕见红斑、肿胀
其他
血糖及CPK升高、尿糖变化、发热、冷汗
给药部位 血管痛、静脉炎

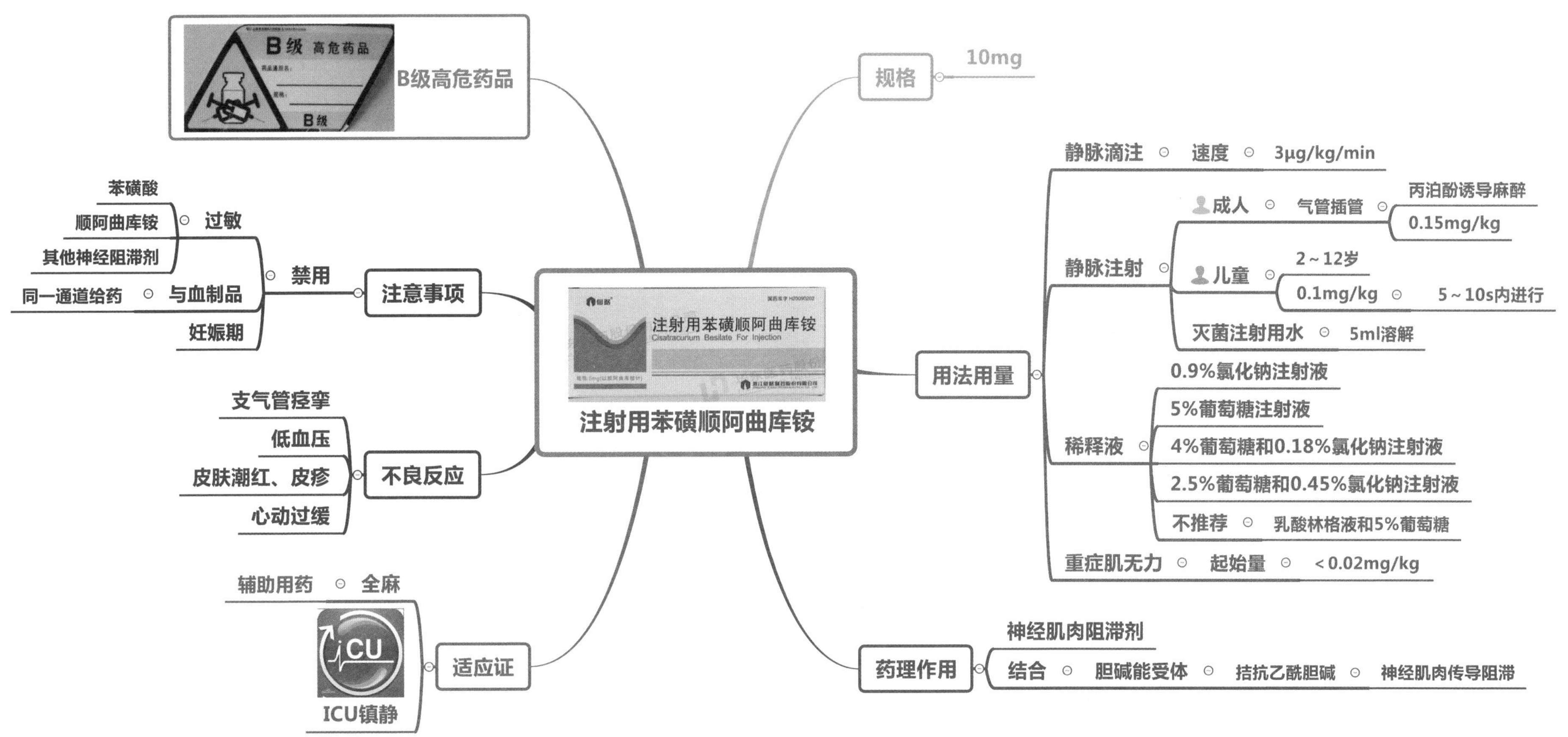
注射用苯磺顺阿曲库铵
规格
10mg
用法用量
静脉滴注
速度
3μg/kg/min
静脉注射
成人
气管插管
丙泊酚诱导麻醉
0.15mg/kg
儿童
2～12岁
0.1mg/kg
5～10s内进行
灭菌注射用水
5ml溶解
稀释液
0.9%氯化钠注射液
5%葡萄糖注射液
4%葡萄糖和0.18%氯化钠注射液
2.5%葡萄糖和0.45%氯化钠注射液
不推荐
乳酸林格液和5%葡萄糖
重症肌无力
起始量
＜0.02mg/kg
药理作用
神经肌肉阻滞剂
结合
胆碱能受体
拮抗乙酰胆碱
神经肌肉传导阻滞
B级高危药品
B级 高危药品
注意事项
禁用
过敏
苯磺酸
顺阿曲库铵
其他神经阻滞剂
与血制品
同一通道给药
妊娠期
不良反应
支气管痉挛
低血压
皮肤潮红、皮疹
心动过缓
适应证
辅助用药
全麻
ICU
ICU镇静

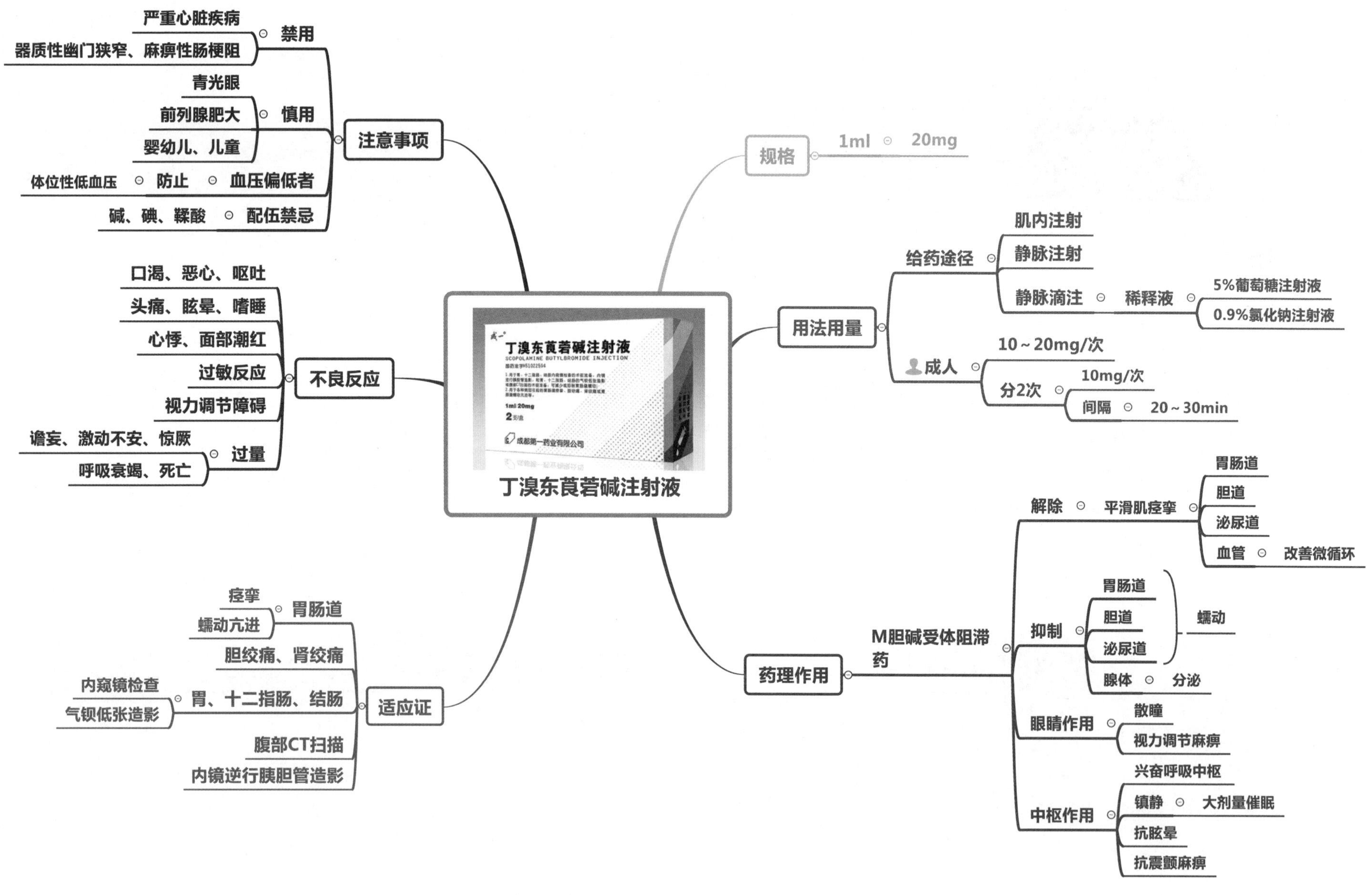
丁溴东莨菪碱注射液
SCOPOLAMINE BUTYLBROMIDE INJECTION
1ml 20mg
成都第一药业有限公司
丁溴东莨菪碱注射液
注意事项
禁用
严重心脏疾病
器质性幽门狭窄、麻痹性肠梗阻
慎用
青光眼
前列腺肥大
婴幼儿、儿童
血压偏低者
防止
体位性低血压
配伍禁忌
碱、碘、鞣酸
不良反应
口渴、恶心、呕吐
头痛、眩晕、嗜睡
心悸、面部潮红
过敏反应
视力调节障碍
过量
谵妄、激动不安、惊厥
呼吸衰竭、死亡
适应证
胃肠道
痉挛
蠕动亢进
胆绞痛、肾绞痛
胃、十二指肠、结肠
内窥镜检查
气钡低张造影
腹部CT扫描
内镜逆行胰胆管造影
规格
1ml
20mg
用法用量
给药途径
肌内注射
静脉注射
静脉滴注
稀释液
5%葡萄糖注射液
0.9%氯化钠注射液
成人
10～20mg/次
分2次
10mg/次
间隔
20～30min
药理作用
M胆碱受体阻滞药
解除
平滑肌痉挛
胃肠道
胆道
泌尿道
血管
改善微循环
抑制
胃肠道
胆道
泌尿道
蠕动
腺体
分泌
眼睛作用
散瞳
视力调节麻痹
中枢作用
兴奋呼吸中枢
镇静
大剂量催眠
抗眩晕
抗震颤麻痹

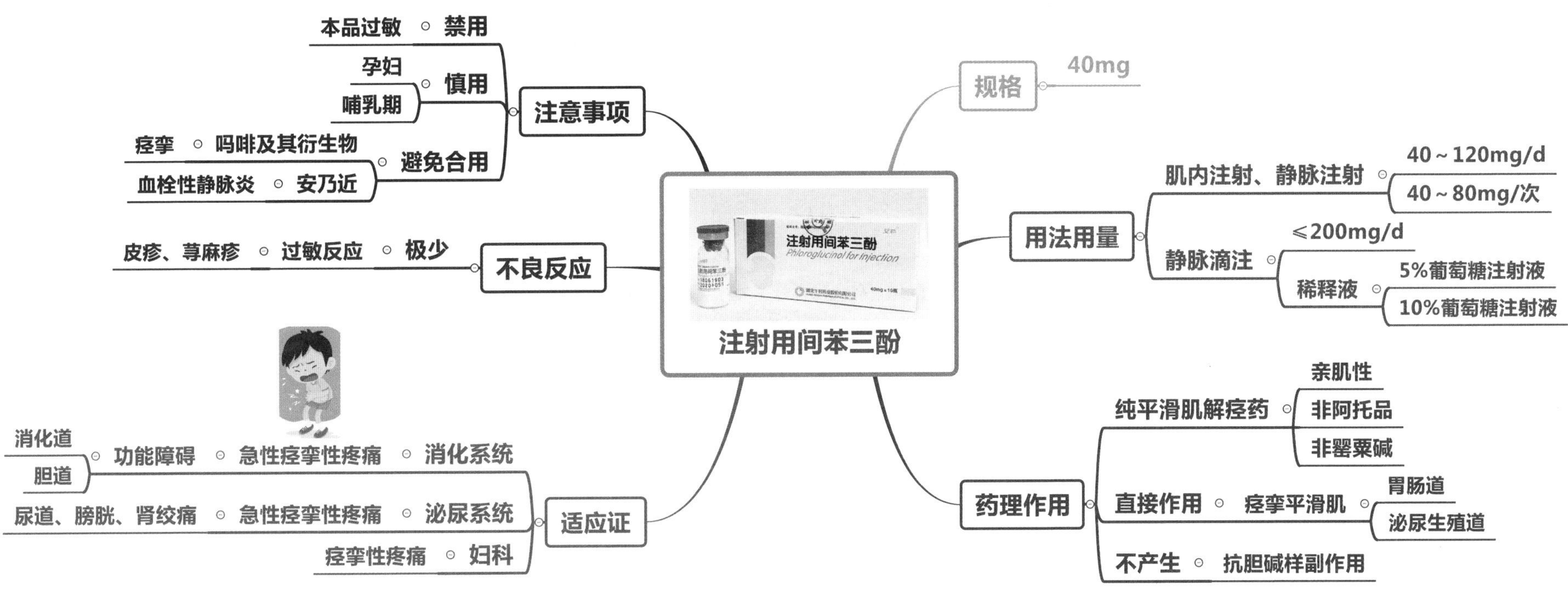
注射用间苯三酚
规格
40mg
用法用量
肌内注射、静脉注射
40～120mg/d
40～80mg/次
静脉滴注
≤200mg/d
稀释液
5%葡萄糖注射液
10%葡萄糖注射液
药理作用
纯平滑肌解痉药
亲肌性
非阿托品
非罂粟碱
直接作用
痉挛平滑肌
胃肠道
泌尿生殖道
不产生
抗胆碱样副作用
注意事项
禁用
本品过敏
慎用
孕妇
哺乳期
避免合用
吗啡及其衍生物
痉挛
安乃近
血栓性静脉炎
不良反应
极少
过敏反应
皮疹、荨麻疹
适应证
消化系统
急性痉挛性疼痛
功能障碍
消化道
胆道
泌尿系统
急性痉挛性疼痛
尿道、膀胱、肾绞痛
妇科
痉挛性疼痛

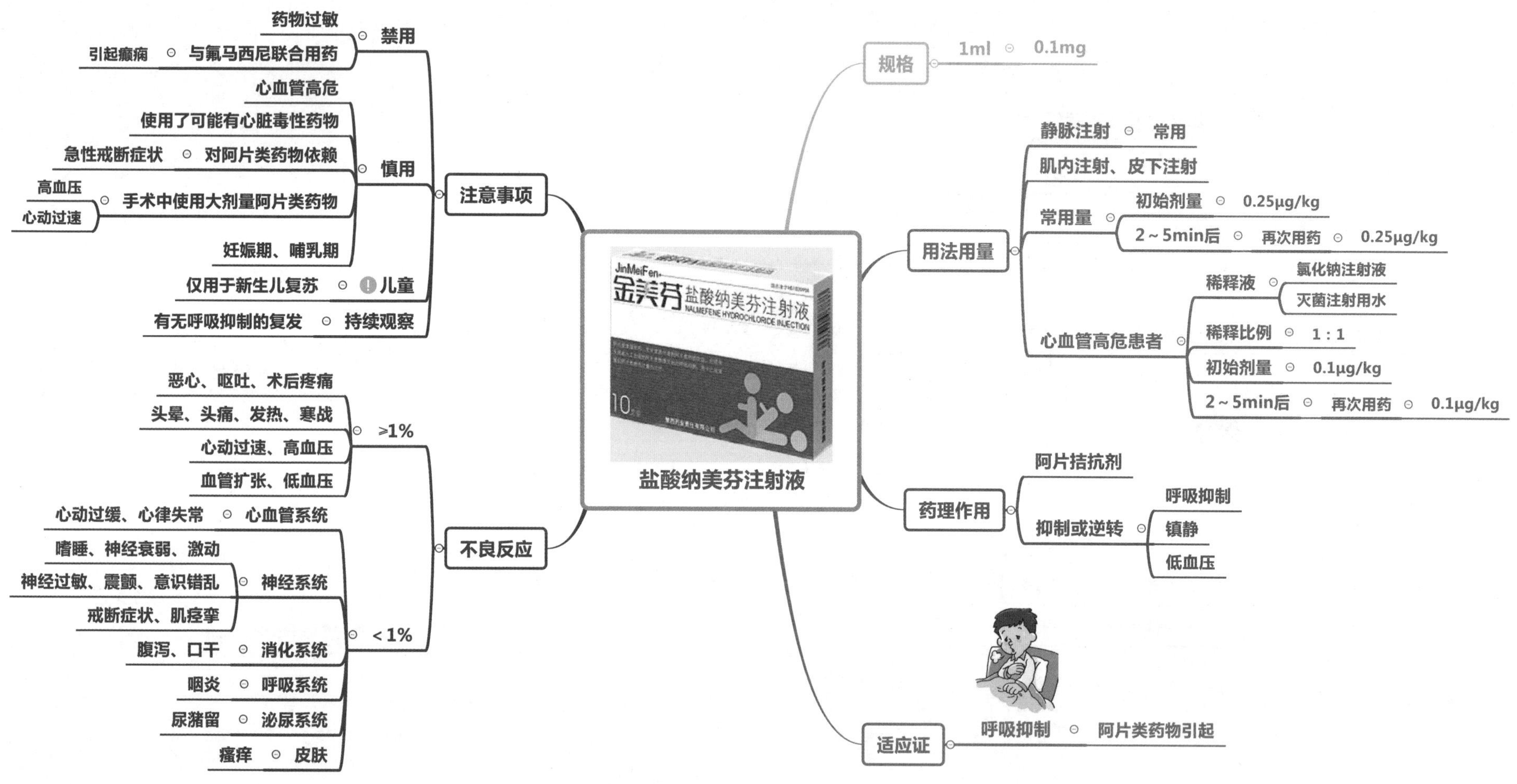
盐酸纳美芬注射液
JinMeiFen
金美芬
盐酸纳美芬注射液
NALMEFENE HYDROCHLORIDE INJECTION
10
规格
1ml
0.1mg
用法用量
静脉注射
常用
肌内注射、皮下注射
常用量
初始剂量
0.25μg/kg
2～5min后
再次用药
0.25μg/kg
心血管高危患者
稀释液
氯化钠注射液
灭菌注射用水
稀释比例
1：1
初始剂量
0.1μg/kg
2～5min后
再次用药
0.1μg/kg
药理作用
阿片拮抗剂
抑制或逆转
呼吸抑制
镇静
低血压
适应证
呼吸抑制
阿片类药物引起
注意事项
禁用
药物过敏
与氟马西尼联合用药
引起癫痫
慎用
心血管高危
使用了可能有心脏毒性药物
对阿片类药物依赖
急性戒断症状
手术中使用大剂量阿片类药物
高血压
心动过速
妊娠期、哺乳期
儿童
仅用于新生儿复苏
持续观察
有无呼吸抑制的复发
不良反应
≥1%
恶心、呕吐、术后疼痛
头晕、头痛、发热、寒战
心动过速、高血压
血管扩张、低血压
＜1%
心血管系统
心动过缓、心律失常
神经系统
嗜睡、神经衰弱、激动
神经过敏、震颤、意识错乱
戒断症状、肌痉挛
消化系统
腹泻、口干
呼吸系统
咽炎
泌尿系统
尿潴留
皮肤
瘙痒

第2部分 急救车药品

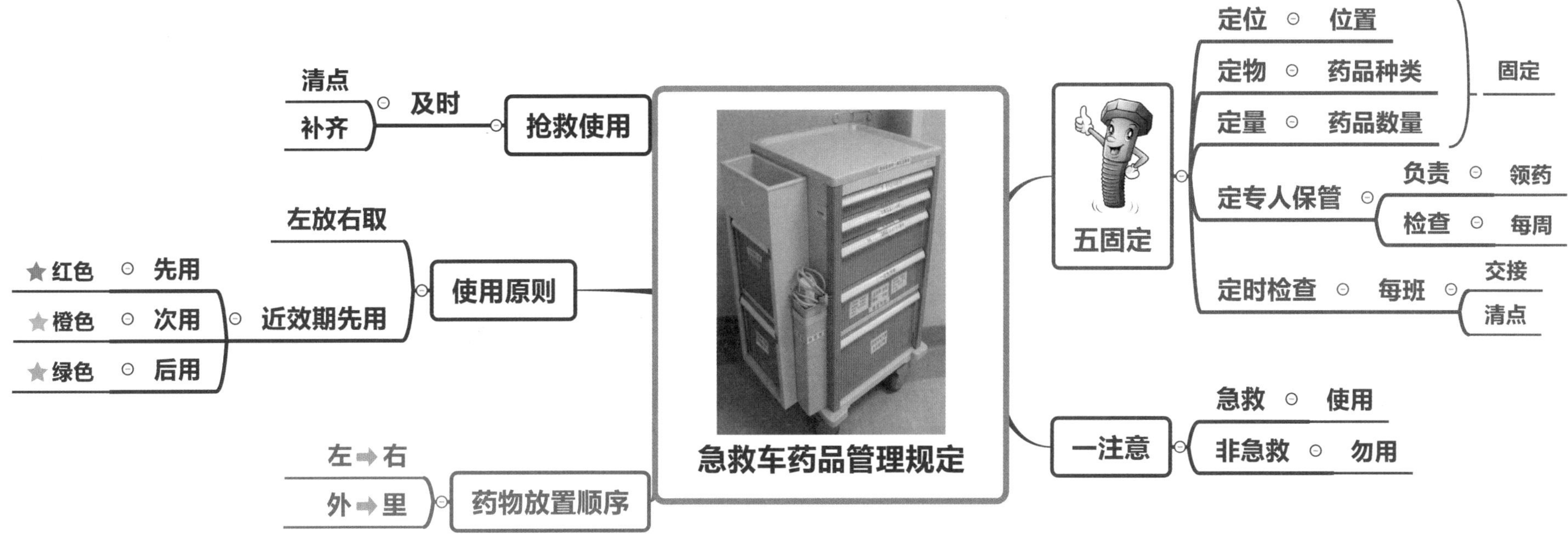
急救车药品管理规定
抢救使用
及时
清点
补齐
使用原则
左放右取
近效期先用
红色
先用
橙色
次用
绿色
后用
药物放置顺序
左➡右
外➡里
五固定
定位
位置
定物
药品种类
定量
药品数量
固定
定专人保管
负责
领药
检查
每周
定时检查
每班
交接
清点
一注意
急救
使用
非急救
勿用

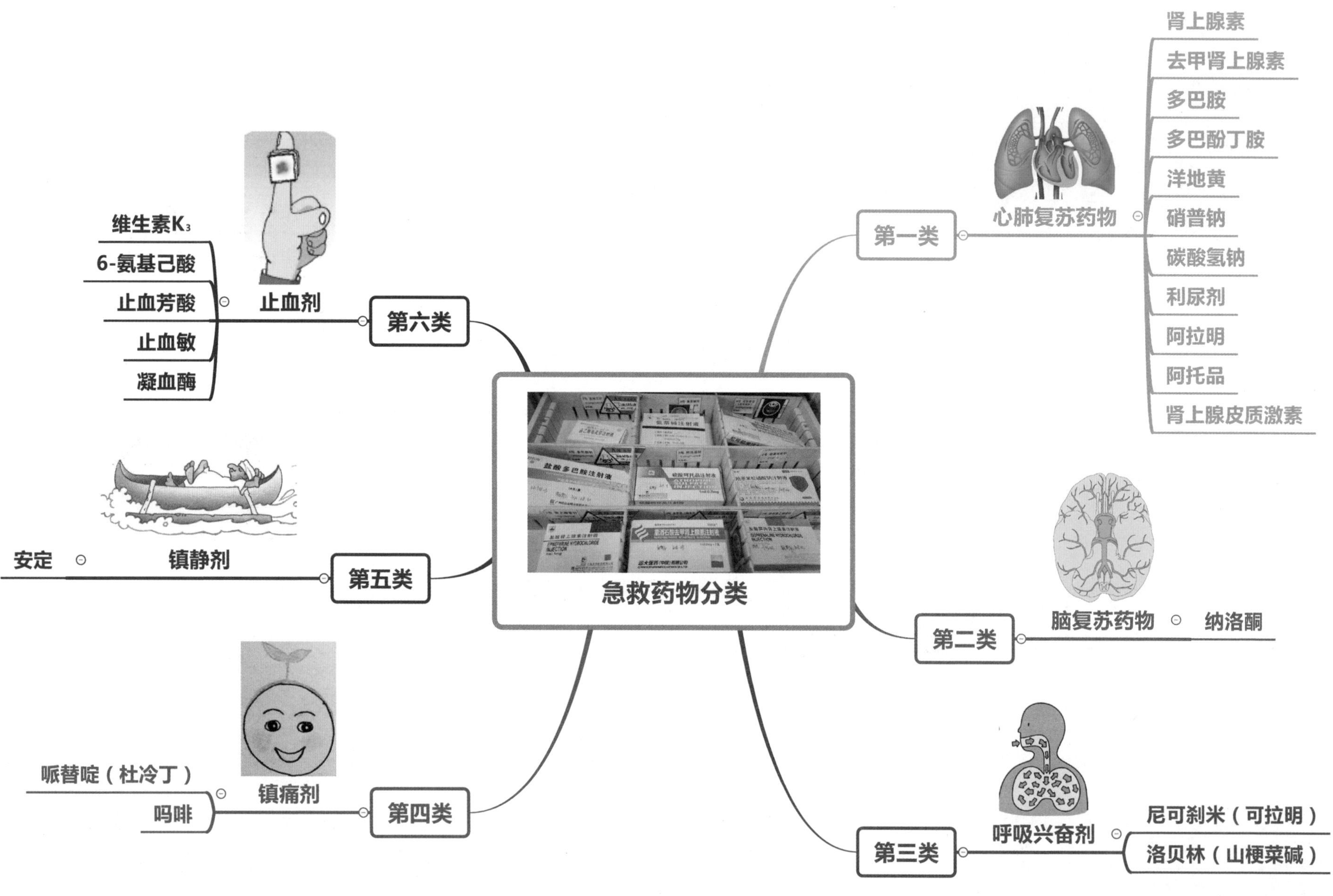
急救药物分类
第一类
心肺复苏药物
肾上腺素
去甲肾上腺素
多巴胺
多巴酚丁胺
洋地黄
硝普钠
碳酸氢钠
利尿剂
阿拉明
阿托品
肾上腺皮质激素
第二类
脑复苏药物
纳洛酮
第三类
呼吸兴奋剂
尼可刹米（可拉明）
洛贝林（山梗菜碱）
第四类
镇痛剂
哌替啶（杜冷丁）
吗啡
第五类
镇静剂
安定
第六类
止血剂
维生素K3
6-氨基己酸
止血芳酸
止血敏
凝血酶

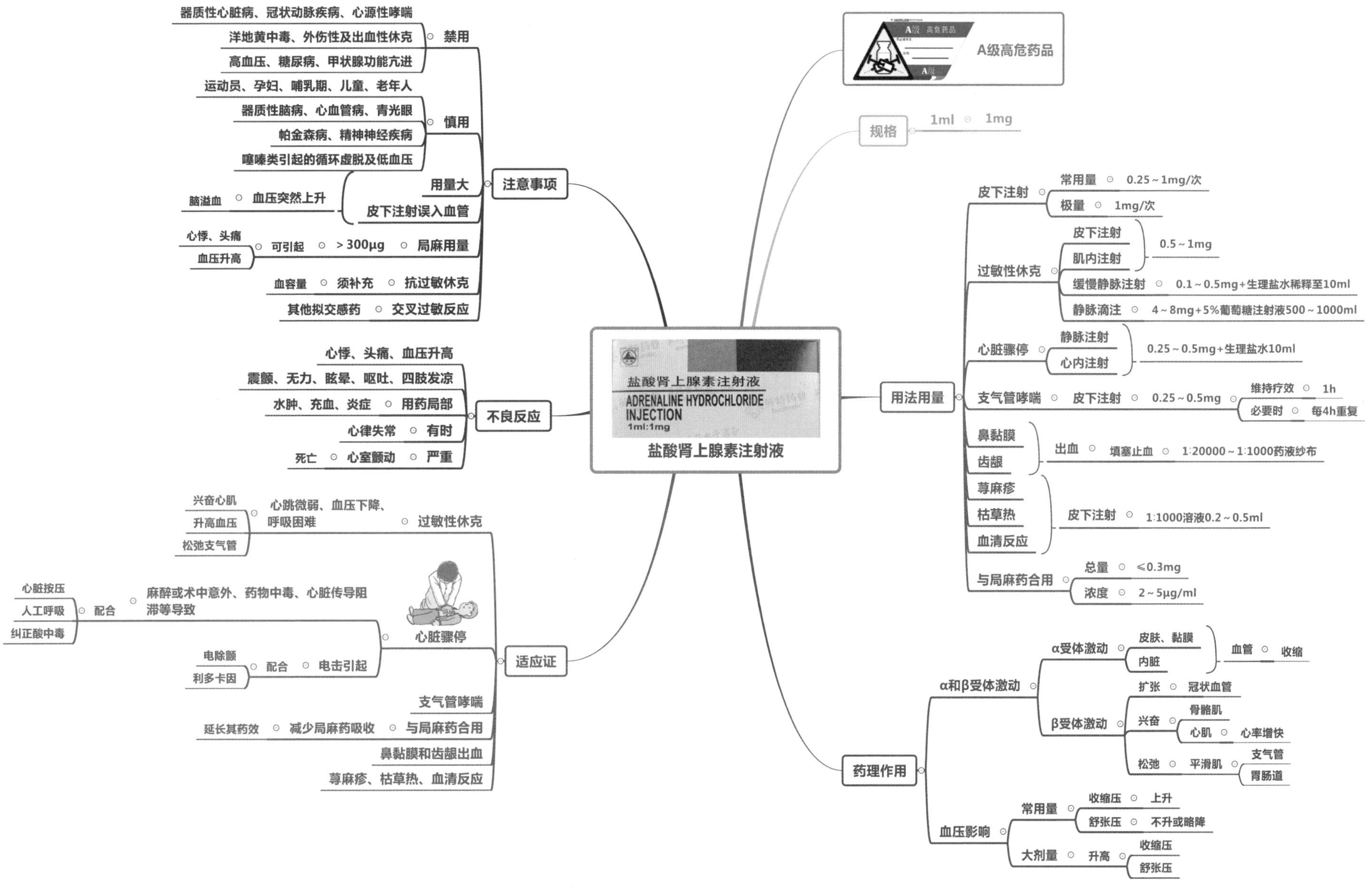

盐酸肾上腺素注射液
ADRENALINE HYDROCHLORIDE INJECTION
1ml:1mg
盐酸肾上腺素注射液
A级高危药品
规格
1ml
1mg
用法用量
皮下注射
常用量
0.25~1mg/次
极量
1mg/次
过敏性休克
皮下注射
肌内注射
0.5~1mg
缓慢静脉注射
0.1~0.5mg+生理盐水稀释至10ml
静脉滴注
4~8mg+5%葡萄糖注射液500~1000ml
心脏骤停
静脉注射
心内注射
0.25~0.5mg+生理盐水10ml
支气管哮喘
皮下注射
0.25~0.5mg
维持疗效
1h
必要时
每4h重复
鼻黏膜
齿龈
出血
填塞止血
1:20000~1:1000药液纱布
荨麻疹
枯草热
血清反应
皮下注射
1:1000溶液0.2~0.5ml
与局麻药合用
总量
≤0.3mg
浓度
2~5μg/ml
药理作用
α和β受体激动
α受体激动
皮肤、黏膜
内脏
血管
收缩
β受体激动
扩张
冠状血管
兴奋
骨骼肌
心肌
心率增快
松弛
平滑肌
支气管
胃肠道
血压影响
常用量
收缩压
上升
舒张压
不升或略降
大剂量
升高
收缩压
舒张压
注意事项
禁用
器质性心脏病、冠状动脉疾病、心源性哮喘
洋地黄中毒、外伤性及出血性休克
高血压、糖尿病、甲状腺功能亢进
慎用
运动员、孕妇、哺乳期、儿童、老年人
器质性脑病、心血管病、青光眼
帕金森病、精神神经疾病
噻嗪类引起的循环虚脱及低血压
用量大
皮下注射误入血管
血压突然上升
脑溢血
局麻用量
>300μg
可引起
心悸、头痛
血压升高
抗过敏休克
须补充
血容量
交叉过敏反应
其他拟交感药
不良反应
心悸、头痛、血压升高
震颤、无力、眩晕、呕吐、四肢发凉
用药局部
水肿、充血、炎症
有时
心律失常
严重
心室颤动
死亡
适应证
过敏性休克
心跳微弱、血压下降、呼吸困难
兴奋心肌
升高血压
松弛支气管
心脏骤停
麻醉或术中意外、药物中毒、心脏传导阻滞等导致
配合
心脏按压
人工呼吸
纠正酸中毒
电击引起
配合
电除颤
利多卡因
支气管哮喘
与局麻药合用
减少局麻药吸收
延长其药效
鼻黏膜和齿龈出血
荨麻疹、枯草热、血清反应

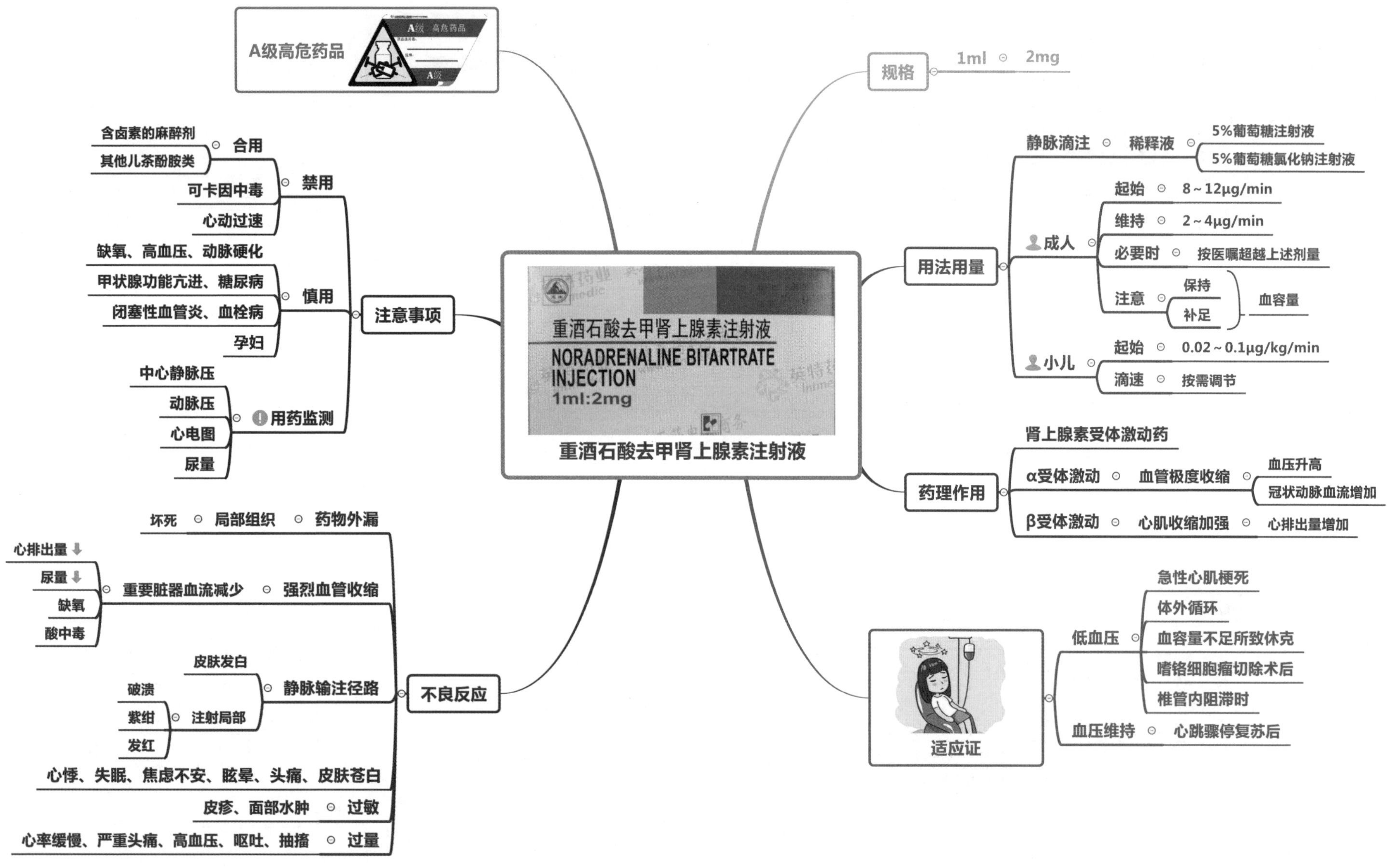
重酒石酸去甲肾上腺素注射液
NORADRENALINE BITARTRATE INJECTION
1ml:2mg
重酒石酸去甲肾上腺素注射液
A级高危药品
规格 1ml 2mg
用法用量
静脉滴注 稀释液 5%葡萄糖注射液
5%葡萄糖氯化钠注射液
成人 起始 8～12μg/min
维持 2～4μg/min
必要时 按医嘱超越上述剂量
注意 保持 补足 血容量
小儿 起始 0.02～0.1μg/kg/min
滴速 按需调节
药理作用
肾上腺素受体激动药
α受体激动 血管极度收缩 血压升高
冠状动脉血流增加
β受体激动 心肌收缩加强 心排出量增加
适应证
低血压 急性心肌梗死
体外循环
血容量不足所致休克
嗜铬细胞瘤切除术后
椎管内阻滞时
血压维持 心跳骤停复苏后
注意事项
禁用 合用 含卤素的麻醉剂
其他儿茶酚胺类
可卡因中毒
心动过速
慎用 缺氧、高血压、动脉硬化
甲状腺功能亢进、糖尿病
闭塞性血管炎、血栓病
孕妇
用药监测 中心静脉压
动脉压
心电图
尿量
不良反应
药物外漏 局部组织 坏死
强烈血管收缩 重要脏器血流减少 心排出量↓
尿量↓
缺氧
酸中毒
静脉输注径路 皮肤发白
注射局部 破溃
紫绀
发红
心悸、失眠、焦虑不安、眩晕、头痛、皮肤苍白
过敏 皮疹、面部水肿
过量 心率缓慢、严重头痛、高血压、呕吐、抽搐

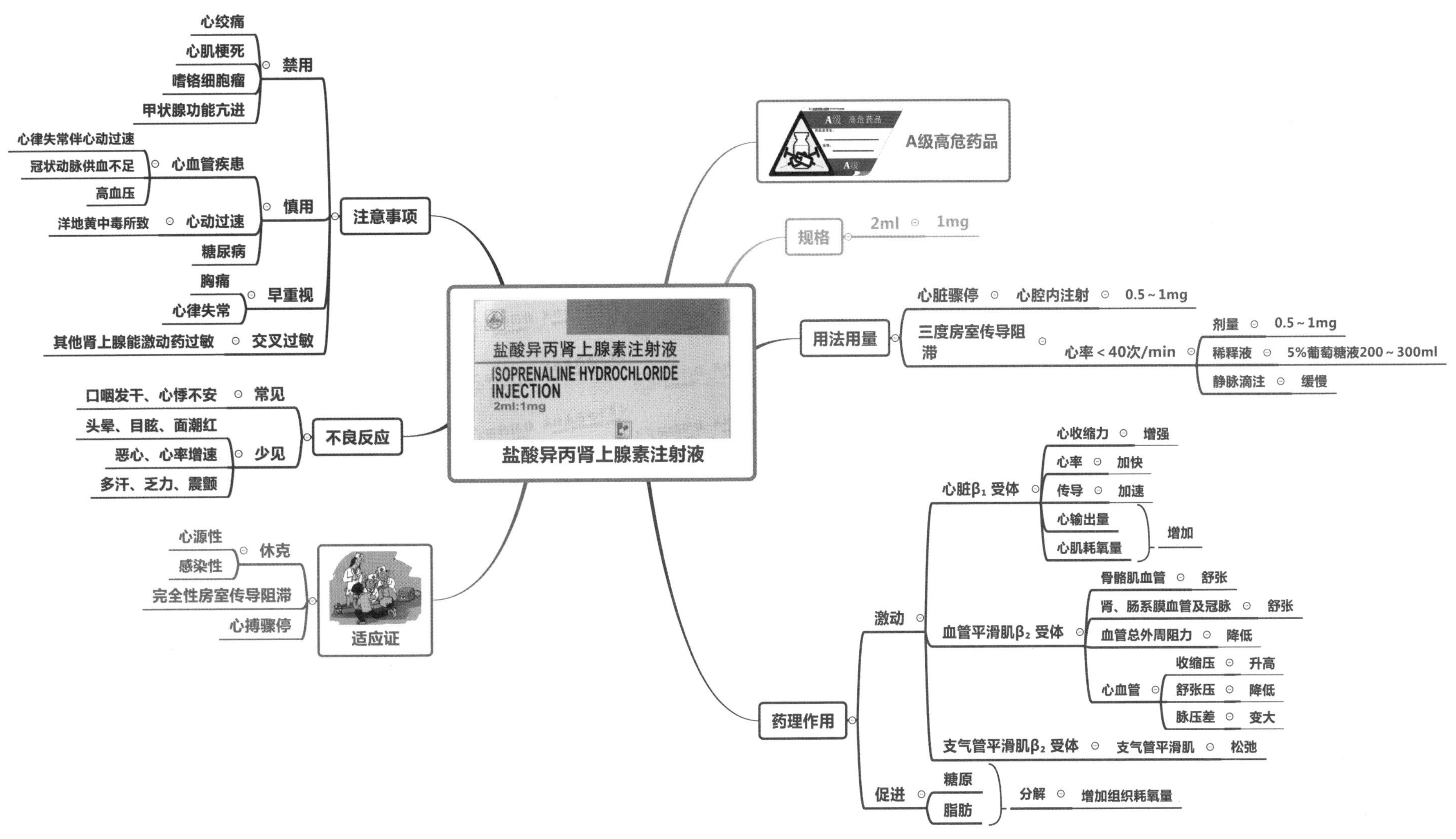
盐酸异丙肾上腺素注射液
盐酸异丙肾上腺素注射液
ISOPRENALINE HYDROCHLORIDE INJECTION
2ml:1mg
A级高危药品
A级 高危药品
规格
2ml
1mg
用法用量
心脏骤停
心腔内注射
0.5～1mg
三度房室传导阻滞
心率＜40次/min
剂量
0.5～1mg
稀释液
5%葡萄糖液200～300ml
静脉滴注
缓慢
药理作用
激动
心脏β₁受体
心收缩力
增强
心率
加快
传导
加速
心输出量
心肌耗氧量
增加
血管平滑肌β₂受体
骨骼肌血管
舒张
肾、肠系膜血管及冠脉
舒张
血管总外周阻力
降低
心血管
收缩压
升高
舒张压
降低
脉压差
变大
支气管平滑肌β₂受体
支气管平滑肌
松弛
促进
糖原
脂肪
分解
增加组织耗氧量
注意事项
禁用
心绞痛
心肌梗死
嗜铬细胞瘤
甲状腺功能亢进
慎用
心血管疾患
心律失常伴心动过速
冠状动脉供血不足
高血压
心动过速
洋地黄中毒所致
糖尿病
早重视
胸痛
心律失常
交叉过敏
其他肾上腺能激动药过敏
不良反应
常见
口咽发干、心悸不安
少见
头晕、目眩、面潮红
恶心、心率增速
多汗、乏力、震颤
适应证
休克
心源性
感染性
完全性房室传导阻滞
心搏骤停

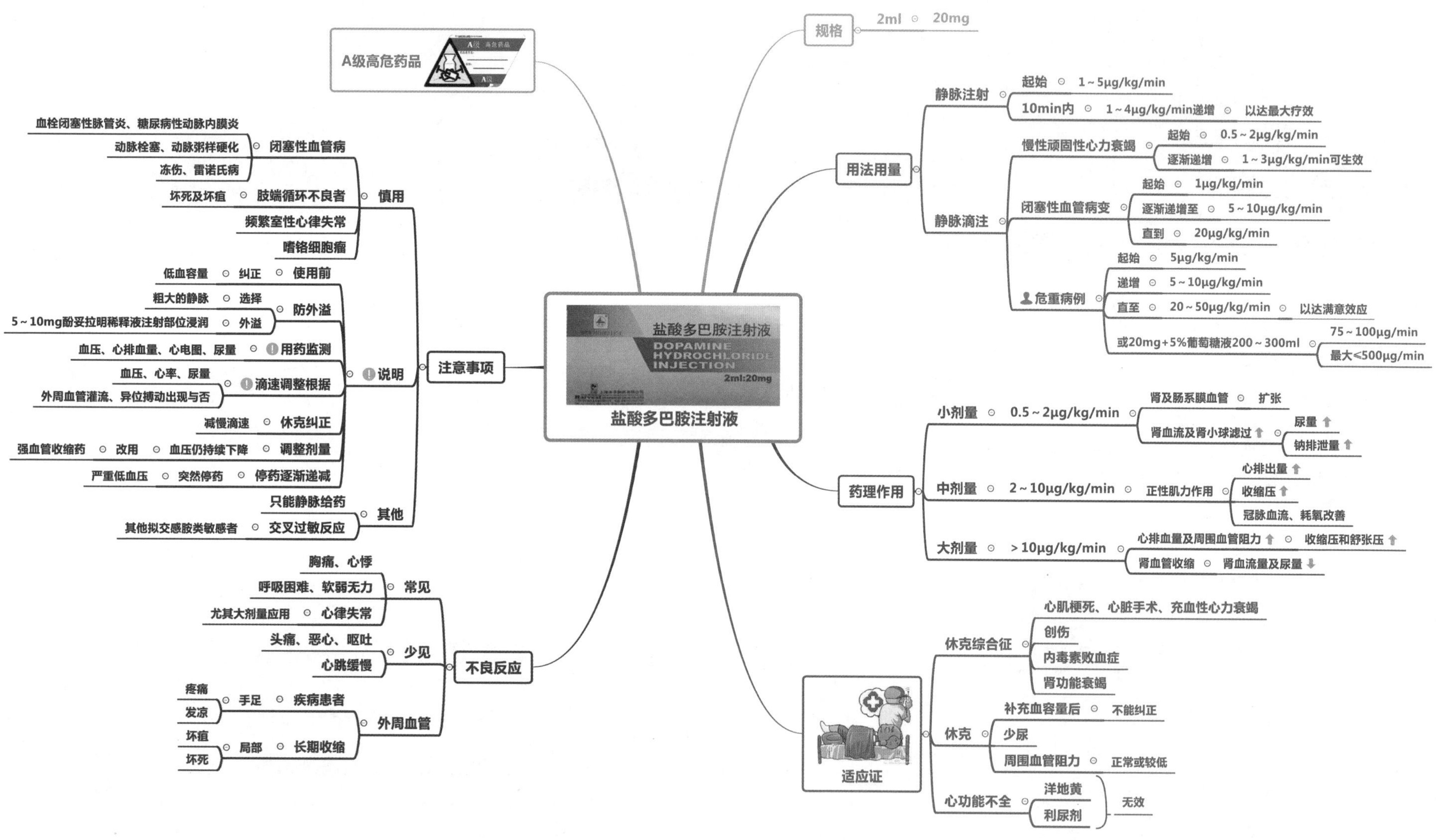
盐酸多巴胺注射液
DOPAMINE HYDROCHLORIDE INJECTION
2ml:20mg
A级高危药品
规格
2ml
20mg
用法用量
静脉注射
起始
1~5μg/kg/min
10min内
1~4μg/kg/min递增
以达最大疗效
静脉滴注
慢性顽固性心力衰竭
起始
0.5~2μg/kg/min
逐渐递增
1~3μg/kg/min可生效
闭塞性血管病变
起始
1μg/kg/min
逐渐递增至
5~10μg/kg/min
直到
20μg/kg/min
危重病例
起始
5μg/kg/min
递增
5~10μg/kg/min
直至
20~50μg/kg/min
以达满意效应
或20mg+5%葡萄糖液200~300ml
75~100μg/min
最大<500μg/min
药理作用
小剂量
0.5~2μg/kg/min
肾及肠系膜血管
扩张
肾血流及肾小球滤过↑
尿量↑
钠排泄量↑
中剂量
2~10μg/kg/min
正性肌力作用
心排出量↑
收缩压↑
冠脉血流、耗氧改善
大剂量
>10μg/kg/min
心排血量及周围血管阻力↑
收缩压和舒张压↑
肾血管收缩
肾血流量及尿量↓
适应证
休克综合征
心肌梗死、心脏手术、充血性心力衰竭
创伤
内毒素败血症
肾功能衰竭
休克
补充血容量后
不能纠正
少尿
周围血管阻力
正常或较低
心功能不全
洋地黄
利尿剂
无效
注意事项
慎用
闭塞性血管病
血栓闭塞性脉管炎、糖尿病性动脉内膜炎
动脉栓塞、动脉粥样硬化
冻伤、雷诺氏病
肢端循环不良者
坏死及坏疽
频繁室性心律失常
嗜铬细胞瘤
说明
使用前
纠正
低血容量
防外溢
选择
粗大的静脉
外溢
5~10mg酚妥拉明稀释液注射部位浸润
用药监测
血压、心排血量、心电图、尿量
滴速调整根据
血压、心率、尿量
外周血管灌流、异位搏动出现与否
休克纠正
减慢滴速
调整剂量
血压仍持续下降
改用
强血管收缩药
停药逐渐递减
突然停药
严重低血压
其他
只能静脉给药
交叉过敏反应
其他拟交感胺类敏感者
不良反应
常见
胸痛、心悸
呼吸困难、软弱无力
心律失常
尤其大剂量应用
少见
头痛、恶心、呕吐
心跳缓慢
外周血管
疾病患者
手足
疼痛
发凉
长期收缩
局部
坏疽
坏死

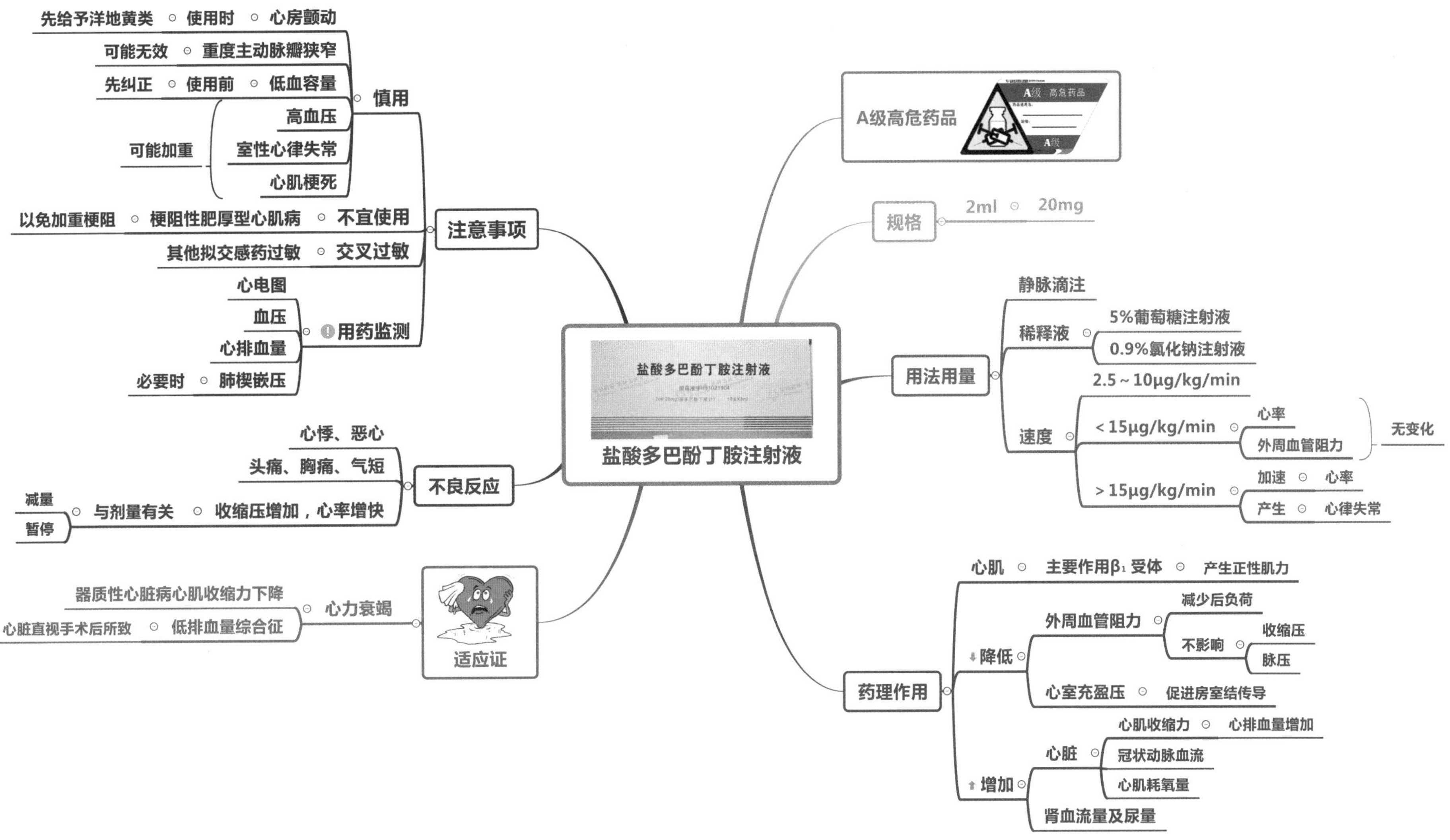
盐酸多巴酚丁胺注射液
A级高危药品
规格
2ml
20mg
用法用量
静脉滴注
稀释液
5%葡萄糖注射液
0.9%氯化钠注射液
速度
2.5～10μg/kg/min
＜15μg/kg/min
心率
外周血管阻力
无变化
＞15μg/kg/min
加速
心率
产生
心律失常
药理作用
心肌
主要作用β_1受体
产生正性肌力
降低
外周血管阻力
减少后负荷
不影响
收缩压
脉压
心室充盈压
促进房室结传导
增加
心脏
心肌收缩力
心排血量增加
冠状动脉血流
心肌耗氧量
肾血流量及尿量
注意事项
慎用
心房颤动
使用时
先给予洋地黄类
重度主动脉瓣狭窄
可能无效
低血容量
使用前
先纠正
高血压
室性心律失常
心肌梗死
可能加重
不宜使用
梗阻性肥厚型心肌病
以免加重梗阻
交叉过敏
其他拟交感药过敏
用药监测
心电图
血压
心排血量
肺楔嵌压
必要时
不良反应
心悸、恶心
头痛、胸痛、气短
收缩压增加，心率增快
与剂量有关
减量
暂停
适应证
心力衰竭
器质性心脏病心肌收缩力下降
低排血量综合征
心脏直视手术后所致

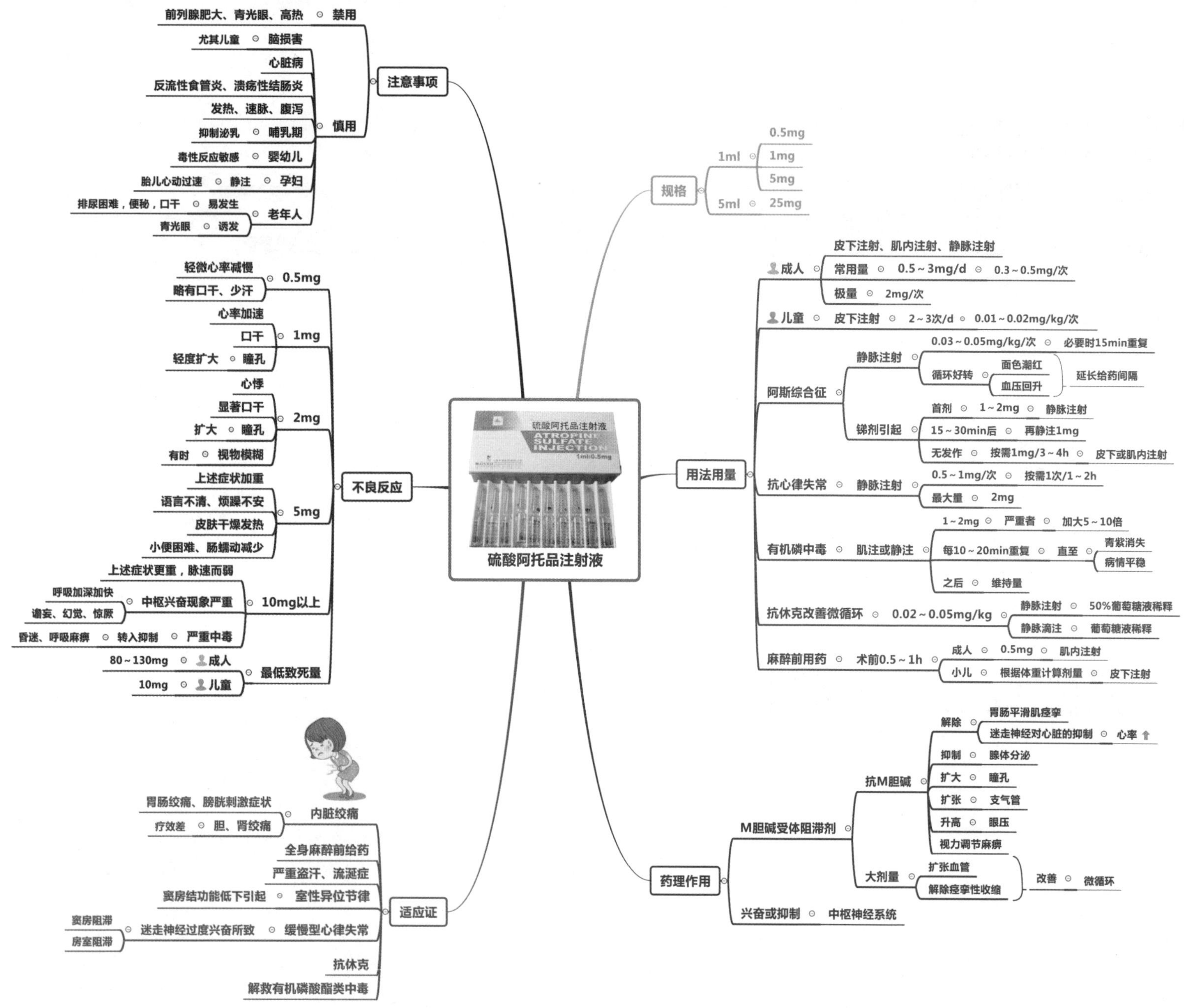
硫酸阿托品注射液
ATROPINE SULFATE INJECTION
1ml:0.5mg
注意事项
禁用
前列腺肥大、青光眼、高热
慎用
脑损害
尤其儿童
心脏病
反流性食管炎、溃疡性结肠炎
发热、速脉、腹泻
哺乳期
抑制泌乳
婴幼儿
毒性反应敏感
孕妇
静注
胎儿心动过速
老年人
易发生
排尿困难，便秘，口干
诱发
青光眼
规格
1ml
0.5mg
1mg
5mg
5ml
25mg
用法用量
成人
皮下注射、肌内注射、静脉注射
常用量
0.5～3mg/d
0.3～0.5mg/次
极量
2mg/次
儿童
皮下注射
2～3次/d
0.01～0.02mg/kg/次
阿斯综合征
静脉注射
0.03～0.05mg/kg/次
必要时15min重复
循环好转
面色潮红
血压回升
延长给药间隔
锑剂引起
首剂
1～2mg
静脉注射
15～30min后
再静注1mg
无发作
按需1mg/3～4h
皮下或肌内注射
抗心律失常
静脉注射
0.5～1mg/次
按需1次/1～2h
最大量
2mg
有机磷中毒
肌注或静注
1～2mg
严重者
加大5～10倍
每10～20min重复
直至
青紫消失
病情平稳
之后
维持量
抗休克改善微循环
0.02～0.05mg/kg
静脉注射
50%葡萄糖液稀释
静脉滴注
葡萄糖液稀释
麻醉前用药
术前0.5～1h
成人
0.5mg
肌内注射
小儿
根据体重计算剂量
皮下注射
不良反应
0.5mg
轻微心率减慢
略有口干、少汗
1mg
心率加速
口干
瞳孔
轻度扩大
2mg
心悸
显著口干
瞳孔
扩大
视物模糊
有时
5mg
上述症状加重
语言不清、烦躁不安
皮肤干燥发热
小便困难、肠蠕动减少
10mg以上
上述症状更重，脉速而弱
中枢兴奋现象严重
呼吸加深加快
谵妄、幻觉、惊厥
严重中毒
转入抑制
昏迷、呼吸麻痹
最低致死量
成人
80～130mg
儿童
10mg
药理作用
M胆碱受体阻滞剂
抗M胆碱
解除
胃肠平滑肌痉挛
迷走神经对心脏的抑制
心率↑
抑制
腺体分泌
扩大
瞳孔
扩张
支气管
升高
眼压
视力调节麻痹
大剂量
扩张血管
解除痉挛性收缩
改善
微循环
兴奋或抑制
中枢神经系统
适应证
内脏绞痛
胃肠绞痛、膀胱刺激症状
胆、肾绞痛
疗效差
全身麻醉前给药
严重盗汗、流涎症
室性异位节律
窦房结功能低下引起
缓慢型心律失常
迷走神经过度兴奋所致
窦房阻滞
房室阻滞
抗休克
解救有机磷酸酯类中毒

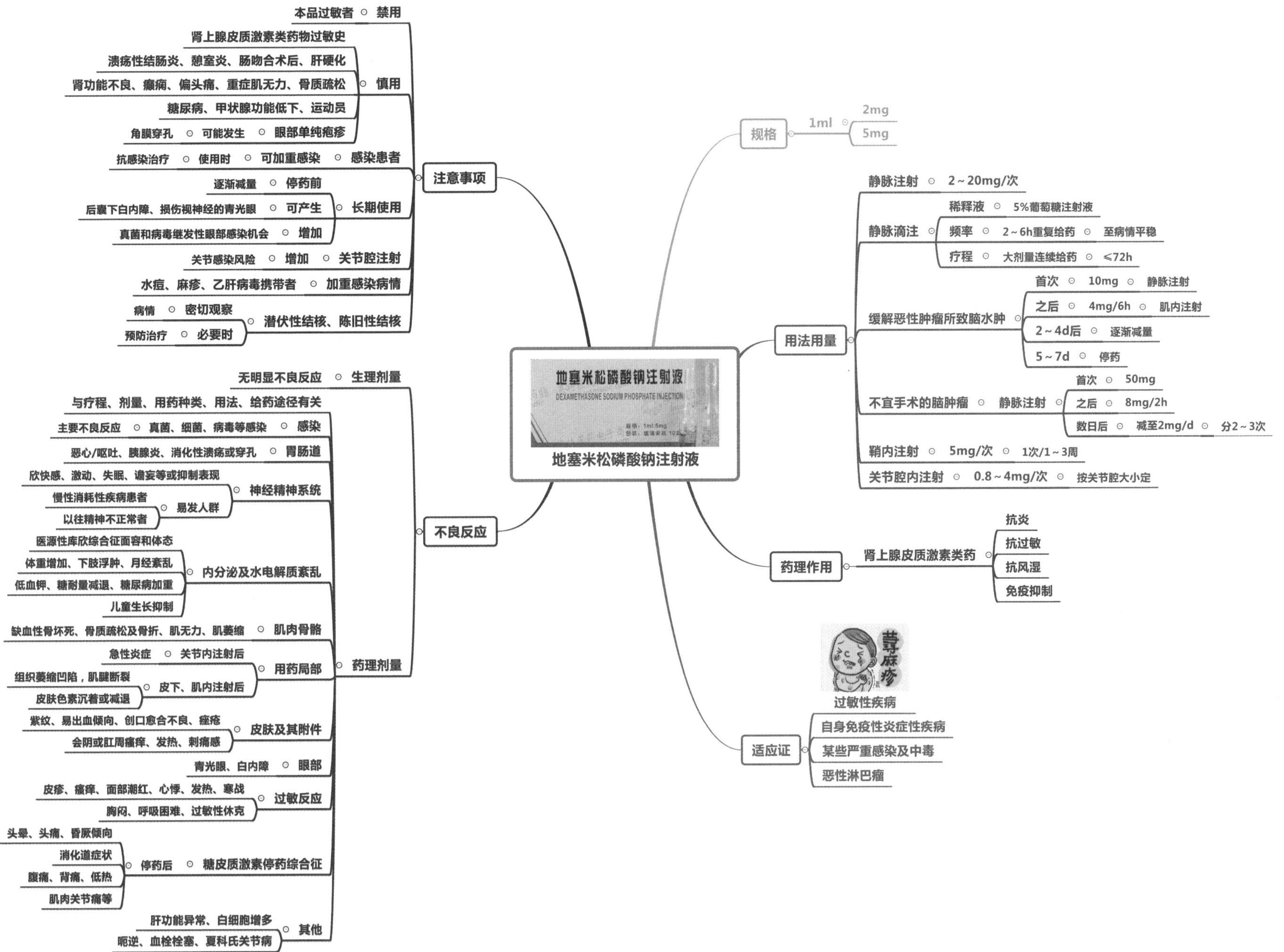

地塞米松磷酸钠注射液
DEXAMETHASONE SODIUM PHOSPHATE INJECTION
地塞米松磷酸钠注射液
注意事项
禁用
本品过敏者
慎用
肾上腺皮质激素类药物过敏史
溃疡性结肠炎、憩室炎、肠吻合术后、肝硬化
肾功能不良、癫痫、偏头痛、重症肌无力、骨质疏松
糖尿病、甲状腺功能低下、运动员
眼部单纯疱疹
可能发生
角膜穿孔
感染患者
可加重感染
使用时
抗感染治疗
长期使用
停药前
逐渐减量
可产生
后囊下白内障、损伤视神经的青光眼
增加
真菌和病毒继发性眼部感染机会
关节腔注射
增加
关节感染风险
加重感染病情
水痘、麻疹、乙肝病毒携带者
潜伏性结核、陈旧性结核
密切观察
病情
必要时
预防治疗
不良反应
生理剂量
无明显不良反应
药理剂量
与疗程、剂量、用药种类、用法、给药途径有关
感染
真菌、细菌、病毒等感染
主要不良反应
胃肠道
恶心/呕吐、胰腺炎、消化性溃疡或穿孔
神经精神系统
欣快感、激动、失眠、谵妄等或抑制表现
易发人群
慢性消耗性疾病患者
以往精神不正常者
内分泌及水电解质紊乱
医源性库欣综合征面容和体态
体重增加、下肢浮肿、月经紊乱
低血钾、糖耐量减退、糖尿病加重
儿童生长抑制
肌肉骨骼
缺血性骨坏死、骨质疏松及骨折、肌无力、肌萎缩
用药局部
关节内注射后
急性炎症
皮下、肌内注射后
组织萎缩凹陷，肌腱断裂
皮肤色素沉着或减退
皮肤及其附件
紫纹、易出血倾向、创口愈合不良、痤疮
会阴或肛周瘙痒、发热、刺痛感
眼部
青光眼、白内障
过敏反应
皮疹、瘙痒、面部潮红、心悸、发热、寒战
胸闷、呼吸困难、过敏性休克
糖皮质激素停药综合征
停药后
头晕、头痛、昏厥倾向
消化道症状
腹痛、背痛、低热
肌肉关节痛等
其他
肝功能异常、白细胞增多
呃逆、血栓栓塞、夏科氏关节病
规格
1ml
2mg
5mg
用法用量
静脉注射
2~20mg/次
静脉滴注
稀释液
5%葡萄糖注射液
频率
2~6h重复给药
至病情平稳
疗程
大剂量连续给药
≤72h
缓解恶性肿瘤所致脑水肿
首次
10mg
静脉注射
之后
4mg/6h
肌内注射
2~4d后
逐渐减量
5~7d
停药
不宜手术的脑肿瘤
静脉注射
首次
50mg
之后
8mg/2h
数日后
减至2mg/d
分2~3次
鞘内注射
5mg/次
1次/1~3周
关节腔内注射
0.8~4mg/次
按关节腔大小定
药理作用
肾上腺皮质激素类药
抗炎
抗过敏
抗风湿
免疫抑制
适应证
荨麻疹
过敏性疾病
自身免疫性炎症性疾病
某些严重感染及中毒
恶性淋巴瘤

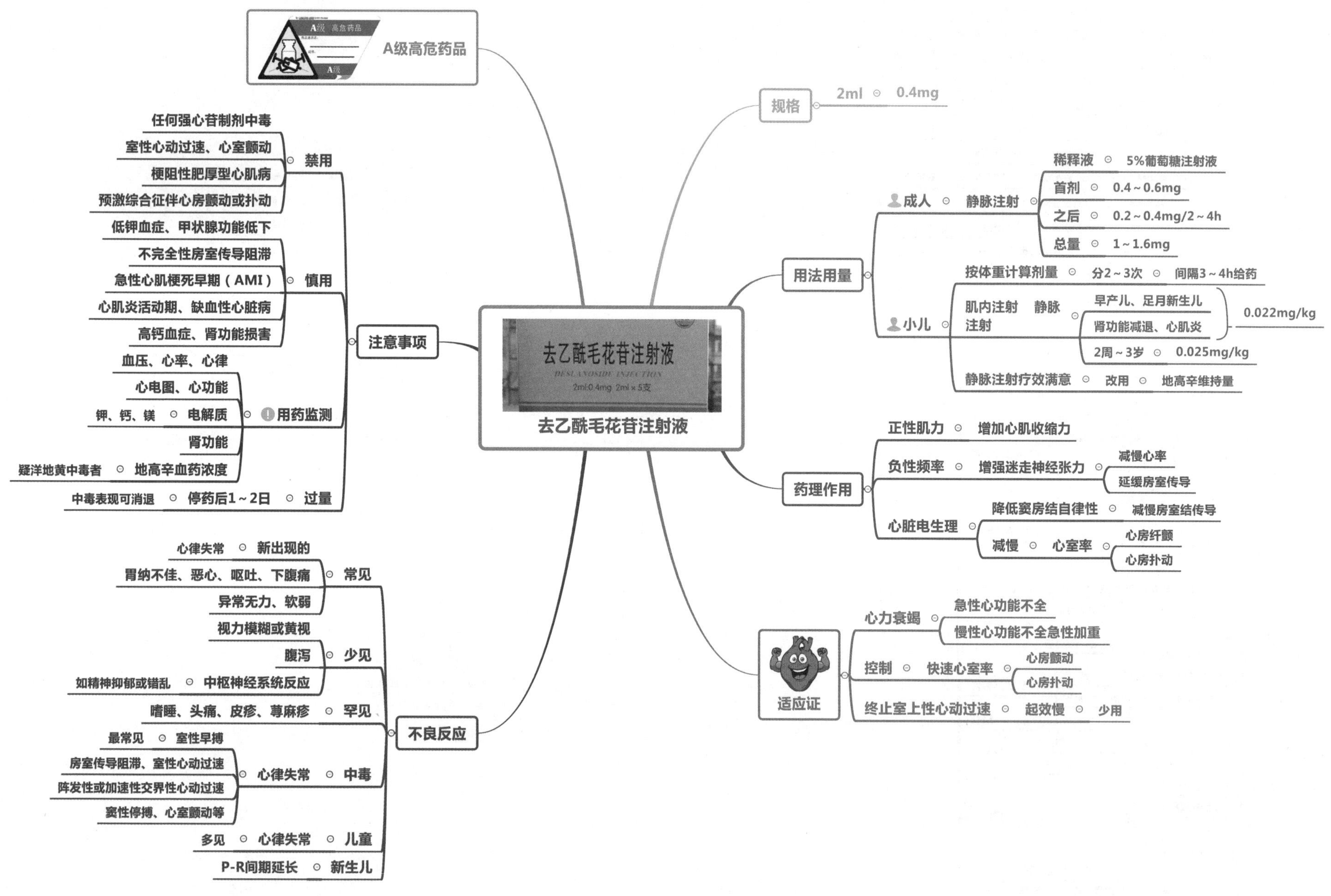

去乙酰毛花苷注射液
DESLANOSIDE INJECTION
2ml:0.4mg 2ml×5支
去乙酰毛花苷注射液
A级 高危药品
A级
A级高危药品
规格
2ml
0.4mg
用法用量
成人
静脉注射
稀释液
5%葡萄糖注射液
首剂
0.4～0.6mg
之后
0.2～0.4mg/2～4h
总量
1～1.6mg
小儿
按体重计算剂量
分2～3次
间隔3～4h给药
肌内注射 静脉注射
早产儿、足月新生儿
肾功能减退、心肌炎
0.022mg/kg
2周～3岁
0.025mg/kg
静脉注射疗效满意
改用
地高辛维持量
药理作用
正性肌力
增加心肌收缩力
负性频率
增强迷走神经张力
减慢心率
延缓房室传导
心脏电生理
降低窦房结自律性
减慢房室结传导
减慢
心室率
心房纤颤
心房扑动
适应证
心力衰竭
急性心功能不全
慢性心功能不全急性加重
控制
快速心室率
心房颤动
心房扑动
终止室上性心动过速
起效慢
少用
注意事项
禁用
任何强心苷制剂中毒
室性心动过速、心室颤动
梗阻性肥厚型心肌病
预激综合征伴心房颤动或扑动
慎用
低钾血症、甲状腺功能低下
不完全性房室传导阻滞
急性心肌梗死早期（AMI）
心肌炎活动期、缺血性心脏病
高钙血症、肾功能损害
用药监测
血压、心率、心律
心电图、心功能
电解质
钾、钙、镁
肾功能
地高辛血药浓度
疑洋地黄中毒者
过量
停药后1～2日
中毒表现可消退
不良反应
常见
新出现的
心律失常
胃纳不佳、恶心、呕吐、下腹痛
异常无力、软弱
少见
视力模糊或黄视
腹泻
中枢神经系统反应
如精神抑郁或错乱
罕见
嗜睡、头痛、皮疹、荨麻疹
中毒
心律失常
室性早搏
最常见
房室传导阻滞、室性心动过速
阵发性或加速性交界性心动过速
窦性停搏、心室颤动等
儿童
心律失常
多见
新生儿
P-R间期延长

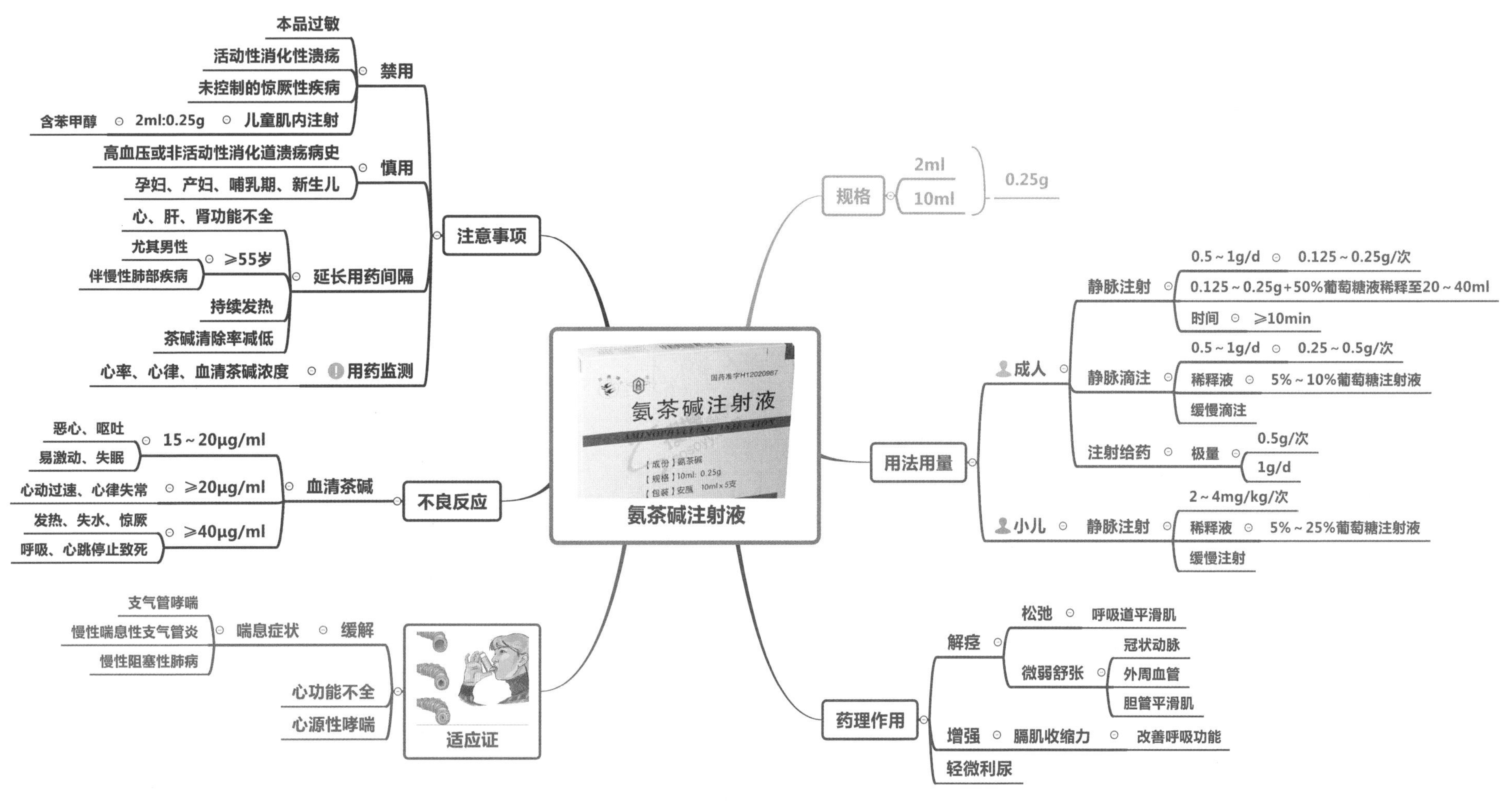
氨茶碱注射液
注意事项
禁用
本品过敏
活动性消化性溃疡
未控制的惊厥性疾病
儿童肌内注射
2ml:0.25g
含苯甲醇
慎用
高血压或非活动性消化道溃疡病史
孕妇、产妇、哺乳期、新生儿
延长用药间隔
心、肝、肾功能不全
≥55岁
尤其男性
伴慢性肺部疾病
持续发热
茶碱清除率减低
用药监测
心率、心律、血清茶碱浓度
不良反应
血清茶碱
15～20μg/ml
恶心、呕吐
易激动、失眠
≥20μg/ml
心动过速、心律失常
≥40μg/ml
发热、失水、惊厥
呼吸、心跳停止致死
适应证
缓解
喘息症状
支气管哮喘
慢性喘息性支气管炎
慢性阻塞性肺病
心功能不全
心源性哮喘
规格
2ml
10ml
0.25g
用法用量
成人
静脉注射
0.5～1g/d
0.125～0.25g/次
0.125～0.25g+50%葡萄糖液稀释至20～40ml
时间
≥10min
静脉滴注
0.5～1g/d
0.25～0.5g/次
稀释液
5%～10%葡萄糖注射液
缓慢滴注
注射给药
极量
0.5g/次
1g/d
小儿
静脉注射
2～4mg/kg/次
稀释液
5%～25%葡萄糖注射液
缓慢注射
药理作用
解痉
松弛
呼吸道平滑肌
微弱舒张
冠状动脉
外周血管
胆管平滑肌
增强
膈肌收缩力
改善呼吸功能
轻微利尿

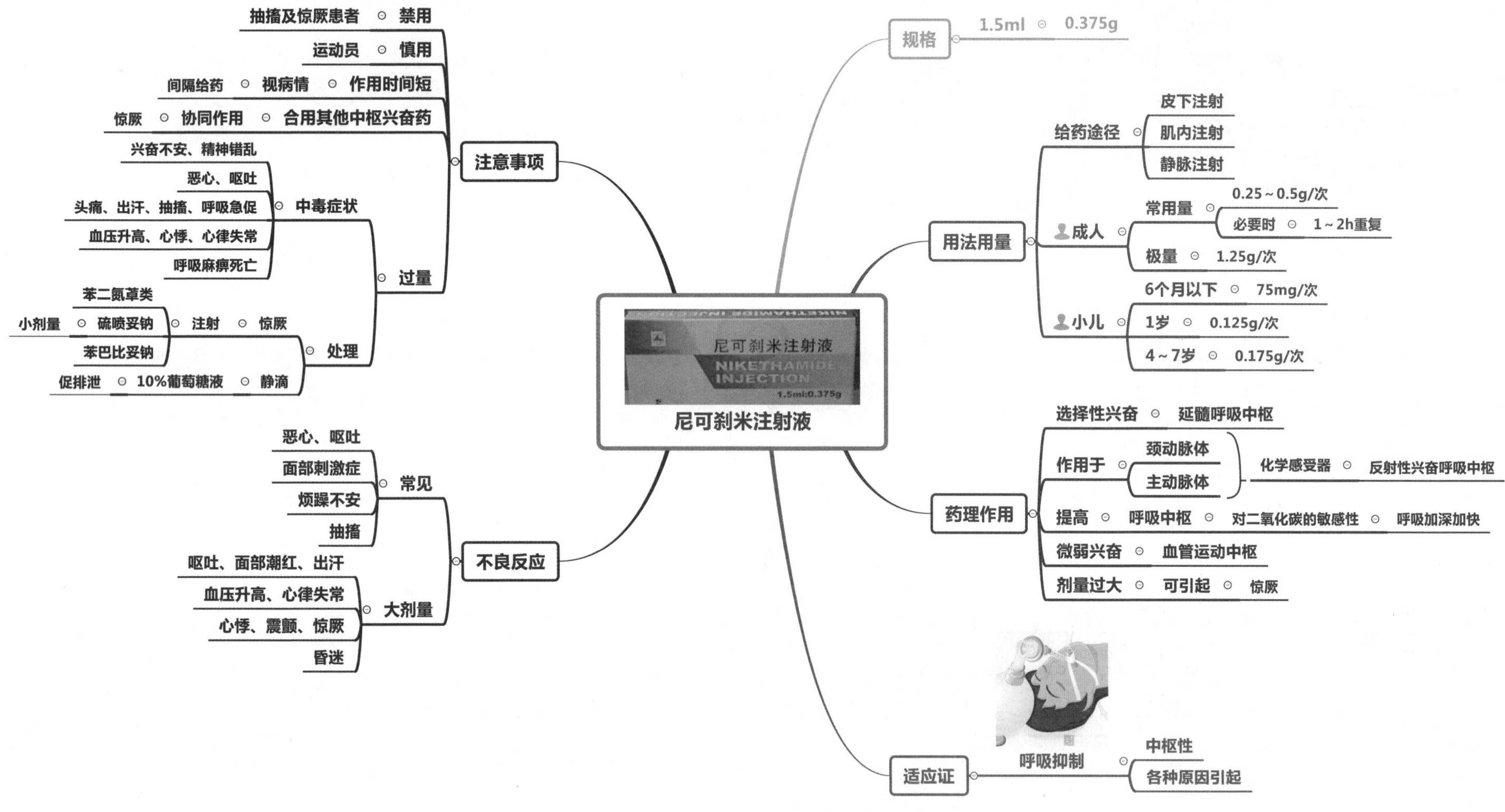
尼可刹米注射液
NIKETHAMIDE INJECTION
1.5ml:0.375g
尼可刹米注射液
规格
1.5ml
0.375g
用法用量
给药途径
皮下注射
肌内注射
静脉注射
成人
常用量
0.25~0.5g/次
必要时
1~2h重复
极量
1.25g/次
小儿
6个月以下
75mg/次
1岁
0.125g/次
4~7岁
0.175g/次
药理作用
选择性兴奋
延髓呼吸中枢
作用于
颈动脉体
主动脉体
化学感受器
反射性兴奋呼吸中枢
提高
呼吸中枢
对二氧化碳的敏感性
呼吸加深加快
微弱兴奋
血管运动中枢
剂量过大
可引起
惊厥
适应证
呼吸抑制
中枢性
各种原因引起
注意事项
禁用
抽搐及惊厥患者
慎用
运动员
作用时间短
视病情
间隔给药
合用其他中枢兴奋药
协同作用
惊厥
过量
中毒症状
兴奋不安、精神错乱
恶心、呕吐
头痛、出汗、抽搐、呼吸急促
血压升高、心悸、心律失常
呼吸麻痹死亡
处理
惊厥
注射
苯二氮䓬类
硫喷妥钠
小剂量
苯巴比妥钠
静滴
10%葡萄糖液
促排泄
不良反应
常见
恶心、呕吐
面部刺激症
烦躁不安
抽搐
大剂量
呕吐、面部潮红、出汗
血压升高、心律失常
心悸、震颤、惊厥
昏迷

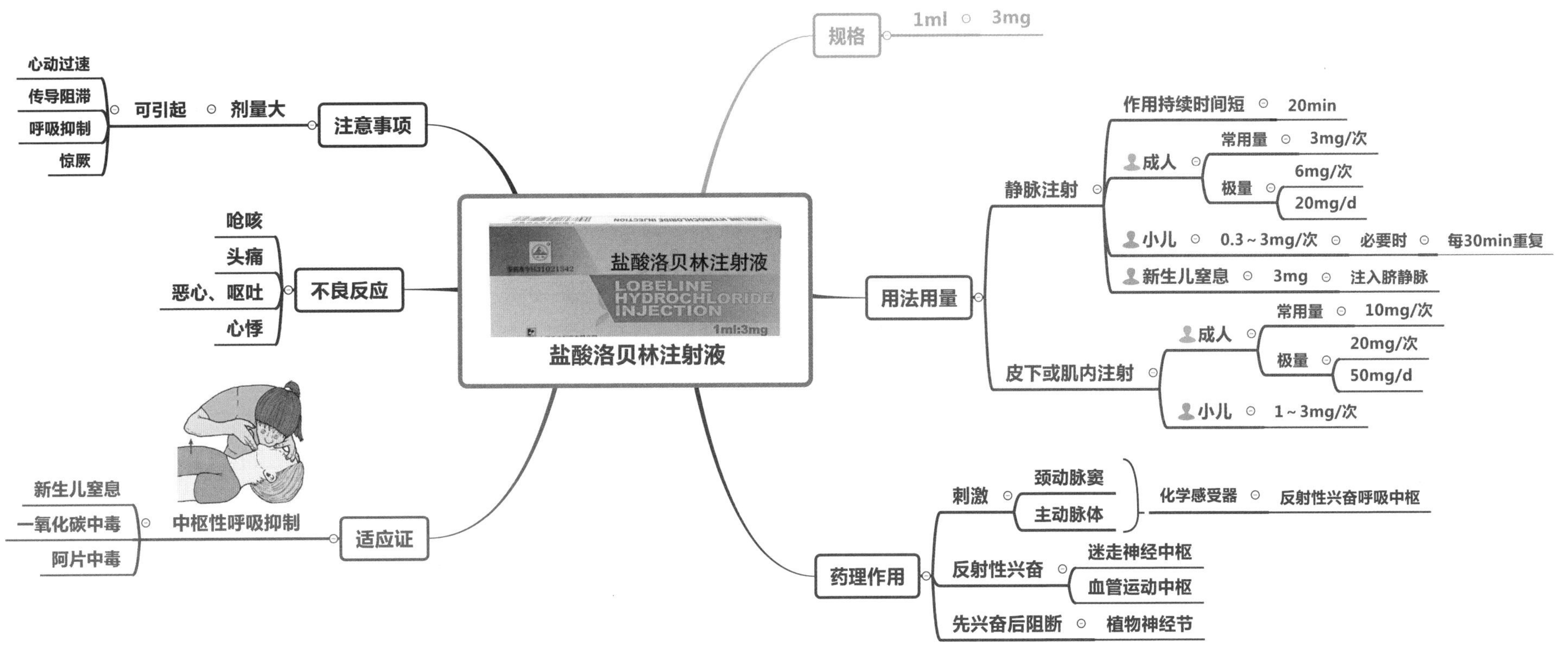
盐酸洛贝林注射液
LOBELINE HYDROCHLORIDE INJECTION
1ml:3mg
盐酸洛贝林注射液
规格
1ml
3mg
用法用量
静脉注射
作用持续时间短
20min
成人
常用量
3mg/次
极量
6mg/次
20mg/d
小儿
0.3～3mg/次
必要时
每30min重复
新生儿窒息
3mg
注入脐静脉
皮下或肌内注射
成人
常用量
10mg/次
极量
20mg/次
50mg/d
小儿
1～3mg/次
药理作用
刺激
颈动脉窦
主动脉体
化学感受器
反射性兴奋呼吸中枢
反射性兴奋
迷走神经中枢
血管运动中枢
先兴奋后阻断
植物神经节
注意事项
剂量大
可引起
心动过速
传导阻滞
呼吸抑制
惊厥
不良反应
呛咳
头痛
恶心、呕吐
心悸
适应证
中枢性呼吸抑制
新生儿窒息
一氧化碳中毒
阿片中毒

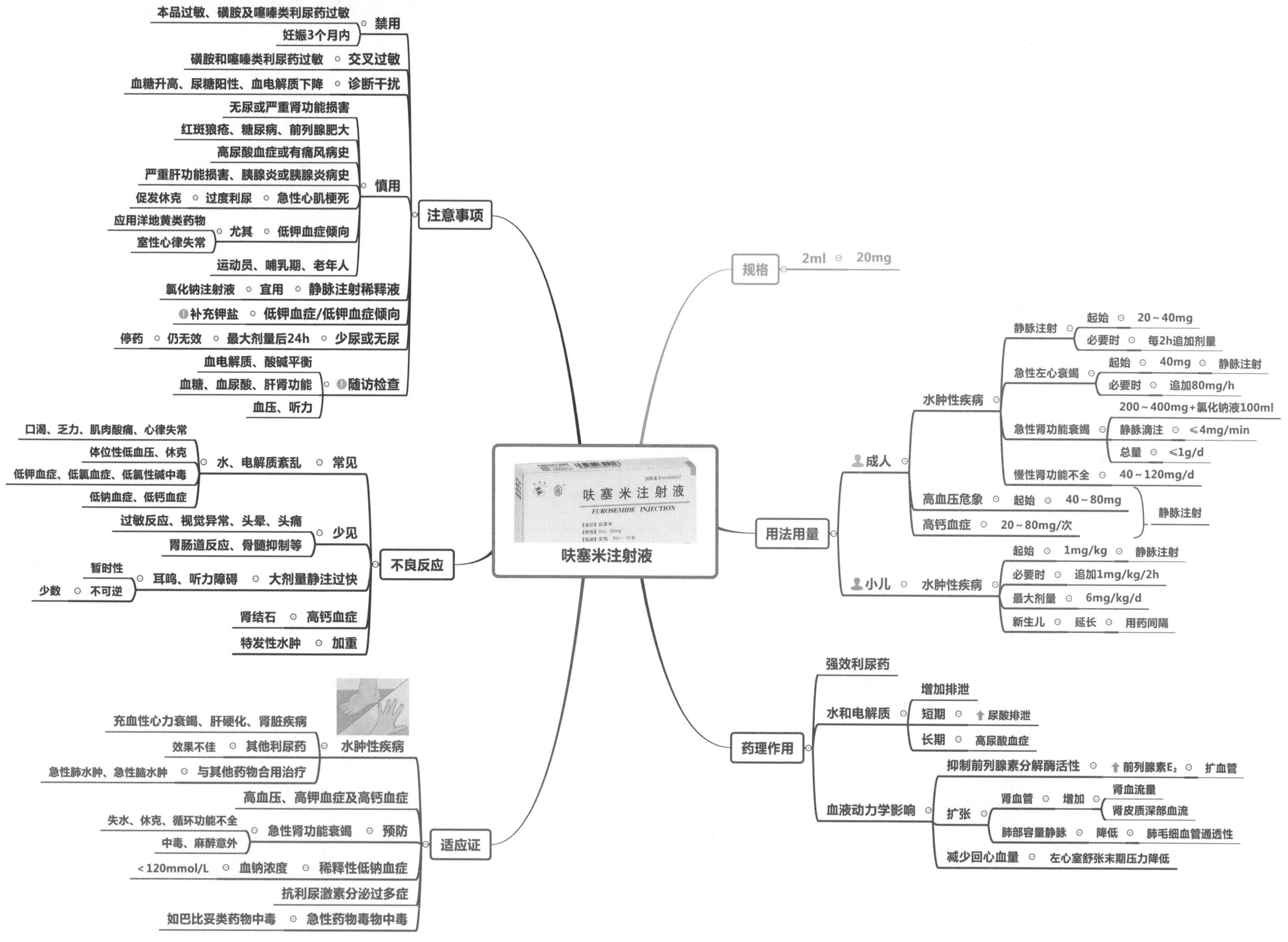
呋塞米注射液
注意事项
禁用
本品过敏、磺胺及噻嗪类利尿药过敏
妊娠3个月内
交叉过敏
磺胺和噻嗪类利尿药过敏
诊断干扰
血糖升高、尿糖阳性、血电解质下降
慎用
无尿或严重肾功能损害
红斑狼疮、糖尿病、前列腺肥大
高尿酸血症或有痛风病史
严重肝功能损害、胰腺炎或胰腺炎病史
急性心肌梗死
过度利尿
促发休克
低钾血症倾向
尤其
应用洋地黄类药物
室性心律失常
运动员、哺乳期、老年人
静脉注射稀释液
宜用
氯化钠注射液
低钾血症/低钾血症倾向
补充钾盐
少尿或无尿
最大剂量后24h
仍无效
停药
随访检查
血电解质、酸碱平衡
血糖、血尿酸、肝肾功能
血压、听力
不良反应
常见
水、电解质紊乱
口渴、乏力、肌肉酸痛、心律失常
体位性低血压、休克
低钾血症、低氯血症、低氯性碱中毒
低钠血症、低钙血症
少见
过敏反应、视觉异常、头晕、头痛
胃肠道反应、骨髓抑制等
大剂量静注过快
耳鸣、听力障碍
暂时性
不可逆
少数
高钙血症
肾结石
加重
特发性水肿
适应证
水肿性疾病
充血性心力衰竭、肝硬化、肾脏疾病
其他利尿药
效果不佳
与其他药物合用治疗
急性肺水肿、急性脑水肿
高血压、高钾血症及高钙血症
预防
急性肾功能衰竭
失水、休克、循环功能不全
中毒、麻醉意外
稀释性低钠血症
血钠浓度
<120mmol/L
抗利尿激素分泌过多症
急性药物毒物中毒
如巴比妥类药物中毒
规格
2ml
20mg
用法用量
成人
水肿性疾病
静脉注射
起始
20～40mg
必要时
每2h追加剂量
急性左心衰竭
起始
40mg
静脉注射
必要时
追加80mg/h
急性肾功能衰竭
200～400mg+氯化钠液100ml
静脉滴注
≤4mg/min
总量
≤1g/d
慢性肾功能不全
40～120mg/d
高血压危象
起始
40～80mg
高钙血症
20～80mg/次
静脉注射
小儿
水肿性疾病
起始
1mg/kg
静脉注射
必要时
追加1mg/kg/2h
最大剂量
6mg/kg/d
新生儿
延长
用药间隔
药理作用
强效利尿药
水和电解质
增加排泄
短期
尿酸排泄
长期
高尿酸血症
血液动力学影响
抑制前列腺素分解酶活性
前列腺素E_2
扩血管
扩张
肾血管
增加
肾血流量
肾皮质深部血流
肺部容量静脉
降低
肺毛细血管通透性
减少回心血量
左心室舒张末期压力降低

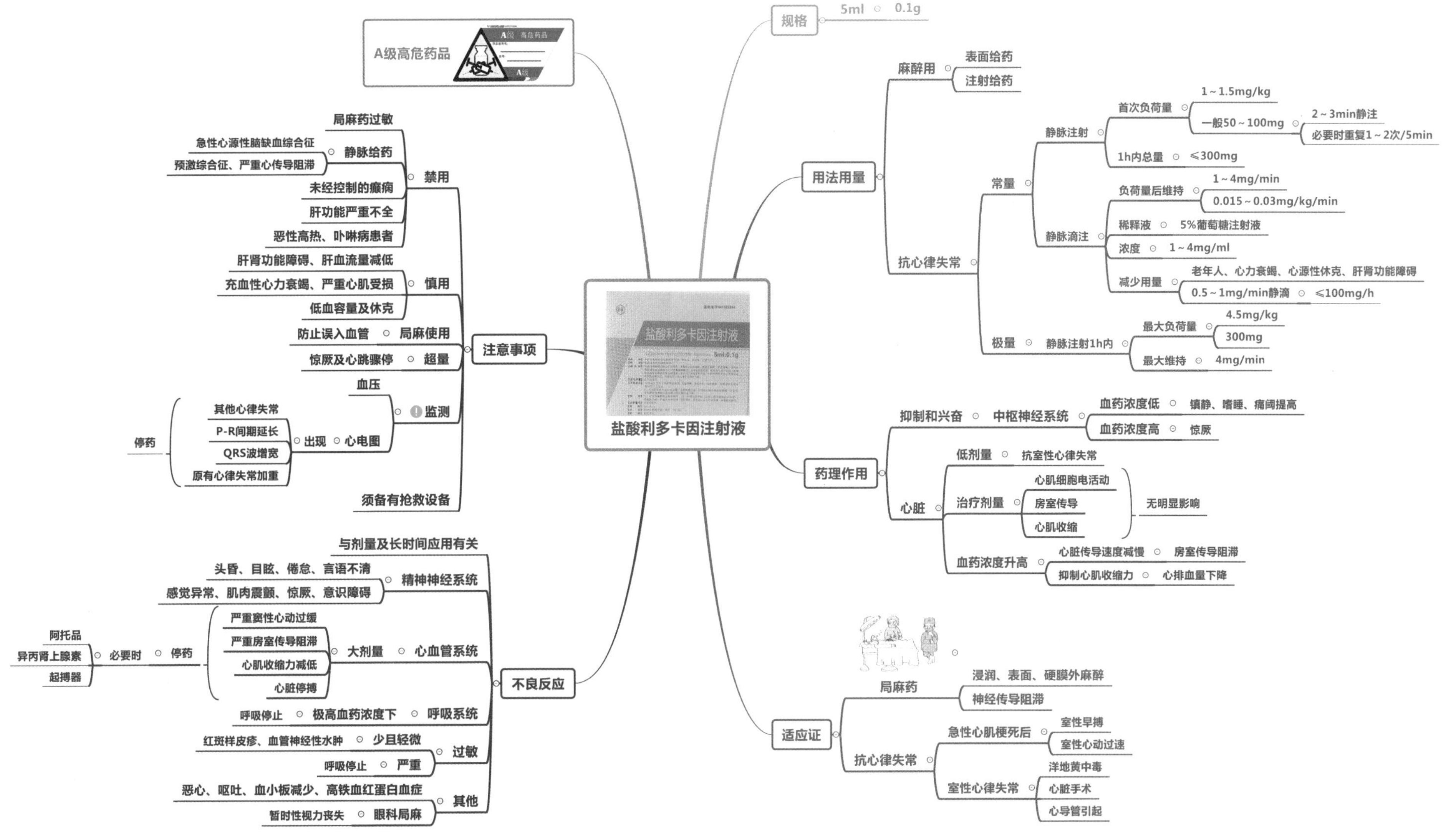
盐酸利多卡因注射液
规格 5ml 0.1g
A级高危药品
A级 高危药品
用法用量
麻醉用 表面给药 注射给药
抗心律失常
常量
静脉注射
首次负荷量 1～1.5mg/kg
一般50～100mg 2～3min静注 必要时重复1～2次/5min
1h内总量 ≤300mg
静脉滴注
负荷量后维持 1～4mg/min 0.015～0.03mg/kg/min
稀释液 5%葡萄糖注射液
浓度 1～4mg/ml
减少用量 老年人、心力衰竭、心源性休克、肝肾功能障碍
0.5～1mg/min静滴 ≤100mg/h
极量 静脉注射1h内
最大负荷量 4.5mg/kg 300mg
最大维持 4mg/min
药理作用
抑制和兴奋 中枢神经系统
血药浓度低 镇静、嗜睡、痛阈提高
血药浓度高 惊厥
心脏
低剂量 抗室性心律失常
治疗剂量 心肌细胞电活动 房室传导 心肌收缩 无明显影响
血药浓度升高 心脏传导速度减慢 房室传导阻滞
抑制心肌收缩力 心排血量下降
适应证
局麻药 浸润、表面、硬膜外麻醉 神经传导阻滞
抗心律失常
急性心肌梗死后 室性早搏 室性心动过速
室性心律失常 洋地黄中毒 心脏手术 心导管引起
注意事项
禁用
局麻药过敏
静脉给药 急性心源性脑缺血综合征 预激综合征、严重心传导阻滞
未经控制的癫痫
肝功能严重不全
恶性高热、卟啉病患者
慎用
肝肾功能障碍、肝血流量减低
充血性心力衰竭、严重心肌受损
低血容量及休克
局麻使用 防止误入血管
超量 惊厥及心跳骤停
监测
血压
心电图 出现 其他心律失常 P-R间期延长 QRS波增宽 原有心律失常加重 停药
须备有抢救设备
不良反应
与剂量及长时间应用有关
精神神经系统 头昏、目眩、倦怠、言语不清 感觉异常、肌肉震颤、惊厥、意识障碍
心血管系统 大剂量 严重窦性心动过缓 严重房室传导阻滞 心肌收缩力减低 心脏停搏
停药 必要时 阿托品 异丙肾上腺素 起搏器
呼吸系统 极高血药浓度下 呼吸停止
过敏 少且轻微 红斑样皮疹、血管神经性水肿
严重 呼吸停止
其他 恶心、呕吐、血小板减少、高铁血红蛋白血症
眼科局麻 暂时性视力丧失

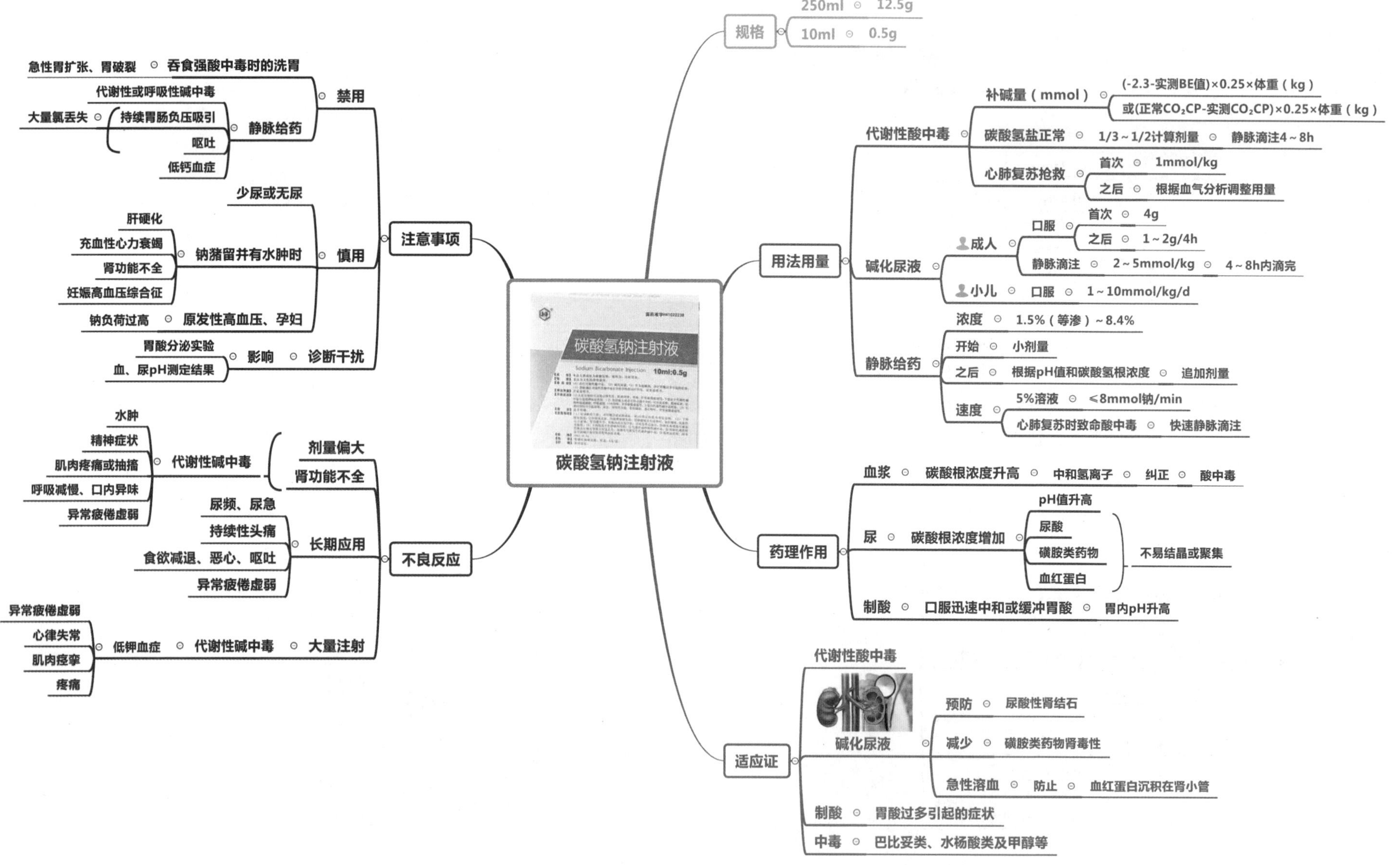
碳酸氢钠注射液
规格
250ml 12.5g
10ml 0.5g
用法用量
代谢性酸中毒
补碱量（mmol）
(-2.3-实测BE值)×0.25×体重（kg）
或(正常CO_2CP-实测CO_2CP)×0.25×体重（kg）
碳酸氢盐正常 1/3～1/2计算剂量 静脉滴注4～8h
心肺复苏抢救
首次 1mmol/kg
之后 根据血气分析调整用量
碱化尿液
成人
口服
首次 4g
之后 1～2g/4h
静脉滴注 2～5mmol/kg 4～8h内滴完
小儿 口服 1～10mmol/kg/d
静脉给药
浓度 1.5%（等渗）～8.4%
开始 小剂量
之后 根据pH值和碳酸氢根浓度 追加剂量
速度
5%溶液 ＜8mmol钠/min
心肺复苏时致命酸中毒 快速静脉滴注
药理作用
血浆 碳酸根浓度升高 中和氢离子 纠正 酸中毒
尿 碳酸根浓度增加
pH值升高
尿酸
磺胺类药物
血红蛋白
不易结晶或聚集
制酸 口服迅速中和或缓冲胃酸 胃内pH升高
适应证
代谢性酸中毒
碱化尿液
预防 尿酸性肾结石
减少 磺胺类药物肾毒性
急性溶血 防止 血红蛋白沉积在肾小管
制酸 胃酸过多引起的症状
中毒 巴比妥类、水杨酸类及甲醇等
注意事项
禁用
吞食强酸中毒时的洗胃 急性胃扩张、胃破裂
静脉给药
代谢性或呼吸性碱中毒
持续胃肠负压吸引
呕吐
大量氯丢失
低钙血症
慎用
少尿或无尿
钠潴留并有水肿时
肝硬化
充血性心力衰竭
肾功能不全
妊娠高血压综合征
原发性高血压、孕妇 钠负荷过高
诊断干扰 影响
胃酸分泌实验
血、尿pH测定结果
不良反应
剂量偏大
肾功能不全
代谢性碱中毒
水肿
精神症状
肌肉疼痛或抽搐
呼吸减慢、口内异味
异常疲倦虚弱
长期应用
尿频、尿急
持续性头痛
食欲减退、恶心、呕吐
异常疲倦虚弱
大量注射 代谢性碱中毒 低钾血症
异常疲倦虚弱
心律失常
肌肉痉挛
疼痛

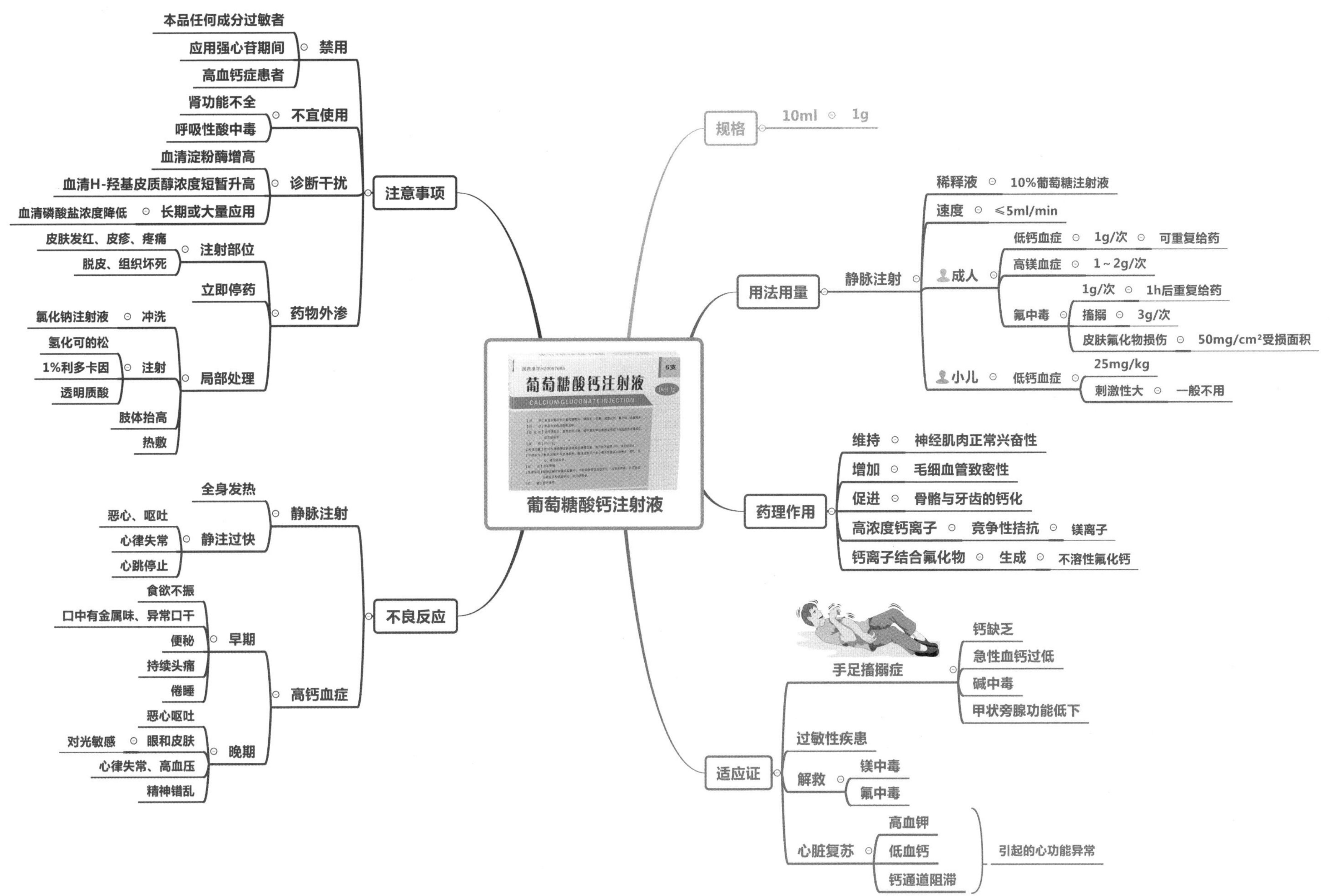

葡萄糖酸钙注射液
注意事项
禁用
本品任何成分过敏者
应用强心苷期间
高血钙症患者
不宜使用
肾功能不全
呼吸性酸中毒
诊断干扰
血清淀粉酶增高
血清H-羟基皮质醇浓度短暂升高
长期或大量应用
血清磷酸盐浓度降低
药物外渗
注射部位
皮肤发红、皮疹、疼痛
脱皮、组织坏死
立即停药
局部处理
冲洗
氯化钠注射液
注射
氢化可的松
1%利多卡因
透明质酸
肢体抬高
热敷
不良反应
静脉注射
全身发热
静注过快
恶心、呕吐
心律失常
心跳停止
高钙血症
早期
食欲不振
口中有金属味、异常口干
便秘
持续头痛
倦睡
晚期
恶心呕吐
眼和皮肤
对光敏感
心律失常、高血压
精神错乱
规格
10ml
1g
用法用量
静脉注射
稀释液
10%葡萄糖注射液
速度
≤5ml/min
成人
低钙血症
1g/次
可重复给药
高镁血症
1～2g/次
氟中毒
1g/次
1h后重复给药
搐搦
3g/次
皮肤氟化物损伤
50mg/cm²受损面积
小儿
低钙血症
25mg/kg
刺激性大
一般不用
药理作用
维持
神经肌肉正常兴奋性
增加
毛细血管致密性
促进
骨骼与牙齿的钙化
高浓度钙离子
竞争性拮抗
镁离子
钙离子结合氟化物
生成
不溶性氟化钙
适应证
手足搐搦症
钙缺乏
急性血钙过低
碱中毒
甲状旁腺功能低下
过敏性疾患
解救
镁中毒
氟中毒
心脏复苏
高血钾
低血钙
钙通道阻滞
引起的心功能异常

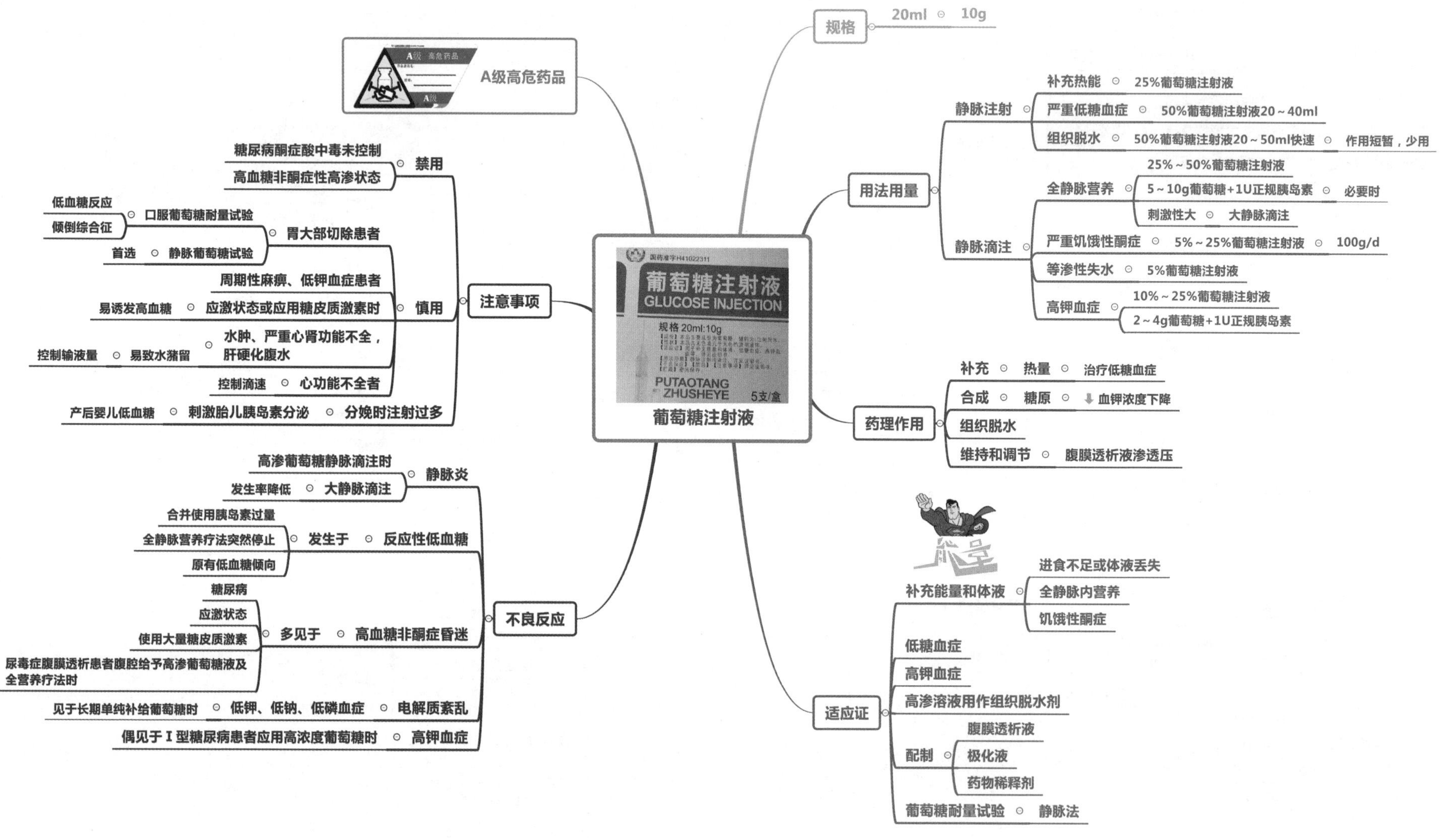
葡萄糖注射液
国药准字H41022311
葡萄糖注射液
GLUCOSE INJECTION
规格 20ml:10g
PUTAOTANG
ZHUSHEYE
5支/盒
规格
20ml
10g
A级高危药品
A级
高危药品
用法用量
静脉注射
补充热能
25%葡萄糖注射液
严重低糖血症
50%葡萄糖注射液20～40ml
组织脱水
50%葡萄糖注射液20～50ml快速
作用短暂，少用
静脉滴注
全静脉营养
25%～50%葡萄糖注射液
5～10g葡萄糖+1U正规胰岛素
必要时
刺激性大
大静脉滴注
严重饥饿性酮症
5%～25%葡萄糖注射液
100g/d
等渗性失水
5%葡萄糖注射液
高钾血症
10%～25%葡萄糖注射液
2～4g葡萄糖+1U正规胰岛素
药理作用
补充
热量
治疗低糖血症
合成
糖原
血钾浓度下降
组织脱水
维持和调节
腹膜透析液渗透压
适应证
补充能量和体液
进食不足或体液丢失
全静脉内营养
饥饿性酮症
低糖血症
高钾血症
高渗溶液用作组织脱水剂
配制
腹膜透析液
极化液
药物稀释剂
葡萄糖耐量试验
静脉法
注意事项
禁用
糖尿病酮症酸中毒未控制
高血糖非酮症性高渗状态
慎用
胃大部切除患者
口服葡萄糖耐量试验
低血糖反应
倾倒综合征
静脉葡萄糖试验
首选
周期性麻痹、低钾血症患者
应激状态或应用糖皮质激素时
易诱发高血糖
水肿、严重心肾功能不全，肝硬化腹水
易致水潴留
控制输液量
心功能不全者
控制滴速
分娩时注射过多
刺激胎儿胰岛素分泌
产后婴儿低血糖
不良反应
静脉炎
高渗葡萄糖静脉滴注时
大静脉滴注
发生率降低
反应性低血糖
发生于
合并使用胰岛素过量
全静脉营养疗法突然停止
原有低血糖倾向
高血糖非酮症昏迷
多见于
糖尿病
应激状态
使用大量糖皮质激素
尿毒症腹膜透析患者腹腔给予高渗葡萄糖液及全营养疗法时
电解质紊乱
低钾、低钠、低磷血症
见于长期单纯补给葡萄糖时
高钾血症
偶见于Ⅰ型糖尿病患者应用高浓度葡萄糖时

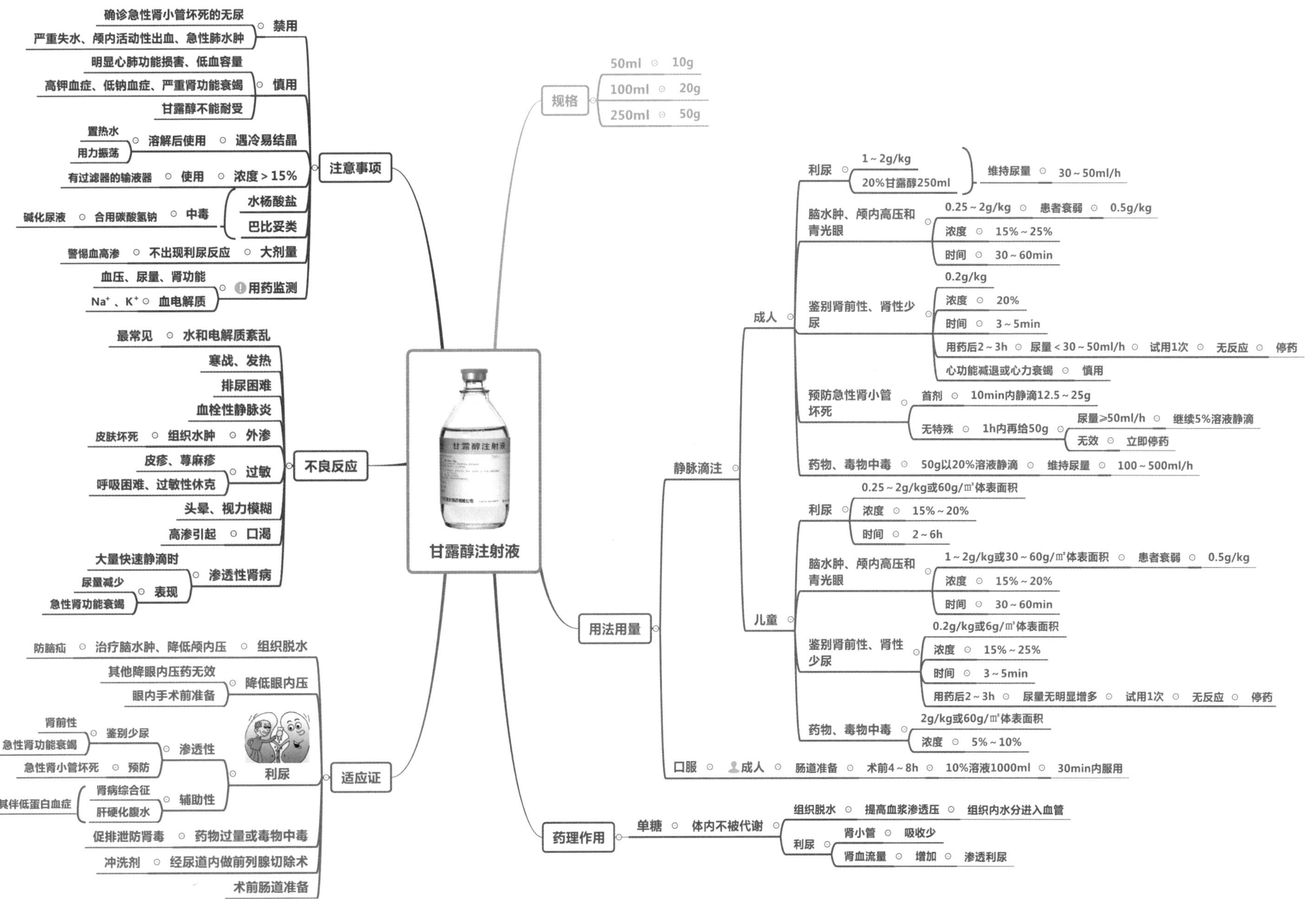
甘露醇注射液
注意事项
禁用
确诊急性肾小管坏死的无尿
严重失水、颅内活动性出血、急性肺水肿
慎用
明显心肺功能损害、低血容量
高钾血症、低钠血症、严重肾功能衰竭
甘露醇不能耐受
遇冷易结晶
溶解后使用
置热水
用力振荡
浓度＞15%
使用
有过滤器的输液器
中毒
水杨酸盐
巴比妥类
合用碳酸氢钠
碱化尿液
大剂量
不出现利尿反应
警惕血高渗
用药监测
血压、尿量、肾功能
血电解质
Na^+、K^+
不良反应
水和电解质紊乱
最常见
寒战、发热
排尿困难
血栓性静脉炎
外渗
组织水肿
皮肤坏死
过敏
皮疹、荨麻疹
呼吸困难、过敏性休克
头晕、视力模糊
口渴
高渗引起
渗透性肾病
大量快速静滴时
表现
尿量减少
急性肾功能衰竭
适应证
组织脱水
治疗脑水肿、降低颅内压
防脑疝
降低眼内压
其他降眼内压药无效
眼内手术前准备
利尿
渗透性
鉴别少尿
肾前性
急性肾功能衰竭
预防
急性肾小管坏死
辅助性
肾病综合征
肝硬化腹水
尤其伴低蛋白血症
药物过量或毒物中毒
促排泄防肾毒
经尿道内做前列腺切除术
冲洗剂
术前肠道准备
规格
50ml
10g
100ml
20g
250ml
50g
用法用量
静脉滴注
成人
利尿
1～2g/kg
20%甘露醇250ml
维持尿量
30～50ml/h
脑水肿、颅内高压和青光眼
0.25～2g/kg
患者衰弱
0.5g/kg
浓度
15%～25%
时间
30～60min
鉴别肾前性、肾性少尿
0.2g/kg
浓度
20%
时间
3～5min
用药后2～3h
尿量＜30～50ml/h
试用1次
无反应
停药
心功能减退或心力衰竭
慎用
预防急性肾小管坏死
首剂
10min内静滴12.5～25g
无特殊
1h内再给50g
尿量≥50ml/h
继续5%溶液静滴
无效
立即停药
药物、毒物中毒
50g以20%溶液静滴
维持尿量
100～500ml/h
儿童
利尿
0.25～2g/kg或60g/㎡体表面积
浓度
15%～20%
时间
2～6h
脑水肿、颅内高压和青光眼
1～2g/kg或30～60g/㎡体表面积
患者衰弱
0.5g/kg
浓度
15%～20%
时间
30～60min
鉴别肾前性、肾性少尿
0.2g/kg或6g/㎡体表面积
浓度
15%～25%
时间
3～5min
用药后2～3h
尿量无明显增多
试用1次
无反应
停药
药物、毒物中毒
2g/kg或60g/㎡体表面积
浓度
5%～10%
口服
成人
肠道准备
术前4～8h
10%溶液1000ml
30min内服用
药理作用
单糖
体内不被代谢
组织脱水
提高血浆渗透压
组织内水分进入血管
利尿
肾小管
吸收少
肾血流量
增加
渗透利尿

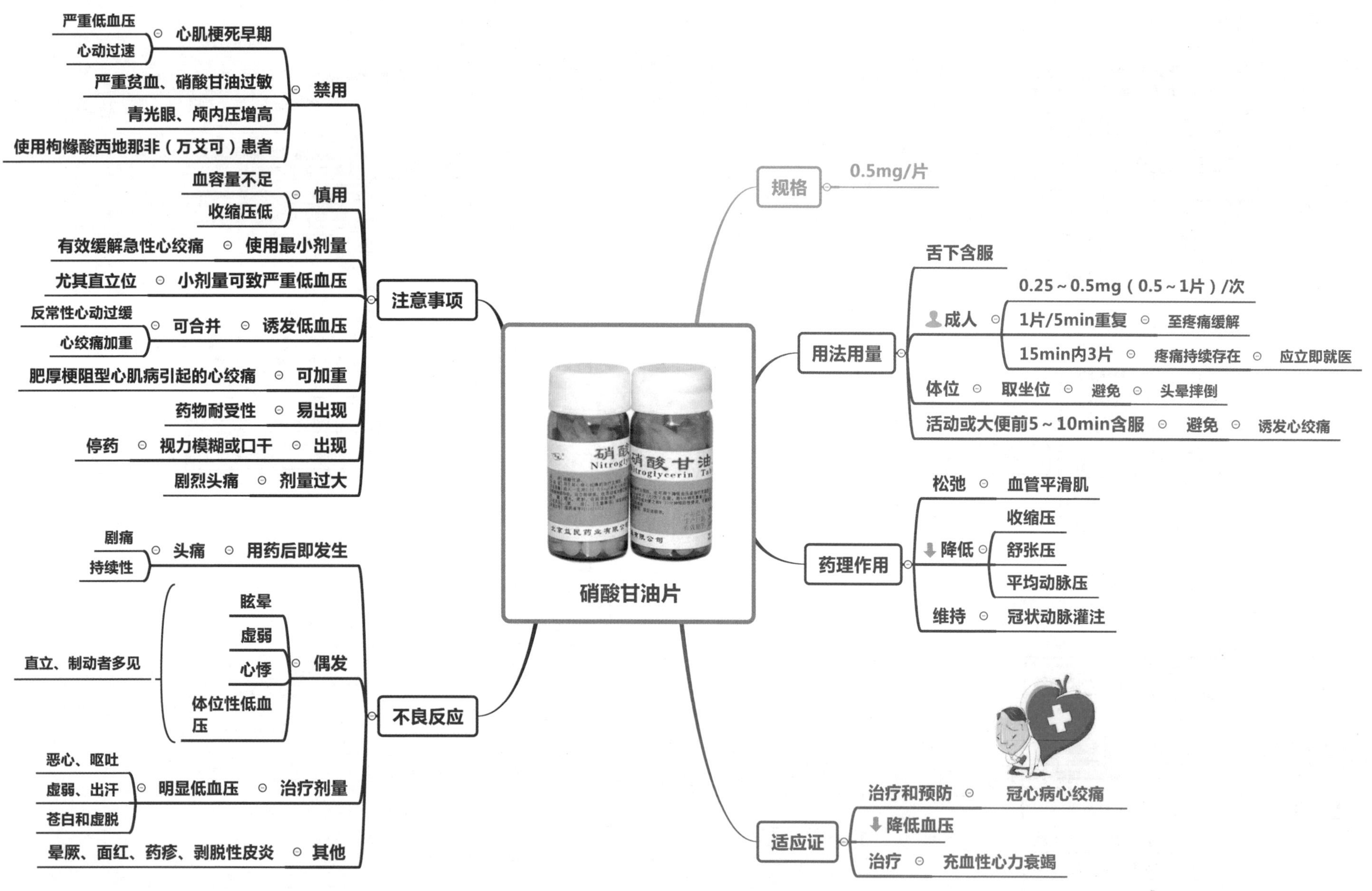

硝酸甘油片
Nitroglycerin Tablets
规格
0.5mg/片
用法用量
舌下含服
成人
0.25～0.5mg（0.5～1片）/次
1片/5min重复
至疼痛缓解
15min内3片
疼痛持续存在
应立即就医
体位
取坐位
避免
头晕摔倒
活动或大便前5～10min含服
避免
诱发心绞痛
药理作用
松弛
血管平滑肌
降低
收缩压
舒张压
平均动脉压
维持
冠状动脉灌注
适应证
治疗和预防
冠心病心绞痛
降低血压
治疗
充血性心力衰竭
注意事项
禁用
心肌梗死早期
严重低血压
心动过速
严重贫血、硝酸甘油过敏
青光眼、颅内压增高
使用枸橼酸西地那非（万艾可）患者
慎用
血容量不足
收缩压低
使用最小剂量
有效缓解急性心绞痛
小剂量可致严重低血压
尤其直立位
诱发低血压
可合并
反常性心动过缓
心绞痛加重
可加重
肥厚梗阻型心肌病引起的心绞痛
易出现
药物耐受性
出现
视力模糊或口干
停药
剂量过大
剧烈头痛
不良反应
用药后即发生
头痛
剧痛
持续性
偶发
眩晕
虚弱
心悸
体位性低血压
直立、制动者多见
治疗剂量
明显低血压
恶心、呕吐
虚弱、出汗
苍白和虚脱
其他
晕厥、面红、药疹、剥脱性皮炎

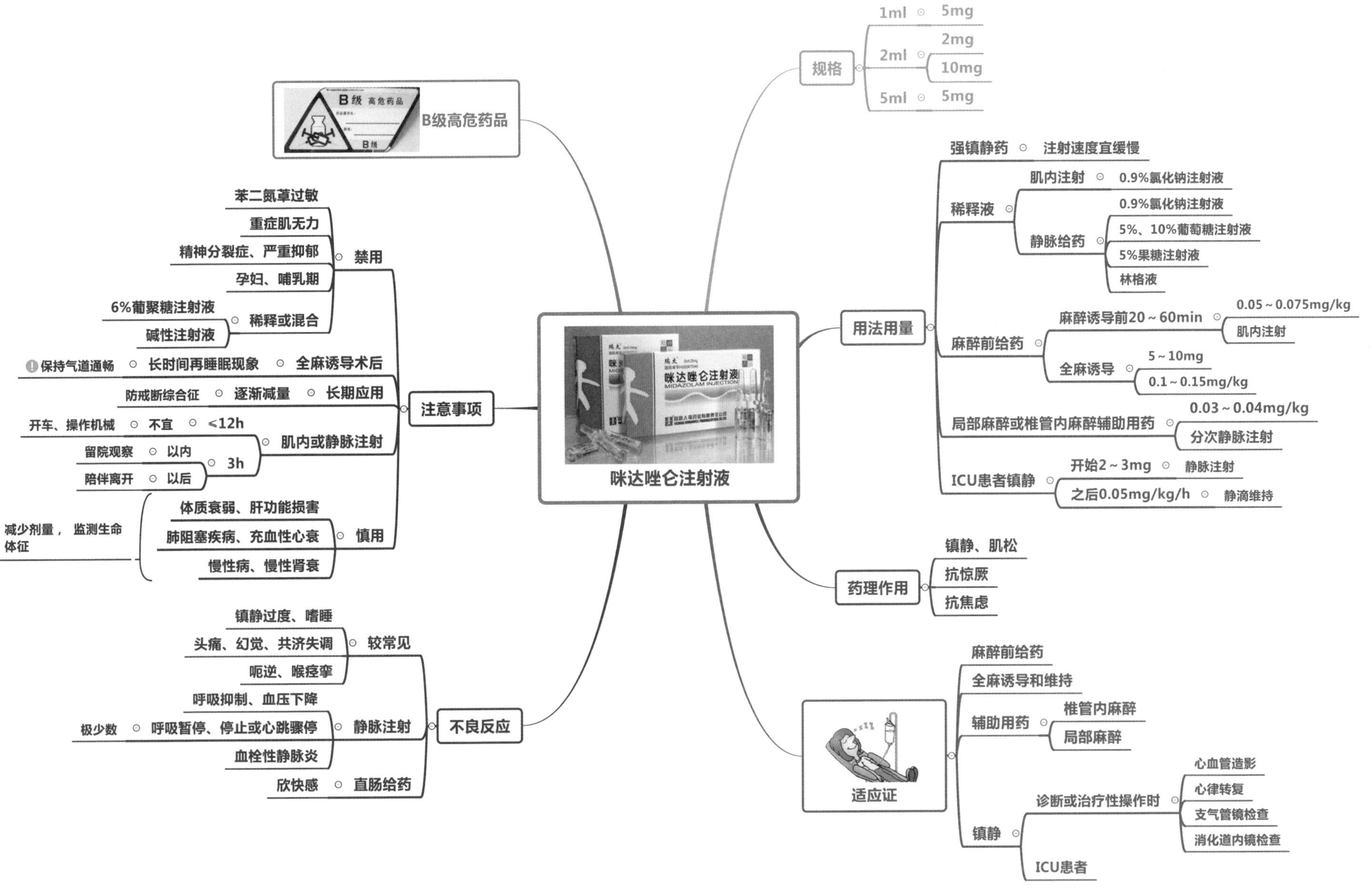
咪达唑仑注射液
规格
1ml 5mg
2ml 2mg
10mg
5ml 5mg
用法用量
强镇静药 注射速度宜缓慢
稀释液
肌内注射 0.9%氯化钠注射液
静脉给药 0.9%氯化钠注射液
5%、10%葡萄糖注射液
5%果糖注射液
林格液
麻醉前给药
麻醉诱导前20~60min 0.05~0.075mg/kg
肌内注射
全麻诱导 5~10mg
0.1~0.15mg/kg
局部麻醉或椎管内麻醉辅助用药 0.03~0.04mg/kg
分次静脉注射
ICU患者镇静
开始2~3mg 静脉注射
之后0.05mg/kg/h 静滴维持
药理作用
镇静、肌松
抗惊厥
抗焦虑
适应证
麻醉前给药
全麻诱导和维持
辅助用药 椎管内麻醉
局部麻醉
镇静
诊断或治疗性操作时 心血管造影
心律转复
支气管镜检查
消化道内镜检查
ICU患者
B级高危药品
B级 高危药品
注意事项
禁用
苯二氮䓬过敏
重症肌无力
精神分裂症、严重抑郁
孕妇、哺乳期
稀释或混合 6%葡聚糖注射液
碱性注射液
全麻诱导术后 长时间再睡眠现象 保持气道通畅
长期应用 逐渐减量 防戒断综合征
肌内或静脉注射
<12h 不宜 开车、操作机械
3h 以内 留院观察
以后 陪伴离开
慎用
体质衰弱、肝功能损害
肺阻塞疾病、充血性心衰
慢性病、慢性肾衰
减少剂量， 监测生命体征
不良反应
较常见
镇静过度、嗜睡
头痛、幻觉、共济失调
呃逆、喉痉挛
静脉注射
呼吸抑制、血压下降
呼吸暂停、停止或心跳骤停 极少数
血栓性静脉炎
直肠给药 欣快感

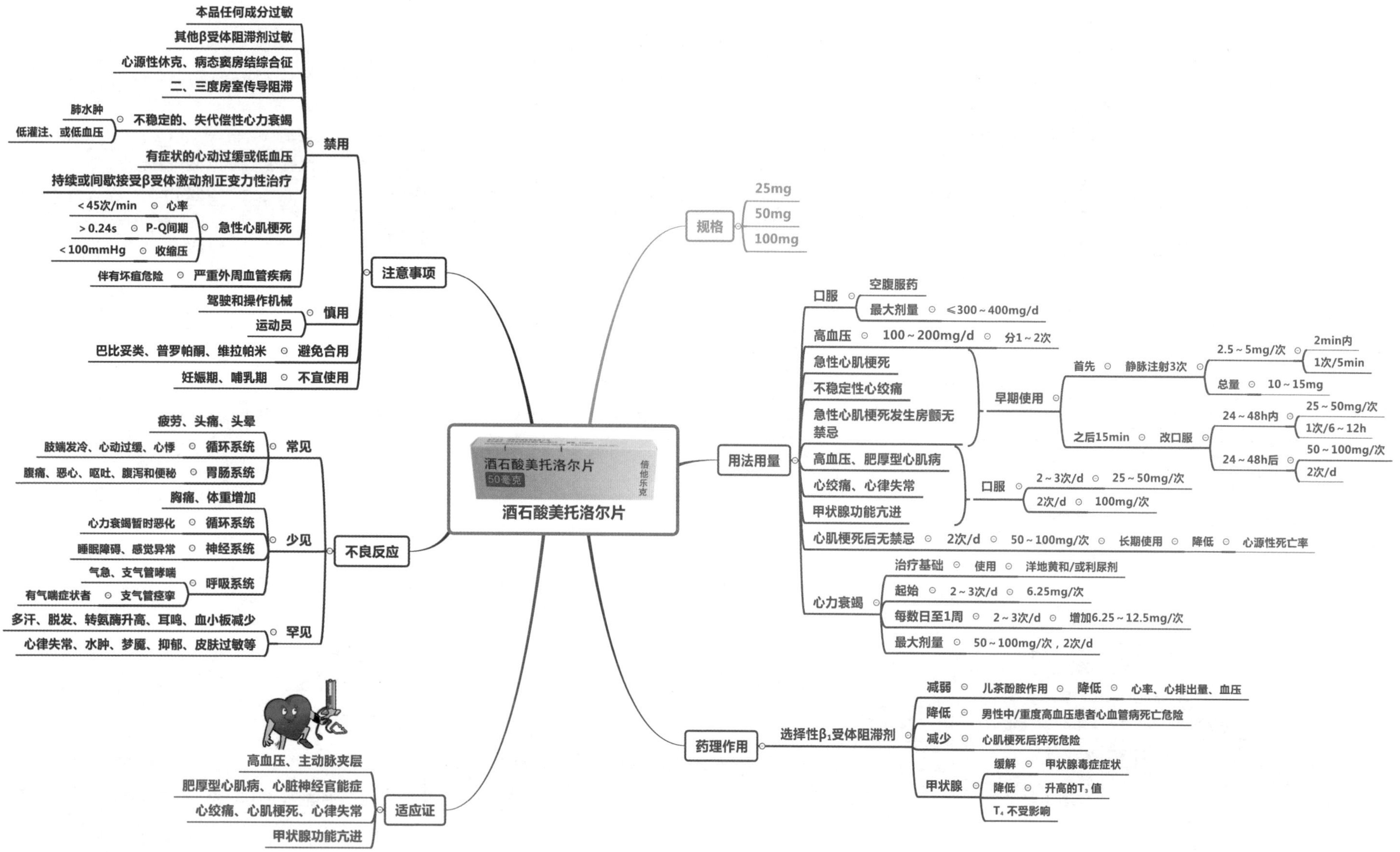
酒石酸美托洛尔片
50毫克
倍他乐克
酒石酸美托洛尔片
规格
25mg
50mg
100mg
用法用量
口服
空腹服药
最大剂量
≤300～400mg/d
高血压
100～200mg/d
分1～2次
急性心肌梗死
不稳定性心绞痛
急性心肌梗死发生房颤无禁忌
早期使用
首先
静脉注射3次
2.5～5mg/次
2min内
1次/5min
总量
10～15mg
之后15min
改口服
24～48h内
25～50mg/次
1次/6～12h
24～48h后
50～100mg/次
2次/d
高血压、肥厚型心肌病
心绞痛、心律失常
甲状腺功能亢进
口服
2～3次/d
25～50mg/次
2次/d
100mg/次
心肌梗死后无禁忌
2次/d
50～100mg/次
长期使用
降低
心源性死亡率
心力衰竭
治疗基础
使用
洋地黄和/或利尿剂
起始
2～3次/d
6.25mg/次
每数日至1周
2～3次/d
增加6.25～12.5mg/次
最大剂量
50～100mg/次，2次/d
药理作用
选择性β_1受体阻滞剂
减弱
儿茶酚胺作用
降低
心率、心排出量、血压
降低
男性中/重度高血压患者心血管病死亡危险
减少
心肌梗死后猝死危险
甲状腺
缓解
甲状腺毒症症状
降低
升高的T_3值
T_4不受影响
注意事项
禁用
本品任何成分过敏
其他β受体阻滞剂过敏
心源性休克、病态窦房结综合征
二、三度房室传导阻滞
不稳定的、失代偿性心力衰竭
肺水肿
低灌注、或低血压
有症状的心动过缓或低血压
持续或间歇接受β受体激动剂正变力性治疗
急性心肌梗死
心率
＜45次/min
P-Q间期
＞0.24s
收缩压
＜100mmHg
严重外周血管疾病
伴有坏疽危险
慎用
驾驶和操作机械
运动员
避免合用
巴比妥类、普罗帕酮、维拉帕米
不宜使用
妊娠期、哺乳期
不良反应
常见
疲劳、头痛、头晕
循环系统
肢端发冷、心动过缓、心悸
胃肠系统
腹痛、恶心、呕吐、腹泻和便秘
少见
胸痛、体重增加
循环系统
心力衰竭暂时恶化
神经系统
睡眠障碍、感觉异常
呼吸系统
气急、支气管哮喘
支气管痉挛
有气喘症状者
罕见
多汗、脱发、转氨酶升高、耳鸣、血小板减少
心律失常、水肿、梦魇、抑郁、皮肤过敏等
适应证
高血压、主动脉夹层
肥厚型心肌病、心脏神经官能症
心绞痛、心肌梗死、心律失常
甲状腺功能亢进

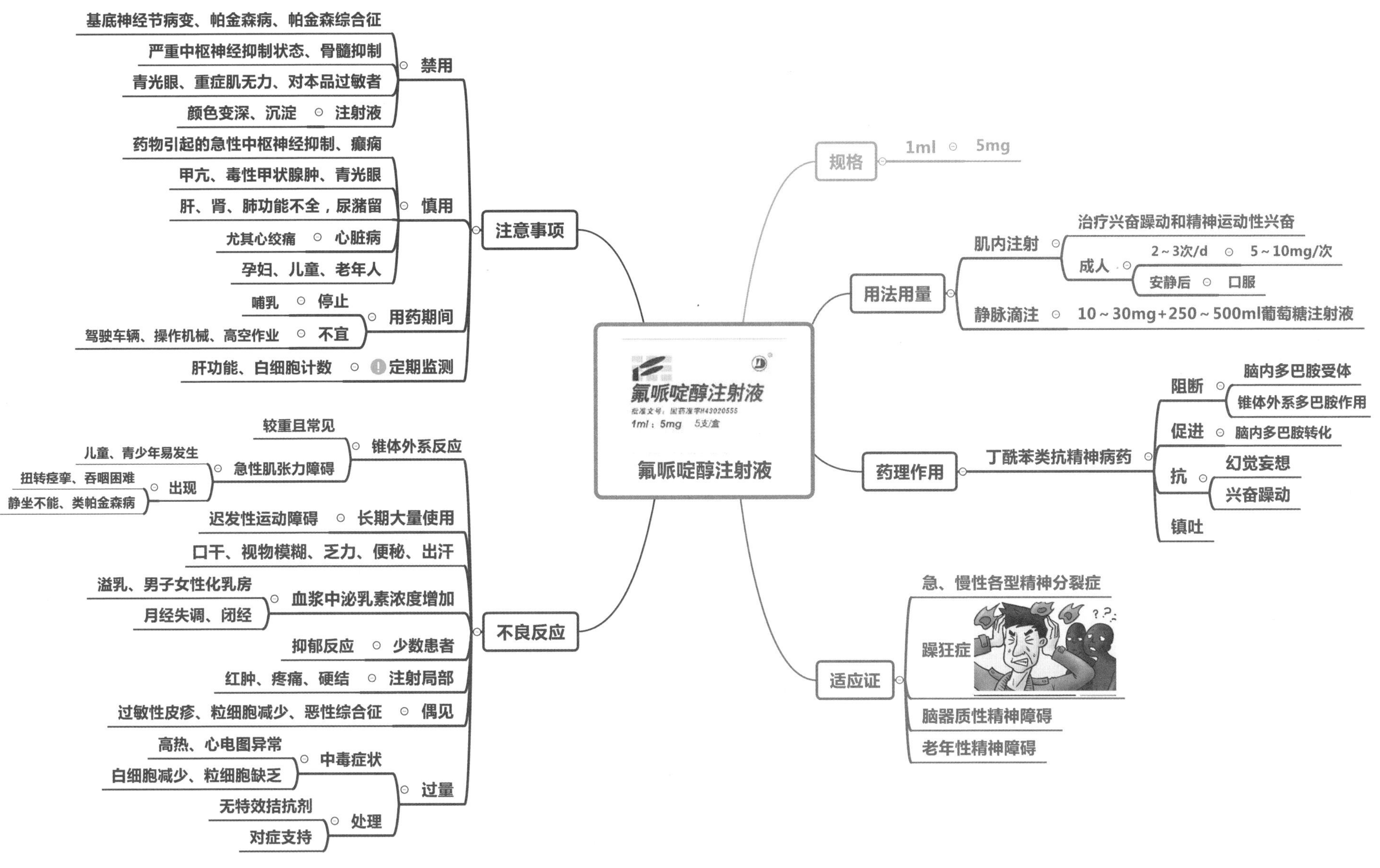

氟哌啶醇注射液
氟哌啶醇注射液
1ml：5mg 5支/盒
注意事项
禁用
基底神经节病变、帕金森病、帕金森综合征
严重中枢神经抑制状态、骨髓抑制
青光眼、重症肌无力、对本品过敏者
注射液
颜色变深、沉淀
慎用
药物引起的急性中枢神经抑制、癫痫
甲亢、毒性甲状腺肿、青光眼
肝、肾、肺功能不全，尿潴留
心脏病
尤其心绞痛
孕妇、儿童、老年人
用药期间
停止
哺乳
不宜
驾驶车辆、操作机械、高空作业
定期监测
肝功能、白细胞计数
不良反应
锥体外系反应
较重且常见
急性肌张力障碍
儿童、青少年易发生
出现
扭转痉挛、吞咽困难
静坐不能、类帕金森病
长期大量使用
迟发性运动障碍
口干、视物模糊、乏力、便秘、出汗
血浆中泌乳素浓度增加
溢乳、男子女性化乳房
月经失调、闭经
少数患者
抑郁反应
注射局部
红肿、疼痛、硬结
偶见
过敏性皮疹、粒细胞减少、恶性综合征
过量
中毒症状
高热、心电图异常
白细胞减少、粒细胞缺乏
处理
无特效拮抗剂
对症支持
规格
1ml
5mg
用法用量
肌内注射
治疗兴奋躁动和精神运动性兴奋
成人
2～3次/d
5～10mg/次
安静后
口服
静脉滴注
10～30mg+250～500ml葡萄糖注射液
药理作用
丁酰苯类抗精神病药
阻断
脑内多巴胺受体
锥体外系多巴胺作用
促进
脑内多巴胺转化
抗
幻觉妄想
兴奋躁动
镇吐
适应证
急、慢性各型精神分裂症
躁狂症
脑器质性精神障碍
老年性精神障碍

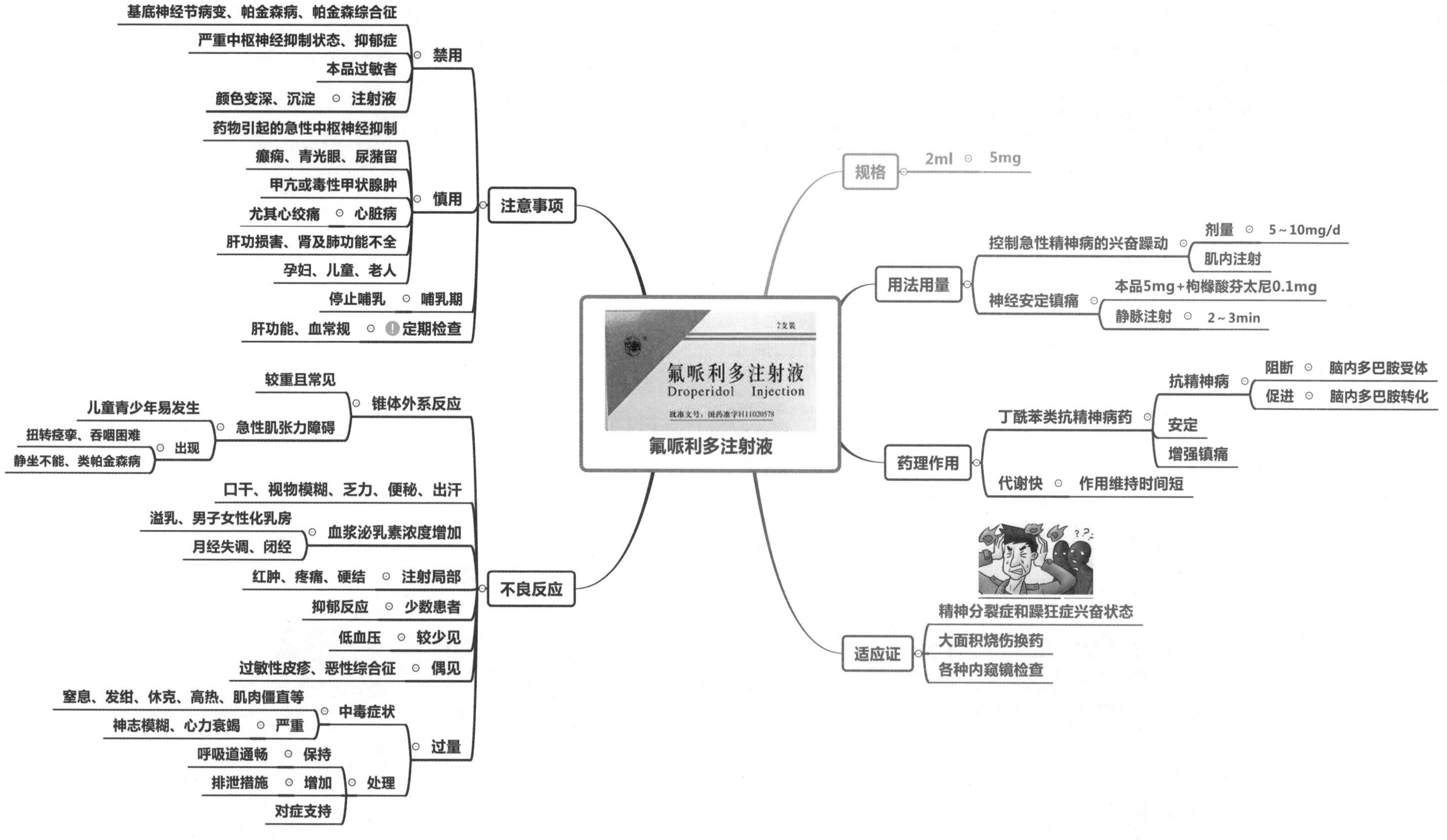

氟哌利多注射液
注意事项
禁用
基底神经节病变、帕金森病、帕金森综合征
严重中枢神经抑制状态、抑郁症
本品过敏者
注射液
颜色变深、沉淀
慎用
药物引起的急性中枢神经抑制
癫痫、青光眼、尿潴留
甲亢或毒性甲状腺肿
心脏病
尤其心绞痛
肝功损害、肾及肺功能不全
孕妇、儿童、老人
哺乳期
停止哺乳
定期检查
肝功能、血常规
不良反应
锥体外系反应
较重且常见
急性肌张力障碍
儿童青少年易发生
出现
扭转痉挛、吞咽困难
静坐不能、类帕金森病
口干、视物模糊、乏力、便秘、出汗
血浆泌乳素浓度增加
溢乳、男子女性化乳房
月经失调、闭经
注射局部
红肿、疼痛、硬结
少数患者
抑郁反应
较少见
低血压
偶见
过敏性皮疹、恶性综合征
过量
中毒症状
窒息、发绀、休克、高热、肌肉僵直等
严重
神志模糊、心力衰竭
处理
保持
呼吸道通畅
增加
排泄措施
对症支持
规格
2ml
5mg
用法用量
控制急性精神病的兴奋躁动
剂量
5～10mg/d
肌内注射
神经安定镇痛
本品5mg+枸橼酸芬太尼0.1mg
静脉注射
2～3min
药理作用
丁酰苯类抗精神病药
抗精神病
阻断
脑内多巴胺受体
促进
脑内多巴胺转化
安定
增强镇痛
代谢快
作用维持时间短
适应证
精神分裂症和躁狂症兴奋状态
大面积烧伤换药
各种内窥镜检查
2支装
Droperidol Injection
批准文号：国药准字H11020578

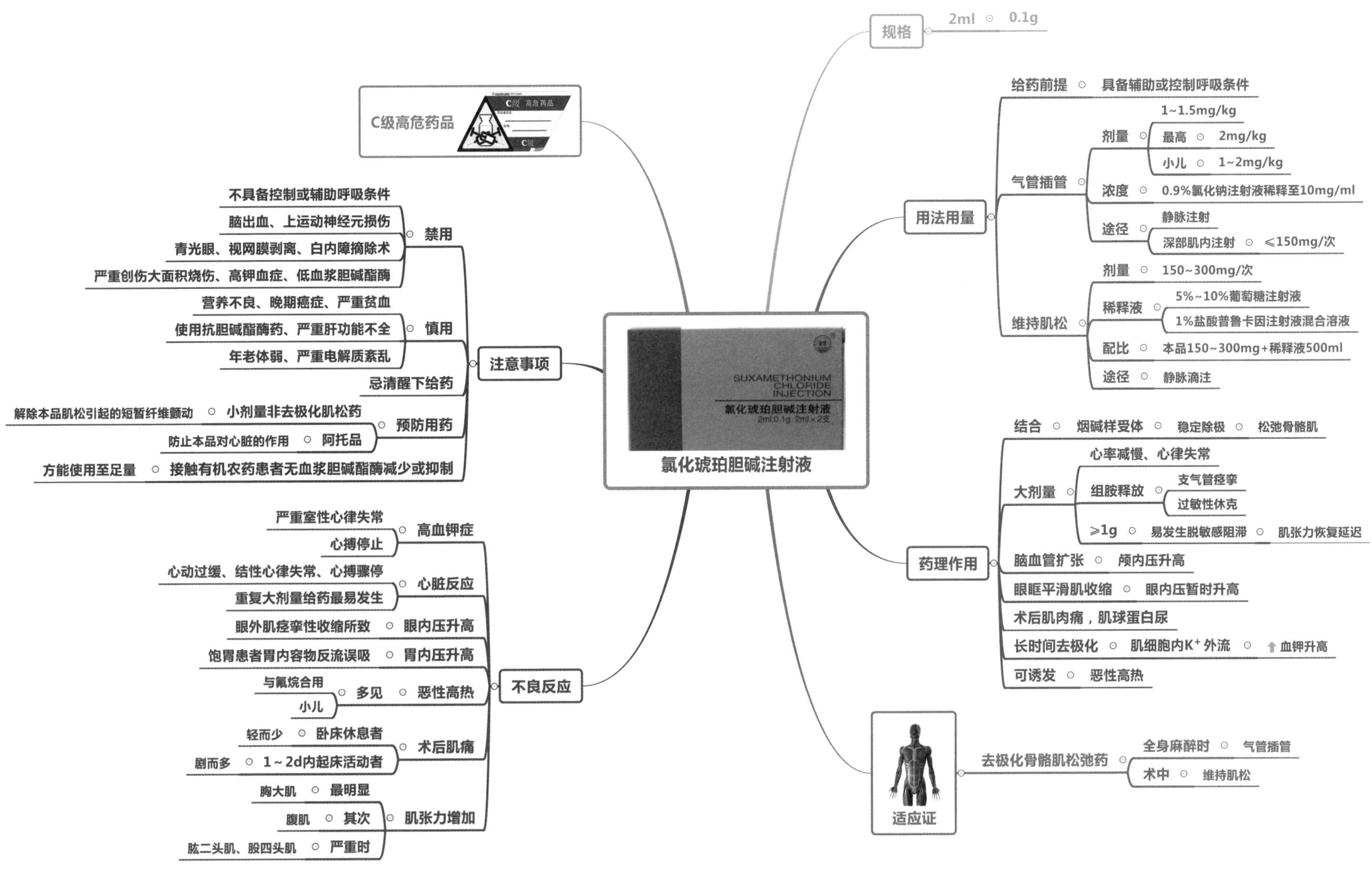
氯化琥珀胆碱注射液
SUXAMETHONIUM CHLORIDE INJECTION
氯化琥珀胆碱注射液
2ml:0.1g 2ml×2支
规格
2ml
0.1g
C级高危药品
C级
高危药品
用法用量
给药前提
具备辅助或控制呼吸条件
气管插管
剂量
1~1.5mg/kg
最高
2mg/kg
小儿
1~2mg/kg
浓度
0.9%氯化钠注射液稀释至10mg/ml
途径
静脉注射
深部肌内注射
≤150mg/次
维持肌松
剂量
150~300mg/次
稀释液
5%~10%葡萄糖注射液
1%盐酸普鲁卡因注射液混合溶液
配比
本品150~300mg+稀释液500ml
途径
静脉滴注
药理作用
结合
烟碱样受体
稳定除极
松弛骨骼肌
大剂量
心率减慢、心律失常
组胺释放
支气管痉挛
过敏性休克
≥1g
易发生脱敏感阻滞
肌张力恢复延迟
脑血管扩张
颅内压升高
眼眶平滑肌收缩
眼内压暂时升高
术后肌肉痛，肌球蛋白尿
长时间去极化
肌细胞内K^+外流
血钾升高
可诱发
恶性高热
适应证
去极化骨骼肌松弛药
全身麻醉时
气管插管
术中
维持肌松
注意事项
禁用
不具备控制或辅助呼吸条件
脑出血、上运动神经元损伤
青光眼、视网膜剥离、白内障摘除术
严重创伤大面积烧伤、高钾血症、低血浆胆碱酯酶
慎用
营养不良、晚期癌症、严重贫血
使用抗胆碱酯酶药、严重肝功能不全
年老体弱、严重电解质紊乱
忌清醒下给药
预防用药
小剂量非去极化肌松药
解除本品肌松引起的短暂纤维颤动
阿托品
防止本品对心脏的作用
接触有机农药患者无血浆胆碱酯酶减少或抑制
方能使用至足量
不良反应
高血钾症
严重室性心律失常
心搏停止
心脏反应
心动过缓、结性心律失常、心搏骤停
重复大剂量给药最易发生
眼内压升高
眼外肌痉挛性收缩所致
胃内压升高
饱胃患者胃内容物反流误吸
恶性高热
多见
与氟烷合用
小儿
术后肌痛
卧床休息者
轻而少
1～2d内起床活动者
剧而多
肌张力增加
胸大肌
最明显
腹肌
其次
严重时
肱二头肌、股四头肌

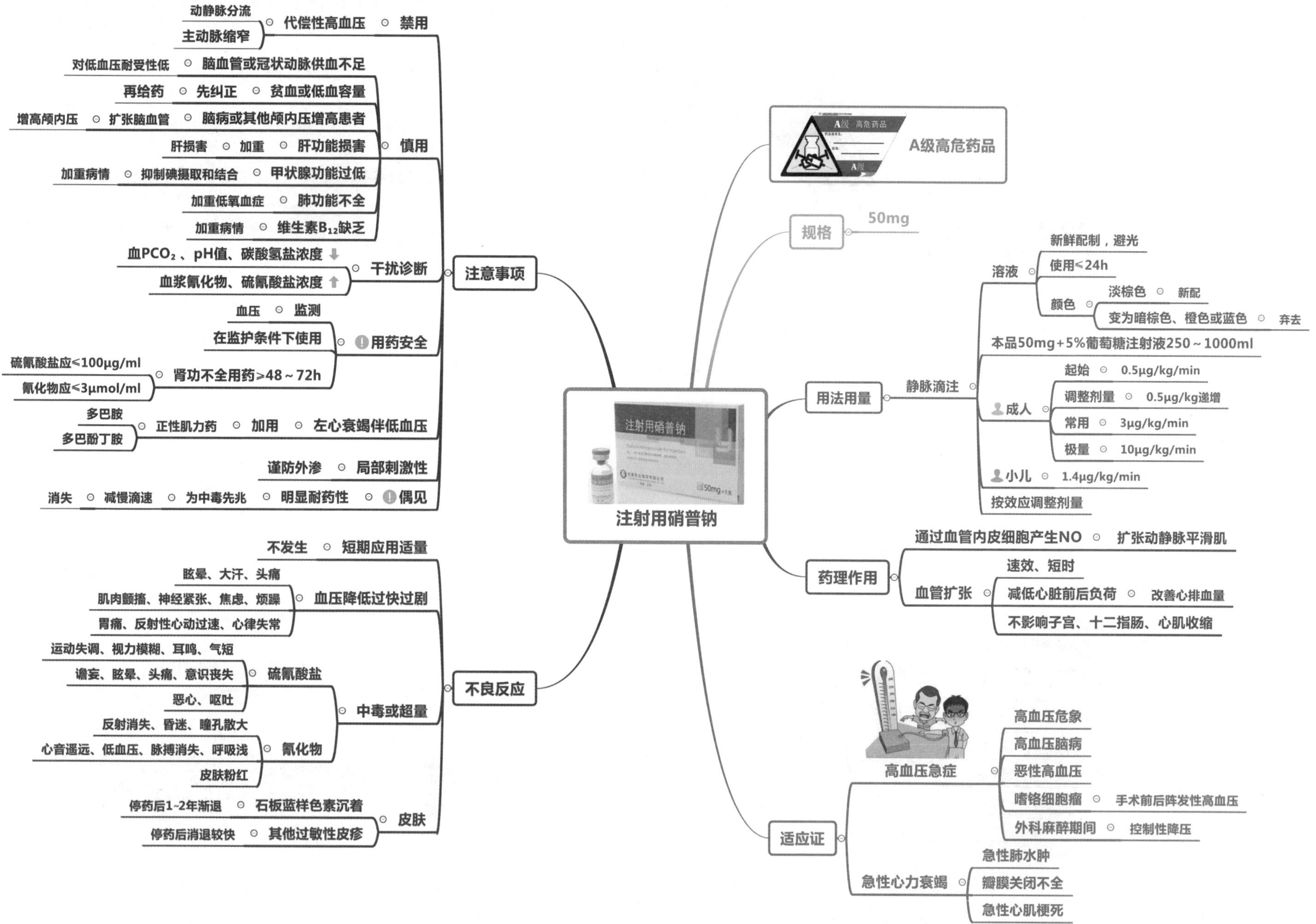
注射用硝普钠
注意事项
禁用
代偿性高血压
动静脉分流
主动脉缩窄
慎用
脑血管或冠状动脉供血不足
对低血压耐受性低
贫血或低血容量
先纠正
再给药
脑病或其他颅内压增高患者
扩张脑血管
增高颅内压
肝功能损害
加重
肝损害
甲状腺功能过低
抑制碘摄取和结合
加重病情
肺功能不全
加重低氧血症
维生素B12缺乏
加重病情
干扰诊断
血PCO2、pH值、碳酸氢盐浓度↓
血浆氰化物、硫氰酸盐浓度↑
用药安全
监测
血压
在监护条件下使用
肾功不全用药>48~72h
硫氰酸盐应<100μg/ml
氰化物应<3μmol/ml
左心衰竭伴低血压
加用
正性肌力药
多巴胺
多巴酚丁胺
局部刺激性
谨防外渗
偶见
明显耐药性
为中毒先兆
减慢滴速
消失
不良反应
短期应用适量
不发生
血压降低过快过剧
眩晕、大汗、头痛
肌肉颤搐、神经紧张、焦虑、烦躁
胃痛、反射性心动过速、心律失常
中毒或超量
硫氰酸盐
运动失调、视力模糊、耳鸣、气短
谵妄、眩晕、头痛、意识丧失
恶心、呕吐
氰化物
反射消失、昏迷、瞳孔散大
心音遥远、低血压、脉搏消失、呼吸浅
皮肤粉红
皮肤
石板蓝样色素沉着
停药后1~2年渐退
其他过敏性皮疹
停药后消退较快
A级高危药品
A级 高危药品
A级
规格
50mg
用法用量
静脉滴注
溶液
新鲜配制，避光
使用<24h
颜色
淡棕色
新配
变为暗棕色、橙色或蓝色
弃去
本品50mg+5%葡萄糖注射液250~1000ml
成人
起始
0.5μg/kg/min
调整剂量
0.5μg/kg递增
常用
3μg/kg/min
极量
10μg/kg/min
小儿
1.4μg/kg/min
按效应调整剂量
药理作用
通过血管内皮细胞产生NO
扩张动静脉平滑肌
血管扩张
速效、短时
减低心脏前后负荷
改善心排血量
不影响子宫、十二指肠、心肌收缩
适应证
高血压急症
高血压危象
高血压脑病
恶性高血压
嗜铬细胞瘤
手术前后阵发性高血压
外科麻醉期间
控制性降压
急性心力衰竭
急性肺水肿
瓣膜关闭不全
急性心肌梗死
注射用硝普钠
50mg

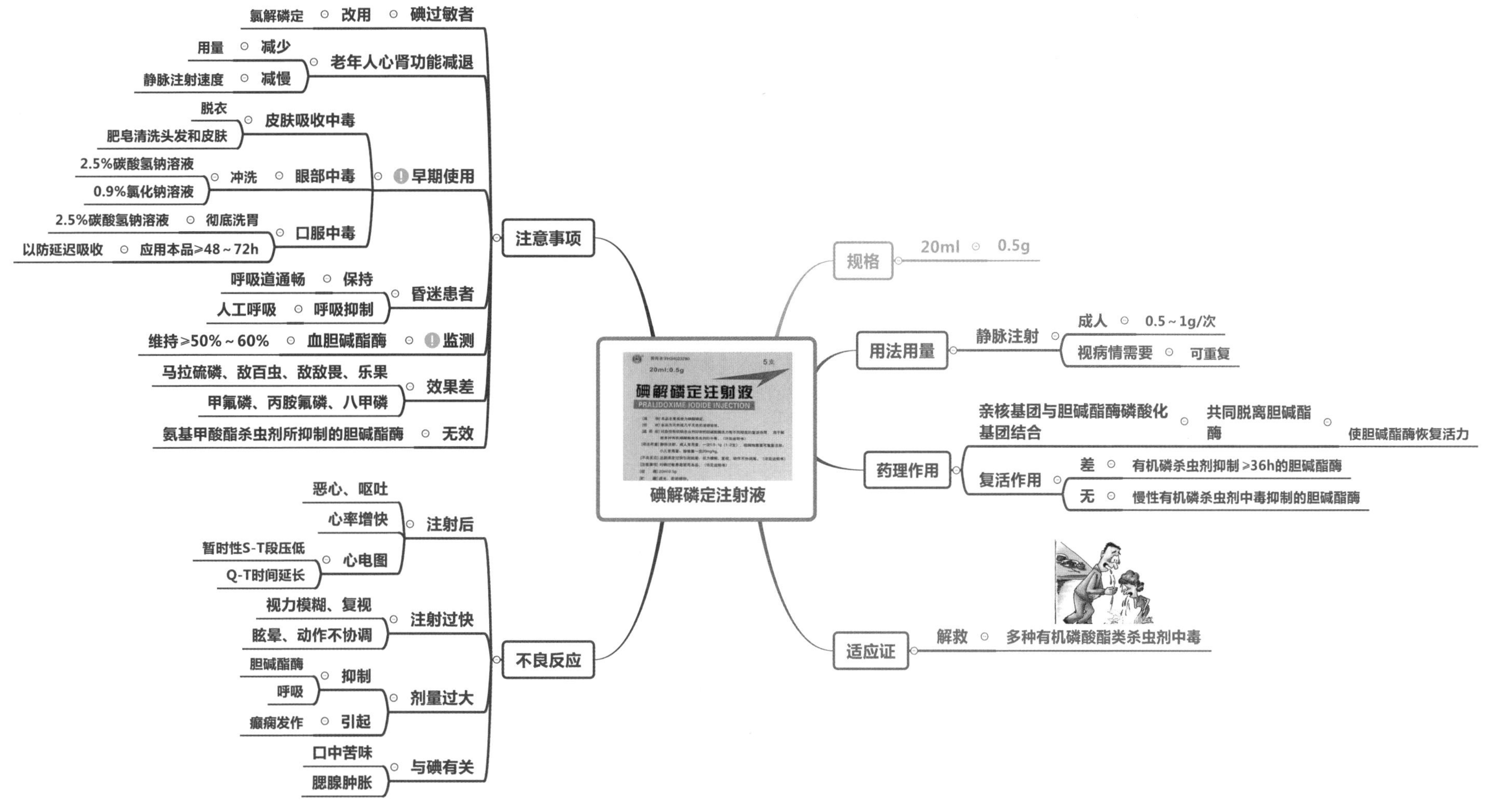
碘解磷定注射液
20ml:0.5g
碘解磷定注射液
PRALIDOXIME IODIDE INJECTION
注意事项
碘过敏者
改用
氯解磷定
老年人心肾功能减退
减少
用量
减慢
静脉注射速度
早期使用
皮肤吸收中毒
脱衣
肥皂清洗头发和皮肤
眼部中毒
冲洗
2.5%碳酸氢钠溶液
0.9%氯化钠溶液
口服中毒
彻底洗胃
2.5%碳酸氢钠溶液
应用本品≥48～72h
以防延迟吸收
昏迷患者
保持
呼吸道通畅
呼吸抑制
人工呼吸
监测
血胆碱酯酶
维持≥50%～60%
效果差
马拉硫磷、敌百虫、敌敌畏、乐果
甲氟磷、丙胺氟磷、八甲磷
无效
氨基甲酸酯杀虫剂所抑制的胆碱酯酶
不良反应
注射后
恶心、呕吐
心率增快
心电图
暂时性S-T段压低
Q-T时间延长
注射过快
视力模糊、复视
眩晕、动作不协调
剂量过大
抑制
胆碱酯酶
呼吸
引起
癫痫发作
与碘有关
口中苦味
腮腺肿胀
规格
20ml
0.5g
用法用量
静脉注射
成人
0.5～1g/次
视病情需要
可重复
药理作用
亲核基团与胆碱酯酶磷酸化基团结合
共同脱离胆碱酯酶
使胆碱酯酶恢复活力
复活作用
差
有机磷杀虫剂抑制＞36h的胆碱酯酶
无
慢性有机磷杀虫剂中毒抑制的胆碱酯酶
适应证
解救
多种有机磷酸酯类杀虫剂中毒

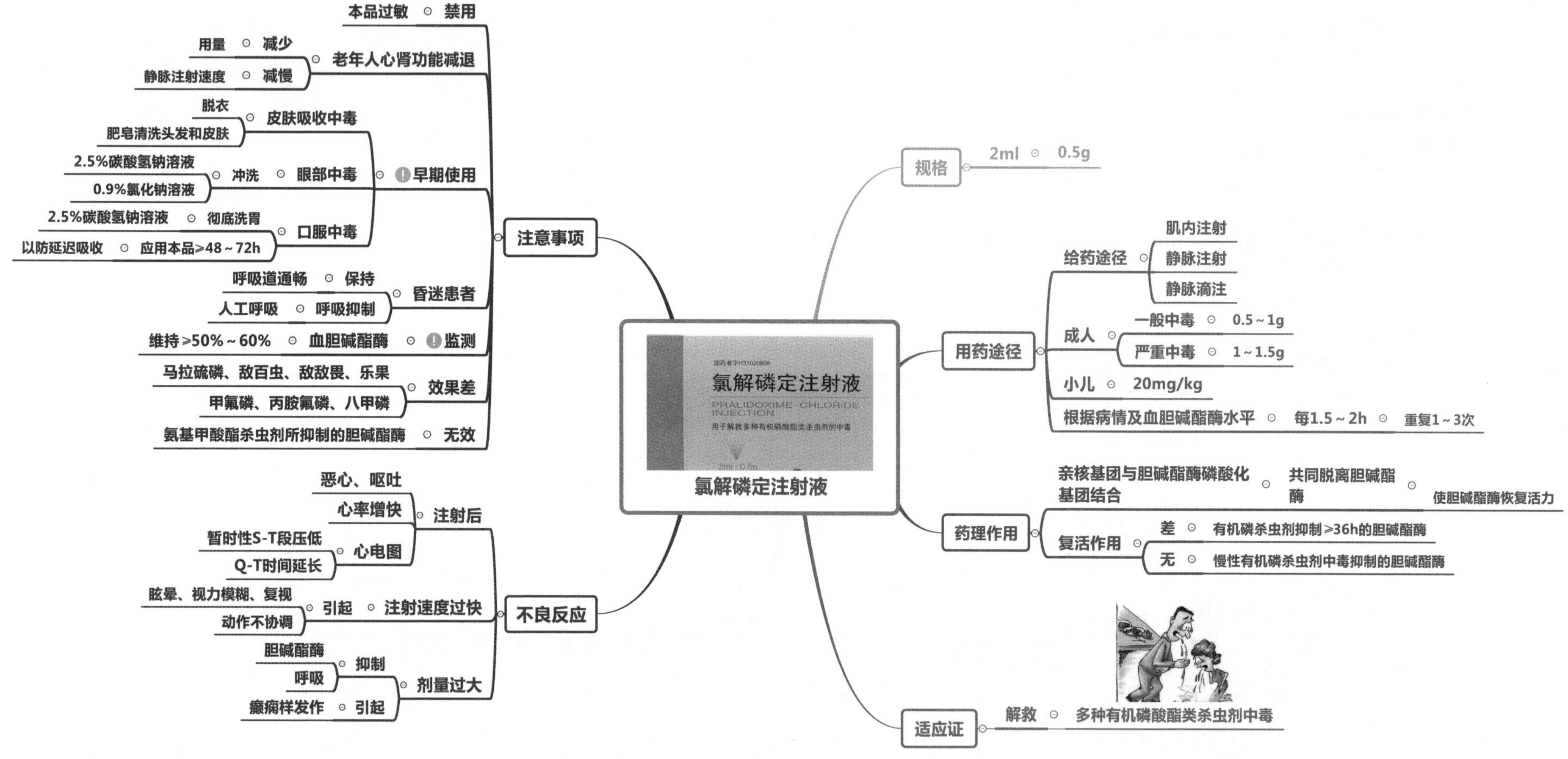
氯解磷定注射液
国药准字H31020806
氯解磷定注射液
PRALIDOXIME CHLORIDE INJECTION
用于解救多种有机磷酸酯类杀虫剂的中毒
规格
2ml 0.5g
用药途径
给药途径
肌内注射
静脉注射
静脉滴注
成人
一般中毒 0.5～1g
严重中毒 1～1.5g
小儿 20mg/kg
根据病情及血胆碱酯酶水平 每1.5～2h 重复1～3次
药理作用
亲核基团与胆碱酯酶磷酸化基团结合 共同脱离胆碱酯酶 使胆碱酯酶恢复活力
复活作用
差 有机磷杀虫剂抑制>36h的胆碱酯酶
无 慢性有机磷杀虫剂中毒抑制的胆碱酯酶
适应证
解救 多种有机磷酸酯类杀虫剂中毒
注意事项
禁用 本品过敏
老年人心肾功能减退
减少 用量
减慢 静脉注射速度
早期使用
皮肤吸收中毒
脱衣
肥皂清洗头发和皮肤
眼部中毒 冲洗
2.5%碳酸氢钠溶液
0.9%氯化钠溶液
口服中毒
彻底洗胃 2.5%碳酸氢钠溶液
应用本品>48～72h 以防延迟吸收
昏迷患者
保持 呼吸道通畅
呼吸抑制 人工呼吸
监测 血胆碱酯酶 维持>50%～60%
效果差
马拉硫磷、敌百虫、敌敌畏、乐果
甲氟磷、丙胺氟磷、八甲磷
无效 氨基甲酸酯杀虫剂所抑制的胆碱酯酶
不良反应
注射后
恶心、呕吐
心率增快
心电图
暂时性S-T段压低
Q-T时间延长
注射速度过快 引起
眩晕、视力模糊、复视
动作不协调
剂量过大
抑制
胆碱酯酶
呼吸
引起 癫痫样发作

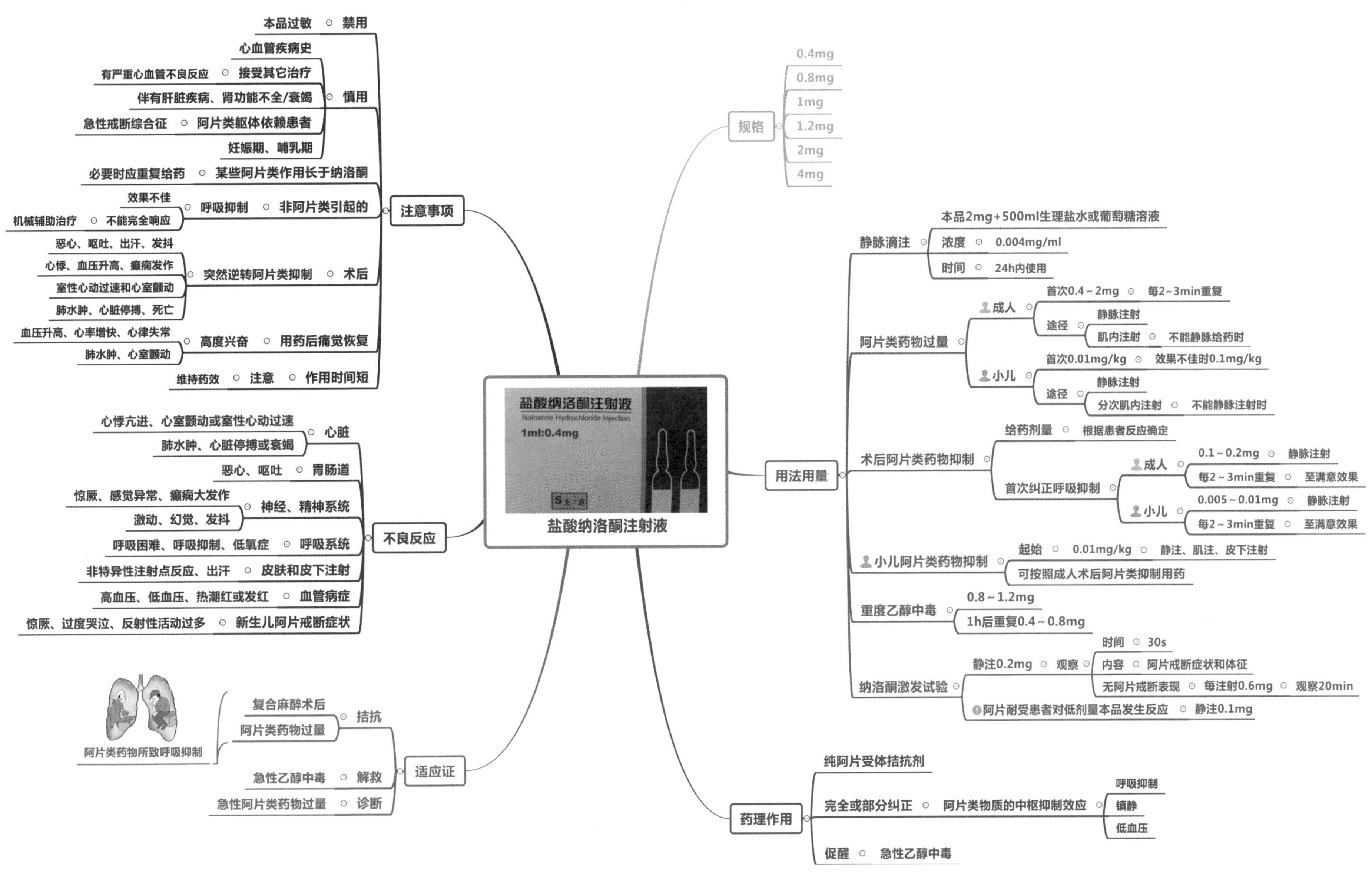
盐酸纳洛酮注射液
Naloxone Hydrochloride Injection
1ml:0.4mg
5支/盒
盐酸纳洛酮注射液
规格
0.4mg
0.8mg
1mg
1.2mg
2mg
4mg
用法用量
静脉滴注
本品2mg+500ml生理盐水或葡萄糖溶液
浓度 0.004mg/ml
时间 24h内使用
阿片类药物过量
成人
首次0.4～2mg 每2~3min重复
途径
静脉注射
肌内注射 不能静脉给药时
小儿
首次0.01mg/kg 效果不佳时0.1mg/kg
途径
静脉注射
分次肌内注射 不能静脉注射时
术后阿片类药物抑制
给药剂量 根据患者反应确定
首次纠正呼吸抑制
成人
0.1～0.2mg 静脉注射
每2～3min重复 至满意效果
小儿
0.005～0.01mg 静脉注射
每2～3min重复 至满意效果
小儿阿片类药物抑制
起始 0.01mg/kg 静注、肌注、皮下注射
可按照成人术后阿片类抑制用药
重度乙醇中毒
0.8～1.2mg
1h后重复0.4～0.8mg
纳洛酮激发试验
静注0.2mg 观察
时间 30s
内容 阿片戒断症状和体征
无阿片戒断表现 每注射0.6mg 观察20min
阿片耐受患者对低剂量本品发生反应 静注0.1mg
药理作用
纯阿片受体拮抗剂
完全或部分纠正 阿片类物质的中枢抑制效应
呼吸抑制
镇静
低血压
促醒 急性乙醇中毒
注意事项
禁用 本品过敏
慎用
心血管疾病史
接受其它治疗 有严重心血管不良反应
伴有肝脏疾病、肾功能不全/衰竭
阿片类躯体依赖患者 急性戒断综合征
妊娠期、哺乳期
某些阿片类作用长于纳洛酮 必要时应重复给药
非阿片类引起的 呼吸抑制
效果不佳
不能完全响应 机械辅助治疗
术后 突然逆转阿片类抑制
恶心、呕吐、出汗、发抖
心悸、血压升高、癫痫发作
室性心动过速和心室颤动
肺水肿、心脏停搏、死亡
用药后痛觉恢复 高度兴奋
血压升高、心率增快、心律失常
肺水肿、心室颤动
作用时间短 注意 维持药效
不良反应
心脏
心悸亢进、心室颤动或室性心动过速
肺水肿、心脏停搏或衰竭
胃肠道 恶心、呕吐
神经、精神系统
惊厥、感觉异常、癫痫大发作
激动、幻觉、发抖
呼吸系统 呼吸困难、呼吸抑制、低氧症
皮肤和皮下注射 非特异性注射点反应、出汗
血管病症 高血压、低血压、热潮红或发红
新生儿阿片戒断症状 惊厥、过度哭泣、反射性活动过多
适应证
拮抗
复合麻醉术后
阿片类药物过量
阿片类药物所致呼吸抑制
解救 急性乙醇中毒
诊断 急性阿片类药物过量

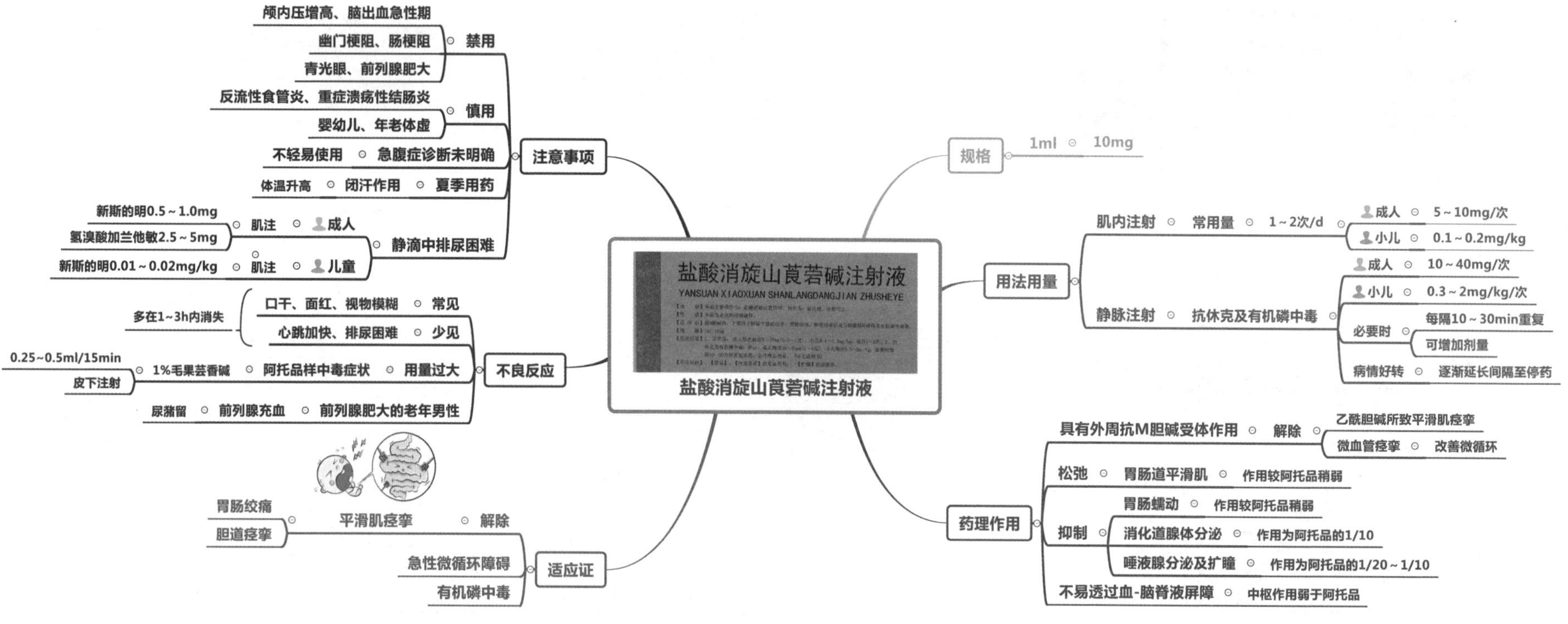

盐酸消旋山莨菪碱注射液
YANSUAN XIAOXUAN SHANLANGDANGJIAN ZHUSHEYE
盐酸消旋山莨菪碱注射液
规格
1ml
10mg
用法用量
肌内注射
常用量
1~2次/d
成人
5~10mg/次
小儿
0.1~0.2mg/kg
静脉注射
抗休克及有机磷中毒
成人
10~40mg/次
小儿
0.3~2mg/kg/次
必要时
每隔10~30min重复
可增加剂量
病情好转
逐渐延长间隔至停药
药理作用
具有外周抗M胆碱受体作用
解除
乙酰胆碱所致平滑肌痉挛
微血管痉挛
改善微循环
松弛
胃肠道平滑肌
作用较阿托品稍弱
抑制
胃肠蠕动
作用较阿托品稍弱
消化道腺体分泌
作用为阿托品的1/10
唾液腺分泌及扩瞳
作用为阿托品的1/20~1/10
不易透过血-脑脊液屏障
中枢作用弱于阿托品
注意事项
禁用
颅内压增高、脑出血急性期
幽门梗阻、肠梗阻
青光眼、前列腺肥大
慎用
反流性食管炎、重症溃疡性结肠炎
婴幼儿、年老体虚
不轻易使用
急腹症诊断未明确
体温升高
闭汗作用
夏季用药
静滴中排尿困难
成人
肌注
新斯的明0.5~1.0mg
氢溴酸加兰他敏2.5~5mg
儿童
肌注
新斯的明0.01~0.02mg/kg
不良反应
口干、面红、视物模糊
常见
心跳加快、排尿困难
少见
多在1~3h内消失
用量过大
阿托品样中毒症状
1%毛果芸香碱
0.25~0.5ml/15min
皮下注射
前列腺肥大的老年男性
前列腺充血
尿潴留
适应证
平滑肌痉挛
解除
胃肠绞痛
胆道痉挛
急性微循环障碍
有机磷中毒

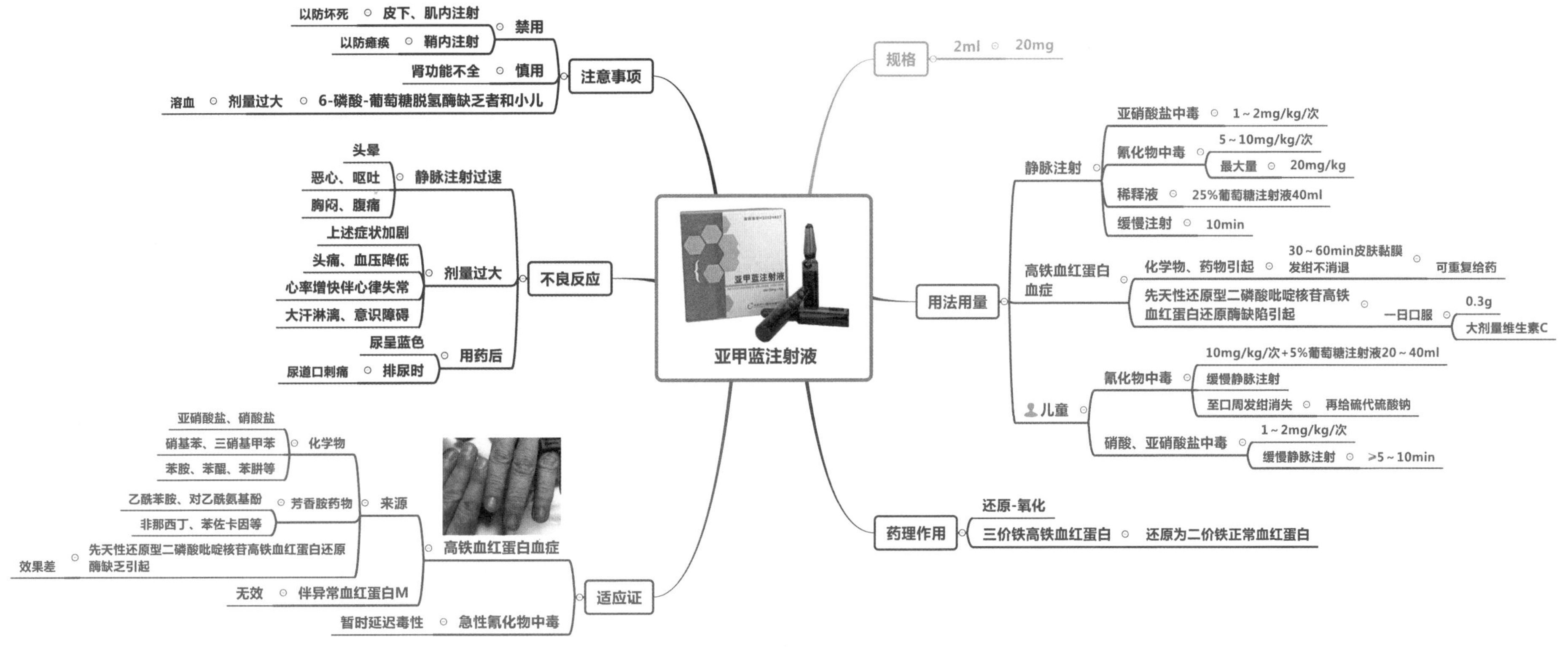
亚甲蓝注射液
规格
2ml 20mg
用法用量
静脉注射
亚硝酸盐中毒 1～2mg/kg/次
氰化物中毒 5～10mg/kg/次
最大量 20mg/kg
稀释液 25%葡萄糖注射液40ml
缓慢注射 10min
高铁血红蛋白血症
化学物、药物引起 30～60min皮肤黏膜发绀不消退 可重复给药
先天性还原型二磷酸吡啶核苷高铁血红蛋白还原酶缺陷引起 一日口服 0.3g
大剂量维生素C
儿童
氰化物中毒 10mg/kg/次+5%葡萄糖注射液20～40ml
缓慢静脉注射
至口周发绀消失 再给硫代硫酸钠
硝酸、亚硝酸盐中毒 1～2mg/kg/次
缓慢静脉注射 ≥5～10min
药理作用
还原-氧化
三价铁高铁血红蛋白 还原为二价铁正常血红蛋白
注意事项
禁用
以防坏死 皮下、肌内注射
以防瘫痪 鞘内注射
肾功能不全 慎用
溶血 剂量过大 6-磷酸-葡萄糖脱氢酶缺乏者和小儿
不良反应
静脉注射过速
头晕
恶心、呕吐
胸闷、腹痛
剂量过大
上述症状加剧
头痛、血压降低
心率增快伴心律失常
大汗淋漓、意识障碍
用药后
尿呈蓝色
尿道口刺痛 排尿时
适应证
高铁血红蛋白血症
来源
化学物
亚硝酸盐、硝酸盐
硝基苯、三硝基甲苯
苯胺、苯醌、苯肼等
芳香胺药物
乙酰苯胺、对乙酰氨基酚
非那西丁、苯佐卡因等
效果差 先天性还原型二磷酸吡啶核苷高铁血红蛋白还原酶缺乏引起
无效 伴异常血红蛋白M
暂时延迟毒性 急性氰化物中毒

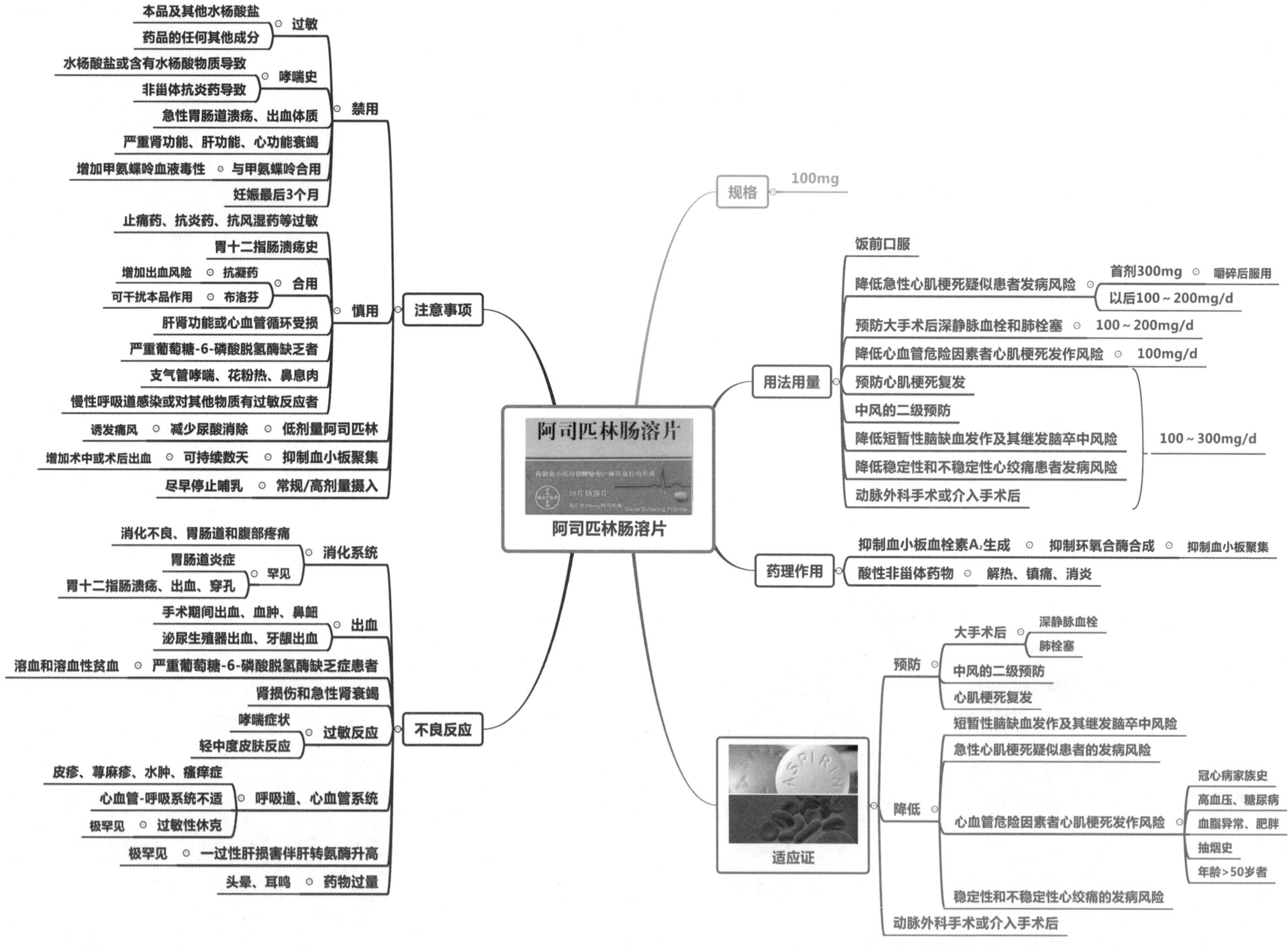
阿司匹林肠溶片
注意事项
禁用
过敏
本品及其他水杨酸盐
药品的任何其他成分
哮喘史
水杨酸盐或含有水杨酸物质导致
非甾体抗炎药导致
急性胃肠道溃疡、出血体质
严重肾功能、肝功能、心功能衰竭
与甲氨蝶呤合用
增加甲氨蝶呤血液毒性
妊娠最后3个月
慎用
止痛药、抗炎药、抗风湿药等过敏
胃十二指肠溃疡史
合用
抗凝药
增加出血风险
布洛芬
可干扰本品作用
肝肾功能或心血管循环受损
严重葡萄糖-6-磷酸脱氢酶缺乏者
支气管哮喘、花粉热、鼻息肉
慢性呼吸道感染或对其他物质有过敏反应者
低剂量阿司匹林
减少尿酸消除
诱发痛风
抑制血小板聚集
可持续数天
增加术中或术后出血
常规/高剂量摄入
尽早停止哺乳
不良反应
消化系统
消化不良、胃肠道和腹部疼痛
罕见
胃肠道炎症
胃十二指肠溃疡、出血、穿孔
出血
手术期间出血、血肿、鼻衄
泌尿生殖器出血、牙龈出血
严重葡萄糖-6-磷酸脱氢酶缺乏症患者
溶血和溶血性贫血
肾损伤和急性肾衰竭
过敏反应
哮喘症状
轻中度皮肤反应
呼吸道、心血管系统
皮疹、荨麻疹、水肿、瘙痒症
心血管-呼吸系统不适
过敏性休克
极罕见
一过性肝损害伴肝转氨酶升高
极罕见
药物过量
头晕、耳鸣
规格
100mg
用法用量
饭前口服
降低急性心肌梗死疑似患者发病风险
首剂300mg
嚼碎后服用
以后100~200mg/d
预防大手术后深静脉血栓和肺栓塞
100~200mg/d
降低心血管危险因素者心肌梗死发作风险
100mg/d
预防心肌梗死复发
中风的二级预防
降低短暂性脑缺血发作及其继发脑卒中风险
降低稳定性和不稳定性心绞痛患者发病风险
动脉外科手术或介入手术后
100~300mg/d
药理作用
抑制血小板血栓素A_2生成
抑制环氧合酶合成
抑制血小板聚集
酸性非甾体药物
解热、镇痛、消炎
适应证
预防
大手术后
深静脉血栓
肺栓塞
中风的二级预防
心肌梗死复发
降低
短暂性脑缺血发作及其继发脑卒中风险
急性心肌梗死疑似患者的发病风险
心血管危险因素者心肌梗死发作风险
冠心病家族史
高血压、糖尿病
血脂异常、肥胖
抽烟史
年龄>50岁者
稳定性和不稳定性心绞痛的发病风险
动脉外科手术或介入手术后
ASPIRIN
BAYER